Kurt Leland
Das Chakra-System

Kurt Leland

Das Chakra-System

Die feinstoffliche Struktur
des Menschen

Aus dem Englischen übersetzt
von Karl Friedrich Hörner

Aquamarin Verlag

1. Auflage 2016
© der deutschen Ausgabe
Aquamarin Verlag GmbH
Voglherd 1 • 85567 Grafing
www.aquamarin-verlag.de

Titel der Originalausgabe: *Rainbow Body. A History of the Western Chakra System from Blavatsky to Brennan*
published by Ibis Press, a division of Nicolas-Hays, Inc., Lake Worth, FL (USA)

© 2016 by Kurt Leland

Edgar Cayce Readings © 1971, 1993–2007 by the Edgar Cayce Foundation

Übersetzung aus dem Englischen: Karl Friedrich Hörner
Umschlaggestaltung: Annette Wagner

Alle Rechte der Verbreitung, auch durch Funk, Fernsehen, fotomechanische Wiedergabe, Tonträger jeder Art und auszugsweisen Nachdruck, sind vorbehalten.

Druck: Druckerei C.H.Beck, Nördlingen

ISBN 978-3-89427-770-3

Inhalt

Illustrationen, Tabellen und Tafeln 9
Tafeln 10
Danksagungen 11
Einführung 15
Anmerkung zur Sanskrit-Transliteration 23
Die Evolution des östlichen
Chakrasystems: eine Chronologie 25

TEIL 1 · Osten ist Osten und Westen ist Westen 31
Kapitel 1 · Die geheimnisvollen Zeichnungen
von Bipin Behari Shom 33
»Irrtümer« des Hinduismus 36
Ost und West 41
Kapitel 2 · Das Universum nach Tantra 45
Das östliche Chakrasystem 48
Kapitel 3 · Die Schöpfung umgekehrt: Yoga und die Chakras 57
Hatha-Yoga 61
Mantra-Yoga 64
Nada-Yoga 65
Laya-Yoga 66
Kapitel 4 · Das westliche Chakrasystem 75
Typologie der Erklärer und Systeme 79
Quellen-Amnesie 83
Okkulte Entsprechungen 86
Forscher oder Ermittler? – Meine Position 90

**TEIL 2 · Esoterische Matrix:
Die Chakra-Lehren von H. P. Blavatsky (1879–1891)** 95
Kapitel 5 · Abendlandfahrt 97
Flüchtige Blicke auf den tantrischen Okkultismus 99
Tantrische Anatomie 103
Kapitel 6 · Madame Blavatskys »Esoterische Instruktionen« 107

Hatha- versus Raja-Yoga 109
Die Epiphyse (Zirbeldrüse) 112
Chakras im Kopf 114
Weg der Heiligen 115
Die sieben Strahlen 117
Die Aura 119
Kapitel 7 · Unterweisungen in der Inneren Gruppe 123
Die Kundalini-Übung 127

TEIL 3 · Wirbelnde Räder:
Theosophische Hellsichtigkeit (1890er – 1920er Jahre) 135

Kapitel 8 · Annie Besant und die höheren Ebenen 137
Astralreisen 142
Kapitel 9 · Die Lotusblumenblätter von Rudolf Steiner 149
Erkenntnisse der höheren Welten 149
Kapitel 10 · Das Gesetz des Atems und der Lebensbaum 159
Subtile Kräfte (Rama Prasad) 160
Königlicher Yoga (Swami Vivekananda) 162
Die Aura des Menschen (Auguste Jean-Baptiste Marques) 165
Rhythmisches Atmen (Ella Adelia Fletcher) 167
Fliegende Schriftrollen (Golden Dawn) 170
Sphären, Säulen und Pfade (Kabbala) 171
Kapitel 11 · Chakras der Apokalypse (James Morgan Pryse) 179
Wiedersehen mit der Kundalini-Übung 182
Multiple Chakrasysteme 184
Die Schlange und das Kreuz 186
Kapitel 12 · Charles W. Leadbeater und das Schlangenfeuer 193
Das innere Leben 199
Der Alltag aus spiritueller Sicht 203
Kapitel 13 · Das Duell zwischen Leadbeater und Woodroffe 209
Die Schlangenkraft 210
Die Chakras 213
Leadbeaters Vermächtnis 220

TEIL 4 · Chromotherapie: Die Lehre von den Strahlen,
Farben und Drüsen (1920er – 1950er Jahre) 225

Kapitel 14 · Alice Bailey und die sieben Strahlen 227
Initiation: menschliche und solare Einweihung 229
Briefe über okkulte Meditation 232

Der Yoga-Pfad 235
Die Seele und ihr Mechanismus 236
Esoterisches Heilen 237
Kapitel 15 · Geheimnisvolle Drüsen 241
　Chemie der Seele (Herman Harold Rubin) 242
　Die zahlreichen Leben der Cajzoran Ali (Amber Steen) 245
　Steens Vermächtnis 248
Kapitel 16 · Der Sikh und das Medium 253
　Edgar Cayce und die Freudigen Helfer 253
　Östliche Weisheit für westliches Denken
　(Bhagat Singh Thind) 257
　Das Vaterunser 260
　Cayces Vermächtnis 265
　Eine Frage der Rangfolge 267
Kapitel 17 · Verlorene Lehren von kosmischer Farbe 271
　Meister und Strahlen 273
　Ivah Bergh Whitten 276
　Farben-Gewahrsein 279
　Grundlagen kosmischer Farben 280
　Farben-Entsprechungen 283
　Whittens Vermächtnis 290
Kapitel 18 · Tempel strahlenden Glanzes 295
　Color Temple College (Roland Hunt) 296
　Cosmic Color Fellowship (S. G. J. Ousely) 301
　Temple of Radiant Reflection (Mary L. Wiyninger) 310

**TEIL 5 · Gelehrte, Swamis und Seelenklempner
(1930er – 1970er Jahre)** 313
Kapitel 19 · Der Schlange Brut 315
　Jung und *Die Schlangenkraft* 316
　Die Chakras der Jahrhundertmitte 321
　Joseph Campbell und Sri Ramakrishna 323
Kapitel 20 · Kundalini-Thermalquellen – Esalen-Institut ... 331
　Michael Murphy und Sri Aurobindo 332
　Esalen und Energie 336
Kapitel 21 · Handbücher zum höheren Bewusstsein 343
　Transzendente Bedürfnisse (Abraham Maslow) 343
　Alles Leben ist Tanz (Ram Dass) 346
　Here Comes Everybody (William Schutz) 348

Das Handbuch zum höheren Bewusstsein (Ken Keyes jr.) 351
Orgasmus (Jack Lee Rosenberg) 353
Kapitel 22 · Die Geburt des westlichen Chakrasystems 355
   Yoga-Psychologie (Haridas Chaudhuri) 355
   Der Yogi und die Seelenklempner (Swami Rama) 357
   Kind des Körperbewusstseins (Ken Dychtwald) 358

TEIL 6 · **Lichträder rollen weiter**
(1980er Jahre und darüber hinaus) 371
Kapitel 23 · Der Weg des Dodos – ausgestorbene Systeme 373
   Unter der Kapuze (Peter Rendel) 373
   Energie und Ekstase (Bernard Gunther) 374
   Der Heilige Gral (Jack Schwarz) 377
   Die Geheimnisse der Farben (Christopher Hills) 383
Kapitel 24 · Die große Chakra-Kontroverse 391
   Räder, Farben und Kristalle
   (Anodea Judith und Joy Gardner) 394
   Chakra-Wissenschaft (Hiroshi Motoyama und andere) 395
   Deutsche Entwicklungen
   (Klausbernd Vollmar und andere) 396
   Wiedersehen mit Bailey
   (David Tansley und Zachary Lansdowne) 399
   Prana-Heilen (Choa Kok Sui) 400
   Die Reise nach innen (Shirley MacLaine) 404
Kapitel 25 · Der multidimensionale Regenbogenkörper 409
   Hände oder Räder (Brennan und Bruyere) 411
   Auren, Körper und Ebenen 417
   Mehrfach-Körper und -Systeme 420
   Mehrdimensionale Chakras 425
   Die neue Astral-Projektion 427
   Chakras der Zukunft 430

Anmerkungen und Quellen 433
Bibliografie 494
Über den Verfasser 516
Stichwortverzeichnis 517

Illustrationen, Tabellen und Tafeln

Illustrationen

Vier fehlende Verbindungen ... 14
1. Geheimnisvolle Zeichnung A ... 34
2. Geheimnisvolle Zeichnung B ... 35
3. Chakras und Nadis ... 49
4. *Anāhata*-Chakra ... 54
5. Entsprechungen aus Blavatskys Esoterischer Instruktion Nr. 1 ... 125
6. Aufsteigende Kundalini ... 164
7. Chakra-Positionen nach Crowley ... 174
8. Chakras und der Lebensbaum ... 176
9. Pryses Chakras, Planeten und Zeichen ... 181
10. Chakra-Positionen nach Pryse ... 187
11. Chakra-Funktionen nach Pryse ... 188
12. Chakra-Funktionen nach Leadbeater ... 204
13. Nadis und Hermesstab ... 2013
14. Endokrine Drüsen ... 243
15. Alis Chakras und Drüsen ... 244
16. Das Vaterunser nach Cayce ... 263
17. Das Vaterunser nach Heindel ... 264
18. Kopf-Chakras nach Hodson ... 269
19. Meister und Strahlen nach Whitten ... 281
20. Chakras und Ebenen nach Whitten ... 300
21. Darstellung der Strahlen in Blavatskys Esoterischer Instruktion Nr. 2 ... 307
22. Tibetische Chakras als Chörten ... 381
23. Westliche Chakras als Heiliger Gral ... 381
24. Vorder- und Rückseiten-Chakras ... 403

Tabellen

1. Das Sanskrit-Alphabet ... 71
2. Basus tantrische Anatomie (1888) ... 104
3. Basus Chakras (1888) ... 105
4. Entsprechungen aus Blavatskys Kundalini-Übung (1891) ... 130
5. Ebenen, Körper und Prinzipien nach Besant (1897-1912) ... 140
6. Chakras nach Steiner ... 151
7. Crowleys Chakra-Zuordnungen (1909) ... 172
8. Chakras nach Pryse ... 191
9. Leadbeaters Farben und Kräfte (1910) ... 202
10. Leadbeaters Farben und Kräfte (1927) ... 219

11. Baileys Beiträge zum Chakrasystem (1930–1953) 238
12. Cajzoran Ali über die Chakras (1928) 251
13. Chakra/Drüsen-Entsprechungen (1927 - 1936) 268
14. Whittens Haupt-Strahl-Entsprechungen (1932) .... 284 - 285
15. Whittens Typen und Bedürfnisse (1932) 286
16. Whittens Neben-Strahl-Entsprechungen (1932) 287
17. Tattvas, Symbole und Farben 289
18. Strahlen, Chakras und Farben (1920er - 1930er Jahre) 291
19. Ouseleys Entsprechungen (ca. 1950) 305
20. Evolution der Chakra-Eigenschaften (ca. 1970er Jahre) .... 369 - 369
21. Das Chakrasystem aus *Voluntary Controls* (1978) 379
22. Chakras nach Christopher Hills (1977) 386
23. Das westliche Chakrasystem (ca. 1990) 407
24. Chakras nach Rosalyn Bruyere (1988) 414
25. Brennans und Besants Ebenen .... 422 - 423

Tafeln

Farbtafeln

1. Chakras in Ost und West
2. Chakras nach Sabhapaty
3. Aura-Schichten und Prinzipien
4. Pryses Kontinuum menschlichen Potenzials
5. »Die Chakras nach Gichtel«
6. Leadbeaters Chakras, Vorderansicht
7. Leadbeaters Chakras, Seitenansicht
8. Alis Chakras und Drüsen

Danksagungen

Wie es eines ganzen Dorfes bedarf, um ein Kind aufzuziehen, so bedarf es einer intellektuellen Gemeinschaft von Menschen (die einander vielleicht gar nicht kennen), um ein Buch auf die Welt zu bringen. Den folgenden Menschen möchte ich für ihre Hilfe danken, mit der sie in verschiedenen Phasen zur Entstehung dieses Buches beigetragen haben:

Dr. Karl Baier von der Universität Wien für die Erlaubnis, eine ins Internet gestellte Arbeit vor der Veröffentlichung in gedruckter Form zu zitieren, sowie für den Zugang zu einer deutschen Übersetzung von Sabhapaty Swamis *The Philosophy and Science of Vedanta and Raja Yoga*

Mary Bergman von der Brookline Public Library in Brookline, MA, für die Hilfe im Fernleihverkehr

Keith Cantú für die Gelegenheit, Ressourcen zusammenzulegen und verschiedene textliche Probleme in den Schriften von Sabhapaty Swami auszusortieren – das Thema seiner PhD-Dissertation

Ashley Clements, Alan Goodwin, Harry Hobbs und Jay Hovenesian für förderliche Gefälligkeiten und Freundschaft

Andrew Davies und Nancy Lehwalder für das Durchlesen und Kommentieren des Manuskripts

Jeannie S. Dean für die Erinnerung an Shirley MacLaines Chakra-Demonstration in der *Tonight-Show*

Sharron Dorr, Nancy Grace und Richard Smoley von Quest Books im Theosophical Publishing House für ihre Unterstützung bei der Vorbereitung der neuen,»maßgeblichen« Version von Charles W. Leadbeaters *The Chakras*, einem wichtigen Trittstein auf dem Weg zu dem vorliegenden Buch

Richard Dvorak für das Fotografieren und Wiederherstellen des brüchigen, beschädigten und problematisch konservierten Bildes von Sabhapaty Swami; ein Teil davon erscheint als Tafel 2

Ken Dychtwald für seine Erinnerungen an Esalen und das Verfassen von *Bodymind*, seinem ersten Buch

Brian Galford für Fotos der Verfasser in Vergangenheit und Gegenwart

Tinsley Galyean und Nicole Goott, Judson Scott und Susan Thornberg, Kevin und Sonora Thomas für Fluchtgelegenheiten, die es mir erlaubten, mit den Recherche-, Schreib- und Überarbeitungs-Phasen dieses Projekts weiterzukommen

Claire Gardner (Archivarin) und Laura Holt (Bibliothekarin) der Association for Research and Enlightenment, Virginia Beach, VA, für Unterstützung beim Recherchieren

Michael Gomes, Bibliothekarin der Emily Sellon Memorial Library, New York, NY, für Unterstützung beim Recherchieren

May Harshbarger für das Ausleihen eines Bandes der *Secret Doctrine* aus der Ozark Theosophical Camp Library in Sulphur Springs, AR, der es mir nach zahlreichen Versuchen mit früheren Ausgaben ermöglichte, eine lesbare Version der Abbildung 5 aufzunehmen

Karl Friedrich Hörner für seine überragende Geduld bei der Übersetzung ins Deutsche, während der endgültige Text noch in der Entwicklung begriffen war, und für seine außergewöhnliche Lektorats- und Faktenüberprüfungs-Kompetenz, die mich vor tausend Peinlichkeiten bewahrt hat

Robert Hütwohl für Hilfe beim Ausfindigmachen deutscher Versionen von Zitaten Blavatskys

Janet Kerschner, Archivarin der Theosophical Society in America, Wheaton, IL, für Material über Ivah Bergh Whitten und ihren Anruf, der es ermöglichte, dass das Bild von Sabhapaty Swami gefunden wurde

Judith Kiely, Bibliothekarin der Rudolf Steiner Library in Hudson, NY, für Hilfe beim Aufspüren der deutschen Original-Artikel, in denen Steiner seine Ideen über die Chakras erstmals vorstellte

Nancy Lehwalder, Bibliothekarin der Theosophical Library in Seattle, NY, für Unterstützung beim Recherchieren und Lektorieren

Marina Maestas, leitende Bibliothekarin der Olcott Memorial Library in Wheaton, IL, für Unterstützung beim Recherchieren und den Zugang zu Spezialsammlungen

Dr. Peter Michel vom Aquamarin Verlag dafür, dass er als Erster die Möglichkeiten dieses Buches sah und anbot, es auf Deutsch zu veröffentlichen

Lakshmi Narayan von der Krotona Library, Ojai, CA, für Unterstützung beim Recherchieren

Leslie Price, Archivar des College of Psychic Studies in London, UK, für seine Betreuung und kollegiale Unterstützung, insbesondere im Zusammenhang mit der Arbeit der theosophischen Hellsichtigen Phoebe Payne

Dr. James Santucci von der Universität von Südkalifornien in Fullerton, CA, für die Gelegenheit, einen Bericht über meine Arbeit als Herausgeber von Leadbeaters *The Chakras* in seiner Zeitschrift, *Theosophical History,* zu veröffentlichen, und für die E-Mail-Korrespondenz, die mir half, einige meiner Ideen zu präzisieren

Karen und Steve Schweizer für ihre Wiederentdeckung eines lange verschollenen Buches aus dem Jahr 1880 (mit dem Bild von Sabhapaty Swami) während ihres Besuchs im Hauptquartier der Theosophischen Gesellschaft in Adyar, Chennai, Indien

Pablo Sender, Auskunftsbibliothekar an der Henry S. Olcott Memorial Library in der Theosophical Society in America, Wheaton, IL, für Unterstützung beim Recherchieren

Professor Shinde vom Adyar Library and Research Centre im Hauptquartier der Theosophischen Gesellschaft in Adyar, Chennai, Indien, der für die Voraussetzungen sorgte, dass das Bild von Sabhapaty Swami ausfindig gemacht und fotografiert werden konnte

Dr. Mark Singleton, Verfasser von *Yoga Body* und Betreuer der Website modernyogaresearch.org, für Unterstützung im Zusammenhang mit dem Material über Cajzoran Ali

Donald Weiser, Yvonne Paglia und James Wasserman vom Verlag Ibis Press für ihre kreative Mitarbeit auf dem Weg dieses Buches in die greifbare Realität – und besonders James, der den zahlreichen Herausforderungen durch Fragen der Gestaltung mit Würde und Anstand begegnete

Martha Woolverton, wieder einmal, für ihre brillante Lektorats-Kunstfertigkeit bei diesem und drei früheren Büchern

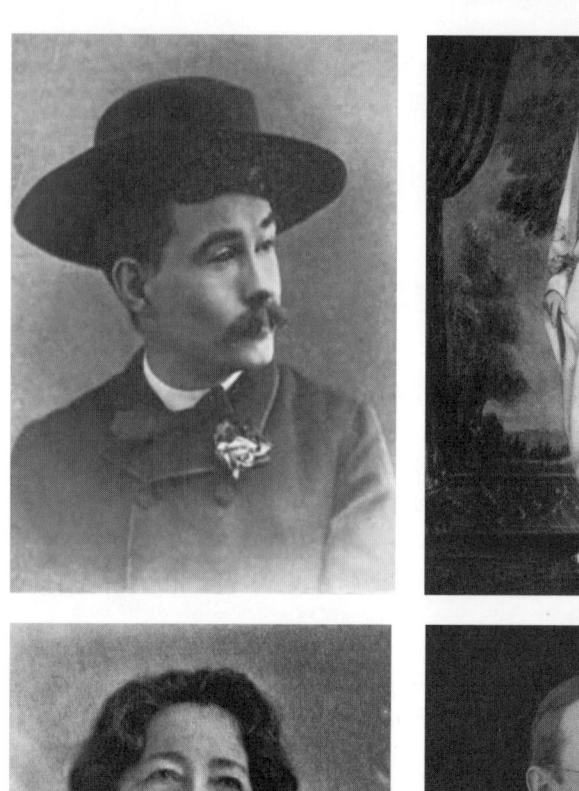
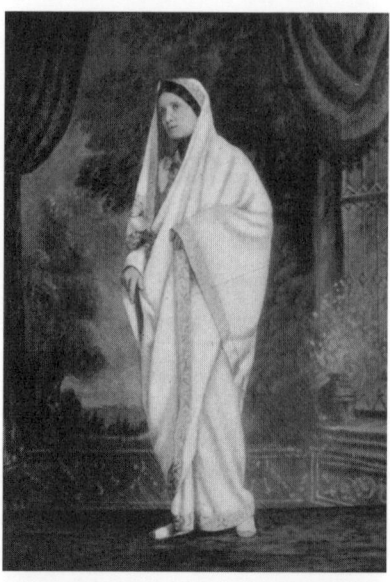
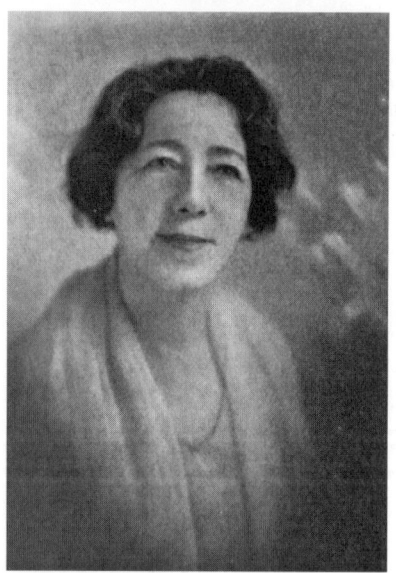
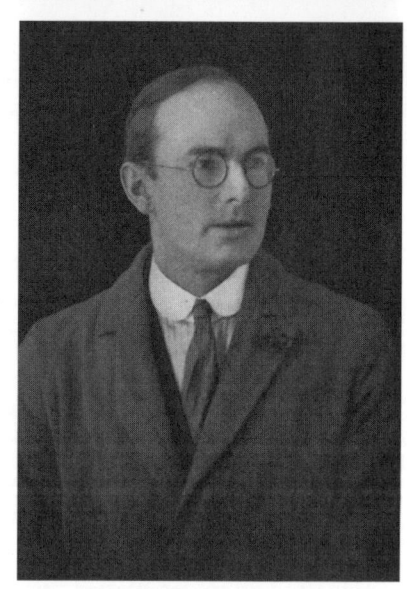

Vier verlorene Verbindungen

oben links: James M. Pryse, 1859–1942 (aus William Q. Judge, »Faces of Friends«, in: *Path*, vol. 9, June 1894)

oben rechts: Cajzoran Ali / Amber Steen, 1895–1966 (aus Cajzoran Ali, *Divine Posture*, 1928)

unten links: Ivah Bergh Whitten, 1873–1947 (aus Ivah Bergh Whitten, *What Color Means to You*, 1932)

unten rechts: S. G. J. (Stephen Geoffrey John) Ouseley, 1903–1957 (aus Stephen Ouseley, *From Camaldoli to Christ*, 1931)

Einführung

An einem Sommertag im Jahre 2014 – ich musterte gerade die Warenberge in der örtlichen Lebensmittel-Genossenschaft – stieß ich auf eine kleine Werbebroschüre, die jemand liegen gelassen hatte. Der Umschlag zeigte eine junge Frau, sie trug eine hauchdünne weiße Hemdbluse und saß aufrecht in Yoga- oder Meditationshaltung. Vor ihrem Körper waren sieben farbige Medaillons übereinander gereiht, jedes enthielt einen Buchstaben des Sanskrit-Alphabets. Die Farben gingen von Rot an ihrer Sitzfläche bis zu Violett am höchsten Punkt ihres Kopfes und folgten der Reihenfolge des Spektrums. Bei näherer Betrachtung zeigte sich, dass jede der bunten Flächen eine andere Zahl von blütenblatt-ähnlichen Strahlen aufwies.

Diese Medaillons waren Darstellungen der sieben Chakras (Sanskrit für »Räder«), eines Schemas, das schon vor Jahrhunderten in Verbindung mit einem bestimmten Yoga in Indien entstanden war, der zum zentralen Gegenstand für heutige Yoga-Gruppen und New-Age-Metaphysiker geworden ist. Die Chakras, so hören wir, zeigten sich dem Blick eines Hellsichtigen als rotierende Lichtwirbel, daher ihr Name »Räder«. Antike Texte lehrten, dass ihre Aktivierung durch eifriges Meditieren und rituelle Praktiken zu einem siebenstufigen Prozess der Bewusstseinserweiterung führe, der wiederum gesteigerte geistige Kräfte, Erleuchtung und Befreiung von dem karmischen Gesetz der Wiedergeburt mit sich bringe.

Das Produkt in der Werbebroschüre nannte sich »Biologischer Chakra-Ausgleichs-Aromatherapie-Deoroller«. Der Hersteller war eine Firma Aura Cacia, die duftende ätherische Öle vermarktete, die für heilsame Zwecke aus Kräutern und Blüten hergestellt wurden – daher »Aromatherapie«. Die Broschüre ließ sich zu einer hochformatigen Tabelle farblich hinterlegter Entsprechungen entfalten, die die Positionen, Eigenschaften und Wirkungen (auf Gefühle, Denken und Geist) der Chakras anzeigten, die durch den Gebrauch dieser aromatherapeutischen Deoroller »auszugleichen« seien; es gab für jedes Chakra einen, mit dem eine eigene Rezeptur ätherischer Öle zum Tragen kam.

Mehrere halb-amüsierte Fragen kamen mir in den Sinn: Konnte ein Duft wirklich »die Schleusen des Mitgefühls und Verständnisses« öffnen, die mit dem Herz-Chakra assoziiert wurden? Warum war das »ermächtigende« dritte Chakra mit einer »zarten Zitrus-Duftmischung« bedacht worden? Und wie würde ein vollkommen erleuchtetes Wesen riechen, wenn es alle sieben Düfte gleichzeitig trüge?

Die drängendste Frage aber lautete: Wie sind wir von *dort* nach *hier* gelangt? Die Liste der genannten Chakra-Eigenschaften klang vertraut nach Dutzenden von New-Age-Büchern zum Thema: *Erdung* in dem ersten Chakra, *Sinnlichkeit* oder *Sexualität* im zweiten, *Ermächtigung* im dritten, *Mitgefühl* im vierten, *Kommunikation* im fünften, *intuitive Erkenntnis* im sechsten und *Erleuchtung* im siebten. Doch jeder, der einen Blick auf die Ursprünge des Chakrasystems in Indien wirft, dürfte mit Erstaunen feststellen, dass die Chakras hier Farben haben, während es dort keinen Regenbogen gibt; sie besitzen wohl Eigenschaften und spirituelle Kräfte, aber nicht diejenigen in der Tabelle. Von Düften ist gar keine Rede. Die Vorstellung, dass Chakras auszugleichen sind, wird in den alten Schriften nirgends erwähnt. Dort sind die Chakras zu durchdringen, aufzulösen und zu transzendieren, um einen Zustand der »Befreiung innerhalb des Lebens« zu erlangen – nicht einen emotionell und spirituell ausgeglichenen Lebensstil (was auch immer mit »Lifestyle« gemeint sein mag).

Ende der 1970er Jahre hatte ich erstmals über die Chakras gehört; eine Freundin, die Schülerin eines indischen Yogis war, erzählte davon. Ich erfuhr, wo sie sich befanden und wie man atmen muss, um sie zu reinigen. Aus der metaphysischen Gerüchteküche kam mir eine Liste von Chakra-Eigenschaften in die Hände, die derjenigen in der Aura-Cacia-Broschüre ähnlich sah. In esoterischen Buchhandlungen waren damals nur wenige Bücher zum Thema erhältlich, die ich jedoch weder kaufte noch las.

Im Jahr 2002 wurde ich gebeten, ein Buch über die spirituellen Wirkungen der Musik zu schreiben. Ich erwog, das Chakrasystem als Rahmen zu verwenden, um mystische oder Gipfelerlebnisse zu schildern, die im Zusammenhang mit Komponieren, Musizieren und Musikhören berichtet wurden. Inzwischen waren Dutzende von Büchern über die Chakras auf dem Markt, und sie zeigten die unterschiedlichsten Auflistungen von Farben und Eigenschaften. Ich wollte mit der authentischsten Liste arbeiten, die ich finden konnte. Doch meine Untersuchung alter indischer Systeme brachte noch mehr Verwirrung: Manche hatten nur vier Chakras, andere sage und schreibe neunundzwanzig. Mehrere Fragen hatten mich beschäftigt – doch als mein Buch 2005 veröffentlicht wurde, waren sie immer noch unbeantwortet:

- Wann gelangte der Begriff *Chakra* erstmals in die englische Sprache?
- Wann entstand das Schema der Regenbogenfarben, und wer war dafür verantwortlich?
- Woher kam die allgegenwärtige New-Age-Liste von Chakra-Eigenschaften, und wie lange kursiert sie schon?

Im Sommer 2012 trat man mit der Bitte an mich heran, eine neue Ausgabe eines Buches über die Chakras zu kommentieren, das 1927 von Charles W. Leadbeater veröffentlicht worden war – einem Hellsichtigen, der in der Theosophischen Gesellschaft wirkte. Sein Buch *The Chakras* (dt. Ausgabe: *Die Chakras*) war seit fünfundachtzig Jahren ständig nachgedruckt worden. Obwohl es als ein Klassiker auf dem Gebiet der New-Age-Chakra-Literatur galt, war dieses Buch keine leichte Lektüre. Leadbeater verwendete eine obskure Terminologie und ging offenbar davon aus, dass seine theosophische Leserschaft sie ohne weitere Erklärungen verstehen werde. Es gab mehrere Punkte, in denen sich seine hellsichtigen Wahrnehmungen der Chakras nicht nur von den alten indischen Texten unterschieden, sondern auch von jüngeren New-Age-Büchern. Ich bemühte mich, einen »verbindlichen«, eigenständigen Text zu erarbeiten – mit Anmerkungen, die alle Begriffe erklären, und einem Nachwort, in dem ich das Buch in seinem Kontext innerhalb der Entstehungsgeschichte der New-Age-Version des Chakrasystems würdigte. Dieses Projekt erlaubte mir, die Frage zu beantworten, wo das Regenbogenfarben-Schema herkam. Da ich einen sehr knappen Abgabetermin hatte, war es mir jedoch nicht möglich, den anderen Fragen nachzugehen.

Im Sommer 2014 jedoch erhielt ich eine Anfrage, einen Vortrag über das Chakrasystem zu halten. Diese Gelegenheit erlaubte mir, meine Nachforschungen weiter zu verfolgen. Es gelang mir tatsächlich, die ersten Erwähnungen des Chakrasystems in englischer Sprache aufzuspüren. Es war mir auch möglich, die jahrhundertelange Evolution dessen zurückzuverfolgen, was ich heute das westliche Chakrasystem nenne. Seine Evolution begann in den 1880er Jahren in den Schriften von Madame Helena Petrovna Blavatsky, der Gründerin der Theosophischen Gesellschaft, und war im Jahr 1990 mehr oder weniger abgeschlossen, als die Schauspielerin Shirley MacLaine in der *Tonight-Show* auftrat und ein landesweites Fernsehpublikum ergötzte, indem sie farbige Kreise, die das Chakrasystem darstellen sollten, auf Kleidung und Kopf ihres Gastgebers Johnny Carson befestigte.

Ich kam zu dem Ergebnis, dass die Evolution des westlichen Chakrasystems eine unbeabsichtigte Gemeinschaftsproduktion folgender Beteiligter war:

- Esoteriker und Hellsichtige (viele von ihnen aus den Reihen der Theosophen)
- Indologen (Akademiker, die sich mit indischer Kultur und Religion auskennen und befassen)
- Joseph Campbell (Mythologe)
- Psychologen (C. G. Jung und die Schöpfer der Human-Potential-Bewegung im Esalen-Institut in Big Sur, Kalifornien)
- Indische Yogis (Die »uralten« Lehren so mancher von ihnen bedienten sich bei Leadbeaters Farbensystem.)

Die beiden wichtigsten Strömungen dieser evolutionären Reihe – das Schema der Regenbogenfarben und die Liste der Chakra-Eigenschaften – kamen erst 1977 in gedruckter Form zusammen. Damit war das vielgepriesene »antike« Chakrasystem des Westens kaum vierzig Jahre alt, und seine Geschichte verlor sich im Trüben, einer Gewohnheit der New-Age-Autoren, sowohl in gedruckten Werken als auch im Internet keine Anmerkungen und Quellen für ihre Informationen mitzuliefern – eine Angewohnheit, die man Quellen-Amnesie nennt.

Ich habe dieses Buch für Menschen geschrieben, die die *wirkliche* Geschichte des westlichen Chakrasystems erfahren wollen – eine wilde und verrückte Geschichte, die irgendwie einen Schatz an spirituellen und alternativen Behandlungsmethoden hervorgebracht hat, der die Leben von Millionen Menschen tiefgreifend veränderte.

Teil Eins, »Osten ist Osten und Westen ist Westen«, handelt von der frühen Evolution des Chakrasystems. Ich untersuche den indischen Hintergrund dieses Systems und entwickle nützliche Übersetzungen von wichtigen Sanskrit-Begriffen wie *Tantra, Yoga, Chakra, Nāḍī* und *Kuṇḍalinī*. Ich stelle auch klar, was ich mit östlichem und westlichem Chakrasystem meine und liefere Richtlinien zur Einordnung solcher Systeme.

In Teil Zwei, »Esoterische Matrix: Die Chakra-Lehren von H. P. Blavatsky (1879–1891)«, veranschauliche ich die Schlüsselrollen von Madame Blavatsky und der Theosophischen Gesellschaft bei der Übermittlung östlicher Lehren in den Westen – und deren radikale Veränderung auf diesem Wege.

Teil Drei, »Wirbelnde Räder: Theosophische Hellsicht (1890er – 1920er Jahre)«, beschreibt ausführlich die Beiträge von Theosophen wie Annie Besant und Charles W. Leadbeater zum westlichen Chakrasystem sowie jene von Rudolf Steiner und weniger bekannten Gestalten wie Rāma Prasād und Ella Adelia Fletcher, die frühe Anleitungen zur Yoga-Praxis veröffentlichten. Den Kontext bieten Darstellungen der Chakra-Lehren mehrerer Nicht-Theosophen wie Swami Vivekananda und Sir John Woodroffe, dessen Übersetzung von und Kommentar zu einer bedeutenden tantrischen Beschreibung der Chakras, *The Serpent Power* (dt. Ausgabe: *Die Schlangenkraft)*, zu einem Klassiker unter den westlichen Chakra-Studien geworden ist.

Teil Vier, »Chromotherapie: Die Lehre von den Strahlen, Farben und Drüsen (1920er – 1950er Jahre)«, präsentiert die Ergebnisse meiner Recherchen darüber, wie die Regenbogenfarben und die endokrinen Drüsen mit dem westlichen Chakrasystem assoziiert wurden. Außer Alice Bailey und Edgar Cayce sind die hier behandelten Gestalten größtenteils unbekannt: Ivah Bergh Whitten, S. G. J. Ouseley und die geheimnisvolle amerikanische Yogini Cajzoran Ali, deren wahrer Name und Geschichte hier zum ersten Mal enthüllt werden.

In Teil Fünf, »Gelehrte, Swamis und Seelenklempner (1930er – 1970er Jahre)«, stelle ich Beiträge zur Evolution des westlichen Chakrasystems von europäischen und amerikanischen Gelehrten wie C. G. Jung und

Joseph Campbell vor sowie die Arbeiten von mehreren indischen spirituellen Lehrern von Ramakrishna und Sri Aurobindo bis Swami Rama. Insbesondere konzentriere ich mich auf das Human Potential Movement des Esalen-Instituts, einer locker verbundenen Gruppe von Psychologen, Philosophen und Körperarbeitern – einschließlich Michael Murphys, des Esalen-Begründers –, die dazu beitrug, die Standardliste der Chakra-Eigenschaften zu formulieren. In diesem Teil gebe ich die Geburt des westlichen Chakrasystems in der uns bekannten Gestalt im Juni 1977 bekannt; sie ist ein Resultat von Esalens einzigartiger Kombination von östlicher Mystik, westlicher Esoterik und europäisch-amerikanischer Psychologie.

Teil Sechs, »Licht-Räder rollen weiter (1980er Jahre und darüber hinaus)«, handelt von den Spätfolgen dieser Geburt, darunter einer Reihe von heute vergessenen konkurrierenden Systemen sowie Kontroversen aufgrund unterschiedlicher Zahlen, Namen, Positionen, Farben und Funktionen zwischen diesen Systemen. In den 1980er Jahren begannen Autoren wie Anodea Judith *(Wheels of Life,* dt. Ausgabe: *Lebensräder)* Informationen aus unterschiedlichen Systemen zusammenzutragen und zu verdichten, um solche Kontroversen aufzulösen und die Vorherrschaft des Systems zu stärken, das wir heute als traditionelles betrachten.

Dies war auch das Jahrzehnt, als innovative Praktiker auf dem sich neu entwickelnden Gebiet der Energiemedizin anfingen, das Chakrasystem in verschiedenen Formen der Körpertherapie anzuwenden, darunter Akupunktur, Polarity und Reiki. Gegen Ende der Dekade bot die Bestseller-Autorin und Schauspielerin Shirley MacLaine öffentliche Workshops über die Chakras an – und ihren Auftritt in der *Tonight-Show* am 4. Oktober 1990 könnte man als die Coming-out-Party des westlichen Chakrasystems bezeichnen. Dieses war nun nicht länger eine esoterische Yoga-Lehre, sondern Teil der Populär-Kultur geworden.

In den 1990er Jahren kam es zu einer starken Vermehrung von Büchern, Workshops, Websites und Musik, die auf den Chakras basierten; sie berührten dabei viele Formen der spirituellen und heilenden Praxis – auch wenn sie oft nur wiederholten, was schon vorher dagewesen war. Es wäre unsinnig, jede Variante oder Innovation auf der nun zum Standard gewordenen Verknüpfung von Regenbogenfarben und Chakra-Eigenschaften zurückzuverfolgen. Stattdessen schließe ich das Buch mit Spekulationen darüber, was man als das letzte Stadium in der Entwicklung des westlichen Chakrasystems betrachten könnte – die Festschreibung von esoterischen Lehren über Chakras, feinstoffliche Körper und Ebenen und ihre Nutzung in der Astralprojektion. Solche Spekulationen begleiteten die Entwicklung des westlichen Chakrasystems wie ein schemenhaft blasser Nebenregenbogen während eines großen Teils des 20. Jahrhunderts und traten am deutlichsten in dem Werk von Barbara Brennan hervor.

Weil das Chakrasystem eine Verknüpfung so vieler Themen darstellt – von Kundalini-Yoga zu hellsichtiger Wahrnehmung der Aura, von Psychotherapie zu Körperarbeit –, beschränke ich meine Untersuchungen auf Material mit unmittelbarer Relevanz für die Entwicklung des westlichen Chakrasystems. Deshalb befasse ich mich nicht mit Techniken des Kundalini-Yogas oder mit Übungen zur Ausbildung der Chakras. Aus Mangel an Platz habe ich viele Yogis, Hellsichtige, wissenschaftliche Forscher und Kundalini-Erfahrene ausgelassen, die innerhalb dieser Tradition gearbeitet haben. Diejenigen, die ich zitiere, insbesondere in Verbindung mit der Übertragung des Chakrasystems in verschiedene Typen von Körperarbeit, stehen wohl nur für die jeweils früheste Manifestation in gedruckter Form derjenigen Entwicklungsphasen, die sie repräsentieren. Sie sind vielleicht nicht die Urheber des Materials gewesen, das sie weitergeben; diese sind vielleicht anonym geblieben oder erst später publiziert worden.

Nach dieser Einführung folgt eine Chronologie der Entwicklung des Chakrasystems in Indien, um den historischen Kontext zu umreißen. Ausführliche Anmerkungen und eine Bibliografie am Ende des Buches dokumentieren meine Quellen. Vierundzwanzig Illustrationen und acht Farbtafeln zeigen, wie das westliche Chakrasystem im Laufe seiner Entwicklung im ausgehenden 19. und im 20. Jahrhundert dargestellt wurde. Einige dieser Abbildungen wurden seit ihrer ursprünglichen Veröffentlichung nie wieder reproduziert. Fünfundzwanzig Tabellen fassen die Lehren über die Chakras von Jahrzehnt zu Jahrzehnt zusammen und veranschaulichen den reichen, wenn auch weitgehend verborgenen Schatz metaphysischer Spekulationen, die zu der Entwicklung des westlichen Chakrasystems führten, und weisen auf, wann und wie die wichtigsten Komponenten dieses Systems in Erscheinung traten.

Zeitgenössische Historiker südasiatischer Religionen, die sich auf Gebiete spezialisiert haben, in welchen die Chakras eine Rolle spielen, wettern zuweilen gegen die westliche New-Age-Aneignung dieser Lehren.[1] Dessen ungeachtet spiegelt das unbeabsichtigte Zusammenwirken von Esoterikern, Hellsichtigen, Gelehrten, Psychologen, Yogis und Energiebehandlern, welches das westliche Chakrasystem hervorgebracht hat, wahrscheinlich die über viele Jahrhunderte erfolgte Verbreitung tantrischer Lehren in Ostasien wider. In beiden Fällen bestimmten eine konstante Auslese und Neukombinationen von Einzelheiten, was ausgelassen wurde bzw. was von einer Generation an die nächste weiter überliefert wurde. Wenn jene Verbreitung alte kulturelle und spirituelle Bedürfnisse erfüllt hat, könnte man das Gleiche auch vom modernen Westen sagen – selbst wenn das Ergebnis auf Arten und Weisen kommerzialisiert worden ist, die in Indien vor tausend Jahren unvorstellbar waren (wie im Falle von Aromatherapie-Deorollern).

Ich betrachte die Entwicklung des westlichen Chakrasystems als die Verkörperung eines zutiefst bedeutungsvollen Archetyps der Erleuchtung, dem Osten *und* dem Westen gemeinsam – dem Archetyp des geistig vollendeten Wesens, das in dem Bild grafisch dargestellt ist, das wir so oft auf den Umschlägen von Büchern über die Chakras sehen: Eine strahlende, meditierende menschliche Gestalt, hell im regenbogenfarbenen Licht, die unser spirituelles Potenzial ganz verwirklicht hat, so dass jedes Chakra eine Stufe der Evolution auf dieser heiligen Entwicklungsreise repräsentiert.

Anmerkung zur Sanskrit-Transliteration

Weil dies ein Buch über das *westliche* Chakrasystem ist und die Schreibweise von *Chakra* mit *ch* für Bücher über dieses Thema der Norm entspricht, verwende ich die korrekte Transliteration *cakra* nur in seltenen Fällen, zum Beispiel im Zusammenhang mit der buchstabengetreuen Umsetzung des Sanskrit-Namens eines Chakras – deshalb *Anāhata-Cakra*.

Andere Sanskrit-Wörter werden bei ihrem ersten Erscheinen in der Chronologie, im Buchtext, den Anmerkungen und bei bestimmten Illustrationen nach dem IAST (International Alphabet of Sanskrit Transliteration), dem internationalen akademischen Sanskrit-Transliterationssystem) behandelt – deshalb *kuṇḍalinī* (beim ersten Erscheinen) und *Kundalini* (im weiteren Verlauf). Nach dem ersten Erscheinen eines Sanskrit-Wortes verzichte ich nicht nur auf die diakritischen Zeichen, sondern bilde auch Pluralformen durch Anhängen des Buchstabens *s*, wie es im Englischen üblich ist – deshalb *Nadis* statt *nāḍī*-s.

Im Falle von Sanskrit-Begriffen, die in westlichen Büchern über Chakras allgemein gebräuchlich sind, verwende ich die einfachste anglisierte Form, die *ś* oder *ṣ* häufig durch *sh* ersetzt – deshalb *Kosha* statt *Kośa*. Weil ich Bücher über die Chakras akademischer und nichtakademischer Autoren aus einem Jahrhundert zitiere, die jeweils ihr eigenes (oder gar kein) Transliterationssystem zugrunde legen, habe ich mich dafür entschieden, Zitate auf die gleiche vereinfachte Weise zu behandeln, anstatt sie buchstäblich-originalgetreu zu reproduzieren oder sie nach dem IAST zu standardisieren – deshalb *Akasha* statt *âkâsa* oder *ākāsha* oder *ākāśa*. Diese Entscheidung betrifft in erster Linie Zitate aus Werken von H. P. Blavatsky und anderen frühen theosophischen Autoren, die heute veraltete Transliterationssysteme verwendeten – welche spätere Herausgeber oft auf verschiedene Weisen zu aktualisieren versuchten.

Die eine Ausnahme ist der Name des zweiten Chakras, *Svadhishthana* (IAST: *svādhiṣṭhāna*), den New-Age-Bücher über Chakras häufig als *Svadhisthana* vermitteln.

Sanskrit-Namen von religiösen Sekten und Philosophien, Göttern und Göttinnen, Orten, Texten (wie Upanischaden und Tantras) und Autoren werden durchweg nach dem IAST transliteriert – deshalb *Sāṃkhya*, *Śiva*, *Nālandā*, *Yoga-Sūtra* des Patañjali.

Die Evolution des östlichen Chakrasystems: eine Chronologie

[Die meisten Daten sind verallgemeinert, spekulativ und Gegenstand akademischer Debatte.[2]]

1500–1000 v.u.Z. • Zusammenstellung der Vedas, der heiligsten Grundlagentexte des Hinduismus

13. Jahrhundert • Zusammenstellung des *Atharva Veda,* aus dem sich das *Āyurveda*-System der Gesundheit und Heilkunst entwickelt, einschließlich des Prinzips der *marmāṇi* (Vitalpunkte); einige von diesen befinden sich in Bereichen des physischen Körpers, die später mit den Chakras assoziiert werden.

9.–3. Jahrhundert • Die *Sāṃkhya-* (aufzählende) Philosophie entsteht, eine der sechs Darshanas *(darśana:* »Ansicht«) der späteren Hindu-Philosophie; einschließlich der Vorstellung von *tattva* (»Dasheit«; Kategorien oder Essenzen), von denen die fünf *mahā-bhūta* (grobstoffliche Elemente) Erde, Wasser, Feuer, Luft und Akasha *(ākāśa:* »Strahlung« oder »Raum«, häufig als »Äther« übersetzt) Schlüsselaspekte sind, die später mit den Chakras verknüpft werden.

6. Jahrhundert • Früheste Upanischaden. *Vedānta* (Ende der Vedas) in Entwicklung – ein weiteres der sechs Darshanas (der klassischen Philosophiesysteme Indiens), die sich aus den Upanischaden entwickelten und als die letzten offenbarten heiligen Schriften des Hinduismus gelten. Erste Erwähnung von *nāḍī* (Kanälen, Bahnen, Gefäßen), nervenähnlichen Verteilern von *prāṇa* (Vitalenergie) im feinstofflichen Körper, in der *Bṛhadāraṇyaka-Upaniṣad* (4.2.3; nicht Nadis, sondern *hita* genannt, d.h. »gesund«) und in der *Chāndogya Upaniṣad* (8.6.1–5; hier auch Zusammenhang zwischen Prana und Sonnenlicht und Erwähnung von fünf Typen und Farben;

erwähnt auch eine Nadi, die vom Herzen zum Kopf führt, durch welche die Seele im Tode austritt – ein Hinweis auf das »Zentralgefäß« in späteren Texten). Das Leben von Gautama Buddha (traditionelle Zeitangabe; die heutige Forschung tendiert zunehmend zum 5. Jahrhundert).³

3.–1. Jahrhundert • Früheste Definition von *Yoga* (Vereinigung) in der *Kaṭha-Upaniṣad* (6.10–11); der Yoga wird ein weiteres der sechs Darshanas.

2. Jahrhundert v.u.Z. – 4. Jahrhundert u.Z. • Nach Jahrhunderten der Entwicklung in mündlicher Überlieferung entsteht die schriftliche Form der *Mahābhārata,* des großen Nationalepos Indiens.

100 v.u.Z. • Gautama Buddhas Lehren werden in Sri Lanka als *Theravāda*-Kanon in Pali (-Sprache) schriftlich niedergelegt. Der *Mahāyāna*-Buddhismus entwickelt sich.

2. Jahrhundert • Die *Caraka-Saṃhitā*, ein wesentliches Werk im *Āyurveda*, listet mehrere »wichtige Vitalpunkte« *(mahā-marmāṇi),* die später evtl. eine Basis für das Chakrasystem bilden (vielleicht über das *Bhāgavata-Purāṇa* – siehe unten).⁴

3. Jahrhundert • Im westlichen Indien entwickelt sich der Shivaismus (ein Zweig des Hinduismus, in dem *Śiva* und seine Verehrung die zentrale Rolle spielen) – der gütige »Zerstörer«-Aspekt des Göttlichen, dessen Funktion darin besteht, »die Ego-Persönlichkeit abzubauen, so dass sie durchlässig wird für das göttliche Licht«.⁵

3.–4. Jahrhundert • Die *Maitrī-Upaniṣad,* das (als spätere Ergänzung geltende) sechste Buch, erwähnt einen Lotos im Herzen (6.1–2), und das *suṣumṇā-nāḍī* (»gnädige Nadi«; 6.21; auch »Zentralgefäß« genannt). Die Yoga-Philosophie kristallisiert sich in Buch 6 des *Mahābhārata,* das die *Bhagavad-Gītā* enthält. Yoga und *Sāṃkhya* kristallisieren sich in Buch 12 des *Mahābhārata*, im *Mokṣadharma-Parvan,* dem »Abschnitt über den Weg der Befreiung« – welcher spätere Lehren über Chakras vorwegnehmen mag (d.h. Konzentration auf Nabel, Herz, Kehle und Kopf, die Positionen des dritten bis sechsten Chakras).⁶

4. Jahrhundert • Das *Viṣṇu-Purāṇa* formuliert eine Kosmologie aus sieben himmlischen *(loka)* und sieben höllischen Bereichen *(tala).*

350–450 • Das *Yoga-Sūtra* des Patañjali (Zeitangabe umstritten, mancherorts zitiert als aus dem 2. Jahrhundert v.u.Z.) und sein Kommentar, die *Yoga-Bhāṣya* von *Vedavyāsa*, erwähnen Nadis und Chakras und heben vier Positionen hervor, die mit dem späteren Chakrasystem assoziiert werden (Nabel, Herz, Kehle und »das Licht im Kopf«).[7]

5.–6. Jahrhundert • *Mahāyāna*-Buddhismus und Brahmanismus blühen in Indien Seite an Seite. *Mahāyāna*-Texte werden nach China und von dort weiter nach Japan exportiert; es entstehen erste Übersetzungen dieser Texte aus dem Sanskrit ins Chinesische (viele sind nur noch in dieser Form erhalten).

7. Jahrhundert • Im östlichen Indien entwickelt sich der tantrische Buddhismus. In West- und Südindien löst der Shivaismus den Buddhismus ab.

7.–8. Jahrhundert • Das nur aus chinesischen Übersetzungen aus dem 8. Jahrhundert bekannte, aber möglicherweise aus *Nālandā* (einer bedeutenden indischen Klosteruniversität des *Mahāyāna*-Buddhismus) stammende *Śūraṅgama-Sūtra* lehrt die Auflösung von sechs »Knoten«, um zur Erleuchtung zu gelangen – diese Knoten sind verbunden mit Elementen und Kategorien der Wahrnehmung, wie man sie in späteren tantrischen Lehren über die Chakras erwähnt findet, sind aber nicht als Brennpunkte für die Konzentration im Körper lokalisiert.[8]

8. Jahrhundert • Das *Bhāgavata Purāṇa* verweist auf das Zentralgefäß (suṣhumnā); sechs »Örtlichkeiten« *(sthāneṣu)* innerhalb des Körpers (Nabel, Herz, Brustkorb, Gaumenwurzel [Zäpfchen?], Stirn, Kopf), durch welche sich Yogis vom Körper und den groben und subtilen Sinnen und Elementen und Bereichen des Universums befreien, die von diesen Sinnen wahrgenommen werden (2.2.19–31);[9] erwähnt wird auch ein Vier-Chakren-System (Nabel, Herz, Kehle und Stirn) (4.4.25). *Vedānta* voll kristallisiert in den Schriften von *Śaṅkara* (788–820).[10] Der tantrische Buddhismus breitet sich nach China hinein aus, wo er *Mìzōng* (esoterische Schule) genannt wird, und nach Tibet, wo er *Vajrayāna* (Diamantpfad) genannt wird. Ein Vier-Chakren-System (Nabel, Herz, Kehle und Kopf) erscheint in tantra-buddhistischen Texten wie im *Caryāgīti* und *Hevajra-Tantra*.[11] Ein Fünf-Chakren-System wird im buddhistischen *Guhyasamāja-Tantra* gelehrt.

9. Jahrhundert • Das Hindu-Tantra entwickelt sich. Der tantrische Buddhismus breitet sich von China nach Japan aus, die Shingon- und die Tendai-Schule entstehen.

9.–10. Jahrhundert • Das *Kaula-Jñāna-Nirṇaya* von *Matsyendranātha* präsentiert ein Sechs-Chakren-System mit Zentren, die erstmals als *cakra* (Räder) an ihren bekannten Positionen bezeichnet werden; führt auch die Vorstellung von »Örtlichkeiten« *(sthāna,* manchmal ein Synonym für *cakra)* im feinstofflichen Körper ein mit »Speichen, Blättern und Blütenblättern«[12] ebenso wie die Praxis, Phoneme aus dem Sanskrit-Alphabet in »Knoten« *(granthi,* manchmal ein Synonym für *cakra)* zu platzieren. Das *Netra-Tantra* präsentiert ebenso ein Sechs-Chakren-System und gebraucht dabei das Wort *cakra,* aber mit exzentrischen Namen und Positionen. Im *Tantrasadbhāva-Tantra* entwickelt sich die Vorstellung von *kuṇḍalinī*-Energie (wie *kuṇḍali,* »ringförmig«).

9.–13. Jahrhundert • Erblühen des Siddha-Kults (»vollendete Wesen«, die durch meditative und alchemistische Prozesse versuchen, körperliche und spirituelle Vervollkommnung und Kräfte *[siddhi]* zu erlangen), sowie des *Śaktismus* (Verehrung der Göttin *Śaktī,* der Gefährtin *Śivas*), des Kaulismus (initiatische, innerhalb von Sippen vermittelte Form des Tantras) und des kaschmirischen Shivaismus. Entwicklung des *Haṭha*-Yoga.

10. Jahrhundert • Das *Kālacakra-Tantra* (buddhistisch) lehrt ein Sechs-Chakren-System.[13]

10.–11. Jahrhundert • Früheste bekannte Verwendung des Wortes *kuṇḍalinī* im *Jayadrathayāmala* im Hindu-Tantra. Das *Kubjikāmata* präsentiert ein System von sieben Chakras (ohne jedoch das Wort *cakra* zu gebrauchen) nicht nur mit den bekannten Positionen, sondern auch mit den vertrauten Namen und Verbindungen zu Göttinnen *(Ḍākinī, Rākiṇī, Lākinī* etc.). Das *Tantrāloka* des Abhinavagupta (bl. 975–1025), ein Grundlagenwerk des Kaschmir-Shivaismus, der die Lehren früherer Schulen festschreibt, vermittelt ein Fünf-Chakren-System (die ersten beiden Chakras kombiniert) und entwickelt die Vorstellung von einem Kreislauf der Kundalini (»der Abstieg des transzendenten Bewusstseins in den menschlichen Mikrokosmos [Körper] und die Rückkehr des menschlichen Bewusstseins zu ihrem Ursprung«).[14]

12. Jahrhundert • Beginn der islamischen Invasionen auf dem indischen Subkontinent; Zerstörung der Universität *Nālandā*, (lt. Wikipedia: der größten buddhistischen Universität, gegründet im 5. Jh., größtes Lehrzentrum der antiken Welt überhaupt)

12.–13. Jahrhundert • *Gorakṣanātha* schreibt die Prinzipien des Hatha-Yogas fest und gründet den Mönchsorden *Nāth*-Siddha (»Vollendete Herren«). Das *Gorakṣa-Paddhati* lehrt ein Sechs-Chakren-System mit Standardnamen und Lotos-Blütenblätter-Zahlen; *iḍā* und *piṅgalā* werden als linkes und rechtes Gefäß bezeichnet; Kundalini wird erwähnt, ebenso wie der »große Lotos« am höchsten Punkt des Kopfes *(sahasrāra,* was wir heute das siebte Chakra nennen); die Elemente werden jedoch auf fünf Zentren verteilt, nämlich Herz, Kehle, Gaumenwurzel (Zäpfchen?), Stirn und Scheitel.[15]

13. Jahrhundert • Der Buddhismus ist in Indien buchstäblich nicht mehr existent.

1290 • Das *Jñāneśvarī* (auch bekannt als *Bhāvārtha-Dīpikā)* von *Jñānadeva* (1275–1296; auch bekannt als *Jñāneśvar* und *Dnyāneshwar*), ein Kommentar in Versform über die Bhagavad-Gītā in der *Nāth*-Tradition, enthält einen Bericht über die erwachende Kundalini, die hier als »Mutter der Welt« bezeichnet wird – ein häufig verwendetes Epitheton (6.14).

13.–14. Jahrhundert • Das *Śāradā-Tilaka-Tantra* von *Lakṣmaṇa Deśikendra*, ein Handbuch des *Mantra*-Yogas (Worte der Kraft), ordnet den Blütenblättern der sechs Chakras fünfzig Buchstaben des Sanskrit-Alphabets zu und vermittelt eine Technik des Visualisierens und Auflösens derselben; das Kapitel 25 erklärt die Praxis des Yogas im Einzelnen und erwähnt, dass die Meinungen über die Anzahl der Chakras (die *ādhāra* genannt werden, d.h. »Stützung), auseinandergehen. Das *Rudrayāmala* verknüpft bei jedem Chakra nicht nur Buchstaben mit Blütenblättern, sondern verbindet auch Göttinnen mit Göttern (*Brahmā, Viṣṇu, Rudra, Īśvara, Sadāśiva* und *Parāśiva*); früher Gebrauch der Bezeichnung *sahasrāra* (»tausendfältig« – das siebte Chakra); *svayambhū-liṅga* (»selbstseiendes Zeichen«; das Phallus-Symbol *Śivas*, um das sich die Kundalini windet) ist mit dem Wurzel-Chakra verbunden und *bāṇa-liṅga* (Bogen-Mark) mit dem Herz-Chakra.[16] Das *Ṭoḍala-Tantra* beschreibt die Praxis des Kundalini-Yogas und verbindet Bereiche des Kosmos mit Chakras; erwähnt Saatsilben-Mantras der Elemente und *nyāsa* (Visualisieren von Sanskrit-Phonemen in verschiedenen Teilen des Körpers, möglicherweise als Vorstufe zum Assoziieren der Phoneme mit den Chakras).[17]

14.–15. Jahrhundert • Die Yoga-Upanischaden entwickeln sich – das Sieben-Chakren-System (oder »sechs plus eins«, wie David Gordon White es nennt[18]) ist umfassend eingeführt, das Sahasrara ist das siebte Chakra (obgleich ein Text drei weitere Chakras aufführt); jedes Element hat sein *Yantra* (Symbol), eine Farbe und einen zugeordneten Bereich, Elemente werden mit den Chakras jedoch noch nicht identifiziert (z. B. Erde von den Füßen bis zu den Knien, Wasser von Knien bis Oberschenkeln, Feuer von Oberschenkeln bis Nabel, Luft von Nabel bis Nase, Akasha von Nase bis Scheitel.)[19] Das *Haṭha-Yoga-Pradīpikā* von *Svātmarāma* bietet Übungen für die Reinigung der Nadis sowie Meditationen, die das vierte und sechste Chakra hervorheben.

16. Jahrhundert • Das Mogul-Reich breitet sich aus – der Höhepunkt der islamischen Herrschaft auf dem indischen Subkontinent (1526–1707). Die *Śiva Saṃhitā* erklärt ein mehr oder weniger vereinheitlichtes Sechs-plus-ein-Chakren-System, erwähnt ein drittes *liṅgam* (Kennzeichen) im Stirn-Chakra und beschreibt genau die psychischen Kräfte, die mit jedem Chakra assoziiert werden.[20]

1577 • Das *Ṣaṭ-Cakra-Nirūpaṇa* von *Pūrṇānanda Giri* (aktiv 1523–1577) – Jedes Chakra hat jetzt ein voll entwickeltes *maṇḍala* (Kreisbild), einschließlich Blütenblättern mit Sanskrit-Phonemen und Fruchthülle, dem ein Element, Yantra, Farbe, Tier, *bīja* (Saat-Silbe) Mantra, Gott und Göttin zugeordnet sind;[21] *itara-liṅga* (anderes Kennzeichen) assoziiert mit Stirn-Chakra.[22] Dies ist der Wurzel-Text (wie von Sir John Woodroffe in *The Serpent Power* 1919 übersetzt), aus dem sich ein großer Teil des westlichen Chakrasystems entwickelt hat.

Teil 1
Osten ist Osten
und
Westen ist Westen

KAPITEL 1

Die geheimnisvollen Zeichnungen von Bipin Behari Shom

Ende der 1840er Jahre fielen in Indien einem jungen Mann aus Kalkutta (heute offiziell: Kolkata) zwei geheimnisvolle Zeichnungen des menschlichen Körpers in die Hände. Beide zeigten einen nackten, schnurrbärtigen Mann mit erhobenen Armen, die Handflächen nach vorn geöffnet. Der Torso des einen wies eine Reihe von sechs Sternen auf, von denen Strahlen in unterschiedlicher Zahl ausgingen – vier im Schritt, sechs am Bauch, zehn an der Spitze des Brustbeins, zwölf am Herzen, sechzehn an der Kehle und acht an der Stirn.[23] Mehrere dieser Sterne waren im Bauchraum durch geschlängelte Linien miteinander verbunden, was viele, die in der westlichen Wissenschaft gelehrt waren, als missverstandene oder unangemessen wiedergegebene Darmschlingen deuteten. Doch in der esoterischen Wissenschaft des Ostens hätte man diese Linien als *nāḍī* (Sanskrit: »Kanäle, Gefäße«) erkannt, als Lebensenergie-Bahnen des feinstofflichen Körpers, die zwischen den *cakra* (»Rädern«) verliefen – Zentren dieser Energie, deren Aktivierung in einem siebenstufigen Prozess einer Bewusstseinserweiterung resultieren würde, die zur Erleuchtung führt.

Die andere Zeichnung wies an Stelle des Torsos ein Kryptogramm auf, bestehend aus einer Tabelle aus acht Reihen und elf Spalten. Kopf, Arme und Beine des Mannes entsprangen dieser Tabelle. Die meisten ihrer achtundachtzig Felder enthielten Zahlen, einige waren jedoch leer. Die mittlere Spalte enthielt nicht nur Zahlen, sondern auch eine Folge von elf Bildern, die in acht Reihen gedrängt sind. Sie beginnen unten mit einer Schildkröte und einer Kobra mit drohend gespreiztem Nackenschild, dann folgt eine Reihe vielstrahliger Sterne (oder vielleicht

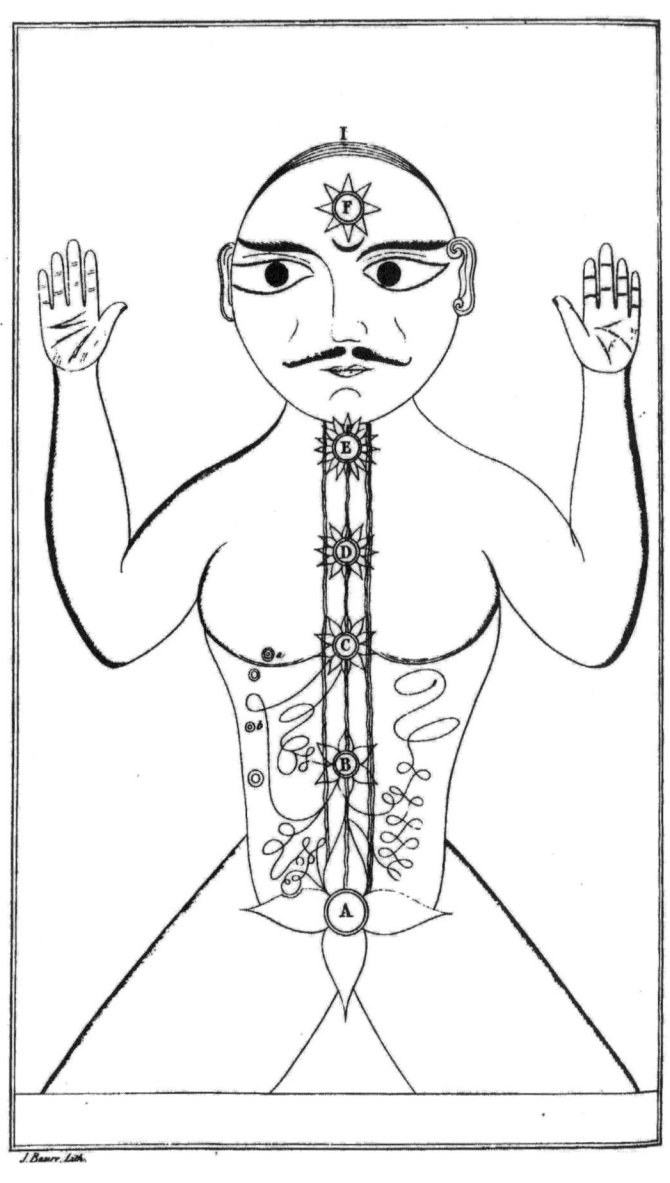

Abb. 1: Geheimnisvolle Zeichnung A (aus Bipin Behari Shom, »Physical Errors of Hinduism«, in: *The Sessional Papers Printed by the House of Lords,* 1853)[25]

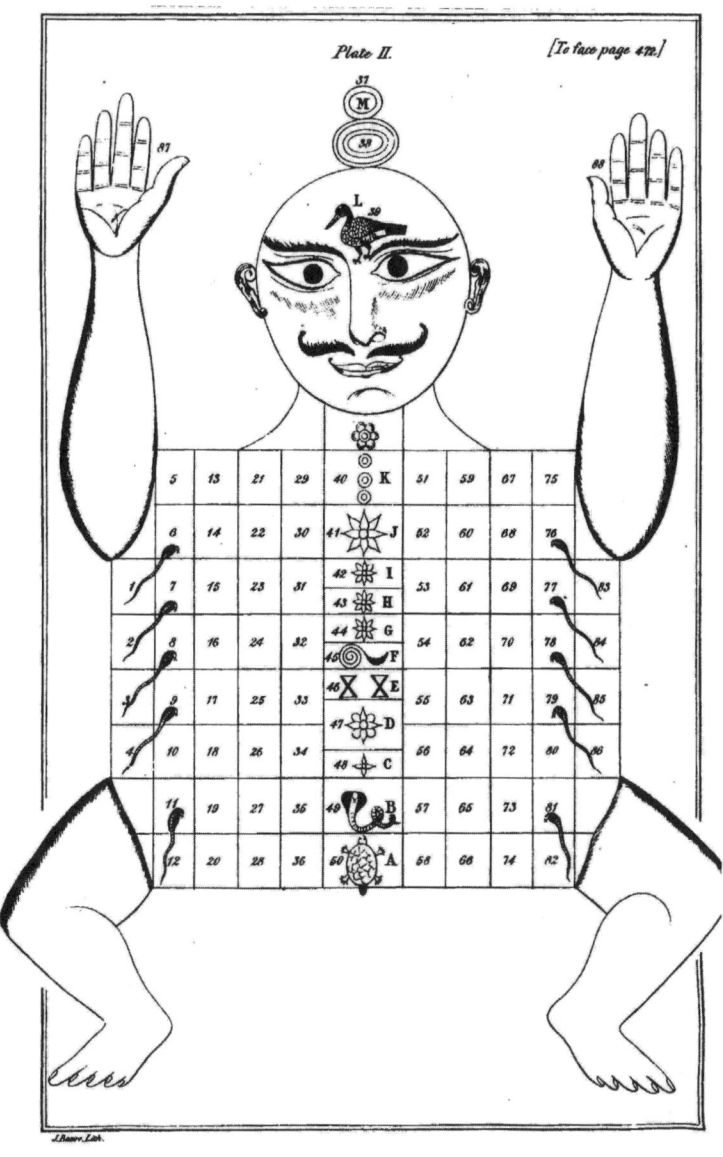

Abb. 2: Geheimnisvolle Zeichnung B (aus Bipin Behari Shom, »Physical Errors of Hinduism«, in: *The Sessional Papers Printed by the House of Lords,* 1853)

Blumen mit unterschiedlich vielen Blütenblättern), in Höhe der Stirn ist eine Gans zu sehen und auf dem Scheitel ein Paar übereinander stehender Kreise. Eine Aufschlüsselung nach den Zahlen, die von eins bis achtundachtzig reichen, ergibt eine scheinbar wahllose Liste von Gottheiten, Elementen, Buchstaben des Alphabets, Verhaltensweisen, Umständen menschlichen Daseins und Zuständen des Bewusstseins, wie im folgenden Ausschnitt:

11. Selbstkasteiung
12. Wut
13. der Traumzustand
14. Güte
15. der Vokal »a«
16. Brahma
17. Pedanterie
18. Intelligenz
19. Der Ort des Denkens
20. Feuer[24]

Der Verlust der ursprünglichen Sanskrit-Wörter verweist jeglichen Versuch, dieses Kryptogramm zu entschlüsseln, bestenfalls in die Grenzen bloßer Spekulation. Doch Parallelen zwischen den horizontalen Reihen deuten an, dass die Wörter in dem Schlüssel nach der Ordnung dieser Reihen umsortiert und von links nach rechts gelesen werden müssen, was möglicherweise eine Folge von Aphorismen über meditative Methoden zur Weckung der *kuṇḍalinī* ergibt, der »Schlangenkraft«, die an der Basis der Wirbelsäule aufgerollt ruht und deren Erwachen dem Übenden göttliche geistige Kräfte erschließen und zur Erleuchtung führen soll.

»Irrtümer« des Hinduismus

Der junge Mann, der diese beiden Zeichnungen des menschlichen Körpers entdeckte und beschrieb, hieß Bipin Behari Shom. Er war ein Absolvent der Free Church Institution (seit 1929: Scottish Church College) in Kalkutta. Diese älteste wissenschaftliche Hochschule Indiens in kirchlicher Trägerschaft wurde 1843 von dem schottischen Missionar Alexander Duff gegründet, der 1830 nach Indien gekommen war, um eine Bildungseinrichtung für Inder zu schaffen, die Unterricht in englischer und bengalischer Sprache anstelle der nur landessprachlichen Ausbildung bot, die von der damaligen anglo-indischen Verwaltung favorisiert wurde. Auch wenn die christliche Bibel mit auf dem Lehrplan stand, war ein Übertritt zum Christentum keine Bedingung für den Schulbesuch.[26]

Unser junger Wissenschaftler war ein Hindu aus der Śūdra- oder Arbeiter-Kaste, der niedersten der vier Hauptkasten im Hindu-Gesellschaftssystem. Er war zwar von Kindheit an in der Free Church Institution ausgebildet und später dort als Lehrer angestellt worden, jedoch nicht zum Christentum konvertiert.[27] Wir wissen von ihm aufgrund des preisgekrönten Aufsatzes über das Thema »Physische Irrtümer des Hinduismus«, den er für einen Wettbewerb verfasste, der von der (von Duff gegründeten und herausgegebenen) Zeitschrift *Calcutta Review* ausgeschrieben war. Diese 1849 veröffentlichte Arbeit enthielt Stiche der beiden Grafiken – möglicherweise die ersten gezeichneten Illustrationen (im Gegensatz zu rein verbalen Beschreibungen) des Chakrasystems in einer englischen Publikation für eine nicht-akademische, westliche Leserschaft.[28]

Shoms Aufsatz versuchte, die Validität der Hindu-Religion zu demontieren, indem er westlich-wissenschaftliche Erkenntnisse buchstäblichen Deutungen traditionellen Hindu-Wissens aus Themenbereichen wie »Geografie, Astronomie, Chemie, Botanik und Physiologie« vergleichend gegenüberstellte.[29] Doch die geheimnisvollen Zeichnungen bezogen sich auf eine Kategorie esoterischen Wissens, das in den Tantras erläutert wurde, in Texten, die »Riten der allergeheimsten Natur enthielten, von denen einige höchst unmoralisch waren, durch welche ein Mann ein *Siddha* werde, das heißt übernatürlich begabt«. Die Tantras »sind auch die große Quelle, aus welcher fast alle *Mantras* bezogen werden, die der Anbetung der verschiedenen Manifestationen von Shiva und Shakti dienen«.[30]

Während die Vedas, die Grundlagentexte des Hinduismus, Tausende von Jahren alt sein sollen, sind die Tantras eine verhältnismäßig junge Entwicklung, deren schriftliche Form etwa ins 8. Jahrhundert zurückreicht. Der bedeutende Indologe und Yoga-Wissenschaftler Georg

Feuerstein übersetzt das Sanskrit-Wort *Tantra* als »Webstuhl, Gewebe«. Traditionell bedeutet das Wort »das, wodurch Wissen erweitert wird«. Tantrische Texte »spezialisieren sich auf esoterische oder okkulte Dinge«, einschließlich *Mantras* (stimmlich geäußerte Gedanken oder Absichten) – heilige Sanskrit-Silben, Wörter oder Sätze, die äußerlich oder innerlich zum Klingen gebracht werden, um bestimmte spirituelle oder magische Zwecke zu verfolgen. Tantrische Meister werden Siddhas genannt (»Vollendete« oder »Adepten«).[31]

Śiva, der »Zerstörer«, ist einer der drei Hauptgötter im Hinduismus. In der tantrischen Tradition ist *Śakti* einer der zahlreichen Namen von *Śivas* Gefährtin. Eine auf dem Tantra basierende Form religiöser Praxis enthält Rituale, die die Teilhabe an fünf Dingen verlangen, die rechtgläubigen Hindus verboten sind: Wein trinken, Fleisch, Fisch und geröstete Körner essen, und die Betätigung in außerehelichem Geschlechtsverkehr – in welchem die Teilnehmer angeblich die Vereinigung von *Śiva* und *Śakti* inszenieren. Das sind die von Shom erwähnten »höchst unmoralischen« geheimen Riten. Sie werden traditionell als »Weg der linken Hand« *(vāma-mārga)* bezeichnet, der zuweilen auch mit Zauberei in Verbindung gebracht wird. Formen des Tantras, die solche Exzesse meiden, werden als »Weg der rechten Hand« *(dakṣina-mārga)* bezeichnet.[32]

Wie Shom die Geschichte erzählte, kamen ihm die geheimnisvollen Zeichnungen auf folgende Weise in die Hände: Ein wohlhabender Brahmane (höchste Kaste: die Lehrer) namens Ganga Govinda Singha, der nahe der Stadt Murshidabad lebte, die heute zu Westbengalen gehört, »verwandte den größeren Teil seines Vermögens darauf, sich der Erforschung von Hindu-Shastras [Lehrbücher] zu widmen«. Nachdem er das Wissen der lokalen Pandits (brahmanische Experten über Hindu-Texte und -Traditionen) erschöpft hatte, zog er nach Nadia, eine etwa hundert Kilometer entfernte Stadt, wo es eine sehr alte und berühmte Sanskrit-Schule gab. Dort ermöglichten ihm seine Lehrer, »tief aus der Quelle der Sanskrit-Überlieferungen zu trinken«. Noch nicht zufrieden, lud Singha »mehrere Pandits aus den höheren Provinzen ein«, den Vorgebirgen des Himalayas. Sie waren »bekannt unter dem Namen Daudus«, und die Zeichnungen stammten von ihnen.[33]

Shom meinte wahrscheinlich Dadus, die Anhänger eines Hindu-Heiligen aus dem 16. Jahrhundert namens Dadu Dayal (1544–1603), einem ekstatischen Dichter. David Lorenzen verbindet Dadu mit dem Einfluss der klösterlichen *Nāth*-Tradition des Hindu-Tantra – innerhalb derer sich der *haṭha* (kraftvolle) Yoga entwickelte. Die Form des Yogas, die heute in populären Yoga-Gruppen im Westen vermittelt wird, entwickelte sich aus Prinzipien des Hatha-Yoga.[34]

Shom schrieb:

> Die Pandits in unserem Lande sind in Bezug auf diesen Aspekt des Hinduismus größtenteils entweder gänzlich unwissend oder beachten jene Verschwiegenheit, die seine Lehren von ihnen fordern. Daher sahen wir uns in der Situation, nichts mehr zu tun, als mit der Hilfe eines gebildeten Pandits die führenden Punkte von zwei großen Theorien über den menschlichen Rahmen aus den beiden im Anhang beigefügten Darstellungen zu sammeln. Diese Theorien sind, wie die Zeichnungen veranschaulichen, ob ihrer Neuartigkeit ebenso berühmt wie für ihre Besonderheit.[35]

Beim Tode von Singha »fielen [diese Zeichnungen] in die Hände eines einheimischen Gentleman aus unserem Viertel [von Kalkutta], ... der sie uns zur Prüfung gab«. Bevor die Grafiken in der *Calcutta Review* veröffentlicht wurden, ließ sich Shom ihre Seltenheit von mehreren Sanskrit-Gelehrten versichern, die »bei ihrem Anblick erstaunt« waren. »So etwas haben wir noch nie zuvor gesehen«, riefen sie; »behalten Sie sie besser für sich und zeigen Sie sie nicht der Öffentlichkeit.« Weil Shom einer niedrigeren Kaste angehörte, wies man ihn an, keinesfalls zu versuchen, die Inkantationen (Mantras) auszusprechen, die mit den Zeichnungen zusammenhingen; dieses Recht sei den Brahmanen vorbehalten.[36]

Was sind die »zwei Theorien über den menschlichen Rahmen«, die Shom erwähnte? Mit Sarkasmus, der vielleicht gleichermaßen aus persönlicher Verachtung gegenüber elitären brahmanischen Pandits und ihrer Herablassung wie aus der religiösen Geringschätzung seines schottischen Mentors gegenüber dem Hinduismus geboren war, erwiderte Shom:

> Handeln sie von den Knochen, Muskeln, Arterien, Venen, Nerven und Bändern? Beschreiben sie die mehreren Organe des

menschlichen Körpers, äußerlich und innerlich, so wie Auge, Ohr, Nase, Lungen, Magen, Leber, Därme et cetera? Nein! Dies sind alltägliche Dinge, deshalb werden sie der Betrachtung des Gewöhnlichen überlassen. Die tantrische Theorie, auf welche der wohlbekannte *Yoga* namens *Shat-Chakra-Bheda* [Durchdringen der sechs Räder] gegründet ist, geht von der Existenz von sechs inneren Haupt-Organen aus, die *Chakras* oder *Padmas* [Lotosblüten] genannt werden und die eine allgemeine Ähnlichkeit mit jener bekannten Blüte, dem Lotos, verbindet.[37]

Somit war die Idee der Chakras erstmals von einem Inder in die englisch sprechende Welt eingeführt worden.[38] Shom konnte seine Geringschätzung kaum verhehlen: »Im Hinblick auf die Chakras oder Padmas sollte angemerkt werden, dass man selbst bis zum heutigen Tage noch glaubt, dass sie wirklich im Körper jedes Menschen existieren. Was sollen wir dann von jenen halten, die solche Skurrilitäten zu glauben vermochten?« Und weiter: »Selbst wenn wir ihnen durch eine regelrechte Obduktion die Nichtexistenz der imaginären Chakras im menschlichen Körper demonstrieren, werden sie eher auf Ausreden zurückgreifen, die dem gesunden Menschenverstande hohnsprechen, als den offensichtlichen Beweis vor ihren Augen anerkennen.« Noch schlimmer: »Mit beispielloser Dreistigkeit behaupten sie, diese *Padmas* existierten so lange, wie ein Mensch lebt, um aber im Augenblick seines Todes zu verschwinden.« Es tat nichts zur Sache, dass jene tantrischen Lehren die Chakras in einem feinstofflichen Körper lokalisierten, der den physischen Körper wie eine unsichtbare Hülle umgibt. Diesen feinstofflichen Körper könnte man nicht sezieren, deshalb existierte er für die westliche Wissenschaft nicht.[39]

Von der zweiten Zeichnung hatte Shom den Eindruck, dass sie etwas mit »Anatomie und Phrenologie« zu tun habe, einer im 19. Jahrhundert populären Praxis, den Charakter eines Menschen aus der Lage und Form von Wölbungen und Proportionen des Schädels zu deuten – abgesehen davon, dass der Gegenstand der Untersuchung in diesem Fall der Torso war. Diese Grafik demonstrierte, was Shom eine zweite »große Theorie« über den menschlichen Körper nannte, dass nämlich …

alle mentalen Fähigkeiten, Leidenschaften und Empfindungen ihren Sitz innerhalb des großen Körperstammes haben, und dass jede der Fähigkeiten und Leidenschaften ihr jeweiliges materielles Organ [d.h. Chakra] besitzt, durch welches seine Funktion ausgeübt wird – so dass das Gehirn, der wahre Sitz aller mentaler Funktionen, dafür ganz und gar nicht in Betracht kommt.[40]

Nun, vielleicht doch nicht gänzlich. Seit der Veröffentlichung jener Zeichnungen vor mehr als anderthalb Jahrhunderten sind die Gehirne von Bewohnern des Abend- und des Morgenlandes gleichermaßen in Anspruch genommen worden in dem Bemühen, die Bedeutung von tantrischen Lehren über die Chakras zu enträtseln. Die Grafiken selbst gerieten in Vergessenheit, und an ihre Stelle traten andere Darstellungen ähnlicher Art, die Jahrzehnte später ins Blickfeld westlicher Esoteriker und Wissenschaftler gerieten. Als antike Texte, die die Theorie und Praxis der Aktivierung von Chakras erklärten, bekannt und in moderne Sprachen übersetzt wurden, verbreiteten sich diese Lehren allmählich über die ganze Welt. Das Ergebnis war eine Zunahme von gelehrten Studien, psychologischen Spekulationen, mythologischen Interpretationen, hellsichtigen Untersuchungen, gechannelten Erklärungen und eine Myriade von Anwendungen von der Steigerung körperlicher Vitalität und Gesundheit bis zum Erlangen psychischer Kräfte und transzendenter Bewusstseinszustände. Die Idee des Chakrasystems hatte ihre Reise vom antiken Osten in den modernen Westen angetreten.

Ost und West

Der Schriftsteller und Dichter Rudyard Kipling, in Bombay geborener Sohn britischer Kolonisten, schrieb den berühmten Satz: »Osten ist Osten und Westen ist Westen, sie werden nie zueinander kommen.«[41] In Diskussionen über das spirituelle Glauben und Leben haben die Begriffe *Osten* und *Westen,* die sich gewöhnlich auf Asien bzw. Europa und Amerika beziehen, eine lange, aber suspekte Geschichte. In Indien spiegelt diese Geschichte zum Teil den Kontakt der einheimischen (insbesondere Hindu-) Philosophie und Religion mit der europäischen, rationalen Philosophie und der christlichen Religion (in Gestalt der missionierenden katholischen und protestantischen Kirchen) wider. Damit spiegelt sie auch europäischen (insbesondere englischen) Kolonialismus und Rassismus – ausbeuterische Anstrengungen, die »wilden« Angehörigen einer sogenannten dunkleren Rasse zu zivilisieren, während man deren Heimat ihres Reichtums plündert.

Doch neben Fragen der Historizität hat die Unterscheidung zwischen Osten und Westen einen intuitiven Reiz ähnlich jenem zwischen dem aristotelischen und dem platonischen Denken. Ersterer Modus basiert auf sinnlicher Beobachtung von Einzelheiten und deduktivem Schlussfolgern und führt zu rationalem Denken, das eine empirische Welt konkreter Fakten in den Vordergrund stellt. Letzterer basiert auf mentaler Betrachtung von Verallgemeinerungen und induktivem Folgern und führt zu mystischem Denken, das eine theoretische Welt abstrakter Ideale in den Vordergrund stellt. Das aristotelische Denken bereitete den Weg für die westliche Tendenz, der sogenannten objektiven Welt – die durch die fünf Sinne zu beobachten und wahrzunehmen und durch die Mathematik und die Instrumente der Wissenschaft zu messen ist – Priorität über die sogenannte subjektive Welt der Empfindungen, Gedanken, und Bewusstseinszustände einzuräumen. Das Hindu-Denken hingegen priorisiert Bewusstseinszustände, die es als Stufen in einem Prozess der Unterscheidung und Erkenntnis letztgültiger Wahrheit sieht, während es die objektive Welt eine Illusion nennt.

Zum Zwecke dieses Buches werde ich zwischen einem einheimischen »östlichen« Chakrasystem, das seinen Ursprung vor über tausend Jahren in Indien hatte, und einem hoch modifizierten »westlichen« Chakrasystem unterscheiden, das sich im Laufe etwa eines Jahrhunderts, seit ungefähr 1880, aus dem ersteren entwickelte und sich nun so weit von seinen Wurzeln entfernt hat, dass es ebenso ohne diese ersonnen worden sein könnte. Doch die Phasen dieser Entwicklung mögen tiefen kulturellen und spirituellen Bedürfnissen gedient haben, ungeachtet des wohl zu rechtfertigenden Vorwurfs der kulturellen Zweckentfremdung.

Durch Bemerkungen, die der indische Schriftsteller Sudhir Kakar, der als westlicher Psychoanalytiker ausgebildet ist, vor einigen Jahren äußerte, fühle ich mich ermutigt, die einander gegenüberzustellenden Kategorien Osten und Westen beizubehalten.

Kâkar interessierte sich in den 1980er Jahren für die Erforschung traditioneller Methoden des Heilens von psychischen und spirituellen Krankheiten in verschiedenen Teilen Indiens – bevor Anschuldigungen wegen kolonialistischen Denkens und kultureller Zweckentfremdung so gellend laut wurden, wie sie es in der akademischen Welt Amerikas heute sind. Das Ergebnis war *Shamans, Mystics and Doctors* (dt. Ausgabe: *Schamanen, Mystiker und Ärzte: wie die Inder die Seele heilen*), eine wundervolle Mischung von philosophischer und psychologischer Spekulation und Gewissenserforschung mit anthropologischer Forschung und persönlichem Memoir. Im Epilog seines Buches trifft Kakar eine Unterscheidung zwischen östlichem und westlichem Denken, die nicht nur plausibel erscheint, sondern auch brauchbar, ohne eines gegenüber dem anderen zu favorisieren, wie es kolonialistisches Denken so ungeniert tut:

> Menschliche Freiheit scheint ... im traditionellen indischen Kontext eine Zunahme der Möglichkeit zu bedeuten, unterschiedliche innere Zustände zu erfahren, während sie gleichzeitig das Handeln in der äußeren Welt auf Stereotype und fraglose Anpassung beschränkt. In Indien betont man das Streben nach innerer Differenzierung, während die Außenwelt konstant gehalten wird. Im Gegensatz hierzu hängt die Vorstellung von Freiheit im Westen mit einer Zunahme des Handlungspotenzials in der Außenwelt und einer Erweiterung der Auswahlmöglichkeiten zusammen, während der innere Zustand des Menschen konstant gehalten wird, nämlich im Zustand eines rationalen Wachbewusstseins, von dem andere Weisen inneren Erlebens als Abweichungen ausgeschlossen sind.[42]

Damit räumt das östliche Denken »inneren Zuständen« Priorität vor »äußerem Handeln« ein, während das westliche Denken das Gegenteil tut. Im Hinblick auf das Chakrasystem bedeutet diese Unterscheidung, dass es in der östlichen Version darum geht, innerlich erlebte Zustände des Bewusstseins zu durchschreiten – deren jeder ausgedehnter und weiter ist als der vorhergehende –, bis die letztliche »Freiheit« erreicht ist, die Befreiung von den Begrenzungen des Selbst. In der westlichen Version hingegen geht es darum, das menschliche Potenzial für Glück in der äußeren Welt durch Taten zu entfalten, die in jeder von sieben Kategorien zu leisten sind, von der physischen und emotionalen bis hin zur intellektuellen und spirituellen. Für den einzelnen Suchenden, ob auf östlichen oder westlichen Wegen, mögen sich diese Ansätze nicht gegenseitig ausschließen. Aber für die östliche oder westliche Kultur spiegeln sie anscheinend weithin gehegte, aber offensichtlich einander widersprechende Vorstellungen von Selbstverwirklichung wider.

Ohne selbstgefällig über spirituelle Lehren zu urteilen, die zwischen einem begrenzten Selbst unterscheiden, das sich von der Vorstellung weltlichen Glücks angesprochen fühlt, und einem transzendenten Selbst, das die höchste Glückseligkeit erreicht hat, lassen Sie uns diese gegensätzlichen Konzepte von Selbstverwirklichung als Ausgangspunkte für unsere Untersuchung der Evolution des westlichen Chakrasystems annehmen.

KAPITEL 2

Das Universum nach Tantra

Irgendwo und -wann begann die geistige Bewegung namens *Tantra* über Asien zu fegen; wahrscheinlich ging sie einige hundert Jahre nach Beginn unserer Zeitrechnung vom Nordwesten Indiens aus. Über mehrere Jahrhunderte verbreitete sich diese Bewegung in ganz Indien und beeinflusste die Praxis des Hinduismus und des Buddhismus zutiefst. Sie überquerte kulturelle, sprachliche und regionale Grenzen, ja selbst den Himalaya, um in Tibet und China Fuß zu fassen. Sie gelangte sogar über das Meer nach Japan und Malaysia (Bali). Manche Aspekte dieser Bewegung überlebten bis zum heutigen Tage in Indien (wo sie immer noch Tantra genannt wird), Tibet (Vajrayāna), China (esoterischer Buddhismus) und Japan (Tendai und Shingon). Ab etwa 1880 begann die Überlieferung des Tantras in den Westen, wo es einen profunden Einfluss auf die europäische und amerikanische Kultur zeitigte, besonders seit dem Hereinströmen von Tantra-Lehrern aus Indien und Tibet in den 1960er Jahren.

Wer im Westen das Wort *Tantra* gehört hat, neigt dazu, es mit exotischen Gurus in den 1960er und 1970er Jahren zu assoziieren, die ein Evangelium der freien Liebe und Sexualität als Weg zum Gottesbewusstsein predigten, wie Bhagwan Shree Rajneesh (heute bekannt als Osho). Doch sowohl die in zeitgenössischen Yoga-Gruppen vermittelten Praktiken als auch die Lehren, die mit dem New-Age-Chakrasystem assoziiert werden, haben ihre Wurzeln im Tantra, das ein viel weiteres Feld der spirituellen Theorie und Praxis umfasst als das, was wir heute als »sacred sexuality« (»heilige Sexualität«) bezeichnen.

Aufgrund seiner weiten historischen und geografischen Ausbreitung ist das Tantra schwer zu definieren. Hier ist ein Versuch von Anagarika Govinda, einem in Deutschland geborenen Gelehrten und Praktiker des tantrischen Buddhismus im 20. Jahrhundert:

> Das Wort *Tantra*, ebenso wie sein tibetisches Äquivalent *rgyud*, hat vielerlei Bedeutungen, die sich alle mehr oder weniger aus dem Begriff des »Fadens«, des »Webens«, des »Gewobenen« ableiten lassen. *Tantra* deutet sowohl hin auf das Verwobensein aller Dinge und Handlungen, die gegenseitige Abhängigkeit alles Bestehenden, die Kontinuität in der Wechselwirkung von Ursache und Folge als auch auf die Kontinuität in geistiger und traditioneller Entwicklung, die sich wie ein Faden durch das Gewebe geschichtlicher Ereignisse und individueller Leben zieht. *Tantra* steht daher auch für die Tradition, die geistige Nachfolge. Die Schriften, die im Buddhismus unter dem Namen von »Tantras« gehen, sind vorwiegend mystischer Natur, d. h. sie suchen den *inneren* Zusammenhang der Dinge aufzuweisen: Den Parallelismus von Mikrokosmos und Makrokosmos, Geist und Natur, Ritual und Wirklichkeit, Stofflichem und Geistigem.[43]

In jüngerer Zeit entwickelte der amerikanische Religionswissenschaftler David Gordon White die folgende, häufig zitierte »Arbeitsdefinition« des Begriffes:

> Tantra ist jener asiatische Kanon von Glaubensvorstellungen und Praktiken, der – davon ausgehend, dass das Universum, das wir erleben, nichts anderes ist als die konkrete Manifestation göttlicher Energie der Gottheit, die das Universum erschafft und erhält – danach strebt, sich jene Energie rituell anzueignen und sie innerhalb des menschlichen Mikrokosmos auf schöpferische und emanzipatorische Weisen zu kanalisieren.[44]

In einem anderen Kontext konkretisierte White diese Definition mit einer Reihe von Adjektiven, um zu beschreiben, was er das »tantrische Universum« nannte, das in alten Texten und zeitgenössischen Lehren folgendermaßen porträtiert wird:

1. »*göttlich, welt-bejahend*« – »das Feld, auf dem sich die Gottheit gänzlich verwirklicht und jenen Menschen Verwirklichung bietet, die sie gnädig stimmen« [d.h. jenen, die sich in eine gefällige Beziehung zu ihr stellen, etwa durch Kontemplation, Hingabe, Anbetung, Opfer]
2. »*anthropisch*« – »scheinbar für menschliche Selbstverwirklichung erschaffen, mit dem Menschen als dem Maß aller Dinge und als der Kreatur, die spezifisch angepasst ist, die Tiefen ihrer Geheimnisse auszuloten.«
3. »*pulsierend, vibrierend*« – »Materie, Seele und Klang sind der Stoff, durch den sich das Ausströmen der Gottheit manifestiert.«
4. »*bipolar, sexualisiert*« – »Alle Veränderungen und Verwandlungen werden als zahlreiche Beispiele gegenseitiger Durchdringung von männlichem und weiblichem Prinzip betrachtet« [d.h. *Śiva* und »seine Selbst-Manifestation oder Selbst-Reflexion« als *Śakti*] und »metaphysische Kategorien, Tiere, Pflanzen und Minerale, die alle ein Genus-Merkmal besitzen.«
5. »*hierarchisiert*« – »Das, was das Höchste ist, näher am Ursprung aller Manifestation, ist subtiler und vermag das, welches niedriger ist in der großen Kette des Seins, zu umfassen, in es einzudringen und es in sich selbst zurück wiederaufzunehmen.«
6. »*strahlend*« – »Der Ursprung der manifestierten Welt befindet sich im Zentrum eines riesigen Netzes von metaphysischen Kategorien, Gottheiten, Phonemen etc., die alle durch ein komplexes Wechselspiel von Entsprechungen miteinander verbunden sind.«
7. »*emanzipierend*« – »Geboren aus dem grenzenlosen Sich-Ausleben göttlichen Bewusstseins, sind alle Bestandteile desselben einschließlich des menschlichen Körpers und Geistes sowie rohe Manifestationen an sich frei«; damit »ist körperliche, praktische, konkrete Erfahrung … in Verbindung mit Wissen befreiend.«[45]

Obwohl White die New-Age-Aneignungen tantrischer Theorie und Praxis scharf kritisiert, zeigt diese Liste, warum New-Ageler die tantrische Weltanschauung reizvoll fanden.[46] Zeitgenössische Wicca-, heidnische und verwestlichte schamanische Praktiken leiten sich von Prinzipien ab, die jenen im ersten Punkt ähnlich sind. Alle Formen westlicher Esoterik beziehen sich auf die Punkte sechs und sieben – besonders die Vorstellung von Entsprechungen, durch welche die Chakras häufig mit Planeten (Astrologie), Metallen (Alchemie), Daseinsebenen (Okkultismus), dem Lebensbaum (Kabbalistik) und so weiter in Verbindung gebracht werden. Der dritte Punkt ist die Basis für Klang-Behandlungen und der vierte für »heilige Sexualität«. Der siebte Punkt, könnte man sagen, liegt *jedem* modernen spirituellen Glauben oder Leben zugrunde, das ein Transzendieren der konditionierten Existenz und des mit ihr verbundenen Leidens anstrebt, ohne die Kapazität des Körpers und des Selbstes für Freude, Glückseligkeit oder Ekstase zu negieren.

Das östliche Chakrasystem

Die im Westen bekannteste Form des östlichen Systems erschien erstmals in *The Serpent Power* (dt. Ausgabe: *Die Schlangenkraft)*, einer Veröffentlichung von Sir John Woodroffe (1865–1936), einem englischen Richter am Calcutta High Court. Der Tantra-Schüler Woodroffe schrieb unter dem Namen Arthur Avalon, offenbar um sich und seine indischen Mitverfasser und -übersetzer – insbesondere Atal Bihari Ghose (1864–1936) – vor Bloßstellung zu schützen in einer Zeit, als das Tantra von Indern und in Indien lebenden Europäern gleichermaßen verunglimpft wurde.[47] Im vorliegenden Buch werde ich auf Avalon der Einfachheit halber stets mit dem Namen Woodroffe Bezug nehmen.

Die Schlangenkraft war eine Darstellung des Tantras in dessen Beziehung zu den Chakras und enthielt eine kommentierte Übersetzung des *Ṣaṭ-Cakra-Nirūpaṇa* (Beschreibung der sechs Zentren), einer berühmten bengalischen Abhandlung in Sanskrit aus dem Jahr 1577, die eine verbale Beschreibung jedes Chakras als eines *maṇḍala* (Kreises) enthielt, das zu zeichnen oder zu malen und als Gegenstand der Meditation zu gebrauchen ist. Zum Zwecke dieses Buches werde ich jene

Abhandlung als den Endpunkt der Entwicklung des östlichen Systems und den Ausgangspunkt für die Entwicklung des westlichen Systems erwägen.[48]

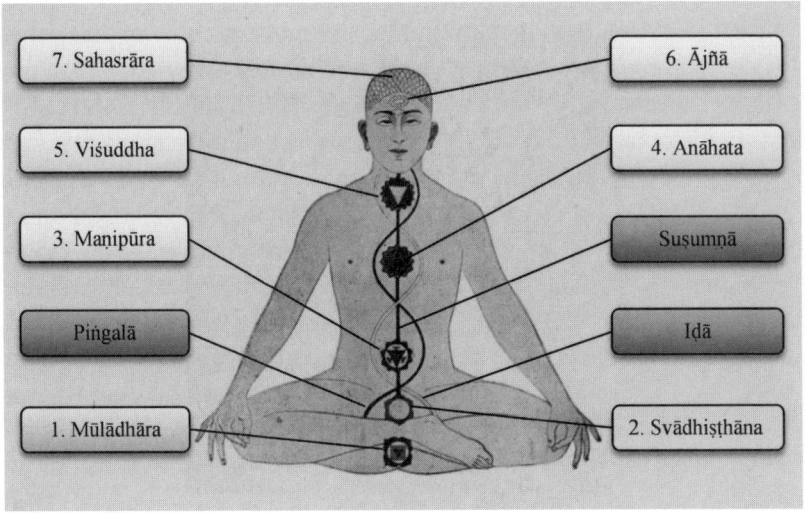

Abb. 3: Chakras und Nadis (nach John Woodroffe, *The Serpent Power*, 1919/1986)

Wie in *Die Schlangenkraft* dargestellt, bestand das östliche System aus drei Haupt-Nadis. Die Nadis sind »Kanäle« oder Gefäße im feinstofflichen Körper, die *prāṇa* (Lebenskraft) führen. Darin sind sie etwa mit den Nerven oder Blutgefäßen im grobstofflichen Körper vergleichbar. Antike Texte zeugen von unterschiedlich vielen Nadis – manche sprechen von 72.000, andere vergrößern diese Zahl beträchtlich, und wieder andere stellen fest, dass nur ein Dutzend Nadis von Bedeutung sei. In den meisten westlichen Texten, die sich auf das östliche System beziehen, werden nur drei erwähnt: *iḍā* (tröstend), *piṅgalā* (rötlich-orange) und *suṣumṇā* (gnädig).

Ida befindet sich auf der linken Seite des Zentralgefäßes, das längs der Wirbelsäule verläuft. Ida wird mit dem Mond assoziiert, der in der Hindu-Mythologie als männlich gilt. Sie beginnt an der Basis des Torsos und endet am linken Nasenloch. In manchen Versionen des Chakrasystems verläuft Ida parallel zum Zentralgefäß. In anderen kreuzt sie es in wechselnden Richtungen, und die Chakras befinden sich an solchen Kreuzungen. Ida wird vermutlich »tröstend« genannt, weil *prāṇāyāma* (Atemkontrolle-) Techniken, die sich auf das linke Gefäß und das linke Nasenloch konzentrieren, im heißen Klima Indiens angeblich kühlend wirken.[49] Pingala ist auf der rechten Seite des Zentralgefäßes. Sie wird mit der Sonne assoziiert, die als männlich gilt. Sie beginnt an der Basis des Torsos und endet am rechten Nasenloch. Wie Ida, verläuft sie entweder längs des Zentralgefäßes oder kreuzt dieses in wechselnden Richtungen. Pranayama-Techniken, die sich auf Pingala konzentrieren, sollen den Körper wärmen.[50] Die mit Pingala assoziierte Farbe ist ein Rötlich-Orange, die Farbe der trockenen Erde an einem heißen Sommertag.

Sushumna beginnt an der Basis des Torsos und reicht bis zu einem Punkt am Scheitel namens *Brahmarandhra* (Öffnung des Gottes Brahma), von welchem die Seele im Tode austreten soll – ein sehr alter Glaube im Hinduismus, der dem Chakrasystem lange vorausging. Sushumna ist gnädig – vielleicht in dem Sinne, dass sie Gnade oder Befreiung schenkt.

Die Chronologie zeigt, dass das Zentralgefäß als erste Nadi mit einer Funktion assoziiert wurde, noch bevor es seinen derzeitigen Namen erhielt. Die Namen für Ida und Pingala scheinen sich erst tausend Jahre später entwickelt zu haben.

Längs des Zentralgefäßes befinden sich sechs Chakras, psycho-energetische Zentren, als deren Position normalerweise angegeben werden: Basis der Wirbelsäule, Genitalien, Nabel oder Solarplexus, Herz, Kehle und Stirn (an der Nasenwurzel, dem Punkt zwischen den Augenbrauen). Ihre Standard-Namen sind wie folgt:

- *Mūlādhāra* (Wurzel-Unterstützung); auch *guda* (Rektal-) Chakra. Manche älteren Texte bezeichnen alle Chakras mit dem Begriff *ādhāra* (Unterstützung).
- *Svādhiṣṭhāna* (Lieblingsort); auch *meḍhra* (Genital-) Chakra. Es gibt verschiedenste Erklärungen für die Bedeutung von *svādhiṣṭhāna*: vielleicht »privat« oder »geheim«; oder »ihr liebster Aufenthaltsort«, wenn es sich auf den Sitz der *kuṇḍalinī-śakti* (die als weiblich geltenden »Schlangenkraft«) bezieht, jener Kraft, welche die Chakras aktiviert oder durchdringt[51]; oder »Ort, wo der Atem entsteht«, wie ein Text erklärt.[52] Manche älteren Texte bezeichnen alle Chakras mit dem Begriff *sthāna* (Ort).

- *Maṇipūra*, manchmal *maṇipūraka* (juwelengeschmückte Stadt), auch *nābhī* (Nabel-) Chakra. Ältere Texte gebrauchen manchmal das Wort *pīṭha* (Sitz) für die Chakras – ein Wort, das »Pilgerstätte« bedeutet. Diese Stätten wurden nicht nur geografisch kartiert (d.h. die heilige Stadt Benares, heute Varanasi genannt, ist ein Pitha), sondern auch innerhalb des Körpers. Das Wort *pūra* (Stadt) im Namen dieses Chakras mag ein Relikt dieser Tradition sein.[53]
- *Anāhata* (der nicht angeschlagene Klang), auch *hṛdaya* (Herz-) Chakra. Bei gewissen Arten des Yogas gilt es, sich auf feine Töne zu konzentrieren, die hörbar werden, wenn man über das Herz-Zentrum meditiert. Solche Klänge werden als Modulationen eines universellen Tonstroms *(śabda)* betrachtet, der von dem Absoluten (Brahman) erzeugt wurde, als das nun manifestierte Universum erschaffen wurde. Dies ist der nicht angeschlagene Ton, der oft mit der Silbe *oṃ* gleichgesetzt wird. Alternativ gilt ein innerlich statt mit den Ohren vernommener Ton als der nicht angeschlagene Klang. Im *nāda* (Klang-) Yoga gibt es eine Reihe solcher Töne, die im Laufe der Entwicklung des Meditierenden immer subtiler werden, beginnend mit Donnerhall und sich verfeinernd bis zum Klingeln eines Glöckchens. In manchen Quellen wird unterhalb des Anahata ein Nebenchakra namens *hṛt* (Herz) abgebildet. Es hat acht Blütenblätter und stellt den himmlischen Wunscherfüllungs-Baum dar.
- *Viśuddha* (reinigend), auch *kaṇṭha* (Hals-) Chakra. In einer *bhūta-śuddhi* (Reinigung der Elemente) genannten Übung werden die bis hier beschriebenen fünf Chakras mit je einem Element *(bhūta)* assoziiert: Erde, Wasser, Feuer, Luft und Akasha *(ākāśa*, das heißt »Strahlung«, »Raum« oder »Äther«). Eine vorbereitende Übung für das Aufwecken der Kundalini verlangt, über jedes Chakra der Reihe nach von unten nach oben zu meditieren, dann Erde in Wasser aufzulösen, danach Wasser in Feuer, Feuer in Luft und Luft in Akasha. Der Name dieses Chakras dürfte sich auf diese Übung beziehen (obwohl im Zusammenhang mit den Chakras auch andere Formen der Reinigung beschrieben werden, wie die *nāḍī-śuddhi*, die »Reinigung der Nadis«, eine Form des Pranayama).
- *Ājñā* (Befehl), auch *bhrūmadhya* (Stirn-) Chakra. Man sagt, dass die Befehle des Gurus durch dieses Chakra kommen. Alternativ

repräsentiert es *Manas* (Geist), und es zu beherrschen bedeutet, dass der Übende sein Denken unter Kontrolle hat.

- *Sahasrāra* (tausendfältig), manchmal auch nach seiner Position benannt: *mūrdhan* (»Kopf« oder, wie David Gordon White es übersetzt, »Schädelgewölbe«). *Sahasrāra* ist in Wirklichkeit eine Abkürzung von *sahasrāra-dala* (tausendfache Blütenblätter) oder *sahasrāra-kamala* oder *sahasrāra-padma* (jeweils »tausendblättrige Lotosblüte«). Deshalb lautet die übliche englische Übersetzung »tausendblättriger Lotos«. In vielen Texten werden die Chakras kollektiv oder einzeln als *Padma* (Lotos) angesprochen, welches der ältere Begriff sein dürfte. Der Sitz dieses Chakras ist auf dem Scheitel, entweder am Brahmarandhra oder unmittelbar darüber. Die Lotosblüte ist gewöhnlich nach unten geöffnet.

Das östliche System scheint eine kuriose Mischung aus Begriffen zu sein; da ist von Stützen, Örtlichkeiten, Sitzen, Rädern und Lotosblüten die Rede. Warum verwendet man nicht einfach einen Begriff, um die Position zu bezeichnen, wie im Falle des Nabhi-, Hridaya- und Kantha-Chakras? Zu diesem Mischmasch mag es gekommen sein, weil das System in vielen verschiedenen Traditionen wurzelt, so dass jeder Chakra-Name eine der Strömungen widerspiegelt, die hier mit eingeflossen ist. Alternativ mögen die Namen bewusst so gewählt worden sein, dass jeder von ihnen eine Funktion oder Praxis andeutet, die beim Aufwecken der Kundalini eine Rolle spielt – zum Beispiel Atem im zweiten Chakra, eine innere Pilgerreise im dritten, der Yoga der feinen Töne im vierten und die Reinigung der Elemente im fünften. Somit wären die Namen ein mnemonisches System zum Erinnern solcher Praktiken sowie zugleich Anzeiger einer Funktion, wie etwa das Erreichen einer soliden Basis (Haltung) für die Meditation in dem ersten oder die Beherrschung des Denkens im sechsten Chakra.

Der Begriff *Padma* ist für das Chakrasystem von spezieller Bedeutung. In grafischen Darstellungen der sieben Chakras als Mandalas wird jedes als ein vielfarbiger Lotos porträtiert. Eine Farbe ist für die Blütenblätter, eine andere für die Fruchthülle im Zentrum der Blüte und eine dritte für einen Bereich innerhalb der Fruchthülle ist einem bestimmten Element gewidmet.

Die Chakras weisen eine unterschiedliche Zahl von Blütenblättern auf, die folgendermaßen verteilt sind: 4, 6, 10, 12, 16, 2, 1000. Jede Gruppe von Blütenblättern trägt eine Auswahl aus den fünfzig Buchstaben (Phonemen) des Sanskrit-Alphabets. Die Summe der Blütenblätter in den erstes sechs Chakras ist gleich fünfzig, und die Zahl in dem siebten entspricht zwanzigmal fünfzig – für zwanzig Wiederholungen des Alphabets. Innerhalb jeder Gruppe von Blütenblättern haben die Buchstaben selbst eine einzigartige Farbe. Zum Beispiel hat das Gemälde des Anahata-Chakra-Mandalas, das in *Die Schlangenkraft* reproduziert ist, sechzehn zinnoberrote Blütenblätter mit dunkelroten Buchstaben sowie eine rote Fruchthülle und einen rauchigen Zentralbereich für das Element Luft.[54]

In der Fruchthülle jeder Chakra-Lotosblüte außer der siebten erscheinen mehrere Bilder:

- *Yantra* (Werkzeug) – ein farbiges Symbol des Elements (Erde, Wasser, Feuer, Luft, Akasha, Geist) das mit dem Chakra assoziiert wird, als ein Blickpunkt für die Visualisierung
- *Bīja* (Saat-Silbe) – ein farbiges Phonem, das mit dem Element und Chakra assoziiert wird, zum Gebrauch in der visuellen und auch auditorischen Meditations-Praxis
- *Vahana* (Träger) – ein Tier, das als Träger des Bija dient und mit dem Element assoziiert wird
- *Devāta* (Gott) – gewöhnlich mit Gefährte/in, entsprechend den diversen Manifestationen von Śiva und Śakti

Das Zentrum des Anahata-Lotos birgt zum Beispiel (siehe Abb. 4 und Tafel 1A) diese Bilder: zwei einander überlagernde Dreiecke, von denen eines nach oben, das andere nach unten zeigt (Yantra); das Devānagarī-Schriftzeichen für das Sanskrit-Phonem *yam* (Bija); eine Antilope als Träger des Bija (Vahana); und den Gott *Īśa* und seine Gefährtin Kākinī (Devatas).

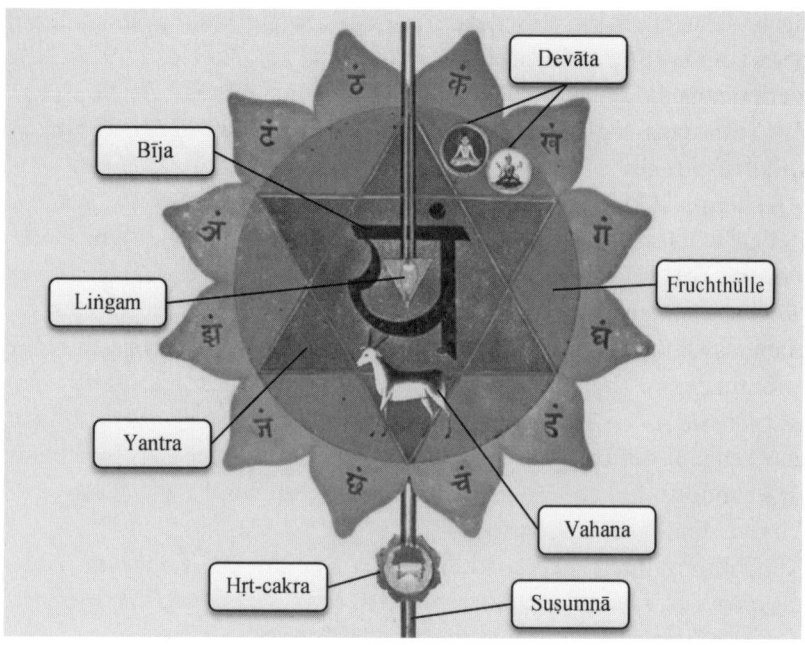

Abb. 4: *Anāhata*-Chakra (nach John Woodroffe, *The Serpent Power*, 1919/1986)

Die dreiteilige Linie in dieser Illustration und Farbtafel soll Sushumna darstellen. Ihre Unterbrechung in der Mitte der Fruchthülle ist ein Versuch in räumlicher Darstellung. Der Lotos soll auf einer horizontalen Ebene ausgerichtet sein und nach oben weisen, wie die Nachahmung einer echten Lotosblüte, die auf dem Wasser liegt. In heutigen Darstellungen der Chakra-Mandalas kann die vertikale Linie (falls vorhanden) am oberen Ende des Lotos aufhören und am unteren Ende weitergehen, als ob der Lotos mitten in der Luft hinge und dem Betrachter zugewandt wäre wie eine Sonnenblume.

Die Unterscheidung ist wichtig. Östliche Lehren über die Chakras ordnen diesen separaten Seinsebenen *(loka,* »Bereiche«) und Bewusstseinszuständen zu, wobei die materiellste Ebene unten *(bhū-loka,* »Erde-Bereich«) und die geistigste Ebene *(satya-loka,* »Bereich der Wahrheit«) oben ist. Westliche Lehren hingegen bevorzugen eine evolutionäre oder progressive Interpretation, in der die Chakras längs eines Kontinuums menschlichen Potenzials arrangiert sind, beginnend mit dem gänzlich materiellen, ersten Chakra (Überleben) bis hin zu dem gänzlich geistigen, siebten Chakra (Erleuchtung). Der Wechsel von der Darstellung der Chakras als übereinander gestapelte, nicht kontinuierliche Schichten zu derjenigen als horizontale, holzperlen-ähnliche Strukturen, die längs des Sushumna-Nadis aufgefädelt sind, scheint diese Neuinterpretation widerzuspiegeln.

Kehren wir zu unserer Besprechung des östlichen Systems zurück, stellen wir fest, dass drei Chakras (das erste, vierte und sechste) ein weiteres Bild tragen, das bei den anderen nicht vorhanden ist – das eines *liṅgam* (Kennzeichen). Die Bedeutungen des Begriffes und seine visuellen Darstellungen rangieren von plastisch (*Śivas* Phallus) bis abstrakt (»Kennzeichen« oder »Merkmal«) und können auch den feinstofflichen Körper *(liṅga-śarīra)* einschließen. Illustrationen der Chakras bilden den Lingam gewöhnlich abstrakt ab, wie eine farbige Lichtsäule mit abgerundeten Ecken. Manchmal sieht man um den Lingam im ersten Chakra eine dreifach gewundene Schlange, welche die Schlangenkraft Kundalini in ihrem schlummernden Zustand darstellen soll (d.h. bevor sie erwacht ist, um die Chakras zu aktivieren oder zu durchdringen). Ein indischer spiritueller Lehrer des 20. Jahrhunderts verbindet die drei Lingams mit der Entwicklung des feinstofflichen Körpers. Er fügt im siebten Chakra noch einen vierten Lingam hinzu, um den Endzustand darzustellen. Der strahlende *jyotir-liṅgam* (Lichtmarke) steht für Erleuchtung.[55]

Die Sanskrit-Namen der anderen Lingams brauchen uns nicht zu beschäftigen. Doch die Positionen entsprechen einem anderen Aspekt des traditionellen Chakra-Wissens – dem der *granthi* (Knoten). Alte Texte verwendeten diesen Begriff generell für Chakras, wie *Adhara, Padma* und so weiter. Die Chakras, so die Überlieferung, verknüpften die physischen und feinstofflichen Aspekte des Körpers miteinander. Diese Knoten mussten aufgelöst werden, damit der Übende Befreiung erlangte. In einigen Traditionen befinden sich die Knoten im ersten, vierten und sechsten Chakra – gerade so wie die Lingams. In anderen werden sie mit dem vierten, fünften und sechsten Chakra assoziiert.

Die Farben, Buchstaben, Yantras, Bijas, Götter und Göttinnen und so weiter für alle sieben Chakras liste ich hier nicht auf, weil nur wenig von diesen Informationen in das westliche Chakrasystem Eingang gefunden hat. Westliche Darstellungen sind häufig stark vereinfacht und zeigen nur die Regenbogenfarben und Blütenblätter. Die westlichen Lotosblüten weisen nur je eine Farbe auf, und das Farbschema steht in keinem Verhältnis zu dem der Blütenblätter oder Yantra-Farben im östlichen System. Nur die Anzahl der Blütenblätter ist in beiden Systemen gleich – wie im Falle von Farbtafel 1, die östliche und westliche Bilder des Herz-Chakras zeigt.

Erklärende Texte über das östliche System enthalten oft Entsprechungen, die in grafischen Darstellungen nicht abgebildet werden. Wie die ersten sechs Chakras den Elementen zugeordnet werden, findet man sie auch häufig mit Mineralen, Metallen, Planeten, spirituellen Kräften, Bewusstseinszuständen und Daseins-Bereichen verknüpft. Antike und moderne Autoren zum Thema Chakras, im Osten ebenso wie im Westen, haben anscheinend eine Manie gemeinsam – Entsprechungen zu ersinnen zwischen den sieben Chakras und Siebenergruppen von so ungefähr allem. Solche Tabellen stimmen nicht kulturübergreifend überein, außer vielleicht in einem Fall – dem der sieben Lokas, die in engem Zusammenhang mit den sieben Daseins-Ebenen stehen, die in der theosophischen Literatur beschrieben sind.

Aufgrund der wechselseitigen Einflüsse zwischen indischen spirituellen Lehrern und der Theosophischen Gesellschaft in Indien stimmen einige moderne Chakrasysteme (sowohl im Osten als auch im Westen) im Hinblick auf die Wichtigkeit überein, die Chakras mit Bereichen, Ebenen und einer Vielfalt feinstofflicher Körpers zu verbinden. Aber diese Verknüpfungen sind nicht in populäre westliche Darstellungen des Chakrasystems übernommen worden. Sie existieren weiter in esoterischen Abhandlungen von Praktikern, die sich auf die Entwicklung spiritueller Kräfte konzentrieren. Die stärksten Resonanzen zwischen Osten und Westen ergeben sich in solchen Konstellationen, weil die Motivation übereinstimmt – das Bestreben östlicher Tantra-Praktiker und westlicher Esoteriker, sich selbst und das Universum mittels spiritueller Kräfte zu beherrschen, die sie durch Meditation und Ritual erlangt haben.

KAPITEL 3

Die Schöpfung umgekehrt: Yoga und die Chakras

Das Wort *Yoga* bedeutet »Vereinigung«. Die hinduistisch-tantrische Vision von der Vereinigung mit dem Göttlichen symbolisiert der ekstatische Liebesakt eines männlichen Gottes (häufig eine von vielen Formen *Śivas*) mit einer weiblichen Göttin (häufig als eine der vielen Gestalten *Śaktis* dargestellt). In dieser Polarität repräsentiert die männliche Komponente eine statische oder passive transzendente Wirklichkeit und die weibliche eine aktive, dynamische schöpferische Kraft. Ihre Verbindung erzeugt in mehreren Phasen das Universum der Erscheinungen. Jede Phase geht mit der ekstatischen Vereinigung von geringeren Repräsentanten von *Śiva* und *Śakti* einher, die mit Wirklichkeitsebenen zunehmender Verdichtung assoziiert werden.

In der Tradition des kaschmirischen Shivaismus bringt diese kosmische Vereinigung sechsunddreißig Stufen der Schöpfung – *Tattvas* genannt (»Kategorien«, d.h. kosmische Prinzipien) – zwischen der transzendenten Gottheit und der dichtesten materiellen Ebene hervor. (In der älteren *Sāṃkhya*-Philosophie, die den *Yoga-Sūtras* von Patañjali zugrunde liegt, gibt es nur fünfundzwanzig Tattvas.) Die Namen und Reihenfolge dieser Stufen brauchen uns im Augenblick nicht zu beschäftigen. Es genügt zu sagen, dass die ersten fünfzehn Stufen und ihre Tattvas *Manas* (Geist) hervorbringen. Das Manas wiederum bringt vier weitere Gruppen von Tattvas hervor, darunter fünf Organe der Sinneswahrnehmung oder Erkenntnis *(jñānendriya)* und fünf Organe des Handelns *(karmendriya)*; zusammen werden sie als *indriya* (Befähigungen) bezeichnet, die weiter unten spezifiziert werden sollen. Dann folgen fünf feinstoffliche Elemente *(tanmātra)*, nämlich Klang, Berührung, Form, Geschmack und Geruch, und fünf grobstoffliche Elemente *(mahā-bhūta* oder *bhūta)*, und zwar Akasha, Luft, Feuer, Wasser und Erde. Beachten Sie, dass die Ordnung der Elemente in der westlichen Esoterik, welche auf antiken griechischen Lehren basiert, die Positionen von Luft und Feuer vertauscht. In westlichen Büchern über die Chakras wird gewöhnlich die tantrische Reihenfolge dargestellt.

Mit dem sechsten Chakra wird *Manas* (Geist) assoziiert. Die fein- und grobstofflichen Elemente werden den ersten fünf Chakras zugeordnet und in den jeweiligen Chakra-Mandalas durch Symbole repräsentiert. Die grobstofflichen Elemente erscheinen als das Yantra und die feinstofflichen Elemente als die Farbe des Bereichs, der das Yantra enthält. Die Indriyas werden mit den Chakras stillschweigend assoziiert, in den Mandalas jedoch nicht grafisch dargestellt.

Aus der Sicht des Tantra-Praktikers stellt jedes Chakra eine zunehmend feinstofflichere Serie von Parallelen dar, sowohl »horizontal« (wie im Falle der Vier-Tattva-Gruppe des ersten Chakras: Erde, Geruch, Fortpflanzung, Riechen) als auch »vertikal« (im Aufsteigen von einem Chakra zum nächsten).[56] Solche Praktiker suchen den Prozess der Schöpfung *umzukehren,* um Befreiung von den Gesetzen des Universums der Phänomene zu erlangen und gottähnliche Allwissenheit und Macht zu erleben. Diese Methode soll die Vereinigung von Gott und Göttin auf jeder Ebene der Wirklichkeit neu erschaffen und sie transzendieren. Dies führt zu dem, was David Gordon White die sequenzielle »Absorption« oder »Implosion« von Erde in Wasser, von Wasser in Feuer, von Feuer in Luft, von Luft in Äther, von Äther in Geist und von Geist in transzendentes Bewusstsein nennt.[57] Dieser Prozess kann auf verschiedene Weisen inszeniert werden:

- ritueller Geschlechtsverkehr im physischen Körper mit einem Partner, der/die das Göttliche im anderen Geschlecht repräsentiert und verkörpert
- detaillierte Visualisierung einer solchen Vereinigung in einer solistischen Meditationsübung
- direkter Kontakt mit den erzielten Bewusstseinszuständen und den mit ihnen assoziierten Wesenheiten und Kräften durch den Ge-

brauch symbolischer Zeichnungen (Mandalas oder Yantras) oder Töne (Mantras) – Praktiken, die ich später erklären werde

Alte tantrische Texte sind häufig unklar im Hinblick darauf, bis zu welchem Grade ihre Instruktionen buchstäblich zu nehmen sind. Sollten sie körperlich befolgt werden, mit einem Partner, oder sollte man sie als Gleichnis oder symbolisch verstehen und ihnen in der Vorstellung folgen, während der Meditation? Zum Beispiel äußern sich hinduistische Tantra-Texte über die erste Form der Inszenierung, den rituellen Geschlechtsverkehr, häufig unmissverständlich in Bezug auf Partner (nicht unbedingt den eigenen Ehepartner), die Umgebung (gewöhnlich eine Gruppe unter der Anleitung eines Gurus), die Vorgehensweise (etwa einschließlich eines zeremoniellen Festmahls, bei dem Substanzen konsumiert werden, die im orthodoxen Hinduismus normalerweise verboten sind, wie Wein, Rindfleisch, Fisch etc.), und die Hervorbringung, Vermischung und gemeinsame orale Aufnahme von Sexualflüssigkeiten, insbesondere Samen und Menstrualblut. Buddhistische Tantra-Texte und spätere Hindu-Texte neigen dazu, solche Vorgänge zu verinnerlichen, häufig im Rahmen der zweiten und dritten Formen der Inszenierung.

Die Frage der buchstäblichen oder allegorischen Deutung führte Anfang des 20. Jahrhunderts zu einer Gelehrten-Debatte darüber, ob die wörtlich verstandenen sexuellen Praktiken des Hindu-Tantra eine degenerierte Version der ursprünglichen tantrischen Lehren sei, die angeblich im Vajrayāna-Buddhismus erhalten blieben, oder ob das *Vajrayāna* eine spätere, sublimierte Version des hinduistisch-tantrischen Sexualrituals darstelle. Wahrscheinlich existierten die drei Formen des inszeniertes Vollzuges sowohl in hinduistischen als auch in buddhistischen Ausprägungen gleichzeitig und spiegelten damit drei Stufen der Fertigkeit des Tantra-Übenden wider – etwa wie die niederen, mittleren und höheren Kategorien, die in frühen (nicht-tantrischen) buddhistischen Lehren erwähnt wurden. Tatsächlich umreißt eine Form des Tantras ähnliche Kategorien: *paśu* (»Rohlinge«, die bei sexuellen Ritualen von Lust übermannt werden), *vīra* (»Helden«, die in der Lage sind, die Riten in der angemessenen Gemütsverfassung durchzustehen), und *divya* (»Göttliche«, die solcher Riten nicht bedürfen, um das Einssein mit der Gottheit zu erlangen).

Ein anderes Mittel der Differenzierung zwischen Tantra-Praktikern betrifft den Pfad der rechten bzw. linken Hand. Obwohl beide Wege weitgehend im Geheimen beschritten werden, bietet der Pfad der rechten Hand dem orthodoxen Hinduismus wenige Herausforderungen. Zum Beispiel ist der Geschlechtspartner gewöhnlich der eigene Ehepartner. Der Pfad der linken Hand hingegen ist antinomistisch und verletzt die gesellschaftliche Konvention durch den Konsum verbotener Substanzen und den sexuellen Verkehr mit Frauen niedrigerer Kasten oder Prostituierten an Stelle der eigenen Ehefrau. Wie in der schwarzen Messe in magischen Zirkeln des Westens, die auf ähnliche Weise gegen die Konventionen der katholischen Messe verstößt, wird durch den Bruch gesellschaftlicher, sexueller und spiritueller Tabus Macht heraufbeschworen.

Den Begriffen *Pfad der rechten Hand* und *Pfad der linken Hand* begegnet man in theosophischen Schriften häufig als Synonymen für *weiße Magie* und *schwarze Magie* – wobei letztere mit abwertendem Blick betrachtet wird. David Gordon White hat gewisse Praktiken tantrischer Zauberei beobachtet, die darauf angelegt sind, die Kraft des (gewöhnlich männlichen) Zauberers durch Anrufung und Beherrschung von furchterregenden weiblichen Geistern, *yoginī* genannt, zu steigern, und die gesundheitsschädliche Wirkungen auf Feinde haben.[58] Solche Praktiken kann man mit Fug und Recht als schwarze Magie bezeichnen, die man als den Einsatz geistiger Kräfte zur Untergrabung des freien Willen eines anderen definieren könnte. Gleichwohl dürfte es nicht legitim sein anzunehmen, dass alle Praktiker des Pfades der linken Hand die sogenannte schwarze Magie ausüben.

Ein moderner britischer Esoteriker versucht, die Gegensätze verdeutlichende Rhetorik in westlichen Sichtweisen dieser Pfade abzuschwächen, indem er konstatiert, dass in der Praxis der rechten Hand die Frau (angeblich die Ehefrau) zur Rechten des Mannes sitze, während sie (manchmal eine andere als die Ehefrau) in der Praxis der linken Hand zu seiner Linken sitze.[59] Aber ich habe auch schon Hinweise auf meditative Konzentration auf das rechte Gefäß des Chakrasystems gesehen, um persönlich vorteilbringende geistige Kräfte zu erlangen, und Konzentration auf das linke Gefäß, um gesellschaftlich negative Macht über andere zu erlangen. Letztere werden die »sechs Aktionen« *(ṣaṭ-karman)* genannt und mit Zauberei oder schwarzer Magie assoziiert.[60]

Ohne diesen Fakten weitere Aufmerksam zu schenken, behandelt White die Pfade der rechten und der linken Hand mit dem Respekt, der jedem Werk ernsthaft kultivierter spiritueller Glaubensüberzeugungen und Praktiken gebührt, während er magische Nutzungen tantrischer Rituale als Zauberei bezeichnet. Dies beeindruckt mich als eine sinnvolle Methodik, die ich bei den seltenen Gelegenheiten übernehmen werde, wenn es sich notwendig zeigt, auf jene Begriffe Bezug zu nehmen.

Während die Chakras selbst bei westlichen Tantra-Sexualpraktiken von Bedeutung sein mögen, spielen solche Praktiken in der westlichen Verwendung des Chakrasystems keine Rolle mehr, die darüber hinausginge, das »sexuelle« zweite Chakra und das »herz-öffnende« vierte Chakra als Schlüssel zu erfüllenderen romantischen Beziehungen zu bezeichnen, wie bereits in der Einführung erwähnt.

Hatha-Yoga

Im Laufe des 12. Jahrhunderts begannen zwei legendäre Gestalten namens *Matsyendranātha* und *Gorakṣanātha*, angeblich Lehrer und Schüler, Aspekte der tantrischen Praxis zu reformieren und festzuschreiben in das, was wir heute als Hatha-Yoga kennen – einschließlich früher Versuche, Lehren über die Chakras zusammenzutragen oder zu formulieren. Der Hatha-Yoga jener Zeit hatte wahrscheinlich wenig gemein mit dem, was heute diesen Namen trägt. *Hatha* wird gewöhnlich als »kraftvoll« übersetzt, was nicht nur andeutet, dass der erstrebte Zustand der Vereinigung mit dem Gottesbewusstsein auf eine aktivere und dynamischere Weise als durch passive Meditation erlangt wird, sondern auch, dass es sich um einen anspruchsvollen geistigen Weg handelt, der innere Stärke erfordert. Laut White entwickelte sich der Hatha-Yoga aus dem Siddha-Kult, in dem man körperliche Vollkommenheit, Langlebigkeit und ewige Jugendlichkeit anstrebte und den Wunsch verfolgte, die »verkörperte Erleuchtung« *(jīvanmukta)* zu erlangen, in welcher man als physisches Wesen mit der Allwissenheit und den Kräften eines Gottes lebte.

Wie er heute gelehrt wird, besteht der Hatha-Yoga gewöhnlich aus »acht Gliedern« *(aṣṭāṅga)*. Ihre Bezeichnungen gehen auf die *Yoga-*

Sūtras des Patañjali zurück, die in der ersten Hälfte des 1. Jahrhunderts zusammengestellt wurden (ihren Ursprung aber auch anderswo haben könnten). Die Sanskrit- und englischen Begriffe sind Yoga-Lehrern und ernsthaften Schülern so bekannt, dass sie kaum einer Wiederholung bedürfen. Doch die folgenden alternativen Übersetzungen mögen andeuten, warum dieser Yoga »kraftvoll« genannt wird: 1) moralische Meisterschaft, 2) ethische Meisterschaft, 3) Meisterschaft der Haltung, 4) Meisterschaft des Atmens (Pranayama), 5) Meisterschaft der Sinne, 6) Meisterschaft der Konzentration, 7) Meisterschaft der Meditation und 8) Meisterschaft der Befreiung *(samādhi,* »Ekstase«).

Eine alte östlich-esoterische Erklärung des Begriffs Hatha teilt diesen in *ha* und *ṭha* und besagt, dass Ersteres die Sonne und Letzteres den Mond repräsentiere.[61] Daher gilt Hatha als die Praxis zum Integrieren der Sonne-/Mond-Polarität, gewöhnlich durch Pranayama-Übungen wie das Atmen durch wechselnde Nasenlöcher, das Pingala und Ida anregt. Das Ziel heißt, die Kundalini zu veranlassen, zu erwachen und durch die Sushumna vom Wurzel-Chakra bis zum tausendblättrigen Lotos aufzusteigen, was zu dem befreiten Zustand des Einsseins mit dem Göttlichen und/oder der Befreiung aus dem endlosen Kreislauf der Wiedergeburt führt.

Besucher westlicher Yoga-Gruppen werden gewöhnlich nur mit dem Haltungsaspekt des Yoga bekanntgemacht, dazu kommen zu Beginn vielleicht einige wenige Minuten Pranayama. Die Haltungs-Praxis dürfte mit derjenigen der Yogis vor sieben- oder achthundert Jahren überhaupt nichts zu tun haben. Die Yoga-Gelehrten von heute, zum Beispiel Mark Singleton, sind der Meinung, dass die meisten sogenannten alten Haltungsübungen innerhalb der letzten hundert Jahre entstanden sind – mit Beiträgen schwedischer Gymnastik ebenso wie aus anderen alten und modernen östlichen Quellen.[62] Dies soll den Wert oder die Authentizität moderner Haltungsübungen nicht schmälern. Doch es soll dem Thema des vorliegenden Buches vorausgreifen: Es war eine ähnliche Mischung von antiken und modernen Quellen, sowohl östlichen als auch westlichen, aus der das westliche Chakrasystem entstand.

Zu den traditionelleren Pranayama- und Haltungs-Übungen zur Ausbildung der Chakras gehören häufig das Atem-Anhalten *(kumbhaka),* muskuläre »Fesseln« *(bandha),* Handpositionen *(mudrā)* und Akte körperlicher Reinigung *(śuddhi).* Sie können auf einen echten, antiken

Hatha-Yoga-Stammbaum zurückblicken – auch wenn sie nach Jahrhunderten der Vernachlässigung erst im Laufe der letzten hundert Jahre neu belebt und modernisiert worden sein dürften. Einer dieser Wiederbeleber und Modernisierer war Swami Sivananda Saraswati (1887–1963), der 1935 als erster den Begriff *Kundalini-Yoga* für seine Neufassung alter und moderner Lehren unter diesem Titel verwendete (von denen manche ihren Ursprung innerhalb der theosophischen Bewegung haben). Weitere Forschungen sind geboten, um festzustellen, in welchem Ausmaß solche Lehren wirklich traditionell oder relativ junge Innovationen sind, die zwischen Osten und Westen »in der Luft lagen«, bis sie in die zeitgenössische Yoga-Praxis absorbiert und schließlich als traditionell ausgegeben wurden.

Auch wenn einige populäre westliche Bücher wie Anodea Judiths *Wheels of Life* (dt. Ausgabe: *Lebensräder: das große Chakren-Lehr- und -Übungsbuch)* die Entwicklung der Chakras mit bestimmten Yoga-Haltungen verbinden, unternehme ich keinen Versuch, den Ursprüngen dieser Zusammenhänge nachzuspüren, welche oft von irgendeinem relativ modernen Lehrer stammen. Wie wir sehen werden, spielten Bearbeitungen des Pranayama in der frühen Entwicklung des westlichen Chakrasystems eine wichtige Rolle – auch wenn diese experimentellen Traditionen heute weitgehend in Vergessenheit geraten sind. Was den Rest der acht Glieder angeht, so werden sie zwar von vielen westlichen Büchern über die Chakras aufgetischt, doch haben derlei Informationen wenig Bedeutung für die Zwecke, denen wir Abendländer das System zuführen.

Autoren, die über Chakras schreiben, mag man vielleicht weniger in Sippenhaft nehmen, als ihnen ihren Versuch zum Vorwurf machen, Echtheit durch Assoziation zu erschaffen. Was wir allerdings aus dem Chakrasystem gemacht haben, könnte auch eine andere Kategorie von Authentizität besitzen – als eine Widerspiegelung oder ein Maß dessen, wie wir im Westen über den Prozess der geistigen Entwicklung denken und wie wir ihn erleben.

Mantra-Yoga

Ein Zweig des Hatha-Yoga ist der Mantra-Yoga, eine Sammlung von Übungen, die von wesentlicher Bedeutung sind, um die Kundalini zu heben und auf ihrem Weg durch die Chakras vom untersten zum höchsten auszurichten. Doch der Mantra-Yoga ist nicht auf diese Anwendung beschränkt. Laut Feuerstein ist der Begriff abgeleitet »von der Wurzel *man* (›denken‹) und der Endung *tra*, d.h. Zweckdienlichkeit«. Feuerstein definiert ihn als »Gedanke oder Absicht, die als Klang Ausdruck finden«.[63] Hier ist meine Definition: Ein Mantra ist jedes Phonem (Buchstabe des Sanskrit-Alphabets), Silbe, Wort, Name, Redewendung, Satz, schriftliche Textstelle, Lied/Gedicht oder Gebet, mit oder ohne linguistische Bedeutung in irgendeinem seiner Teile, das stimmlich hörbar zum Ausdruck gebracht oder innerlich angestimmt wird, um ein Ziel zu erreichen, wie etwa das folgende:

- das Denken zum Schweigen bringen, um zu meditieren
- die Konzentration in der Meditation unterstützen
- einen gewünschten (spezifischen, zielgerichteten) veränderten Bewusstseinszustand erreichen
- einen Gott, eine Göttin oder ein anderes übernatürliches Wesen entweder anrufen und befehligen oder anbeten und mit ihm einswerden
- verschiedene geistige Kräfte *(siddhi)* beherrschen einschließlich jener, die mit Chakras, feinstofflichen Körpern und höheren oder tieferen Daseinsbereichen assoziiert werden[64]
- Veränderungen im äußeren Universum bewirken, wie zum Beispiel Heilung bei sich selbst oder anderen; die Gedanken, Empfindungen oder Handlungen von anderen beherrschen; oder die Umstände oder Situationen zum Vorteil (für sich selbst oder andere) oder zum Nachteil (für andere) zu verändern[65]
- sich selbst von physischen Phänomenen und ihren noumenalen Ursachen befreien (d.h. den Elementen Erde, Wasser, Feuer, Luft und Äther/Akasha), um wie ein Gott zu werden (zu Lebzeiten) und/oder um sich aus dem endlosen Kreislauf der Wiedergeburt (nach dem Tode) zu befreien[66]

Die Wirksamkeit eines Mantras liegt darin, dass es dem Zweck, zu dem es erschaffen wurde, mit der Intention, für die es eingesetzt werden soll, genau entspricht, wenn man es fehlerfrei anstimmt und es durch Übertragung von einem qualifizierten spirituellen Lehrer oder Guru aktiviert oder ermächtigt bekommen hat.

Wie bereits gesagt, wird jedes Chakra mit einer »Keimsilbe« assoziiert, dem Bija-Mantra. Westliche Bücher über die Chakras listen sie pflichtgemäß auf, doch in der westlichen Chakra-Praxis scheinen die Keimsilben keine Rolle zu spielen. Nur *om*, das Mantra des sechsten Chakras, ist im westlichen Yoga zu hören, allerdings meist in Zusammenhängen, die nichts mit den Chakras zu tun haben (wenn es zum Beispiel zu Beginn und am Ende einer Haltungs-Yoga-Gruppenstunde angestimmt wird).

Im Rahmen östlicher Meditations-Praktiken, die für Abendländer angepasst wurden, um die ersten drei gelisteten Wirkungen zu erzielen, werden Mantras häufig verwendet. Das Prinzip, das dem Einsatz von Mantras als Hilfe zur Beruhigung des Denkens, für Gebet oder Andacht zugrunde liegt, findet sich auch in verwandten Übungen in anderen Religionen, zum Beispiel beim Ave Maria in der katholischen Kirche. Einige westliche magische Praktiken gebrauchen Wörter oder Sätze der Macht mit oder ohne linguistische Bedeutung, um den Zwecken drei bis sechs oder vielleicht sieben zu dienen. Östliche Lehren, die über die Theosophie in die Praktiken des »Golden Dawn« eingesickert sind – eines hermetischen Ordens, der im späten 19. Jahrhundert gegründet wurde, um Meditations- und ritualistische Methoden der zeremoniellen Magie zu entwickeln –, resultierten in Experimenten mit dem siebten Zweck, die jedoch mehr auf Visualisierung basierten als auf äußerem oder innerem Intonieren.[67]

Nada-Yoga

Der traditionelle Name des vierten Chakras ist, wie gesagt, *anāhata*, »der nicht angeschlagene Klang«. In einer Tradition des Hatha-Yogas konzentrieren sich die Meditierenden auf das Herz-Chakra und bemühen sich dabei, eine Reihe von inneren Tönen zu vernehmen. In der

Haṭha-Yoga-Pradīpikā von *Svātmarāma* aus dem 14. oder 15. Jahrhundert wurden diese Töne in mehreren Abstufungen wie folgt aufgezählt: Meer, Donner, Trommeln tiefer und mittlerer Tonlage; Muschelhorn, Gong und Horn; klingende Schellen, Flöte, Vina (ein geschwungenes, gezupftes Saiteninstrument mit weichem, süßem Ton), und das Summen von Bienen (4.85–86). Dieser Folge von Tönen vom lautesten zum leisesten oder vom kleinsten zum subtilsten nachzugehen, ist ein Pfad zum Einssein mit dem Absoluten, *śabda-brahman* (das Absolute als Klang). Dieser Pfad wird *Nāda*-Yoga genannt, der Yoga des inneren Tons. Detaillierte Anleitungen für die Praxis des Nada-Yoga finden sich in 4.65–102.

Wie wir sehen werden, spielte das Konzept des Nada-Yoga bei der Übermittlung des Chakrasystems vom Osten in den Westen über die Theosophische Gesellschaft eine wichtige Rolle. Auch bei der Entwicklung der westlichen Klang-Heilmethoden, besonders seit den 1970er Jahren, war die Verbindung zwischen Ton und Chakras von großer Bedeutung.

In der Form des Shabda-Yoga (»Yoga des Tonstroms«) wurde der Nada-Yoga zum Brennpunkt für eine neue religiöse Bewegung, die Mitte des 19. Jahrhunderts in Indien entstand. Diese *Radhasoami* oder *Sant Mat* (Pfad der Heiligen/Meister) genannte Bewegung verband innere Töne mit Chakras, Bewusstseinszuständen und Daseins-Bereichen. Sie entwickelte sich neben der Theosophischen Gesellschaft, und es scheint einen wechselseitigen Einfluss zwischen Sant Mat und den theosophischen Lehren gegeben zu haben. Dieser Zusammenhang wurde von Wissenschaftlern seit Jahrzehnten vermutet, blieb aber weitgehend unerforscht. Sant Mat hatte einen profunden, aber nahezu unsichtbaren Einfluss auf die Entwicklung des westlichen Chakrasystems.

Laya-Yoga

Ein weiterer Zweig des Hatha-Yoga praktiziert die Meditation über visuelle Bilder statt über Töne, die wie beim Mantra- und Nada-Yoga äußerlich oder innerlich erzeugt werden. Der Laya-Yoga soll der »Yoga der meditativen Absorption« sein, aber das Wort *laya* selbst bedeutet »Auflösung«. Laut mancher Hindu-Traditionen ist es das Ausatmen der Gottheit, was das Universum der Phänomene erschafft, während das Einatmen (das sich Millionen von Jahren später vollzieht) das Universum auflöst und reabsorbiert, worauf ein ebenso langer Zustand der Stille *(Pralaya)* folgt. Der Laya-Yoga scheint sich auf ein ähnliches Prinzip zu stützen, das im Bewusstsein eines Menschenwesens wirkt, das danach strebt, ein Gott zu werden oder mit dem Göttlichen zu verschmelzen.

Im Laya-Yoga wird ein einfaches oder komplexes visuelles Bild nach außen gezogen und dient als Gegenstand der Meditation. Nachdem man sich mit geöffneten Augen auf dieses Bild konzentriert hat, schließt man die Augen und baut das Bild vor dem inneren Auge in allen Einzelheiten wieder auf. Wenn das innere Bild in allen Details wiederhergestellt werden kann, wird das äußere Bild überflüssig. Sobald das innere Bild vollständig ist, löst man es allmählich auf, Stück für Stück, und ahmt damit die Auflösung des Universums durch die Gottheit nach.

In Verbindung mit den Chakras werden zwei Arten von Bildern verwendet: das einfache Yantra und das komplexe Mandala. Wie jedes Chakra eine Saat-Silbe besitzt, so hat es auch ein Yantra, ein einfaches Symbol, das es als ein Brennpunkt für die Konzentration repräsentiert. Diese Yantras werden mit den Elementen assoziiert, deshalb zeigen traditionelle Listen nur fünf Yantras. In der Reihenfolge von unten nach oben sind dies:

1. umgekehrtes Dreieck innerhalb eines Quadrats (oder nur ein Quadrat), repräsentiert Erde
2. nach oben gewandter zunehmender Mond, repräsentiert Wasser
3. umgekehrtes Dreieck mit T-förmigen Griffen an jeder Seite, repräsentiert Feuer
4. sechszackiger Stern aus zwei übereinanderliegenden Dreiecken – das eine zeigt nach oben, das andere nach unten –, repräsentiert Luft
5. Kreis, repräsentiert Akasha

Einige indische Lehrer des 20. Jahrhunderts wie Satyananda Saraswati (1923-2009, ein Schüler Sivanandas) haben die Serie durch Ergänzung von Yantras für die übrigen Chakras vervollständigt:

6. umgekehrtes Dreieck innerhalb eines Kreises, repräsentiert Geist
7. Jyotir-Lingam, eine »selbstleuchtende« Säule oder Phallus-Symbol, repräsentiert *Śiva* oder Einssein mit dem Göttlichen[68]

Ein Mandala ist ein komplexes, gewöhnlich kreisrundes Meditationsbild, das wie eine Landkarte den Kosmos darstellen soll. So werden zum Beispiel in einigen tibetisch-buddhistischen Mandalas fünf Buddhas oder Bodhisattvas (erleuchtete Wesen) dargestellt, je einer oben, unten, links, rechts und in der Mitte. Jeder wird mit einem kosmischen Bereich oder Bewusstseinszustand in einer der vier Hauptrichtungen assoziiert, wobei das Wesen in der Mitte den Bereich oder Bewusstseinszustand darstellt, von dem die anderen ausgehen (oder entspringen). Auch die Mandalas der Chakras kann man als Landkarten des Kosmos betrachten – doch jedes von ihnen repräsentiert eine einzelne Daseins-Ebene oder einen Bewusstseinszustand, der mit einem bestimmten Element assoziiert wird.

Wie gesagt, verschlüsseln traditionelle Darstellungen der Chakra-Mandalas visuelle Informationen über die Ebenen oder Bewusstseinszustände, die sie repräsentieren – einige innerhalb der Fruchthülle, andere im Bereich der Blütenblätter. Die Sanskrit-Buchstaben, die auf den Blütenblättern jedes Chakras eingetragen sind, stehen für einzelne schöpferische Kräfte *(mātṛkā,* »Matrizes«). Diese Matrizes erzeugen Wirklichkeit auf den Ebenen Geist, Akasha, Luft, Feuer, Wasser und Erde – den Elementen, die mit den Chakras sechs bis eins assoziiert werden. Wenn die Blütenblätter und Buchstaben eines einzelnen Chakras in der Praxis des Laya-Yoga perfekt visualisiert und aufgelöst werden, ist das angestrebte Resultat die Meisterung und Transzendierung der assoziierten Matrika-Kräfte und des Elements, von dem sie abstammen.

Innerhalb des zentralen Kreises jedes Chakras befinden sich das Bild seines Yantras, das Devānāgarī-Schriftzeichen für sein Bija, das Vahana-Tier und die Repräsentation von Śiva und Śakti, die seinem Element entsprechen. In einem anderen Stadium der meditativen Praxis sind der Gott und die Göttin in ekstatischer Vereinigung zusammenzuführen und dann aufzulösen – wieder einmal, um die Meisterung und Transzendierung des Bereiches und Bewusstseinszustandes darzustellen, die mit einem bestimmten Chakra assoziiert werden.

Die Wörter *Yantra* und *Mandala* werden oft austauschbar verwendet, als wären sie Synonyme – vielleicht weil ihre Funktionen als Hilfe zur Konzentration in der Meditation ähnlich sind. Doch es gibt Gründe, im Zusammenhang mit dem Chakrasystem eine klare Unterscheidung zwischen diesen Begriffen zu bewahren. Erstens sind das Visualisieren und Auflösen des Yantras, welches ein Chakra und dessen Element repräsentiert, eine viel einfachere Übung als das Arbeiten mit einem Mandala. Man könnte es als Anfänger-Übung betrachten – Laya-Yoga mit Stützrädern sozusagen.

Zweitens bietet das Yantra einen symbolischen Bezugspunkt für das Unterscheiden zwischen den Elementen und den Bereichen und Bewusstseinszuständen, die sie repräsentieren. Jedes könnte als Brennpunkt für die Meditation dienen, um Übende mit dem Bereich oder Bewusstseinszustand eines Chakras *en rapport* [in Verbindung] zu setzen, was weitere Erkundung gestattet. Wenn sich der Übende einmal mit jenem Bereich und Bewusstseinszustand vertraut gemacht hat, wird das Visualisieren des Yantras ein bequemes Mittel sein, um sie augenblicklich aufzurufen, wie sie benötigt werden. Ich verwende also das Wort *Yantra* nur für die einfachen Symbole der Elemente, die als Kürzel zum Aufrufen der komplexeren Mandalas mit ihren Blütenblättern, Innenräumen/Fruchthüllen, Bijas, Tieren, Göttern und Göttinnen wirken.

Viele Bücher über das westliche Chakrasystem bieten pflichtgemäß grafische Darstellungen und verbale Beschreibungen der Chakra-Mandalas. Aber nur wenige vermitteln ein Verständnis von ihrem Zweck – und kaum eines macht praktischen Gebrauch von ihnen oder irgendeinem ihrer Teile. *Diese Mandalas sind visuell verschlüsselte Meditations-Lehrwerke mit Anleitung, abgestimmt auf jeglichen Grad der Befähigung auf jedem von mehreren Yoga-Pfaden.* Wenn Sie also ein Anfänger im Laya-Yoga sind, finden Sie hier die Yantras, mit deren Hilfe Sie sich *en rapport* mit den Bereichen und Bewusstseinszuständen setzen können, die mit jedem Chakra und Element assoziiert werden. Um weiterzugehen, könnten Sie die Tiere als Symbole der spirituellen Kräfte verwenden, die auf jeder Ebene zur Verfügung stehen. Um noch weiter zu gehen, visualisieren Sie die ekstatische Vereinigung von Gott und Göttin einer jeden Ebene – und lösen Sie sie auf.

Sie könnten auch die Farben der Chakras als ein Mittel nutzen, sich mit ihnen, ihren Bewusstseinszuständen und ihren Daseinsbereichen *en rapport* zu setzen. Doch in der östlichen Tradition weist die Lotosblüte jedes Chakras mehrere Farben auf, nicht nur eine wie im Westen. Die Hauptfarben sind diejenigen für die Blütenblätter und die Yantras. Diese Farb-Zuordnungen werden in einem Buch wie folgt genannt: 1) rot / gelb, 2) orange (oder zinnoberrot) / weiß, 3) grün / feuerrot, 4) orange (oder zinnoberrot) / rauchblau, 5) lila / ätherisch blau (oder weiß), 6) weiß / violett (oder weiß).[69] Das Mittel zur Visualisierung wäre also, am Ort jedes Chakras eine zweifarbige Lotosblüte zu sehen.

In einer späteren Phase beim Aufbau von Visualisierungen der Chakras könnten Sie jedes von ihnen um seine genaue Zahl von Blütenblättern ergänzen, danach noch die Buchstaben für die Sanskrit-Phoneme auf jedem Blütenblatt hinzufügen – und sie dann eines nach dem anderen auflösen. Sie könnten in diesem Prozess mit vier Stufen beginnen (erstes Chakra) und die Zahl bis sechzehn steigern (fünftes Chakra) und schließlich zu den zwei Blütenblättern des sechsten Chakras gelangen und dabei das Auflösen des Denkens und des Erlebens der Dualität anstreben – was zur Befreiung führt.

Tabelle 1 zeigt die traditionelle alphabetische Reihenfolge:
- sechzehn Vokale (wobei die heutige akademische Gelehrtenwelt nur dreizehn anerkennt)
- dreiunddreißig Konsonanten
- eine Ligatur, die zwei vorher gelistete Konsonanten verbindet (als Teil des Alphabets ebenfalls nicht wissenschaftlich anerkannt)

Die Vokale *a, i* und *e* repräsentieren die ersten drei der sechsunddreißig Tattvas. Die übrigen Vokale entwickeln sich aus ihnen und werden zu Paaren zusammengestellt, um verschiedene schöpferische Manifestationen von *Śiva* und *Śakti* zu repräsentieren, die alle jenseits von Raum und Zeit existieren. Die letzten zwei Vokale symbolisieren die Schöpfung unseres Universums von Raum und Zeit durch das Sammeln und Ausatmen von *Śivas* Kraft. Die dreiunddreißig Konsonanten repräsentieren je ein Tattva, das heißt die beiden Gruppen von Sinnen, die feinstofflichen Elemente und die grobstofflichen Elemente, wie bereits erwähnt. Die Ligatur stellt die Vereinigung von *Śiva* und *Śakti* dar, die selbst auf der aller-materiellsten Ebene unseres Universums präsent ist.[70]

16 VOKALE

अ a 5.1	आ ā 5.2	इ i 5.3	ई ī 5.4	उ u 5.5	ऊ ū 5.6	ऋ ṛi 5.7	ॠ ṛī 5.8
ऌ ḷi 5.9	ॡ ḷī 5.10	ए e 5.11	ऐ ai 5.12	ओ o 5.13	औ au 5.14	अं [ṃ] 5.15	अः [ḥ] 5.16

33 KONSONANTEN (+ 1 LIGATUR)

Gutturale	क ka 4.1	ख kha 4.2	ग ga 4.3	घ gha 4.4	ङ na 4.5
Palatale	च ca 4.6	छ cha 4.7	ज ja 4.8	झ jha 4.9	ञ ña 4.10
Zerebrale	ट ṭa 4.11	ठ ṭha 4.12	ड ḍa 3.1	ढ ḍha 3.2	ण ṇa 3.3
Dentale	त ta 3.4	थ tha 3.5	द da 3.6	ध dha 3.7	न na 3.8
Labiale	प pa 3.9	फ pha 3.10	ब ba 2.1	भ bha 2.2	म ma 2.3
Halbvokale	य ya 2.4	र ra 2.5	ल la 2.6	व va 1.1	
Sibilanten	श śa 1.2	ष ṣa 1.3	स sa 1.4		
Aspirant + Ligatur	ह ha 6.1	क्ष [kṣa] 6.2			

Tabelle 1: Das Sanskrit-Alphabet

Die Zahlen in dieser Tabelle zeigen erstens das Chakra und an zweiter Stelle das Blütenblatt des Chakras an, dem der Buchstabe entspricht. Somit zeigt *5.4* das vierte Blütenblatt des fünften Chakras an. Akademische Haarspaltereien habe ich eingetragen, indem ich nicht anerkannte Laute in Klammern setzte.

Die Art und Weise, wie die Chakra-Blütenblätter über das Alphabet verteilt sind, zeigt, dass der Übende am unteren Ende der Tabelle – am Ende des Alphabets – beginnt, indem er mit *Geist* (dem Element des sechsten Chakras) das Problem in Angriff nimmt, die Kräfte zu transzendieren, die unser Universum der Illusion ausmachen. Danach durchschreitet der Meditierende das Alphabet vom Ende bis zu seinem Anfang und steigt zugleich durch die Chakras empor, um die Elemente und die Kräfte (Matrika) aufzulösen, die diese Elemente unterstützen, vom letzten bis zum ersten. Sobald *a*, der erste Buchstabe, aufgelöst ist, bleibt nur noch eines zu überwinden, nämlich die Dualität des Geistes selbst, die von *Śiva* und *Śakti* repräsentiert wird – den beiden Blütenblättern des sechsten Chakras und den mit ihnen assoziierten Phonemen.

Es ist möglich, dass sich die zwanzig Wiederholungen des Sanskrit-Alphabets, die man mit Sahasrara assoziiert, der tausendblättrigen Lotosblüte, auf die vier Reihen von je fünf Tattvas (4 × 5 = 20) beziehen. Die fünf grobstofflichen Elemente könnten eines nach dem anderen aufgelöst werden, indem man rückwärts durch das Alphabet geht, je einmal für Erde, Wasser, Feuer, Luft und Äther. Das Auflösen der Dualität auf jeder Ebene, repräsentiert durch das sechste Chakra, führt weiter zur nächsten. Dann geht der Prozess weiter zu den fünf feinstofflichen Elementen (riechbar, schmeckbar, sichtbar, greifbar, hörbar),[71] den fünf Organen des Handelns (Genital/Fortpflanzung, Anus/Verdauung, Fuß/Fortbewegung, Hand/Behandlung, Mund/Kommunikation) und den fünf Organen der Sinneswahrnehmung oder Erkenntnis (olfaktorisch, gustatorisch, visuell, taktil, auditorisch).

Falls die Erleuchtung durch diesen umfassenden Prozess des Zerreißens der Bande, die uns an unser Universum der Illusionen fesseln, noch nicht erreicht ist, könnte dieser für die nächsten fünf Tattvas (in ansteigender Reihenfolge) wiederholt werden: *manas* (Geist), *ahaṃkāra* (Ich), *buddhi* (intuitives Verstehen), *prakṛti* (erschaffene Wirklichkeit) und *puruṣa* (transzendentes Selbst). Dies würde den Zyklus des Zerbrechens der fünfundzwanzig Tattvas von Sāṃkhya vollenden. Im kaschmirischen Shivaismus jedoch gibt es, wie bemerkt, elf weitere Tattvas, nämlich insgesamt sechsunddreißig.

Weitere fünf Wiederholungen der schrittweisen Auflösung des Alphabets könnten zur Auflösung der nächsten fünf Tattvas führen, die die fünf *kañcuka* (Verhüllungen) genannt werden, die *māyā* (Illusion) erzeugen: *niyati* (Notwendigkeit), *kāla* (Zeit), *rāga* (Verbundenheit), *vidyā* (begrenztes Wissen) und *kalā* (Aufspaltung in Teile). Vielleicht stellt das Tattva Maya selbst das sechste Chakra in dieser Folge dar, wie vorher das Tattva Manas bei den niederen Tattvas.

Der letzte Fünfer-Zyklus repräsentiert einen Aufstieg durch Ebenen oder Stufen des Göttlichen: *sad-vidyā* (Allwissen), *īśvara* (Allgewalt), *sādākhya* (Allsein), *śakti* (Allmacht) und *śiva* (Alles-in-allem). Die beiden letzten Tattvas sind nicht die Götter selbst, sondern ihre Kräfte innerhalb der bedingten Wirklichkeit. Jenseits der sechsunddreißig Tattvas ist *Parama-śiva*, die höchste, unbedingte Wirklichkeit – zu verstehen als die ewige Vereinigung von *Śiva* und *Śakti* (als Götter).[72]

Noch ein weiteres Mittel zur Befreiung, das in den Chakra-Mandalas verschlüsselt ist, bietet der Andachtsweg des Shaktismus (ein noch existierender tantrischer Göttinnen-Kult, der bis ins 9. oder 10. Jahrhundert zurückreicht). Es gibt also Bilder des Gottes und der Göttin, Bilder von *Śiva* und *Śakti*, die auf jeder Ebene zu verehren und miteinander und mit sich selbst in Beziehung zu bringen sind. Jedes Bild von Śakti repräsentiert eine zeugende Kraft der Schöpfung im Universum der Phänomene auf der Ebene eines bestimmten Elements und Bewusstseinszustandes. In der Meditation oder in der Übung mit einem Partner lautet Ihre Aufgabe, mit dieser Kraft eins zu werden, während Sie zulassen, dass *Śiva* und *Śakti* zur ekstatischen Vereinigung miteinander und mit Ihnen selbst gelangen. Lösen Sie sich in ihnen und ihre Bilder in sich auf, um das Ziel zu erreichen, nämlich das Element, den Bewusstseinszustand und den Bereich des Daseins, für den sie stehen, zu absorbieren und zu transzendieren.

Wenn Sie ein Anfänger im Mantra-Yoga sind, stehen Ihnen die Keimsilben-Mantras zur Verfügung, um sich mit jedem Chakra, Element, Bereich und Bewusstseinszustand *en rapport* zu setzen. Es gibt auch die Phoneme, die auf jedem Blütenblatt einer Chakra-Lotosblüte transkribiert sind und deren Klänge spezifische fortpflanzende Kräfte im Universum repräsentieren. Nutzen Sie diese Klänge, um sich mit all den Kräften zu verbinden, die mit einem bestimmten Element und einer bestimmten Ebene des Universums in Verbindung stehen. Wenn Sie ein fortgeschrittener Praktiker sind, visualisieren Sie diese Blütenblätter und Buchstaben und lösen Sie sie auf, während Sie sich nach dem äußeren Chanten und dem inneren Chanten in die Folge der Klänge vertiefen, die im Nada-Yoga zu hören sind – und ihrer Auflösung in die Stille, um jedes Element und jede Ebene des Daseins zu transzendieren.

Im Vergleich hierzu erscheint das westliche Chakrasystem mit seinem Schwergewicht auf dem Entwickeln der Chakras, um ein besseres, glücklicheres und erfüllteres Leben im Körperlichen, Mentalen und Spirituellen zu erlangen, recht kümmerlich. Es ist kein Wunder, dass die ursprünglichen Yogis ihre geistige Praxis der Meisterung und Transzendierung »Hatha-Yoga« nannten, den kraftvollen Yoga.

KAPITEL 4

Das westliche Chakrasystem

Während sich das östliche Chakrasystem über tausend Jahre hinweg entwickelte, bevor seine Bestandteile in dem komplexen System zusammenkamen, das im *Ṣaṭ-Cakra-Nirūpaṇa* präsentiert wird, brauchte das westliche System wenig mehr als ein Jahrhundert, um sich zu der Gestalt zu finden, die heute allgegenwärtig ist. Wie es eine Vielzahl von Varianten des östlichen Systems mit unterschiedlich vielen Chakras und differierenden Positionen und Funktionen gibt, so existieren auch Varianten des westlichen Systems. Doch sowohl im Osten als auch im Westen besteht ein Modell der Chakras, das Tradition geworden ist, ein Standard-Vergleichsmodell für andere, frühere und heutige, und die Vorlage, von der aus sich weitere Systeme entwickeln.

Aber was ist dieses sogenannte westliche System? Meines Wissens ist dieser Begriff bisher noch nirgends – außer in informellem Kontext – verwendet worden, um Versionen der Chakras, die sich in metaphysischen Kreisen im Westen entwickelt haben, von ihren Hindu-Vorfahren zu unterscheiden. Hier sind die augenfälligen Merkmale, aufgezählt in der chronologischen Reihenfolge, in welcher sie als Bestandteile des westlichen Chakrasystems erkannt, schematisiert und übernommen wurden:

- eine Sieben-Chakra-Grundlage (1880er Jahre)
- Zuordnung eines Nerven-Plexus zu jedem Chakra (1880er Jahre)
- eine Liste traditioneller (Nicht-Sanskrit-) Namen (1920er Jahre)
- Zuordnung einer Drüse des endokrinen Systems zu jedem Chakra, mit geringen Abweichungen zwischen den Systemen, besonders im Bereich von Hypophyse und Epiphyse (1920er Jahre)

- Jedem Chakra wird eine einzelne Farbe in der Reihenfolge des Spektrums zugeordnet – entweder sieben Farben einschließlich Indigo oder sechs Farben plus Weiß (1930er Jahre).
- Jedem Chakra wird eine evolutionäre Reihe von psychischen und geistigen Eigenschaften, Funktionen oder Qualitäten zugeschrieben, die schließlich zu der bekannten Ein-Wort-Liste werden, die in der Einführung zu sehen ist (1970er Jahre).

Diese Liste lässt sich durch eine Reihe weniger gebräuchlicher Attribute (in alphabetischer Folge) ergänzen:

- Bewusstseinszustände und psychische Kräfte
- Elemente in Form von verwestlichten Deutungen der Tattvas
- Entwicklungsphasen in der Evolution des Individuums
- Entwicklungsphasen in der Evolution des Menschen
- Krankheiten des Geistes oder Körpers
- Positive und negative Emotionen
- Schichten der Aura, feinstoffliche Körper und Ebenen

Über diese Kategorien hinaus gibt es eine endlose Zahl von Entsprechungen aus dem Bereichen der westlichen Esoterik oder alternativer Behandlungsmethoden, darunter (nicht nur) die folgenden:

- Edelsteine und Mineralien
- homöopathische Heilmittel
- Metalle der Alchemie
- Nahrungsmittel und Kräuter
- Noten aus der Musik
- schamanische Totemtiere
- *Sefirot* (Sphären) aus der Kabbala, die sich auf verschiedene Aspekte der Schöpfung beziehen
- Tarotkarten
- Tierkreiszeichen und Planeten

Die meisten dieser Entsprechungskategorien finden sich nur bei einem einzigen Lehrer oder in einer einzigen Quelle und werden nicht von einer Generation zur nächsten überliefert. Es gibt bei diesen Listen so viel Abwechslung, dass es nutzlos wäre, sie zu katalogisieren oder zu versuchen, ihren Quellen nachzuspüren.

Unterschiede in den Listen der Entsprechungen haben die Neigung, sich parallel zu den Interessen der Autoren am Chakrasystem und seiner Nutzung zu entwickeln – also ihren Motivationen zu folgen. Ich habe folgende Schwerpunkte bei den Herangehensweisen festgestellt:

- Erlangen von psychischen oder geistigen Kräften, wie Aura-Sehen oder das Erleben von Astralreisen
- Anwendung in der Haltungs-Yoga-Praxis, in der die Chakras gebraucht werden, um die Wirkungen der Haltungen zu verstärken – oder Yoga-Haltungen geübt werden, um die Chakras zu aktivieren
- esoterisches Theoretisieren, wie die Übernahme der Chakras in ein bestehendes westlich-esoterisches System (z. B. Astrologie, Kabbala, Magie oder Tarot) oder Verwendung der Chakras als Schablone, um andere esoterische Systeme zu erklären oder zusammenzufassen (wie es Caroline Myss' 1997 veröffentlichtes Werk *Anatomy of the Spirit: The Seven Stages of Power and Healing* [dt. Ausgabe: *Chakren, die sieben Zentren von Kraft und Heilung]* tat, in dem kabbalistische Lehren in das Chakrasystem aufgenommen wurden).
- Heilen von körperlicher, emotionaler oder psychischer Krankheit durch alternative Methoden wie Akupunktur, Homöopathie, Massage, Polarity, Reiki, Schamanismus und Klangtherapie
- intuitives Diagnostizieren von körperlichen, emotionalen, psychischen oder spirituellen Problemen bei einem selbst oder anderen
- wissenschaftliche Bestätigung der Existenz der Chakras und ihre Nutzung in therapeutischen Situationen
- Selbsthilfe zum Erreichen einer ausgeglichenen persönlichen Entwicklung und größerer Zufriedenheit und Wohlbefinden (eine bessere Person werden)
- Selbstverwirklichung durch Erschließen von unerkannten oder nicht entwickelten menschlichen Potenzialen (ein besserer Mensch werden)
- Selbst-Transzendierung durch Erlangen spiritueller Befreiung oder Erleuchtung (ein ganz verwirklichtes spirituelles Wesen werden)

Diese Kategorien schließen sich nicht gegenseitig aus. Autoren, die über Chakras schreiben, können ihr Material auch mit mehreren Orientierungen gleichzeitig entwickelt haben.

Es versteht sich, dass Mischsysteme, in welche westliche Autoren Sanskrit-Begriffe und östliche Chakra-Beschreibungen sowie die Anzahl von Lotos-Blütenblättern übernehmen, die im *Saṭ-Cakra-Nirūpaṇa* jedem Chakra zugeordnet sind, aufgrund ihrer Inklusion von Aspekten der oben gelisteten Komponenten, Entsprechungen oder Beweggründe als westliche Systeme identifiziert werden. Somit mag ein westlicher vergleichender Religionswissenschaftler wie Mircea Eliade *(Yoga: Immortality and Freedom,* 1958; dt. Ausgabe: *Yoga: Unsterblichkeit und Freiheit)* zu Recht über das östliche Chakrasystem schreiben. Ein indischer Autor wie Harish Johari *(Chakras: Energy Centers of Transformation,* 1987; dt. Ausgabe: *Chakras: Körperzentren der Transformation)* darf eine neue Serie von gemalten Bildern entwickeln, die auf den Darstellungen aus dem *Saṭ-Cakra-Nirūpaṇa* basieren, und ein Buch über die Chakras schreiben, das westliche Leser anspricht, dabei aber fest in der tantrischen Tradition des Ostens verwurzelt bleibt. Eine westliche Schülerin eines indischen spirituellen Meisters, wie Sivananda Radha *(Kundalini Yoga for the West,* 1978; dt. Ausgabe: *Kundalini-Praxis: Verbindung mit dem inneren Selbst),* mag östliche Lehren für das westliche Denken zu erklären suchen und dabei doch in der östlich-tantrischen Tradition bleiben. Schließlich kann ein indischer spiritueller Meister wie Satyananda Saraswati *(Kundalini Tantra,* 1984; dt. Ausgabe: *Kundalini-Tantra)* theosophische Lehren in eine Erklärung der Chakras aufnehmen und dabei immer noch ein östliches System vermitteln.

Eine westliche Autorin wie Anodea Judith *(Wheels of Life,* 1987; dt. Ausgabe: *Lebensräder)* mag durchaus die Sanskrit-Namen der Chakras verwenden, die Anzahl ihrer Blütenblätter, ihre Keim-Silben und Gottheiten und so weiter – aber wenn diese dann mit den Regenbogenfarben, den endokrinen Drüsen und psychologischen Qualitäten assoziiert werden (ganz zu schweigen von Edelsteinen, Planeten etc.), handelt es sich um ein westliches System. Zudem kann ein westlicher Schüler, der in eine tantrische Tradition eingeweiht wurde wie Jonn Mumford (ein Schüler von Satyananda Saraswati), ein auf dem Tantra basierendes System mit Motivationen vom Pfad der linken Hand präsentieren, die in

Ost und West gleichermaßen vorhanden sind – wie das Verlangen nach gesteigerter sexueller Befriedigung, der Entwicklung von psychischen Kräften, und der Beeinflussung von Menschen und Umständen durch Sexualmagie *(Psychosomatic Yoga* [1962], dt. Ausgabe: *Psychosomatischer Yoga* [1982]; *Sexual Occultism* [1975], dt. Ausgabe: *Tantrische Sexualmagie* [1985]; *A Chakra and Kundalini Workbook* [1994], dt. Ausgabe: *Chakras und Kundalini* [2006]) – auch ohne die Regenbogenfarben und Chakra-Eigenschaften der meisten westlichen Systeme anzusprechen. Dies wäre eine echte Kreuzung, ein östlich-westliches Chakrasystem – und nach meiner Erfahrung eine Seltenheit.

Zum Zwecke dieses Buches wähle ich Judiths *Wheels of Life* als Standard-Modell des westlichen Chakrasystems (obwohl sie die Epiphyse mit dem sechsten und die Hypophyse mit dem siebten Chakra identifiziert – eine kontroverse Entscheidung, wie wir sehen werden). Gleichzeitig nehme ich Satyanandas *Kundalini Tantra* als Standard-Modell des modernen östlichen Systems. Ich hätte auch eine andere Wahl treffen können, doch beide Bücher wurden in den 1980er Jahren veröffentlicht, in einer Zeit der Konsolidierung der Lehren über die Chakras in Ost und West in einem Bemühen, Diskrepanzen innerhalb der jeweiligen Traditionen aufzulösen. Keines dieser Bücher repräsentiert eine Endphase in der kontinuierlichen Entwicklung der Lehren über die Chakras, aber jedes von ihnen stellt eine umfassende Synthese der damals in Amerika und Indien geläufigen Lehren dar.

Typologie der Erklärer und Systeme

Es dürfte hilfreich sein, ein Klassifizierungssystem zu entwickeln, um Rollen und Funktionen in der Evolution der Chakrasysteme im Osten und Westen festzustellen. Ich schlage vier mögliche Rollen für die Erklärer solcher Systeme vor:

- **Innovator** (Neuerer) – bringt ein neues System hervor oder fügt einem vorhandenen System neue Komponenten (einschließlich neuer Chakras oder Entsprechungen) hinzu

- **Konsolidator** (Verdichter) – sammelt Informationen aus einer Vielfalt von Chakrasystemen, setzt sie zueinander in Beziehung und fügt sie zu einem kohärenten Ganzen zusammen
- **Disseminator** (Verbreiter) – gibt verdichtete Chakrasysteme an spätere Generationen weiter, ohne neues Material hinzuzufügen
- **Validator** (Bestätiger) – liefert Beweise für Existenz und Funktionen der Chakras, basierend auf persönlichem, beruflichem oder Gruppen-Erleben oder auf wissenschaftlichen Experimenten (oder beidem)

In der Entwicklung des östlichen Chakrasystems waren die unbekannten Urheber von Vier-, Fünf- und Sechs-Chakren-Systemen im ersten Jahrtausend unserer Zeitrechnung Innovatoren (Neuerer). In den frühen Jahrhunderten des zweiten Jahrtausends waren die Autoren oder Zusammensteller der Yoga-Upanischaden und anderer grundlegender Abhandlungen über den Yoga, wie der *Haṭha-Yoga-Pradīpikā* Konsolidatoren (Verdichter). Gleiches gilt für den Autor des *Ṣaṭ-Cakra-Nirūpaṇa* im 17. Jahrhundert. Beim Übersetzen dieses Textes in *The Serpent Power* (dt. Ausgabe: *Die Schlangenkraft)* war Sir John Woodroffe ein Disseminator (Verbreiter). Der indische heilige Sri Ramakrishna im 19. Jahrhundert, ein tantrischer Eingeweihter, der in *The Gospel of Sri Ramakrishna* (1942) über seine persönlichen Erlebnisse mit Bewusstseinszuständen berichtete, die mit den Chakras assoziiert werden, war ein Validator (Bestätiger).

Es dürfte auch nützlich sein, Chakrasysteme selbst nach folgenden Kategorien zu klassifizieren:

- **formativ** (prägend) – das Produkt eines Innovators, ein Werk spekulativer Assoziationen und Entsprechungen, oft unsystematisch und manchmal chaotisch und in sich widersprüchlich
- **interpretativ** (deutend) – das Produkt eines Konsolidators, oft das Ergebnis des Ausschlachtens der Arbeiten früherer Innovatoren und mehrerer Systeme, wobei dank der Entdeckung von zugrunde liegenden Prinzipien und der Auflösung von Widersprüchen eine ordentliche und systematische Darstellung zustande kommt
- **explanatorisch** (erklärend) – das Produkt eines Disseminators, der das Ziel verfolgt, ein bestehendes System so klar und prägnant wie

möglich zu übermitteln, gewöhnlich ohne irgendetwas Neues hinzuzufügen
- **empirisch** (auf Erfahrung beruhend) – das Produkt eines Validators, der das Ziel verfolgt, ein Chakrasystem zu beschreiben, wie es von ihm selbst oder anderen in der experimentellen, therapeutischen oder spirituellen Praxis tatsächlich erlebt wurde

Die großen formativen Systeme in der Evolution des westlichen Chakrasystems sind von: H. P. Blavatsky, Gründerin der Theosophischen Gesellschaft und wesentliches Medium für die Übermittlung von östlichen Vorstellungen über die Chakras in den Westen; Alice Bailey, Theosophin der dritten Generation und Channel-Medium, eine fleißige Schülerin von Blavatskys Schriften. Der britische Theosoph und Hellsichtige Charles W. Leadbeater, kurzzeitig ein informeller Schüler Blavatskys, schuf ein einflussreiches Werk, das seit fast neunzig Jahren im Druck erhältlich ist – *The Chakras* (dt. Ausgabe: *Die Chakras*) –, doch sein System ist mehr interpretativ als formativ, trotz der Innovation, die Chakras hellsichtig wahrzunehmen.

Die Quellen, die ich als Maßstäbe zum Vergleich für östliche und westliche Chakrasysteme gewählt habe, Satyananda Saraswati und Anodea Judith, kann man als Konsolidatoren bezeichnen, ihre Systeme als interpretativ. In dem Maße, in dem diese Systeme zu Referenz-Standards für Chakra-Studierende geworden sind, kann man sie als maßgeblich betrachten. Dies bedeutet jedoch nicht, dass ihnen Werke künftiger Innovation und Konsolidation diesen Rang nicht ablaufen könnten.

Erklärende Bücher über die Chakras sind Legion und für die Evolution des westlichen Chakrasystems nur von geringer Relevanz – abgesehen davon, dass Versionen des Systems, das durch solche Bücher verbreitet wird, mit jedem anderen konkurrieren und zu der Dominanz eines einzelnen Systems beitragen können, das dann als traditionell oder verbindlich anerkannt wird. Somit ist es möglich, von *einem* westlichen Chakrasystem zu sprechen, das man als die Kombination von Positionen, Namen, Drüsen-Zuordnungen, Regenbogenfarben und Funktionen oder Eigenschaften versteht, die bereits beschrieben wurden. Ein solches Buch möge hier stellvertretend für die Masse genannt werden: *The Chakras: A Beginner's Guide* (1999) von Naomi Ozaniec.

Empirische Chakrasysteme können Informationen darüber vermitteln, wie Validatoren ein Gespür für die Chakras und Übungen für Leser oder Workshop-Teilnehmer entwickelten, die diese anwenden können, um das Gleiche zu tun. Im Falle wissenschaftlicher Forschungen mögen solche Systeme Informationen über Werkzeuge und Forschungsmethoden, Versuchsaufbau und Diagramme oder Tabellen der Ergebnisse mit sich bringen.

Ein solches System ist das von William Brugh Joy (1939–2010), dem Verfasser von *Joy's Way: A Map for the Transformational Journey* (1979; dt. Ausgabe: *Der Weg der Erfüllung: die Psychologie der Transformation*). Der Arzt Joy hatte entdeckt, dass er hellsichtige und mediale Fähigkeiten besaß. Er gab den Mediziner-Beruf auf, um als spiritueller Lehrer und Heiler zu wirken. Sein Buch war mehr als zehn Jahre im Handel, und Workshops, die darauf basierten, waren beliebt.

Joy behauptete, die Chakras 1973 hellsichtig entdeckt und kartiert zu haben. Sein System bestand aus sechzehn Chakras einschließlich eines »transpersonalen Punktes« 30–60 Zentimeter über der Mitte der Schädeldecke und zusätzlichen Chakras in »Knien, Händen, Füßen, Ellbogen und Schultern«.[73] Er vermittelte eine komplizierte Serie von Körperübungen zur Aktivierung, Entwicklung, Heilung und Ausgleichung der Chakras, basierend auf Anleitungen aus einer Quelle, die er als seinen »Inneren Lehrer« bezeichnete:

> Falls Ihnen einige dieser Tatsachen bekannt vorkommen – vor allem, wenn Sie Alice Bailey gelesen haben –, so will ich mich nicht entschuldigen. Wer oder was mein Innerer Lehrer auch sein mag, offensichtlich ist er vertraut mit den Ideen, die nicht nur von Alice Bailey, sondern auch von Rudolf Steiner, Edgar Cayce und anderen kanalisiert wurden. Ich war verblüfft, als ich im Januar 1977 Alice Baileys Buch *Esoterisches Heilen* las und darin viele Gedanken wiederfand, die ich von meinem Inneren Lehrer empfangen hatte und bereits bei meinen Kursen lehrte.[74]

Ich betrachte Joys *Weg der Erfüllung* als ein empirisches Chakrasystem, weil es auf dem persönlichen Zeugnis eines Validators beruht – selbst wenn manche Leser von der Validität dessen, was der Autor beschreibt, nicht überzeugt sein mögen. Das Werk von Validatoren stößt bei Westlern häufig auf Skepsis, besonders wenn die Beschreibungen von empirischen Systemen hellsichtig aufgenommene Informationen oder experimentelle Daten enthalten, die einer rigorosen Peer-Review-Begutachtung nicht unterzogen werden oder standhalten können.

Systeme können auch Mischungen der oben definierten Typen sein – wie im Falle von Leadbeaters hellsichtig aufgenommenen Illustrationen der Chakras. Wie wir sehen werden, ist *Die Chakras* sowohl interpretativ als auch empirisch-beschreibend; somit ist Leadbeater sowohl ein Konsolidator als auch ein Validator. *Kundalini-Tantra* und *Lebensräder* enthalten ebenfalls empirische Bestandteile, somit sind ihre Verfasser nicht nur Konsolidatoren, sondern auch Validatoren.

Quellen-Amnesie

Während sich das östliche System über viele Jahrhunderte hinweg entwickelte, war die Zuordnung seiner Komponenten zu bestimmten Tantra-Lehrern, Traditionen oder Schriften keine allgemein geübte Praxis. Einige kraftvolle Lehrer wie Matsyendranātha und Gorakṣanātha – die traditionell als die Urheber der Yoga-Praxis gelten – mögen das Chakrasystem geprägt haben, aber nur auf eine allgemeine Weise. Kein spezifischer Bestandteil kann direkt auf einen von beiden zurückgeführt werden. Tatsächlich ist aufgrund des Mangels an verlässlichen historischen Aufzeichnungen schon ihre Existenz eher legendär. Zur Zeit des *Ṣaṭ-Cakra-Nirūpaṇa* waren solche Komponenten bereits so feste Teile der Tradition und in dieser neuen Darstellung so gründlich zusammengefasst, dass Verbindungen zu früheren Quellen verloren waren. Selbst heute erinnert man sich kaum an den Namen des Verfassers dieser Abhandlung, Swami *Pūrṇānanda*. Trotz der Brillanz und Klarheit seiner Arbeit ist auch sein Werk zu einem Teil einer namenlosen Tradition geworden.

Olaf Hammer, ein schwedischer Religionsgeschichtler, hat ein ähnliches Phänomen in der Evolution von New-Age-Glaubensinhalten festgestellt. Er nennt es *Quellen-Amnesie:* »In der Psychologie bezieht sich dieser Begriff auf die nicht ungewöhnliche Tatsache, dass man sich an ein Stück Information erinnert, aber vergisst, wo man es erfahren hat.«

Darüber hinaus »findet Quellen-Amnesie typischerweise statt, wenn ein allgemeiner Begriff, der in Verbindung mit einer älteren Tradition gebräuchlich ist, mit spezifischen modernen Neuinterpretationen assoziiert wird«. Allmählich »baut sich eine Kette von Übermittlungen auf, in welcher die letzten Sprecher vielleicht über einen Zeithorizont verfügen, der nicht weiter als zwanzig oder dreißig Jahre zurückreicht und vor dem alles, was älter ist, als Teil einer fernen, diffusen Vergangenheit empfunden wird«.[75]

Beim Recherchieren dieser Entwicklungsgeschichte des westlichen Chakrasystems bin ich auf viele Fälle von Quellen-Amnesie gestoßen. In der Tat würde dieses Buch nicht existieren, wäre es nicht um meines Versuches, gängigen Überzeugungen über die Chakras bis hin zu ihren Ursprüngen in den Schriften der Esoteriker, Hellsichtigen, Gelehrten, Psychologen, Yogis und Energieheilern nachzuspüren, deren unbeabsichtigtes Zusammenwirken zur Erschaffung des westlichen Systems führte. Was Jahrhunderte brauchte, um aus dem alten Indien – sei es mündlich oder in Form von Palmblatt-Manuskripten – überliefert zu werden, benötigt heute in gedruckter Form nur noch zwanzig oder dreißig Jahre. Die Nutzung des Internets hat diesen Zeitrahmen vermutlich noch enger gezogen.

Beim Wiederherstellen der Verbindungen sogenannter traditioneller Lehren über die Chakras zu ihren relativ jungen Ursprüngen kam ich zu dem Schluss, dass es mehrere Gründe für Quellen-Amnesie gibt. Die folgende Liste erhebt keinen Anspruch auf Vollständigkeit:

- **unabsichtliche Ungenauigkeit:** Der Autor hat vergessen, woher sein Quellenmaterial kam, oder er verlässt sich auf Erinnerungen oder Notizen mündlicher Mitteilungen, wie in Workshops oder informeller Konversation oder auf Arbeitsblättern, deren Quellen unbekannt oder nicht dokumentiert sind.
- **absichtliche Ungenauigkeit:** Der Autor wünscht, einen Eindruck von eigenständiger Kompetenz zu vermitteln, um Verleger und Lesern zu imponieren, oder ist besorgt, man könnte ihm vorwerfen, dass er Material stehle, das von anderen geliehen ist, oder dass er nichts Neues zu sagen habe.
- **nachlässige Gelehrsamkeit:** Der Autor oder Verleger versteht nicht, wie wichtig es ist, Quellenmaterial zu dokumentieren und zu

zitieren, weiß nicht, welchen formellen Ansprüchen Anmerkungen und Bibliografie zu genügen haben, oder empfindet keine Notwendigkeit, dafür zu sorgen, sei es angesichts der erhofften Leserschaft oder aufgrund von Abwägungen über Länge und Format.

- **eigene Synthese** (Zusammenfassung): Der Autor hat auf eine neue Weise Material aus unterschiedlichen Quellen gesammelt, bietet frische Deutungen und Erkenntnisse und glaubt entweder, dass diese Innovationen das Urgeberrecht nicht verletzen (d.h. sie handeln von Ideen oder Prinzipien, nicht von exakten Wortlauten), oder dass sie eine neue Offenbarung einer geistigen oder religiösen Doktrin oder Praxis darstellen, die alles ersetzt, was bis dato existierte.
- **»vertretbare« Aneignung:** Der Autor glaubt an eine zeitlose Weisheit, die fortwährend in alten und modernen spirituellen und religiösen Doktrinen und Praktiken Ausdruck findet – sei es in Form von Einbrüchen aus einem kollektiven Unbewussten oder als Lehren aus einer ewigen Überlieferungslinie sterblicher oder unsterblicher, verkörperter oder entkörperter (d.h. gechanneltes Material), menschlicher oder außerplanetarischer spiritueller Meister –, und dadurch die Idee intellektueller Besitzrechte ad absurdum führt.
- **unterbrochene Überlieferung:** Aufgrund von Quellen-Amnesie oder falscher Zuschreibung, die bereits frühere Autoren praktizierten, ist der Autor außerstande, die wahren Ursprünge von Lehren festzustellen, die zunehmend als traditionell (d.h. quellenlos) empfunden oder wahrgenommen werden.

Pikanterweise ist selbst Hammer der Quellen-Amnesie erlegen:

Die Verbindung zwischen den Chakras und den Farben des Spektrums scheint von dem amerikanischen [sic: britischen] Esoteriker Christopher Hills zu stammen. ... Hills metaphysisches System basiert zum Teil auf einer Interpretation der Symbolik von Farben, die er erstmals in seinem Buch *Nuclear Evolution: A Guide to Cosmic Enlightenment* präsentierte, das 1968 veröffentlicht wurde. Ein komplettes System von Entsprechungen mit den Chakras wurde vermutlich irgendwann im Laufe der 1970er Jahre ausgearbeitet und erschien in dem Folgeband *Nuclear Evolution: [Discovery of] The Rainbow Body* (1977).

Im Grunde genommen stützen alle folgenden New-Age-Autoren ihre Theorien auf Leadbeaters Konzepte, wie sie von Hills überarbeitet wurden. Hier herrscht wieder einmal Quellen-Amnesie, da Hills' Ideen ohne irgendeine Erwähnung der Tatsache übernommen werden, dass das Regenbogen-Modell der Chakras eine Innovation ist.[76]

Wie wir noch sehen werden, wurden die Chakra-Farbe-Zuordnungen, die Hammer Hills zuschreibt, wahrscheinlich aus Büchern von S. G. J. Ouseley über Farbtherapie aus den 1950er Jahren (von Hills nicht zitiert) übernommen, welche in England weithin verfügbar waren, als Hills dort lebte. Ouseleys Bücher wiederum wurden von Schriftwerken abgeleitet, die in den 1930er und 1940er Jahren von der amerikanischen Hellsichtigen Ivah Bergh Whitten und ihrem britischen Schüler Roland Hunt veröffentlicht wurden (von Ouseley nicht zitiert). Whitten wiederum stützte sich auf die Lehren von Leadbeater (ebenfalls, ohne dies dankend zu erwähnen).

Okkulte Entsprechungen

Der schwedische Wissenschaftler und Mystiker Emanuel Swedenborg (1688–1772) stellte ein Gesetz der Entsprechungen auf, welches alles in Beziehung zueinander setzte, das wir auf irgendeiner Ebene des Daseins erleben können, vom Materiellen über das Spirituelle bis zum Göttlichen. In seinem meistverbreiteten Buch *Himmel und Hölle* (1758) erklärte er dieses Gesetz folgendermaßen:

> Alles, was in der Natur entsteht, vom kleinsten bis zum größten, ist etwas Entsprechendes. Der Grund ist aber, dass die natürliche Welt mit allem, was zu ihr gehört, aus der geistigen Welt entsteht und besteht, und somit beide aus dem Göttlichen.[77]

Unter solchen Entsprechungen listete Swedenborg Tiere, Pflanzen und Mineralien (»edle und unedle Metalle, alle kostbaren und gewöhnlichen Steine«). Er fügte auch »alle Arten von Speisen« hinzu.[78] Unter weiteren Entsprechungen waren: Sonne, Mond und Sterne; Jahreszeiten und Tageszeiten (»Morgen, Mittag, Abend und Nacht«).[79] Darüber hinaus »alle zum Körper des Menschen gehörenden Teile [einschließlich »Gliedmaßen, Organe und inneren Teile«] entsprechen allen Teilen des Himmels« – »Denn die inneren Bereiche [Sinne] des Menschen nehmen den Himmel, seine äußerlichen [Sinne] die Welt auf.«[80]

Weiter schreibt Swedenborg: »Die geistigen Dinge des Himmels, denen die natürlichen in der Welt entsprechen, kann man heutzutage jedoch nicht anders als aus dem Himmel kennenlernen« – d.h. durch Erleuchtung.[81] Solche Erleuchtung wird erlangt durch Wahrnehmen, dass »die Entsprechung der natürlichen mit den geistigen Dingen oder der Welt mit dem Himmel durch Nutzwirkungen [Funktionen oder Zwecke] hervorgerufen wird, und ... dass die zur Einkleidung der Nutzwirkungen dienenden Formen ... Entsprechungen ... sind.«[82] Somit ist die äußere Form von jedem Ding in der materiellen Welt ein Symbol der Nutzwirkung, Funktion oder Zweckbestimmung des jeweiligen Objekts in der geistigen Welt, welche wiederum eine Widerspiegelung ihres höchsten Ziels in der göttlichen Welt oder im Denken Gottes ist:

> Darum ist das Weltall vom Göttlichen so geschaffen und gebildet worden, dass sich die Nutzwirkungen allenthalben in solche Formen einkleiden können, durch die sie in ihrer Verwirklichung dargestellt werden, zuerst im Himmel und dann in der Welt, also stufenweise und allmählich bis herab zum Letzten der Natur.[83]

Mit diesen Vorstellungen im Sinne wird es möglich zu verstehen, warum eine materiell-körperliche endokrine Drüse (Swedenborgs »äußere Form«) einem Chakra (»innere Form«) des feinstofflichen Körpers entsprechen soll, einer Schicht der Aura und des mit ihr assoziierten nichtphysischen Körpers (»geistige Dinge«), einer höheren Ebene des Seins (»die himmlische Welt«) und einem Bewusstseinszustand in einer aufsteigenden Hierarchie solcher Zustände, an deren Spitze kosmisches Bewusstsein steht (»das Göttliche«). Es ist auch möglich zu sehen, wie Elemente, Metalle, Edelsteine, Totemtiere, Speisen – selbst Wochentage – den Chakras als Entsprechungen zugeordnet werden konnten.

Swedenborgs Schriften wurden weit verbreitet und im 19. und frühen 20. Jahrhundert, den prägenden Jahren der spiritualistischen und theosophischen Bewegungen, sehr einflussreich. Ihre Wirkung auf die Entwicklung des westlichen Okkultismus und das Chakrasystem war nachhaltig, wenn auch weitgehend unerkannt (möglicherweise infolge von Quellen-Amnesie).

Doch die Idee von okkulten Entsprechungen über verschiedenste Ebenen des Seins hat alte Wurzeln. Man könnte sie mindestens bis zu heidnischen Glaubensvorstellungen von vor und nach Beginn unserer Zeitrechnung zurückverfolgen. Damals glaubte man, dass die menschliche Seele während ihres Abstiegs in die Verkörperung durch sieben Daseinsebenen gehe, und jede von diesen korrespondiere mit einen Planeten, einem Herrscher und einer Befähigung, einem Temperament oder Aspekt des Selbst, die gemeinsam den Ausdruck der Persönlichkeit und der Ausprägung des Schicksals eines Menschen bestimmten.[84]

Im Laufe der Zeit wurden diese planetaren Daseinsebenen mit magischen Edelsteinen und mit Metallen der Alchemie assoziiert; so entstanden Tabellen von Entsprechungen, die die Basis der westlichen Esoterik bilden sollten. Frühe Beispiele solcher Tabellen erschienen in *De occulta philosophia libri tres* (1531–1533, »Drei Bücher über okkulte Philosophie«) von Heinrich Cornelius Agrippa von Nettesheim (1486–1535). Somit gibt es nichts Neues an Swedenborgs Gesetz der Entsprechungen außer seiner Formulierung. Doch aufgrund der Popularität von Swedenborgs *Himmel und Hölle* im ausgehenden 19. und frühen 20. Jahrhundert wäre diese Formulierung den frühen Formulierern, Konsolidierern, Disseminatoren und Validatoren des westlichen Chakrasystems vertraut gewesen.[85]

Wie gesagt, umfasst das westliche Chakrasystem eine Vielzahl von okkulten Entsprechungen. Ich bin versucht, »Lelands Gesetz« als einen Folgesatz von Swedenborgs Gesetz zu formulieren: »Wenn du sieben von irgendetwas findest oder dir vorstellen kannst, dann müssen sie sich auf die Chakras beziehen.« Man könnte also sagen, dass es grundsätzlich zwei Arten von Entsprechungen gibt: entdeckte und entwickelte.

Autoren von Werken über die Chakras, die die Sufi-Vorstellungen von sieben feinstofflichen Organen der Wahrnehmung *entdecken* – (persisch: *lataif* [Plural]; in New-Age-Büchern gewöhnlich als *latifah* [Singular] anzutreffen) –, sieben Daseinsebenen und sieben farbige Lichter, die mit höheren Zuständen des Bewusstseins assoziiert werden, verknüpfen diese sofort mit den Chakras. Auch wenn die Lataif in einer Tradition Schichten (»Hüllen«) von zunehmender Feinstofflichkeit sind, die über Stufen, die den sieben »Propheten deines Daseins« von Adam bis Mohammed zugeordnet werden, einen »Menschen des Lichts« entwickeln.[86] In einer anderen Tradition gibt es nur fünf Lataif, die dem Solarplexus, dem Herzen (linke Seite, rechte Seite und Mitte), und dem Kopf zugeordnet werden.[87] Natürlich gilt es, kulturelles Feingefühl zu üben (ganz zu schweigen von profunder Gelehrsamkeit), bevor man zulässt, dass jahrhundertealte sufi-mystische Glaubensüberzeugungen zur Validierung des alles-andere-als-alten westlichen Chakrasystems herhalten sollen. Das Gleiche gelte für jüngste Versuche, Glaubensvorstellungen amerikanischer Indianer in das westliche System einzupacken.

Autoren, die Listen von Chakra-Entsprechungen *entwickeln,* haben wohl das Empfinden, intuitive oder mediale Entdeckungen zu machen, die vielleicht durch Channeln, Hellsichtigkeit, Muskeltests oder den Einsatz des Pendels bestätigt werden. Gleichwohl variieren diese Entsprechungen so stark, dass es keine universell akzeptierte Liste gibt – außer im Falle der entscheidenden Merkmale des westlichen Systems: Position, Name, Drüsen-Zuordnung, Farbe und Eigenschaften.

Ich denke, wenn diese Entsprechungen im swedenborgschen Sinne erleuchtend wären, wiesen sie ein gewisses Maß an Universalität auf, zumindest innerhalb der westlichen Kultur. Doch es haben sich gewisse *Prinzipien* herausentwickelt, die die Zusammenstellung solcher Listen regieren; sie werden fast universell befolgt. Nachdem man zum Beispiel die Farbe Gelb einmal mit dem dritten Chakra assoziiert hatte, bezeichneten Autoren, die sich mit dem Thema Nahrungsmittel befassten, generell gelbe Speisen als anregend für das dritte Chakra. Zitronen und gelbe Paprikaschoten dürften also gelistet sein. Doch ansonsten gab es oft nur wenig Übereinstimmung zwischen solchen Listen. Die meisten von ihnen verschwinden, wenn die Bücher, in denen sie abgedruckt waren, nicht mehr erhältlich sind. Deshalb habe ich okkulte Entsprechungen im vorliegenden Buch größtenteils außer Betracht gelassen.

Forscher oder Ermittler? – Meine Position

Ich schreibe dieses Buch in erster Linie als Erforscher der esoterischen Geschichte. Doch ich tue dies auch als Ermittler von obskuren Möglichkeiten des Bewusstseins wie der Astralprojektion (Astralreisen). Mein Zugang ist dem eines italienischen Autors im 20. Jahrhundert vergleichbar, der über Tantra und die Chakras schrieb. Julius Evola suchte »esoterisches Wissen zu *interpretieren*«, indem er »einige Elemente« untermauerte aufgrund einer »Fähigkeit, zwischen den Zeilen der Texte, meiner persönlichen Erlebnisse und der Vergleiche zu lesen, die ich mit parallelen Lehren aus anderen esoterischen Traditionen angestellt habe.« Als »Leitprinzip« wählte Evola, »die gleiche Distanz zu wahren sowohl zu den zweidimensionalen, spezialisierten Feststellungen, die für den universitären und akademischen Orientalismus typisch sind, als auch zu den Exkursen der ›Spiritualisten‹ und ›Okkultisten‹ unserer Zeit«.[88] Wie mein Buch zeigen wird, spielen einige dieser sogenannten Exkurse gleichwohl eine wichtige Rolle in der Entwicklung des westlichen Chakrasystems.

Ich unterscheide zwischen exoterischer Wissenschaft und esoterischer Wissenschaft wie den zahlreichen Yoga-Arten. Die exoterische Wissenschaft versucht Phänomene zu beschreiben, die in der physischen Wirklichkeit auf der Grundlage objektiver Beobachtung durch die Sinne und wissenschaftlicher Instrumente (wie Mikro- und Teleskope) erlebt werden, um aus solchen Beobachtungen Prinzipien und Gesetze abzuleiten und um mit Hilfe der Mathematik Theorien über sie aufzuzeigen – oder um durch Beobachtung das zu bestätigen, worauf die Mathematik hinweist, wie im Falle der theoretischen und Quantenphysik. Was auf diesen Grundlagen nicht beobachtet oder demonstriert werden kann, existiert für die exoterische Wissenschaft nicht.

Die esoterische Wissenschaft versucht, auf der Grundlage subjektiver Beobachtung durch innere oder intuitive Sinne anscheinend nichtphysische Phänomene zu beschreiben, und setzt hierzu nur den Geist oder das Bewusstsein des Wahrnehmenden als Instrument sowie spirituelle Praktiken wie Meditation als Mittel ein, um dieses Instrument zu lenken. Um die Ergebnisse solcher subjektiver Beobachtung zu beschreiben, kommen Allegorie und Symbolik zum Einsatz, was oft die Darstellung in einer bildhaften Sprache erfordert, die auf physische Sinneseindrücke zurückgreift, um die Beobachtungen zusammenzutragen, zu verstehen und mitzuteilen – und vielleicht um sie zur Verifizierung und Aufzeichnung mit Beobachtungen aus anderen Quellen zu vergleichen. Solche Beschreibungen können durch kulturelle und persönliche Symbolsysteme gebunden sein, die wiederum mitbestimmen können, wie Menschen im Einfluss solcher Symbolsysteme weitere Beobachtungen oder Eindrücke der inneren Sinne von ähnlichen subjektiven Phänomenen wahrnehmen, beschreiben und mitteilen. Auf diese Weise entwickelt und entfaltet sich eine geistige Tradition wie die mit Tantra, Kundalini und den Chakras assoziierte. Ähnliche Prinzipien wirken in der westlichen Esoterik.

Viele alte und moderne spirituelle, mystische und religiöse Traditionen auf der ganzen Welt postulieren die Existenz von einem (oder mehr) feinstofflichen (nichtphysischen) Körper, der für die inneren Sinne wahrnehmbar ist, verschiedene »anatomische« Teile enthält und unterschiedlichen Funktionen dient. Aufgrund ihrer Universalität könnte man solche Vorstellungen als »Fakten« des menschlichen Bewusstseins betrachten, selbst wenn sie von der materialistischen Wissenschaft nicht beobachtet, beschrieben oder demonstriert werden können. Solche Faken können von verschiedenen Individuen und Kulturen auf unterschiedliche Weisen beschrieben sein und sind vielleicht nicht erkennbar, wenn man sie miteinander vergleicht – es sei denn, wir graben unter die Oberfläche der Differenzen, die auf unterschiedlichen kulturellen und persönlichen Symbolsystemen beruhen, und erkennen eine grundlegende Ähnlichkeit der Funktion.

So mag ein Zentrum vitaler Energie, das hellsichtig als ein Teil des feinstofflichen Körpers wahrgenommen wird, dem einen Individuum oder der einen kulturellen Gruppe als eine sich öffnende Blüte von rosa Färbung erscheinen, dem anderen hingegen wie ein kreisrunder Wirbel violetter Elektrizität. Diese Wahrnehmungen entkräften einander nicht zwangsläufig. Wir müssen wohl die kulturellen oder individuellen Bedeutungen von Rosa bzw. Violett und Blüte bzw. Elektrizität betrachten, um die etwaige Ähnlichkeit der Funktion zu verstehen, die jenen Beobachtungen zugrunde liegt.

Wenn wir der Überlieferung und Wandlung des Chakrasystems vom Osten in den Westen nachspüren, müssen wir einfühlsam auf den kulturellen Kontext achten. Was von der einen Seite übermittelt wurde, trug kulturelle Bedeutungen (Allegorien und Symbole), die auf der anderen Seite auf kaum erkennbare Weisen empfangen wurden. Doch grundlegende Ähnlichkeiten in Anwendung, Funktion oder Zweck mögen unverändert geblieben sein. Gleichwohl wurde die Entwicklung des westlichen Chakrasystems ebenso sehr von dem bestimmt, was von dem östlichen Original nicht übermittelt worden ist, wie von dem, was in den Westen übertragen wurde. Sie wurde auch beeinflusst von dem, was im westlichen System hinzugefügt wurde, ohne dass es Homologe (Entsprechungen) im östlichen Original besaß.

So gibt es im östlichen System nichts, das zum Beispiel den Kristallen und Edelsteinen entspricht, die den Spektralfarben im westlichen System zugeordnet werden. Doch das Prinzip, Bija-Mantras mit Bewusstseinszuständen und Chakras zu assoziieren, mag eine ähnliche Funktion erfüllen – als ein Mittel, den Übenden mit der Ebene des Seins oder Bewusstseins *en rapport* zu setzen, die von einem bestimmten Chakra repräsentiert wird. So gesehen, wäre das Bija-Mantra, das der Yoga-Übende für das dritte Chakra intoniert, mit dem gelben Edelstein vergleichbar, den der Esoteriker zu magischen oder meditativen Zwecken auf einen Altar legt – auch wenn sich die Charakteristika des dritten Chakras in den östlichen und westlichen Systemen radikal unterscheiden.

Was die Unterscheidung zwischen exoterisch und esoterisch betrifft, so betrachte ich jedes als eine »Ansicht« (Darshana), die einen anderen Blick auf die Wirklichkeit bietet: Die eine Sichtweise bezieht sich auf das sogenannte äußere Universum, die andere auf das innere. Oberflächlich betrachtet, mag jede Ansicht die andere auszuschließen scheinen, doch jede von ihnen, wenn sie auf geeignete Weise angewandt wird, vermag uns wertvolle Hilfe zum Verständnis von Aspekten unseres Erlebens zu bieten. Ich halte alle solche Ansichten für valide insofern, als sie für uns nützlich sind, nicht weil sie in irgendeinem absoluten Sinne wahr sind. Somit besteht »Wirklichkeit« für mich in so vielen Ansichten darüber, wie ich tolerieren kann.

Es ist vorstellbar, dass sich die Liste evolutionärer Eigenschaften im westlichen Chakrasystem auf eine ansteigende Hierarchie von zunehmend synchronisierten Gehirnfunktionen bezieht. Diese Ebenen mögen durch meditative und andere Praktiken erreichbar sein, die darauf ausgerichtet sind, verschiedene Teile des Gehirns zu bewegen, immer kooperativer und effizienter zu interagieren. In diesem Falle gäbe es keine Chakras oder feinstofflichen Körper als solche. Aber diese Konstrukte könnten nützliche Hilfen sein, um Gedanken über das Erlangen und Erleben nichtgewöhnlicher Gehirnzustände zu ordnen. Solche Zustände – welche die Erlebenden selbst vielleicht als transzendent, ekstatisch, befreit oder erleuchtet beschreiben – könnten sich auf das sogenannte kosmische Bewusstsein beziehen, das mit dem siebten Chakra assoziiert wird.

Satyananda Saraswati wies vor mehr als dreißig Jahren auf eine solche Möglichkeit hin, als er die ersten beiden Chakras mit primitiven Instinkten und dem Reptilienhirn assoziierte, das dritte und vierte Chakra mit Emotionen, dem Säugerhirn und dem limbischen System und das fünfte und sechste Chakra mit höheren Hirnfunktionen und dem Neokortex. Saraswati glaubte, dass das siebte Chakra in einem feinstofflichen (nichtphysischen) Körper existiere und sich oberhalb des höchsten Punktes des Kopfes befinde. In meiner Analogie mit Hierarchien von Gehirnfunktionen würde dieses Chakra ein transzendentes Zusammenwirken von allen darunter liegenden Ebenen repräsentieren.[89]

Doch nun beende ich das Theoretisieren des Ermittlers über Möglichkeiten des Bewusstseins zu Gunsten der Fakten ordnenden Rolle des Geschichtsschreibers der westlich-esoterischen Glaubenswelten. Der deutsche Dichter und Nobelpreisträger Hermann Hesse schrieb eine Erzählung mit dem Titel *Die Morgenlandfahrt,* die zu einem Klassiker bei den spirituell Suchenden im Amerika der 1960er und 1970er Jahre wurde – in jener Zeit, als das westliche Chakrasystem, wie wir es heute kennen, entstanden ist. Ausgestattet mit Definitionen der östlichen und westlichen Chakrasysteme und der Rollen jener, die dazu beigetragen haben, wollen wir uns nun auf eine Reise in die Gegenrichtung begeben und den Weg der Chakras von Osten nach Westen nachverfolgen.

Teil 2
Esoterische Matrix: Die Chakra-Lehren von H. P. Blavatsky (1879–1891)

KAPITEL 5

Abendlandfahrt

Wenig ahnten die Gründer der Theosophischen Gesellschaft, Madame Helena Petrovna Blavatsky und Oberst Henry Steel Olcott, von dem Empfang, der sie in Indien erwartete, als sie am 16. Februar 1879 in Bombay an Land gingen.[90] Blavatsky (1831–1891) war in Russland in eine Adelsfamilie geboren worden und verbrachte viele Jahre auf Reisen um die Welt auf der Suche nach metaphysischem Wissen aus obskuren Büchern und von weltabgeschiedenen geistigen Lehrern. Olcott (1832–1907), ein praktizierender New Yorker Rechtsanwalt und Experte für die Landwirtschaftsreform, hatte als Sonderbevollmächtigter des Kriegsministeriums zur Ermittlung in Fällen von Bestechung und Korruption bei Zulieferern von Heer und Marine während des Amerikanischen Bürgerkrieges (daher sein militärischer Rang) und in einem Untersuchungsausschuss zur Ermittlung im Zusammenhang mit dem Attentat auf Präsident Abraham Lincoln gedient. Blavatsky und Olcott teilten ein Interesse am Spiritualismus. Sie hatten sich 1874 auf einem Gehöft in Vermont kennengelernt, wo Olcott eine journalistische Ermittlung über zwei Medien durchführte, die Gebrüder Eddy.

Blavatsky war erst vor kurzem aus Paris in Amerika angekommen. Sie hatte Olcotts Artikel gelesen und wollte den Autor kennenlernen und sich der Untersuchung anschließen. Ihre eigenen metaphysischen Forschungen hatten ihr Gelegenheit gegeben, Theorien über mediumistische Phänomene zu entwickeln, die über das hinausgingen, was sie für bloß vereinfachende Erklärungen zeitgenössischer Spiritualisten hielt – dass nämlich derlei Phänomene durch das Wirken Verstorbener, häufig der Verwandten von im Publikum Anwesenden, hervorgebracht würden, die durch den physischen Mechanismus des Mediums arbeiteten.

»Okkultismus« nannte Blavatsky ihren Fundus an Theorien, die sie auf ihren Weltreisen und durch ihre Verbindung mit geistigen Adepten oder Meistern gelernt habe, mit denen sie durch Ausübung ihrer eigenen geistigen Fähigkeiten ständig in Kontakt sei. Sie und Olcott freundeten sich rasch an und waren nach ihrer Rückkehr nach New York praktisch unzertrennlich. Sie führten regelmäßige Salons für andere geistige Suchende durch, was in der Gründung der Theosophischen Gesellschaft (TS) im Jahre 1875 resultierte. 1877 veröffentlichte Blavatsky ihr erstes Buch, *Isis Unveiled: A Master Key to the Mysteries of Ancient and Modern Science and Theology* (dt. Ausgabe: *Isis entschleiert: ein Meisterschlüssel zu den alten und modernen Mysterien*), über welches ein Leser des Manuskripts vor der Publikation sagte, dass es »eine Revolution berge«.[91] Ein großer Teil des Buches wurde per Diktat von Blavatskys Meistern empfangen, von ihr niedergeschrieben und von Olcott lektoriert.

Unter der Führung der Meister brach das Paar seine Zelte in Amerika wieder ab – Blavatsky hatte erst vor Kurzem die amerikanische Staatsbürgerschaft erhalten –, und reiste mit dem Schiff über England, Frankreich und Ägypten nach Indien. Sie glaubten, dass die Quelle der Lehren, die sie Okkultismus nannten, in den Traditionen des alten Indiens liege und dass eine ununterbrochene Reihe geistiger Meister jene Lehren über die Generationen hinweg in die Gegenwart übermittelt habe. Sie wollten sich selbst mit solchen Lehrern in Verbindung setzen, vor allem Olcott, denn Blavatsky hatte bereits ihre Kontakte.

Nachdem sie sich in Bombay häuslich eingerichtet hatten, begannen die TS-Gründer mit der Herausgabe einer Monatszeitschrift, dem *Theosophist*, der bis heute publiziert wird. Alle TS-Unternehmungen einschließlich dieser Zeitschrift wurden auf der Basis von drei Zielsetzungen geleitet, wobei die universelle Brüderlichkeit der Menschen an erster Stelle stand. Das zweite Ziel unterstrich die Wichtigkeit, die uralte Weisheit der Hindus zu studieren, wie sie in bekannten Texten wie den Vedas und den Upanischaden enthalten war und solchen, die es noch zu entdecken, bewahren und übersetzen galt. Die dritte Zielsetzung galt der Erforschung von unerklärten Gesetzen der Natur und unbekannten Kräften, die im Menschen schlummerten.[92]

Überall, wohin die Gründer gingen, wurden sie von Hunderten, manchmal Tausenden von einheimischen Hindus (in Indien) oder Buddhisten (auf Ceylon, heute: Sri Lanka) umringt, die vor Freude außer sich waren, Abendländern zu begegnen, die interessiert waren, ihnen auf Augenhöhe zu begegnen, statt sie auszubeuten oder schlechtzumachen, wie es die Repräsentanten der britischen Herrschaft in Indien und der christlichen Missionare aus England und Amerika zu tun pflegten. Als Herausgeber des *Theosophist* begrüßten die Gründer Beiträge von indischen Autoren, die endlich in der Lage waren, ihre religiösen und metaphysischen Ansichten dem Westen gegenüber frei zum Ausdruck zu bringen, ohne durch die voreingenommenen Sichtweisen der anglo-indischen christlichen Presse ignoriert oder unterdrückt zu werden.[93] Trotz Kiplings Feststellung, dass Ost und West niemals zueinander kommen werden, begegneten sie sich tatsächlich auf den Seiten des *Theosophist* und begannen damit die Reise des Chakrasystems von Osten nach Westen.[94]

Flüchtige Blicke auf den tantrischen Okkultismus

Innerhalb eines Jahres nach ihrer Ankunft begannen die Gründer Briefe und Artikel über die esoterischen Lehren des Tantra zu erhalten, die – nach Shoms Artikel in der *Calcutta Review* dreißig Jahre früher – die zweite Stufe der Übermittlung dieser Ideen in den Westen darstellten. So lenkte zum Beispiel ein anonymer, mit »Wahrheitssucher« unterzeichneter Brief in der Januar-Ausgabe von 1890 die Aufmerksamkeit auf eine nicht signierte Serie von Artikeln unter der Überschrift »Der Traum Ravans: ein Mysterium«, eine Nacherzählung von Episoden aus dem *Rāmāyaṇa*, die 1853–1854 im *Dublin University Magazine* veröffentlicht wurden. »Wahrheitssucher« zitierte aus einer Fußnote der vierten Folge:

> Diese außergewöhnliche Macht, die andernorts als die »Weltmutter« bezeichnet wird – die »Schatzkiste des höchsten Geistes« – wird technisch Kundalini genannt, die man schlangen- oder ringförmig dargestellt findet. Manche Dinge, die man von

ihr erzählt, lassen an so etwas wie personifizierte Elektrizität denken.[95]

Laut Karl Baier stellte diese Aussage im *Theosophist* »das erste Erscheinen der berühmten Schlangenkraft auf der Bühne der Theosophie dar. Hier beginnt ihre Karriere in der modernen Volksreligion.«[96] Es ist wahrscheinlich, dass die Fußnote im *Dublin University Magazine* von 1854 das erste Erscheinen des Wortes *Kundalini* in einem nichtfachlichen, öffentlichen Forum darstellt.

»Wahrheitssucher« beendete seinen Brief mit einer leidenschaftlichen Bitte an die »Korrespondenten des Theosophist« um mehr Informationen: »Wir westlichen Theosophen sehnen uns sehr nach Informationen bezüglich allen besten Methoden der Seelen-Befreiung und Willenskultur, und wenden uns um Licht gen Osten.«[97] Baier resümiert: »Dieser Brief löste eine Reihe von Antworten in den folgenden Ausgaben des *Theosophist* aus«, einschließlich mehrerer Artikel über »Tantrismus und tantrischen Yoga« – und einer von ihnen handelte von Chakras.[98] Auf der Abonnentenliste des *Theosophist* standen Amerikaner, Briten, Anglo-Inder und Inder, und die Liste wurde schnell immer länger, als Adressen aus weiteren europäischen und südwestpazifischen Ländern hinzukamen. Damit begann die weltweite Verbreitung von Lehren über Kundalini und die Chakras.

Nur wenig ist über den Verfasser der Artikel über Tantra-Yoga bekannt außer seinem Namen, Baradakanta Majumdar, seiner Kaste (Brahmane) und seinem Wohnort zur Zeit jener Korrespondenz (Rajshahi, damals in Bengalen, heute in Bangladesh). Er scheint ein Verfasser von Romanen, Erzählungen und philosophischen Werken in Bengali und Herausgeber einer bengalischen Kinderzeitschrift in Kalkutta gewesen zu sein.[99] Als eine Autorität auf dem Gebiet des Tantra arbeitete er gut dreißig Jahre später mit Woodroffe an den *Principles of Tantra* (1913) zusammen; in dem Buch wird er als »ein alter Mann« von »englischer Bildung« beschrieben.[100] Majumdar lieferte die umfangreiche Einleitung für den zweiten Band von Woodroffes Werk.

Majumdars Beiträge zum *Theosophist* waren bescheiden und umfassen nur wenige Seiten. Der erste, »Tantra-Philosophie«, erschien in der Ausgabe von April 1880 und begann mit diesen Sätzen:

Es ist höchst bedauerlich, dass die Tantras bei einigen Gelehrten und Wahrheitssuchern in diesem Lande keinen Anklang gefunden haben. Die Menschen empfinden allgemein etwas wie eine intuitive Abneigung bereits gegen den Begriff Tantra, der alles mit sich zu assoziieren scheint, was unrein, unedel und unmoralisch ist; doch gibt es viele Tantras, die auf ihren nicht beachteten Seiten goldene Schlüssel verbergen, welche die versiegelten Pforten der geheimnisvollen Natur wohl öffnen mögen.[101]

Majumdar behauptete, dass es mehr als einhundertsechzig Tantras gebe, die meisten in bengalischer Sprache geschrieben. »Die Tantriker wie die Freimaurer und Rosenkreuzer verbergen ihre Bücher und Geheimnisse eifrig vor der Außenwelt«[102] – was mich wundern macht, ob sie ihren Ruch der Unreinheit als ein Mittel nutzen, um sicherzustellen, dass ihre Geheimnisse verborgen bleiben, zumindest vor der konventionellen Mehrheit. Majumdar erklärt den edlen Gottesbegriff, der in den Tantras offenbart wird, mit Belegen aus alten Schriften, um seinen Hinweis auf goldene Schlüssel zu verdeutlichen. Doch der einzige Wert des Artikels für unsere Zwecke ist, dass er eine weitere frühe Verwendung des Wortes *Kundalini* darstellt, die definiert wird als »die große makellose Kraft, die der organischen und unorganischen Materie zugrunde liegt«, eine Manifestation »der einen großen Urkraft oder Macht, welche das Universum erschuf«.[103]

Majumdars nächster Beitrag zum *Theosophist* war der zweiteilige Artikel »Flüchtiger Blick auf den tantrischen Okkultismus«, welcher in den Ausgaben für Juli und Oktober 1880 erschien. Dies war das erste Mal, dass Auszüge und Zusammenfassungen aus dem *Ṣaṭ-Cakra-Nirūpaṇa* in englischer Sprache veröffentlicht wurden. Majumdar nennt den Text *Ṣaṭ-Cakra-Bheda* (Durchdringung der sechs Chakras), welches tatsächlich eher der Name einer Tantra-Übung als der Titel des Textes ist.[104] Leser, die mit Woodroffes 1919 publizierter Veröffentlichung von *Ṣaṭ-Cakra-Nirūpaṇa* in *Die Schlangenkraft* vertraut sind, werden die identischen Beschreibungen der Chakras wiedererkennen.

Angesichts von Woodroffes Zusammenarbeit mit Majumdar 1913 halte ich es für wahrscheinlich, dass letzterer Woodroffe mit dem *Ṣaṭ-Cakra-Nirūpaṇa* bekannt gemacht hat. Obschon Fach- und populäre Veröffentlichungen die Übermittlung des Chakrasystems vom Osten in den Westen auf *Die Schlangenkraft* zurückführen, erschien die erste Veröffentlichung der Verknüpfung von Farben, Lotos-Blütenblättern, Sanskrit-Buchstaben, Elementen und so weiter aus dem *Ṣaṭ-Cakra-Nirūpaṇa* in englischer Sprache bereits fast vierzig Jahre früher.

Olcott schrieb die folgende Anmerkung des Herausgebers für den ersten Teil des Artikels:

> Die Vorliebe des asiatischen Geistes für Allegorien und Parabeln wird in dieser Arbeit über tantrischen Okkultismus wohl illustriert. Für einen westlichen Menschen, der den Sinn zwischen den Zeilen nicht zu lesen vermag, wird er sehr wahrscheinlich bar jeden Sinnes sein … Das signifikante Merkmal des vorliegenden Aufsatzes ist, dass der tantrische Yogi, aus dessen Werk die Auszüge übersetzt wurden, das große und geheimnisvolle Gesetz kannte, dass es innerhalb des menschlichen Körpers eine Reihe von Zentren der Kraftentwicklung gibt, deren Lage dem Asketen im Laufe seiner physischen Selbstentwicklung bekannt wird, sowie die Mittel, derer er sich bedienen muss, um die Aktivitäten in diesen Zentren unter die Kontrolle seines Willens zu bringen. Um die orientalische, bildhafte Methode anzuwenden, sind diese Punkte so viele Außenwerke, die es einzunehmen gilt, bevor die eigentliche Festung erobert werden kann.[105]

Diese Erklärung fasst die Kernpunkte in der Übermittlung der Idee der Chakras von Osten nach Westen zusammen:

- Wir können ihre Beschreibungen in Hindu-Büchern (und Darstellungen) nicht wörtlich nehmen.
- Sie handeln von verborgenen Energien der Natur.
- Sie sind Kraftzentren, die in einen evolutionären Prozess eingebunden sind.
- Sie bleiben unbekannt, bis wir eine bestimmte Stufe der Selbstentwicklung erreichen.
- Ihre Tätigkeit muss unter die Kontrolle des Willens gebracht werden.

Das westliche Denken hat bereits damit begonnen, das Schema der Chakras zu assimilieren, wenn nicht sogar, sich anzueignen. Die Vorstellung von verborgenen Kräften, Evolution und Beherrschung durch den Willen sind in Blavatskys Schriften aus jener Zeit wohldokumentiert und bildeten damit die interpretative Linse, durch welche das östliche Chakrasystem betrachtet wurde.[106] Die Vorstellung von Kraftzentren tauchte hier vielleicht zum ersten Mal auf. Spätere westliche Veröffentlichungen über die Chakras (mit Ausnahme jener, die das Ziel verfolgten, tantrische Texte in ihren angestammten kulturellen Kontext zu stellen), weisen gewöhnlich einen oder mehr der gerade formulierten Kernpunkte auf – besonders jene von Kraft- oder Energiezentren und Evolution.

Blavatsky erwähnte die Chakras erstmals zwei Jahre später – wenngleich ohne diese Bezeichnung zu verwenden. In der Ausgabe des *Theosophist* vom August 1882 erwähnte sie »die Reihe von sechs Kraftzentren im menschlichen Körper (gespeist aus der unerschöpflichen Quelle des siebten oder dem Einen als der Summe von allen)« – und untermauerte damit die Tendenz späterer Autoren einschließlich Annie Besants, Charles W. Leadbeaters und Alice Baileys, die Begriffe *Chakra* und *Kraftzentrum* mehr oder weniger austauschbar zu verwenden.[107] Blavatskys Ergänzung eines siebten Kraftzentrums leitete auch die westliche Gepflogenheit ein, sieben Chakras zu zählen statt der sechs, die in Majumdars Artikel und dem *Ṣaṭ-Cakra-Nirūpaṇa* beschrieben sind, in welchem der tausendblättrige Lotos am höchsten Punkt des Kopfes nicht als ein Chakra ausgewiesen war.

Tantrische Anatomie

Die nächste Rate der ost-westlichen Übermittlung der Chakra-Idee, »Die Anatomie der Tantras«, erschien in der März-Ausgabe des *Theosophist* 1888 und war mit »B. B.« gezeichnet. Das sind die Initialen von Baman Das Basu (1867–1930), der vom Yoga-Wissenschaftler Mark Singleton als Verfasser dieses Artikels identifiziert wurde.[108] Vom *Oxford English Dictionary* als die früheste bekannte Verwendung des Wortes *Chakra* zitiert, diente »Die Anatomie der Tantras« mehreren Zwecken, darunter jenem, Bipin Behari Shom zu kritisieren, der wegen seines Artikels in der *Calcutta Review* als »Hindu-Deserteur« bezeichnet wurde (obwohl jener Artikel nicht signiert war – Basu hat möglicherweise gar nicht gewusst, wer ihn geschrieben hatte),[109] und um, vielleicht zum ersten Mal, die esoterische Anatomie der Nadis und Chakras mit dem Nervensystem des physischen Körpers zu identifizieren. (Siehe die folgenden Tabellen; die tabellarischen Darstellungen der Chakras in diesem Buch sind von unten nach oben zu lesen, ihrer Reihenfolge von der Basis der Wirbelsäule zum Scheitel folgend.)

Sanskrit-Namen[110]	deutsche Namen	Lage
Suṣumṇā (gnädig)	mittleres Gefäß	Rückenmark
Iḍā (kühlend)	linkes Gefäß	linker Sympathikus-Strang
Piṅgalā (rötlich-orange)	rechtes Gefäß	rechter Sympathikus-Strang
Citra (glänzend)[111]	...	graue Substanz im Rückenmark
Brahmadaṇḍa (Stab des Brahma)[112]	...	Zentralkanal im Rückenmark
Triveṇī (dreifacher Zopf)[113]	...	Medulla oblongata (wo sich die Sympathikus-Stränge vereinigen)
Kailāsa (Berg Kailash)[114]	...	Gehirn

Tabelle 2: Basus tantrische Anatomie (1888)

Dass Basu das siebte Chakra mit der Medulla oblongata an der Gehirnbasis verknüpft, bedeutet, dass es unterhalb des sechsten Chakras statt am höchsten Punkt des Kopfes liegt. Dieses Chakra wird gewöhnlich nicht mit einem Nervenplexus in Verbindung gebracht, sondern mit dem Brahmarandra, der vorderen Fontanelle.

Chakras	östliche Namen	spätere westliche Namen	anatomische Entsprechungen
siebtes	Sahasrāra	Scheitel-	Medulla oblongata
sechstes	Ājñā	Stirn-	Plexus cavernosus
fünftes	Viśuddha	Hals-	Plexus laryngeus/ pharyngeus
viertes	Anāhata	Herz-	Plexus cardiacus
drittes	Maṇipūra	Nabel- / Solarplexus-	Plexus coeliacus (solaris)
zweites	Svādhiṣṭhāna	Genital-	Plexus prostaticus[115]
erstes	Mūlādhāra	Wurzel-	Plexus sacralis

Tabelle 3: Basus Chakras (1888)

Blavatsky stützte sich in ihren »Esoterischen Instruktionen« (die im folgenden Kapitel besprochen werden sollen) auf diese Liste. Leadbeater, ein Mitglied der TS seit 1883, mag Basus Artikel gelesen haben, als er erschien, doch er modifizierte Basus Entsprechungen in *Die Chakras* leicht: Steißbein-Geflecht (Basu: Kreuzbein-Plexus), Milz-, Sonnen-, Herz-, Kehlkopf-, Halsschlagader-Geflecht (Basu: »kavernöses Geflecht« [Plexus cavernosus]).[116]

Der medizinische Begriff Kehlkopf-Plexus (engl. laryngeal plexus) ist obsolet, er bezog sich auf ein Gebiet im Bereich der Schilddrüse, wo sich zwei Kehlkopf-Nerven begegnen. Der Begriff »kavernöses Geflecht« (Plexus cavernosus) meint wahrscheinlich Nerven, die durch den Sinus cavernosus verlaufen, und ist ebenfalls nicht mehr gebräuchlich. Internet-Suchen nach diesen Begriffen führen zu medizinischen Texten aus dem 19. und frühen 20. Jahrhundert – aber auch zu Webseiten aus dem 21. Jahrhundert, die das Kehl-Chakra weiterhin mit einem »laryngeal plexus« und das Stirn-Chakra mit einem »cavernous plexus« assoziieren – und beweisen damit, dass Basus Zuordnung von Nervengeflechten zu Chakras die Zeit überdauert haben.

Wissenschaftliche Bücher, die versuchen, die Quelle der Zuordnungen zwischen den Chakras und Nervengeflechten aufzuspüren, schreiben sie oft einem indischen Arzt, Vasant G. Rele, zu, der seine eigene, leicht abweichende Liste in *The Mysterious Kundalini* vierzig Jahre nach Basus Artikel im *Theosophist* veröffentlichte. Reles Buch kam 1927 heraus – im selben Jahr, in dem Leadbeater *Die Chakras* veröffentlichte – und ist seitdem ununterbrochen im Handel gewesen[117], während Basus Artikel der Quellen-Amnesie zum Opfer fiel und weitgehend in Vergessenheit geriet. Die meisten New-Age-Bücher über die Chakras, einschließlich Judiths *Lebensräder,* leihen ihre Entsprechungen für Nadis und Chakras von Leadbeater.[118]

Nach Blavatskys Durchsetzung von sieben Kraftzentren war Basus Verknüpfung der Chakras mit Nervengeflechten 1988 die erste Komponente des westlichen Chakrasystems, die Gestalt annahm.

KAPITEL 6

Madame Blavatskys
»Esoterische Instruktionen«

Die Vorstellung von Chakras spielte in ihren Lehren oder Schriften keine große Rolle, bis Blavatsky in den letzten Jahren ihres Lebens in England die Esoterische Sektion (auch bekannt als Esoterische Schule der Theosophie, Östliche Schule der Theosophie oder E.S.T.) aufbaute. Blavatsky wollte eine besonders engagierte Gruppe von zwölf persönlichen Schülern, sechs Männern und sechs Frauen, wöchentlich unterrichten, die sogenannte »Innere Gruppe«. Diese Schüler machten sich Notizen, verglichen ihre Mitschriften und stellten ein Manuskript zusammen, das dann für die Veröffentlichung als »Esoterische Instruktion« vorbereitet wurde. Blavatsky überwachte die Ausarbeitung selbst. Diese Instruktionen sollten in privatem Rahmen an Mitglieder überall auf der Welt verschickt werden, die sich zur Geheimhaltung verpflichtet hatten.[119]

Zwei solche Instruktionen wurden wie geplant herausgegeben. Die dritte erschien erst nach Blavatskys Tod 1891 und war vermutlich noch von ihr selbst überarbeitet worden. Zwei weitere Instruktionen wurden unter der gemeinsamen Schriftleitung von Annie Besant (1847–1933), einem Mitglied der Inneren Gruppe, und William Q. Judge (1851–1896) herausgegeben. Judge war eines der Gründungsmitglieder der TS und stand der amerikanischen Sektion vor, deren Hauptquartier in New York war. Nach Blavatskys Tod waren Besant und Judge gemeinsam Leiter der Esoterischen Sektion (ES). Nachdem Judge die Amerikanische Sektion 1894/95 als ein unabhängiges Organ reformiert hatte, brachte er eine sechste solche Instruktion heraus.

Im Jahre 1897 publizierte Besant die ersten drei Instruktionen sowie Mitschriften von mündlichen Unterweisungen aus den Sitzungen der Inneren Gruppe als Teil eines dritten Bandes von Blavatskys 1888 in zwei Bänden erschienenem Meisterwerk *The Secret Doctrine: The Synthesis of Science, Religion, and Philosophy* (dt. Ausgabe: *Die Geheimlehre. Die Synthese von Wissenschaft, Religion und Philosophie)*. Blavatsky hatte versprochen, einen dritten und vierten Band der *Geheimlehre* herauszugeben und behauptet, diese seien fast vollständig. Nach ihrem Tode war jedoch keine Spur der beiden Bände zu finden. Also trug Besant verschiedene unveröffentlichte Arbeiten Blavatskys für den versprochenen dritten Band zusammen und füllte ihn mit den Esoterischen Instruktionen auf. Diese Entscheidung war sehr umstritten, da die Instruktionen geheimgehalten werden sollten.[120] Ungeachtet der Anfeindungen jener, die das Empfinden hatten, dass Besant ein heiliges Gelübde verletzt hatte, indem sie diese Schriften veröffentlichte, sowie der abfälligen Bemerkungen, mit denen man ihre Ordnung und Überarbeitung des Materials bedachte, nahm dieser sogenannte dritte Band der *Geheimlehre* für viele Theosophen wie Leadbeater und Bailey einen kanonischen Status an, die sich in ihren Untersuchungen und Darlegungen theosophischer Lehren – einschließlich des Chakrasystems – ausgiebig auf seinen Inhalt stützten.[121]

In der Esoterischen Instruktion Nr. 3 sprach Blavatsky über die Chakras. Mehrere Dinge, die sie sagte, spielen in späteren westlichen Lehren über die Chakras eine entscheidende Rolle. Doch aufgrund ihrer sehr verdichteten Ausführungen, der Länge ihrer Sätze und Abschnitte und ihrer aus dem 19. Jahrhundert übernommenen Angewohnheit, wichtige Begriffe häufig durch Kursivdruck oder Großbuchstaben hervorzuheben – nicht nur die Anfangsbuchstaben, sondern ganze Wörter – ist es nicht leicht, die zeitgenössische Relevanz dieser Lehren zu erfassen. Ich schlage vor, sie in kurze, nummerierte Passagen zu gliedern und Kommentare zwischen den Abschnitten anzubieten. Zur weiteren Erleichterung der Lektüre habe ich das Englisch modernisiert und das Sanskrit vereinfacht.[122]

Hatha- versus Raja-Yoga

1. Wer beide Systeme studiert hat, den Hatha- und den Raja-Yoga, stellt einen enormen Unterschied zwischen ihnen fest: Der eine ist rein psycho-physiologisch, der andere rein psycho-spirituell.

Der Hatha-Yoga konzentriert sich auf die Beherrschung des physischen Körpers als einem Weg zur Beherrschung des Geistes und letztlich zur Erleuchtung. Daher baut er auf einer physiologischen Grundlage, wie in den Übungen von Körperhaltungen *(āsana)* und Atembeherrschung (Pranayama), jedoch psychisch (d.h. auf die Psyche als Geist oder Seele hin) ausgerichtet. Der *Rāja-* (königliche) Yoga konzentriert sich auf die Beherrschung des Geistes als einen Weg zur Erleuchtung und ist auf die spirituellen Dimensionen selbst über die Seele hinaus ausgerichtet; sein Mittel ist die Meditation.

In Blavatskys Terminologie, die auf Sanskrit-Wörtern basiert, gibt es sieben Prinzipien des Bewusstseins, welche von sieben Hierarchien göttlich-geistiger Wesen erschaffen werden, dem sogenannten Deva-Reich. *(Deva* bedeutet »Lichtwesen«, d.h. Gottheiten oder Engel). Diese Prinzipien und Hierarchien korrelieren mit sieben Ebenen der Existenz und sieben Schichten der Aura:
- erstes: grobstofflicher Körper *(sthūla)*
- zweites (manchmal drittes): feinstofflicher Körper *(liṅga* – von späteren Theosophen häufig ätherisches Doppel oder Ätherleib genannt)
- drittes (manchmal zweites): Vitalität oder Lebenskraft *(prāṇa)*
- viertes: Wunsch, Begierde *(kāma,* manchmal auch *kāma-rūpa* genannt: »Körper des Begehrens«)
- fünftes: Denken *(manas,* manchmal in niederes Denken *[kāma-manas]* und höheres Denken *[buddhi-manas]* unterteilt)
- sechstes: spirituelle Intelligenz *(buddhi,* manchmal Intuition genannt)
- siebtes: Gottesnatur, ummantelt die anderen Prinzipien wie eine Hülle oder ein »aurisches Ei« *(ātman,* in Verbindung mit Buddhi oder Buddhi-Manas manchmal Monade genannt)[123]

Die ersten vier Prinzipien werden die niedere Vierheit und die übrigen drei die höhere Dreiheit (zuweilen auch Monade) genannt. Laut Blavatsky versucht der Hatha-Yoga, die niedere Vierheit – Körper, feinstofflicher Körper, Vitalität und Wünschen – zu meistern, um das fünfte Prinzip (Manas) zu erlangen, während der Raja-Yoga anstrebt, das fünfte Prinzip zu beherrschen, um das spirituelle sechste und siebte Prinzip zu erlangen – und damit das Einssein mit dem Göttlichen. Damit implizieren die sieben Prinzipien ein Kontinuum vom Höchst-Physischen zum am wenigsten Physischen oder vom Geringst-Geistigen zum Höchst-Geistigen. Wie wir sehen werden, wurde das westliche Chakrasystem auf dem Webstuhl jener Prinzipien geknüpft, auch wenn dieser Rahmen im Laufe des Jahrhunderts zwischen Madame Blavatskys Tod und Shirley MacLaines Auftritt in der *Tonight-Show* 1990 (als die Chakras Mainstream wurden) allmählich aus der Sicht verschwunden ist.

2. Die Tantriker scheinen nicht über die sechs sichtbaren und bekannten Nervengeflechte hinauszugehen, mit deren jedem sie die *Tattvas* verbinden; und der große Wert, den sie auf das wichtigste von ihnen legen, das *Muladhara*-Chakra (Kreuzbein-Plexus), zeigt die materielle und egoistische Tendenz ihrer Anstrengungen zum Erwerben von Kräften. Ihre fünf Winde und fünf Tattvas richten sich vor allem auf die Prostata-, Solar-, Herz- und Kehlkopf-Plexus. Während sie das Agneya [Ajna] fast übersehen, ignorieren sie mit Bestimmtheit den aufbauenden Rachen-Plexus.

Da der Hatha-Yoga ein Auswuchs des Tantras ist, mag es den Anschein haben, als spreche Blavatsky noch über die Praxis des Hatha-Yoga. Doch Yoga-Übende, Tantrikas (Tantriker) genannt, folgen, so sagt man, dem Pfad der linken Hand, wenn sie psychische Kräfte zu egoistischen Zwecken entwickeln. Blavatsky betrachtete sie als »Schwarzmagier« (d.h. Hexer).

Wie gesagt, wurde das siebte Chakra in Basus Artikel »Die Anatomie der Tantras« im *Theosophist* mit einem »sichtbaren und bekannten« Nervenplexus assoziiert. Die Tattvas sind die bereits früher beschriebenen Elemente: Erde, Wasser, Feuer, Luft und Akasha. Blavatsky nannte die Tattvas »Naturkräfte« und zählte sieben auf, die sie mit den sieben Prinzipien in Beziehung setzte.[124]

Das Muladhara-(Wurzel-)Chakra ist der Sitz der Kundalini, daher der »große Wert«, den die Tantra-Praktiker auf dieses Zentrum legen. Westliche Autoren neigen dazu, dieses Chakra als das am materiellsten ausgerichtete der sieben zu betrachten und setzen es mit Materie schlechthin gleich. Das siebte oder Scheitel-Chakra assoziieren sie mit Geist und nehmen die übrigen fünf Chakras als ein Kontinuum abnehmender Materialität und zunehmender Spiritualität wahr.

Die fünf Winde *(prāṇa-vāyu)* beziehen sich auf die Art und Wege, wie die Vitalität oder Lebenskraft durch die Nerven (Nadis) des feinstofflichen (ätherischen) Körpers zirkuliert. Sie werden ebenfalls mit Elementen und Farben assoziiert. Ihre Namen und Funktionen brauchen uns nicht zu beschäftigen; sie waren Gegenstand von Leadbeaters hellsichtigen Untersuchungen der Chakras, die später besprochen werden.

Es ist wahrscheinlich, dass Blavatsky gegen das Buch *The Science of Breath and Philosophy of the Tattwas* von Rāma Prasād ausholte, das als *Nature's Finer Forces* allgemein bekannt und von der TS 1890 veröffentlicht worden war. An einer früheren Stelle in jener Instruktion hatte sie das Buch abfällig erwähnt, weil »es schwarze Magie von der schlimmsten Sorte empfiehlt«.[125] Ich werde *Nature's Finer Forces* in Kapitel 10 behandeln.

Die meisten östlichen und westlichen Bücher über die Chakras verorten das Hals-Chakra im Bereich der Kehlkopf- und Rachen-Nervenplexus. Doch wie der nächste Abschnitt zeigen wird, verknüpfte Blavatsky die Hypophyse mit dem Rachen, und dadurch mit dem Ajna-, dem sechsten Chakra.

3. Aber bei den Anhängern der alten Schule ist es anders. Wir beginnen mit der Meisterung jenes Organs, das an der Basis des Gehirns gelegen ist, im Rachendach, und von den westlichen Anatomen Hypophyse genannt wird. ... Das Anregen und Wecken des dritten Auges [Epiphyse] muss von jenem vaskulären Organ durchgeführt werden, jenem unbedeutenden kleinen Teil, von dem die Physiologie ebenfalls überhaupt nichts weiß. Das eine ist der Energieversorger des Willens [Hypophyse], das andere derjenige der hellsichtigen Wahrnehmung [Epiphyse].

Abermals unterschied Blavatsky zwischen Tantra-Praktikern, die mit dem ersten Chakra beginnen, und Raja-Yoga-Übenden, die mit dem sechsten anfangen.

Die Epiphyse (Zirbeldrüse)

4. Die Epiphyse ist das, was der östliche Okkultist *Devaksha* nennt, das »göttliche Auge« oder »dritte Auge«. Bis heute ist es das wichtigste und tonangebende Organ der Spiritualität im menschlichen Gehirn, der Sitz der Genialität, das magische »Sesam[, öffne dich!]«, das der geläuterte Wille des Mystikers ausspricht und das demjenigen alle Wege der Wahrheit öffnet, der es zu gebrauchen weiß.[126]

Blavatsky ist wahrscheinlich der Ursprung und Bezugspunkt für alle späteren Hinweise auf eine Entsprechung zwischen der Epiphyse und dem dritten Auge der Esoteriker. Sie widmete einen Abschnitt des zweiten Bandes der *Geheimlehre*, »Die Menschen mit dem ›dritten Auge‹«[127] den Verbindungen zwischen der Epiphyse – einem rudimentären dritten Auge bei bestimmten Reptilien, über das von zeitgenössischen Biologen berichtet wurde –, dem antiken griechischen Mythos von Zyklopen, den spirituellen Kräften im Okkultismus und indischen Darstellungen vom Auge Śivas als einem dritten Auge auf der Stirn, das sie als »eine exoterische Verfremdung« bezeichnete.[128]

Einige spätere Esoteriker – Bailey offenbar als Erste – nahmen diese Verfremdung wörtlich und verknüpften das Stirn- (sechste) Chakra mit der Epiphyse und der Idee des dritten Auges. Der französische Philosoph René Descartes hingegen nannte die Epiphyse in einem Brief vom 29. Januar 1640 den »Sitz der Seele«.[129] Diese Tatsache wurde von Blavatsky ebenfalls in der *Geheimlehre*[130] erwähnt und zur Basis für die Verknüpfung der Epiphyse mit dem siebten Chakra über die Esoterische Instruktion Nr. 3, in Leadbeaters *Die Chakras* und späteren westlichen Systemen, die durch sein Buch beeinflusst wurden.

5. Wenn ein Mensch in seiner normalen Verfassung ist, kann der introspektive Adept die goldene Aura in beiden Drüsen pulsieren se-

hen, ein Pulsieren wie das des Herzens, das zeitlebens nicht aufhört. Diese Regung wird jedoch unter dem abnormen Umstand von Anstrengungen verstärkt, hellsichtige Fähigkeiten zu entwickeln, und die Aura nimmt eine stärker vibrierende und pulsierende oder schwingende Tätigkeit an. Der Bogen (der Hypophyse) steigt aufwärts, immer weiter, zu der Epiphyse, bis schließlich der Strom sie trifft – gerade wie wenn der elektrische Strom einen festen Gegenstand trifft –, und das schlummernde Organ geweckt wird und von reinem Akasha-Feuer hell erglüht.

Diese Worte beschreiben anschaulich den Weg der Kundalini (hier »reines Akasha-Feuer« genannt) vom sechsten zum siebten Chakra.

6. Dies ist die psycho-physiologische Illustration von zwei Organen auf der physischen Ebene, welche die konkreten Symbole der metaphysischen Konzepte Manas und Buddhi sind und diese jeweils repräsentieren. Letzteres [Buddhi] braucht, um auf dieser Ebene bewusst zu werden, das differenziertere Feuer von Manas. Aber *sobald der sechste Sinn den siebten geweckt hat,* erhellt das Licht, welches von ihm ausstrahlt, die Felder der Unendlichkeit: Für einen kurzen Zeitraum wird der Mensch allwissend. Die Vergangenheit und die Zukunft, Raum und Zeit, verschwinden und werden für ihn zur Gegenwart. [Hervorhebungen des Originals]

Es scheint, dass uns das Prinzip der spirituellen Intelligenz (Buddhi) auf der physischen Ebene normalerweise nicht zugänglich ist und durch ein physisches Organ – die Epiphyse – zur Tätigkeit gebracht werden muss, bevor wir durch dieses Prinzip erleben oder wahrnehmen können. Gleichwohl haben wir Zugang zu dem Prinzip Denken (Manas), das durch die Hypophyse wirkt. Blavatsky deutet an, dass unter dem »abnormen Umstand von Anstrengungen, hellsichtige Fähigkeiten zu entwickeln« (das Wort *abnorm* bedeutet hier wahrscheinlich nur, dass es für sogenannte normale Menschenwesen ungewöhnlich ist, sich in solchen Bestrebungen zu engagieren), die Hypophyse/Denken-Verbindung dazu gebracht werden kann, die Verbindung Epiphyse/spirituelle Intelligenz zu aktivieren.

Der sechste Sinn soll »der psychische Farbensinn« sein (die hellsichtige Fähigkeit, Farben auf anderen Ebenen als der physischen wahrzunehmen, wie im Falle der Aura-Wahrnehmung), und der siebte ist »spiritueller Klang«.[131] In der Hindu-Philosophie ist Shabda-Brahman (Klang als das Absolute) die geistige Grundlage des manifestierten Universums – Klang oder Schwingung ist das erste Erschaffene, das alles andere hervorbringt.[132] Somit ermöglicht uns die Aktivierung des siebten Sinnes, der mit der Epiphyse und der spirituellen Intelligenz assoziiert wird, den klanglich-spirituellen Urgrund des Universums wahrzunehmen – mit Auswirkungen wie Allwissenheit in Raum und Zeit.

Chakras im Kopf

7. Unsere sieben Chakras liegen alle im Kopf, und es sind diese Haupt-Chakras, welche die sieben (denn es gibt sieben) wichtigsten Nervengeflechte im Körper regieren, und die zweiundvierzig Neben-Plexus, denen die Physiologie jene Bezeichnung verwehrt. ... Und wenn der Begriff *Plexus* in diesem Zusammenhang für das westliche Denken nicht die Idee vermittelt, die der Begriff dem Anatomen bedeutet, so nennt sie Chakras oder Padmas, oder die Räder, die Lotosherzen und Blütenblätter.

Die Vorstellung, dass es neunundvierzig Nervengeflechte gibt – und damit neunundvierzig Haupt- und Neben-Chakras –, mag wie eine oberflächliche Anwendung des esoterischen Prinzips anmuten, alles Sichtbare und Unsichtbare in Siebener-Gruppen und -Kategorien zu sortieren. Doch in *Die Schlangenkraft* zitiert Woodroffe ein altes Manuskript, das die Sanskrit-Namen der sieben Haupt-Chakras und zweiundvierzig Neben-Chakras auflistet, die zusammen neunundvierzig ergeben.[133]

Shyam Sundar Goswami, ein indischer Autor des 20. Jahrhunderts, stellte eine ausführliche Studie aus Aussagen über die Chakras aus nahezu hundertfünfzig Upanischaden, Tantras, Puranas und verwandten Texten aus einem Zeitraum zusammen, der fast die ganze Geschichte der Entwicklung von Hinduismus und Yoga umspannt. Das System, das er vorstellt, besteht aus dreizehn Chakras, sieben von ihnen befinden sich im Kopf. Das sechste Chakra (Ajna) wird als erstes Kopf-Chakra verdoppelt, und es gibt ein zusätzliches Chakra (Hrit) zwischen dem dritten (Manipura) und vierten (Anahata).[134]

An diesem Abschnitt gilt es zu bemerken, dass es jetzt sieben Chakras im Körper gibt, die mit Nervengeflechten assoziiert werden, und sieben höhere Chakras im Kopf. Hier sehen wir den Beginn einer Tradition von Mehrfach-Chakrasystemen, die im Laufe der Entwicklungsgeschichte des westlichen Chakrasystems von Zeit zu Zeit zutage tritt, gewöhnlich eher in esoterischen als in populären Darstellungen.

Weg der Heiligen

Die Namen der sieben Chakras im Kopf sind für uns ohne Belang, da sie von Blavatsky nie erwähnt wurden. Deren Informationsquelle könnte ein Zwölf-Chakren-System gewesen sein, das bei den Anhängern des Radhasoami-Glaubens (auch *Sant Mat* genannt, »Pfad der Heiligen«) gebräuchlich war, einer Sekte, die Elemente des Sikhismus und der Nāth Siddhas kombinierte (eines klösterlichen Ordens von »vollendeten Herren«, gegründet im 12. oder 13. Jahrhundert, in dem sich die Prinzipien des Hatha-Yogas entwickelten). Diese Sekte wurde nicht lange vor Blavatskys Ankunft in Indien gegründet und wuchs neben der TS. Wechselseitige Einflüsse zwischen den Organisationen wurden von Wissenschaftlern für möglich gehalten, aber nicht genügend untersucht.[135]

Der Gründer des Radhasoami-Glaubens war Seth Shiv Dayal Singh (1818–1878), bekannt als Soami Ji (»geliebter Lehrer«). Eine Darstellung seiner Lehren findet sich in *Sar Bachan* (Wahre Worte), das sich auf die sechs Chakras des physischen Körpers bezieht, die als Bewusstseinszustände oder Bereiche der Wirklichkeit betrachtet werden und dazu einen Platz im Körper haben. Das *sahasdal-kamal* (»tausendblättriger Lotos«, ein Synonym für das Sahasrara- oder Scheitel-Chakra) wird als das erste von sechs weiteren Chakras betrachtet, die mit höheren Bewusstseinszuständen und himmlischen Bereichen assoziiert werden. Diese Chakras befinden sich nicht im physischen Körper, sondern sind durch Meditation über den tausendblättrigen Lotos zugänglich – besonders über den »Tonstrom« *(surat śabda)*, der dort wahrnehmbar ist.[136]

Soami Jis Nachfolger war Salig Ram (auch Saligram, 1829–1998), auch bekannt als Huzur Maharaj, ein hoher Beamter bei der indischen Post, der die englische Sprache also fließend beherrschte. Er wurde 1858 ein Schüler von Soami Ji und half dabei, 1861 den Radhasoami-Satsang (Gemeinschaft) in Agra zu gründen. Saligram kam in den 1880er und 1890er Jahren mehrmals mit der TS in Berührung. Er war nicht nur bereits ab 1882 Abonnent des *Theosophist*[137], sondern fand sogar Erwähnung in einem der Mahatma-Briefe, den Mitteilungen der beiden Meister hinter der Gründung der TS. In diesem Brief, der 1881 empfangen wurde, ist Saligram als »Suby Ram« zu identifizieren. Der Adressat des Briefes war A. P. (Alfred Percy) Sinnett (1840–1921), ein Freund Blavatskys und Herausgeber einer einflussreichen anglo-indischen Zeitung, des *Pioneer*. Der Mahatma informierte ihn, dass es »kein Schaden« sei, sich Saligrams Gruppe anzuschließen, solange Sinnett darauf verzichte, sich zu tief hereinziehen zu lassen (was vermutlich bedeutete, eine Einweihung zu erhalten).[138] Sinnett selbst bezeichnete Saligram als »einen kultivierten und hoch geachteten einheimischen Regierungsbeamten«, der Sinnet über seinen Guru, Soami Ji, informiert hatte.[139]

In den 1890er Jahren besuchten Olcott und Besant die Gruppe und lernten Huzur Maharaj kennen. Ein kurzer Bericht über dieses Treffen findet sich in einem Vortrag, den Babuji Maharaj (Madhav Prasad Sinha, 1861–1949), der fünfte Guru der Agra-Übertragungslinie, gut vierzig Jahre später, am 25. März 1931, hielt. Babuji hatte seit 1873 im Ashram von Agra gelebt, es handelte sich also vermutlich um einen Bericht aus erster Hand. Doch er schrieb Sinnetts Position als Herausgeber des *Pioneer* Olcott zu – vielleicht verquickte er Sinnetts frühere Zusammenarbeit mit Saligram mit dem Besuch von Besant und Olcott.[140] Obwohl sich Olcott und Besant im Rahmen von Besants erster Vortragsreise durch Indien für einige Tage in Agra aufhielten – am 7.–9. Februar 1894 –, findet der Abstecher zum Vortrag von Huzur Maharaj in Olcotts veröffentlichten Erinnerungen keine Erwähnung.[141]

Ein zweiteiliger Artikel über den Radhasoami-Glauben erschien in den *Theosophist*-Ausgaben Juni und August 1895 mit einer Anmerkung des Herausgebers, dass sie von jemandem geschrieben seien, der einst ein Anhänger war; sie basierten auf Saligrams eigenen Worten und waren Saligram zur Durchsicht geschickt worden.[142] Der zweite Teil dieses Artikels postulierte nicht zwölf, sondern vierzehn Chakras: die sieben

Körperchakras einschließlich des tausendblättrigen Lotos und sieben darüber hinaus, die durch Meditation über den tausendblättrigen Lotos zugänglich seien.

Eine Veröffentlichung des dritten Agra-Gurus, Brahm Shankar Mishra (1861–1907, bekannt als Maharaj Saheb), sprach von sechs Chakras im »materiell-geistigen Bereich«, repräsentiert durch den physischen Körper; sechs Chakras darüber im »geistig-materiellen Bereich«, repräsentiert von der grauen Substanz des Gehirns; und weitere sechs im »rein geistigen« Bereich, repräsentiert durch die weiße Gehirnsubstanz.[143] Diese Dreiteilung spiegelt traditionelle Hindu-Lehren über die Existenz von drei Körpern wider: physisch *(sthūla-śarīra)*, feinstofflich *(liṅga-śarīra* oder *sūkṣma-śarīra)* und kausal *(kāraṇa-śarīra)*. Obwohl die Implikation, dass jeder Körper seine eigene Ausstattung mit Chakras besitze, in den Radhasoami-Lehren nicht vorkommt, könnten Besants und Leadbeaters Vorstellungen von mehreren feinstofflichen Körpern mit je einem eigenen Chakrasystem hier ihren Ursprung haben.

Es ist schwierig festzustellen, in welchem Umfang die Radhasoami-Sekte und die TS ihre Lehren über feinstoffliche Körper, Ebenen und Chakras in jener frühen Phase des Kontakts zwischen den Organisationen gegenseitig beeinflussten. Doch Radhasoami-Lehren kreuzen mehrere Male die Geschichte des westlichen Chakrasystems – einschließlich einer indirekten Erwähnung durch Leadbeater, der in *Die Chakras* von einer »Schule« in Indien schreibt, »welche die Chakras ganz frei als Mittel zur Entfaltung gebraucht und die an sechzehntausend über ein weites Gebiet verstreut lebender Menschen zu ihren Schülern zählt«.[144]

Wie wir sehen werden, könnten Radhasoami-Lehren die Quelle von späteren Arbeiten über das westliche Chakrasystem sein, die die Epiphyse mit dem *sechsten* Chakra anstelle des siebten verknüpft.[145]

Die sieben Strahlen

Blavatsky fährt in ihrer Behandlung der Chakras fort:

8. Wenn die Zeit kommt, werden die Mitglieder [der E.S.] ... die genauen Einzelheiten über die Haupt-Chakras erhalten und in deren

Gebrauch eingewiesen werden. Bis dahin sind weniger schwierige Themen zu lernen. Auf die Frage, ob die sieben Nervengeflechte ... die Zentren sind, wo die sieben Strahlen des Logos schwingen, antworte ich mit Ja.

In theosophischer Literatur bezieht sich der Logos (griechisch: »Wort«) auf das große Bewusstsein, das den Kosmos erschaffen hat, oder ein etwas geringeres Wesen, das unseren Teil des Kosmos einschließlich der physischen Erde und der mit ihr verbundenen nichtphysischen Ebenen erschuf – was ich gerne unser Wirklichkeits- und Lernsystem nenne, um eine Verwechslung zwischen wissenschaftlichen und theosophischen Bezugnahmen auf unser Sonnensystem zu vermeiden. In der Wissenschaft bezieht sich der Begriff *Sonnensystem* nur auf die physische Sonne und Planeten. Theosophische Lehren sehen darüber hinaus eine geistige Dimension, einschließlich der Ebenen und der Vorstellung, dass die Sonne und Planeten große, bewusste Wesen sind. Der universelle Logos wird mit der »Zentralsonne« des Kosmos identifiziert, der sogenannte Solare Logos mit der Sonne unseres Systems.

Wie sich ein Lichtstrahl in sieben Farbstrahlen aufspaltet, so teilt sich das Licht des universellen Logos in sieben Strahlen, die spezifische Funktionen, Eigenschaften oder Abteilungen repräsentieren. Jede geringere Wesenheit, die an der Schöpfung und Erhaltung des Kosmos oder in dem evolutionären Prozess der Rückkehr in das Einssein mit dem Ursprung allen Seines beteiligt ist, kann von ihrem Strahl klassifiziert werden – von göttlichen Wesen zu Menschen, Tieren, Pflanzen und Mineralen. Auf dieses Konzept spielt Blavatsky in ihren Schriften häufig an, geht jedoch über kryptische Andeutungen nicht hinaus.[146] In den Esoterischen Instruktionen machte sie einen Anfang, aber diese Lehren wurden erst von späteren Theosophen systematisiert und entwickelt.

Vielleicht die klarste frühe Aussage über die Vorstellung von sieben Strahlen finden wir in einem Artikel von Blavatskys indischem Freund und Kollegen T. Subba Row (1856–1890): »Wie sieben verschiedene Strahlen von der ›zentralen geistigen Sonne‹ ausgehen, sind alle Adepten und Dhyan-Chohans in sieben Klassen zu unterteilen, deren jede geleitet, beherrscht und überstrahlt wird von einer von sieben Formen oder Manifestationen der göttlichen Weisheit, die als »das geistige Licht, das vom eigenen Logos ausstrahlt«, erlebt wird.[147] Hier bezieht sich der Begriff *Logos* auf die *Monade* eines Menschen, das höchste Selbst, jenseits sogar der Seele. Es soll sieben Monaden-Typen geben, die den sieben Strahlen zugeordnet werden. Der Begriff *Dhyan-Chohan* scheint eine Prägung Blavatskys zu sein aus dem Sanskrit-Wort für Meditation *(dhyāna)* und einem tibetischen Wort, das Herr bedeutet (vermutlich abgeleitet vom mongolischen *khaan,* »König der Könige«[148]). In der theosophischen Literatur bezieht sich *Dhyani-Chohan* auf die höchsten Devas und menschlichen Adepten.

In einem anderen Abschnitt der *Geheimlehre* stellt Blavatsky klar, dass die Vorstellung von den sieben Strahlen in der ältesten Hindu-Schrift, dem *Ṛg Veda,* ihren Ursprung hat:

> Dieser Vers im Rig-Veda (10.5.6), »Die Sieben Weisen (Strahlen der Weisheit, Dhyanis) bilden sieben Pfade (oder Linien, und auch *Rassen* in einem anderen Sinn). Auf einen von diesen kann der trostlose Sterbliche kommen« ... ist einer der an okkulter Bedeutung gehaltvollsten. Die »Pfade« können Linien ... bedeuten, aber sie sind ursprünglich Lichtstrahlen, die auf die Pfade fallen, welche zur Weisheit führen (siehe *Ṛg Veda* 4.5.13) ... Sie sind, kurz gesagt, die sieben Strahlen, welche aus dem makrokosmischen Zentrum frei herabfallen, die sieben Prinzipien im metaphysischen, die sieben Rassen im physischen Sinne.[149]

Dieser Abschnitt verdeutlicht, dass es Entsprechungen nicht nur zwischen den Chakras, Nervengeflechten und Strahlen gibt, sondern auch zwischen diesen Kategorien und den sieben Prinzipien. Alice Bailey entwickelte die Verbindungen zwischen den sieben Strahlen, Prinzipien und Rassen und den sieben Chakras weiter.

Die Aura

9. Nicht nur Adepten und fortgeschrittene Chelas [Schüler], sondern auch die niederen Ränge der Medialen, wie Hellsichtige und Psychometriker, können eine psychische Aura von verschiedenen Farben um jedes Individuum herum wahrnehmen, die dem Tempera-

ment der Person in ihrem Inneren entspricht. ... Jede menschliche Leidenschaft, jeder Gedanke und jede Eigenschaft wird in der Aura durch entsprechende Farben und Schattierungen angezeigt, und manche von ihnen sind mehr zu spüren und zu empfinden als [sinnlich] wahrzunehmen.

Obwohl Blavatsky einen Zusammenhang zwischen den Chakras und der Aura nicht erwähnt, gehen die meisten westlichen Autoren davon aus, dass diese Elemente der esoterischen Anatomie verwandt sind. Die Upanischaden sprechen von mehreren »Hüllen« *(kośa)*, die das allerhöchste Selbst im Kern unseres Wesens umgeben.[150] Aber diese scheinen eine nach innen, zu immer feinerer, geringerer Stofflichkeit gerichtete Bewegung zu implizieren. Ich habe keine vor-theosophischen indischen Hinweise dafür gefunden, dass diese Hüllen über die Grenzen des Körpers hinaus wahrnehmbar seien – wie die Aura – oder auf ihre Farben.[151] So scheint es, dass die Verbindung von Chakras und Auren ein einzigartig-westlicher Beitrag zum Chakra-Wissen ist. Der Prozess des Assimilierens dieser Vorstellungen in das westliche Chakrasystem hat seine Wurzeln in dieser Passage und der nächsten.

10. Wie eine Saite schwingt und einen hörbaren Ton von sich gibt, so schwingen die Nerven des menschlichen Körpers und erbeben in Übereinstimmung mit verschiedenen Emotionen unter dem allgemeinen Impuls der zirkulierenden Prana-Vitalität, wodurch sie Wellenbewegungen in der psychischen Aura der Person erzeugen, was zu farblichen Wirkungen führt.

Leadbeaters hellsichtige Untersuchungen des Chakrasystems wurzeln in diesem Abschnitt. In einem späteren Kapitel werde ich sein System zur Beschreibung der Zirkulation des Pranas durch den Ätherleib im Sinne von farbigen Strahlen behandeln, die durch die Chakras gehen. Entwicklungen im Bereich des Prana-Heilens im späten 20. Jahrhundert wie diejenigen von Choa Kok Sui können somit über Leadbeater bis auf Blavatsky zurückgeführt werden.[152]

Obwohl die Verbindung zwischen Aura, Chakras, Farben und Tönen in diesem Abschnitt nicht ausdrücklich erwähnt wird, steht das Prinzip, dass Farbe und Klang verwandt sind, hinter gewissen Entwicklungen in

Farbtherapie und Klangbehandlung des 20. Jahrhunderts, die von den Chakras als Grundlage ausgehen. Deshalb listen viele westliche Chakrasysteme nicht nur Farb-Entsprechungen für die Chakras, sondern auch Ton- und Klang-Entsprechungen (gewöhnlich die sieben Töne der diatonischen Tonleiter).

Wie diese zehn Abschnitte aus der Esoterischen Instruktion Nr. 3 zeigten, war Blavatsky – direkt und indirekt – für die folgenden Beiträge zur Entwicklung des westlichen Chakrasystems verantwortlich. Sie ...

- legte mit den sieben Prinzipien die Grundlage für ein Sieben-Chakren-System
- verknüpfte den Prozess der Aktivierung des dritten Auges mit den Kopf-Chakras
- assoziierte die Hypophyse mit dem sechsten Chakra und Willen und die Epiphyse mit dem siebten Chakra und der hellsichtigen Wahrnehmung – und ermöglichte damit, dass zwei von sieben Zuordnungen endokriner Drüsen festgelegt werden
- gab Korrelationen an zwischen Chakras, Nervengeflechten, Elementen (Tattvas) und Pranas
- deutete eine Korrelation zwischen Chakras und Strahlen an
- verband die Prana-Zirkulation mit Farben in der Aura
- implizierte Korrelationen zwischen Ebenen, Farben, Tönen, Schichten der Aura und Chakras

Es steht außer Frage: Blavatsky war eine Innovatorin in der Evolution des westlichen Chakrasystems. Wie bei anderen dieses Typs, zum Beispiel Alice Bailey, war ihr Beitrag etwas durcheinander und chaotisch (oder zumindest nicht in systematischen Begriffen beschrieben). Aber er lieferte einen reichen Schatz esoterischen Materials, aus dem spätere Neuerer und Zusammenfasser schöpfen konnten. Nur mit großer Zurückhaltung würde ich ihr System formativ nennen; es ist auch gar kein System, lediglich eine Sammlung von Andeutungen, die die Chakras kaum je erwähnt. Doch diese Sammlung von Hinweisen ist die Matrix, aus welcher das westliche Chakrasystem im Laufe der nächsten hundert Jahre hervortritt.

KAPITEL 7

Unterweisungen in der Inneren Gruppe

Viel von dem Material in den Esoterischen Instruktionen, besonders in der zitierten, stammt aus einer Meditationsübung, die Blavatsky ihrer Inneren Gruppe gegeben hatte. Die Übung sollte helfen, die Kundalini zu erwecken. Hinweise auf sie finden sich überall in den Mitschriften der ersten Zusammenkünfte jener Gruppe verstreut. Die Esoterischen Instruktionen enthielten Hintergrund-Material, das den ES-Mitgliedern jedes Element dieser Übung erklären sollte, ohne diese jemals zu erwähnen – abgesehen von der zitierten Bemerkung, dass die Mitglieder am Ende »die genauen Einzelheiten über die Haupt-Chakras erhalten und in deren Gebrauch eingewiesen werden«.[153]

Die theoretische Basis der Übung wird in der folgenden Aussage zusammengefasst, in der Blavatsky über die Kraft spricht, die das Intonieren der Silbe AUM *(om)* birgt:

> Die esoterische Wissenschaft lehrt, dass jeder Ton in der sichtbaren Welt den ihm entsprechenden Klang in den unsichtbaren Bereichen auslöst und die eine oder andere Kraft auf der okkulten Seite der Natur zum Handeln anregt. Darüber hinaus entspricht jeder Ton einer Farbe und einer Zahl (eine geistige, psychische oder physische Potenz) und einer Wahrnehmung auf irgendeiner Ebene. Sie alle finden einen Widerhall in jedem der so weit entwickelten Elemente und selbst auf der irdischen Ebene, in den Leben, die in der irdischen Atmosphäre schwärmen, und veranlassen sie damit, tätig zu werden.[154]

In Blavatskys Lehren gilt Ton als geistig, Farbe als psychisch und Zahl als physisch – wie bei den Schwingungsfrequenzen von Schall und Licht, die Töne und Spektralfarben erzeugen. Mit »Wahrnehmung auf irgendeiner Ebene« meint Blavatsky, dass Ton, Farbe und Zahl ebenfalls mit den sieben Prinzipien des Bewusstseins korrespondieren, deren jedes wiederum mit einer bestimmten Daseins-Ebene verbunden ist. Die »so weit entwickelten Elemente« beziehen sich auf die fünf Elemente (von sieben – zwei sind in unserer Welt noch nicht manifestiert): Erde, Wasser, Feuer, Luft und Äther (Akasha). Die Formulierung »schwärmende Leben« bezieht sich auf Elementale (bewusste Wesen, die man mit den Elementen assoziiert wie Gnome (Erde), Undinen (Wasser), Salamander (Feuer) und Sylphen (Luft), Naturgeister und Devas/Engel. Die Esoterischen Instruktionen enthalten Grafiken, die Korrelationen zwischen sieben Ebenen, Prinzipien und Elementen zeigen, sieben Farben und Noten und sieben Elemente, Planeten, Metalle und Wochentage (siehe zum Beispiel Abb. 5).

Die Chakras selbst werden in diesen Tabellen nie mit Namen genannt, und in den begleitenden Besprechungen nur selten. Doch Mitte des 20. Jahrhunderts werden sie schließlich an die Stelle der sieben Prinzipien als Ursprung jeder Aura-Schicht treten – und dabei die Verbindung mit den Regenbogenfarben und Musiknoten behalten, die mit dieser Tabelle eingeführt wurde.

In den Unterweisungen der Inneren Gruppe erwähnte Blavatsky die Chakras als Nadis:

> [Sie] glaubte, dass die Nadis den Unterteilungen des [Rücken-] Marks entsprechen, die den Anatomen bekannt sind. Es gibt also entlang des Rückenmarks sechs oder sieben Nadis oder Plexus. Dieser Begriff ist jedoch nicht technisch, sondern allgemein gefasst und wird für jeden Knoten, jedes Zentrum oder Ganglion verwendet. Die heiligen Nadis sind jene, die längs oder über der Sushumna verlaufen. Sechs sind der Wissenschaft bekannt und eines (nahe dem Atlas) [bleibt] unbekannt.[155]

DIAGRAM II.

ĀTMĀ.

ĀTMAN is no Number, and corresponds to no visible Planet, for it proceeds from the Spiritual Sun : nor* does it bear any relation either to Sound, Colour, or the rest, for it includes them all.

As the Human Principles have no numbers *per se*, but only *correspond* to Numbers, Sounds, Colours, etc., they are not enumerated here in the order used for exoteric purposes.

These Correspondences are from the Objective, Terrestrial Plane.

NUMBERS.	METALS.	PLANETS.	THE HUMAN PRINCIPLES.	DAYS OF THE WEEK.	COLOURS.	SOUND. MUSICAL SCALE.	
						Sanskrit Gamut.	*Italian Gamut.*
1 AND 10. Physical Man's Key-note.	IRON.	MARS. The Planet of Generation.	KĀMA RŪPA. The vehicle or seat of the Animal Instincts and Passions.	TUESDAY. *Dies Martis*, or Tiw.	1. RED.	SA.	DO.
2 Life Spiritual and Life Physical.	GOLD.	THE SUN. The Giver of Life physically, Spiritually and Esoterically the substitute for the inter-Mercurial Planet, a sacred and secret planet with the ancients.	PRĀNA OR JĪVA. Life.	SUNDAY. *Dies Solis*, or Sun.	2. ORANGE.	RI.	RE.
3 Because BUDDHI is (so to speak) between ĀTMĀ and MANAS, and forms with the seventh, or AURIC ENVELOPE, the Devachanic Triad.	MERCURY. Mixes with Sulphur, as BUDDHI is mixed with the Flame of Spirit. (See Alchemical Definitions.)	MERCURY. The Messenger and the Interpreter of the Gods.	BUDDHI. Spiritual Soul, or Ātmic Ray ; vehicle of ĀTMĀ.	WEDNESDAY. *Dies Mercurii,* or Woden. Day of Buddha in the South, and of Woden in the North—Gods of Wisdom.	3. YELLOW.	GA.	MI.
4 The middle principle—between the purely material and purely spiritual triads. The conscious part of *animal* man.	LEAD.	SATURN.	KĀMA MANAS. The Lower Mind, or Animal Soul.	SATURDAY. *Dies Saturni,* or Saturn.	4. GREEN.	MA.	FA.
5	TIN.	JUPITER.	AURIC ENVELOPE.	THURSDAY. *Dies Jovis,* or Thor.	5. BLUE.	PA.	SOL.
6	COPPER. When alloyed becomes Bronze (the *dual* principle).	VENUS. The Morning and the Evening Star.	MANAS. The Higher Mind, or Human Soul.	FRIDAY. *Dies Veneris,* or Frige.	6. INDIGO OR DARK BLUE.	DA.	LA.
7 Contains in itself the reflection of Septenary Man.	SILVER.	THE MOON. The Parent of the Earth.	LINGA SHARĪRA. The Astral Double of Man ; the Parent of the Physical Man	MONDAY. *Dies Lunae,* or Moon.	7. VIOLET.	NI.	SI.

Abb. 5: Entsprechungen aus Blavatskys Esoterischer Instruktion Nr. 1 (aus H. P. Blavatsky, *The Secret Doctrine*, Bd. 5, *Occultism*, 1897/1938/1947)

Hier sehen wir erneut, dass die sieben Plexus des menschlichen Nervensystems, die in Basus *Theosophist*-Artikel aus dem Jahr 1888 mit den Chakras verbunden waren, den Prinzipien und Farben zugeordnet werden, die in Tabellen in den Esoterischen Instruktionen gelistet sind.[156] Laut Blavatsky »werden diese sieben Prinzipien von den sieben großen Hierarchien von Engeln oder Dhyani-Chohans abgeleitet, welche wiederum mit Farben und Tönen assoziiert sind und gemeinsam den manifestierten Logos bilden.«[157] Blavatsky sprach von diesen sieben Engel-Hierarchien als von sieben Strahlen, deren jeder einem der »sieben Farben des solaren Spektrums entspricht«. Und »jede Hierarchie versorgt die Aura von einem der sieben Prinzipien im Menschen« (siehe Abb. 21).[158] Doch wir sind, wie gesagt, jeder mit *einem* dieser sieben Urstrahlen besonders verbunden. In der Übung, die es zu beschreiben gilt, werden Farben angesprochen, um über die Prinzipien zu meditieren, doch die Farbe unseres persönlichen Strahls ist die wichtigste, auf die wir uns konzentrieren.

Die Übung der Inneren Gruppe ist eine frühe (wenn nicht die erste) westliche Adaption tantrischer Meditationsprinzipien zum Aufstieg der Kundalini. In den Tantras wird die Technik *nyāsa* (Platzieren) genannt. Feuerstein definiert sie als »ein esoterisches Mittel, psychospirituelle Kraft *(śakti* [Kundalini]) im Körper zu verteilen und damit eine neue innere und äußere Wirklichkeit für sich selbst zu erschaffen«.[159] White geht weiter und beschreibt es als »die Kosmologisierung oder Vergöttlichung des Körpers (oder eines Gegenstandes), bewirkt durch Berühren seiner verschiedenen Teile und Platzieren entsprechender Gottheiten oder Energien in sie hinein, gewöhnlich mit Hilfe von Bīja-Mantras«.[160] Häufig ist damit das Visualisieren von Buchstaben des Sanskrit-Alphabets in verschiedenen Körperteilen verbunden. In Blavatskys Übung sind die Körperteile Segmente der Wirbelsäule und Teile des Gehirns, als Ersatz für die Sanskrit-Buchstaben dienen Farben, die entsprechenden Energien sind jene der sieben Prinzipien, das Yantra ist ein Dreieck, und das Mantra ist AUM.

Die Übung als Ganze wurde vermutlich in Abschnitten vermittelt, aber es gibt nur wenige Hinweise, aus welchen Abschnitten sie bestand. Zudem wurden in öffentlich zugänglichen Unterweisungen keine präzisen Anleitungen weitergegeben. Auch wenn es Aufforderungen gibt, das AUM auf eine bestimmte Weise zu intonieren, konnte nur ein lebendiger Lehrer es demonstrieren.[161] Auch die Bestimmung des individuellen Strahls eines Schülers dürfte von Blavatskys Deutung der Ergebnisse eines bestimmen Meditations-Experiments oder ihrer hellsichtigen Beobachtung der Aura des Schülers abhängig gewesen sein.

Schließlich fehlt nicht nur manche wesentliche Information aus den Mitschriften der Inneren Gruppe, sondern es gibt anscheinend auch Widersprüche zwischen den Tabellen der Entsprechungen in den Esoterischen Instruktionen. Eine sorgfältige Lektüre und eingehende Beschäftigung vermag subtile Nuancen in Unterschieden bei Blavatskys Zugang zu diesen Tabellen zu offenbaren; in diesem Falle sind die Widersprüche nur offenkundig. Doch manche Unstimmigkeiten könnten das sein, was Blavatsky selbst als »esoterisches Blendwerk« bezeichnete – Informationen, die Menschen in die Irre führen sollen, die nicht von einem Lehrer des Systems den Schlüssel dazu erhalten haben. Solche Fehlweisungen sollen Menschen vor der Gefahr schützen, das System aus Unwissenheit oder fehlgeleiteten Motiven falsch anzuwenden, um persönliche Macht zu gewinnen oder um anderen zu schaden oder sie zu beherrschen.[162]

Diese Überlegungen müssen wir im Sinne behalten, wenn wir die Übung unter die Lupe nehmen, wie ich sie aus den Mitschriften rekonstruiert habe. (Alle Seitenangaben beziehen sich auf Henk J. Spierenburg, *The Inner Group Teachings of H. P. Blavatsky.*)

Die Kundalini-Übung

Die Entsprechungen in Tabelle 4 (Seite 130) wurden aus den Unterweisungen in der Inneren Gruppe und Esoterischen Instruktionen rekonstruiert, die diese Übung unterstützen. Es gibt acht Phasen auf der Tabelle, weil Blavatsky bemerkte, dass das aurische Ei und die Farbe an erster oder siebter Stelle in der Folge genommen werden konnten. Nur durch Aufnahme des aurischen Eis als die letzte Stufe in diese Tabelle war es möglich, die folgenden Verbindungen herzustellen: Die Hypophyse ist die vierte Stufe und korreliert mit Kama; es gibt drei Stufen (einschließlich) zwischen dieser und der Epiphyse; und die letzte Stufe ist die der mit Akasha (Licht) gefüllten Schädelhöhle.[166] Die Übung geht folgendermaßen:

- Schalte »alle weltlichen Gedanken und Sorgen« aus. (4)
- »Es gibt drei lebenswichtige Winde« (4), welche Ausdruck des Akasha sind, der durch die drei Hauptbahnen (Sushumna, Ida und Pingala) zieht. Mit der Kraft des Willens oder Wünschens kannst du bewirken, dass ein Strom in diesen Gefäßen aufsteigt. Wenn die Bahnen nicht rein sind, kann ihre Energetisierung durch Willen oder Wünschen zu schwarzer Magie führen – »aus diesem Grunde ist im praktischen Okkultismus jeglicher Geschlechtsverkehr verboten.« (5) Sobald dieser Strom aufgebaut ist, wird er von dem Zentralkanal »in den ganzen Körper« fließen (5) und zirkuliert durch das aurische Ei (die ständig wechselnden Schichten der Prinzipien, die den menschlichen Körper umgeben und von Atman, dem höchsten Prinzip, eingeschlossen werden; für den Hellsichtigen sind sie zum Teil als die menschliche Aura wahrnehmbar).[163]
- Um den Strom weiter zu heben, visualisiere eine Fläche aus farbigem Licht bei jeder der sieben Stufen entlang der Wirbelsäule, vom Kreuzbein bis zum Atlas oder vom untersten Lendenwirbel bis zum Foramen magnum an der Schädelbasis. Die Farbe wechselt von Stufe zu Stufe entsprechend dem Chakra, das du gerade betrachtest. (4, 95)
- Innerhalb der Fläche farbigen Lichtes visualisiere ein gleichseitiges Dreieck, das die Monade darstellt (das höchste Selbst, *ātma-buddhi-manas*), mit Atman an der Spitze und Buddhi und Manas an den beiden unteren Ecken. Dieses Dreieck ist nicht nur als eine geometrische Form zu betrachten, sondern auch als eine Repräsentation der Monade (11, 13). Konzentriere dich auf das Dreieck, statt dich in dem farbigen Licht zu verlieren (12). Irgendwann wird die Dreiecksform verschwinden und nur das direkte Erleben dessen zurücklassen, was sie repräsentiert (11).
- Höre beim ersten Anzeichen von Unbehagen auf (4).
- Auf jeder Stufe kann du laut AUM anstimmen auf dem Ton, der deinem Strahl entspricht, wenn du diesen ermittelt hast (11).
- Dein Strahl lässt sich ermitteln, indem du die Farbe deiner Aura im

Nacken feststellst (11) oder indem du ein Stück Wolle an den Ringfinger der linken Hand bindest. Verwende an jedem Wochentag eine andere Farbe, dann meditiere und notiere die Ergebnisse (5).
- Wenn du deine Farbe herausgefunden hast, »sollte der Tag dieser Farbe als Tag für besondere Bemühungen gewählt und ein Ring aus dem Metall des Tages am vierten Finger der linken Hand getragen werden. Wenn die dominierende Farbe festgestellt ist, sollten die sieben Farben aufgegeben und sie allein eingesetzt werden.« (10)
- Die Stufen entlang der Wirbelsäule stehen für die physische Ebene. Um auf die überphysischen Ebenen – »psychisch, geistig und göttlich« (4) – zu gelangen, wiederhole den Vorgang in sieben Stufen und gehe über die sieben »Haupt-Chakras« im Gehirn.[164]
- Während dieser Phase soll an die Farben »nicht so sehr als physische Farben gedacht werden, sondern als die Essenz der Farbe, die reinen, hellen Farbtöne am Himmel [wie in einem Regenbogen]«. (4)
- In der dritten Phase, die dem Gelb entspricht, gibt es drei Abstufungen: Gelb, Gelb-Orange und Rot-Orange. (10)
- Höre auf der vierten Stufe, die mit der Hypophyse korrespondiert, auf, Farbe zu visualisieren: »Nur an das Pulsieren der ineinander vermischten Essenz der Farbe soll gedacht werden.« (4)
- Es kann ein Punkt kommen, an dem sich die Farben in Töne verwandeln, was anzeigt, dass du von der psychischen auf die geistige Ebene gewechselt bist; bis dahin »versuche, farbige Töne wahrzunehmen«. (17)[165]
- Forciere den Strom nicht über den Atlas hinauf. Nach diesem Punkt »wird der Strom von selbst weitergehen«. Wenn er dies nicht tut, kehre den Vorgang um, indem du den Strom wieder nach unten lenkst, Stufe um Stufe. Dann »beginne von neuem«. (17)
- Jenseits des Foramen magnum »achte auf die Farben, die sich verändern wie ein Regenbogen«, während der Strom dich durch die Stufen führt – aber denke dabei immer an die Farbe deines Strahls. (17)
- Die Kundalini erwacht, wenn eine Schwingungs-Verbindung zwischen der Hypophyse und der Epiphyse hergestellt ist (4), was dazu führt, dass du Lichtwellen erlebst (12), die Öffnung des dritten Auges (15) und einen Moment der Allwissenheit, der »die Vergangen-

heit und die Zukunft in der Gegenwart vereint« (11). Konzentriere dich auf das Licht, nicht auf das dritte Auge. (12)
- Die erreichte Ebene (psychisch, geistig, göttlich) »hängt ab von der Intensität des Denkens, der Reinheit und Feinheit des Strebens«. (4)

Prinzipien	Farben	Nervengeflechte (physisch)[167]	Lage im Gehirn (überphysisch)[168]
Aura-Ei (als Atman)	spektral; Blau (wenn in der Aura gesehen)	Atlas / Foramen magnum	Schädel mit Akasha (Licht) gefüllt
Buddhi	Gelb	Schlund-	Epiphyse
höheres Manas	Indigo	Kehlkopf-	dritter Ventrikel [oder Hypophyse]
niederes Manas	Grün	Herz-	Hypophyse [oder Corpora quadrigemina[169]]
Kama	Rot	Sonnen-	Kleinhirn
Prana	Orange	Prostata-	[Pons]
Linga	Violett	Kreuzbein-	[Medulla oblongata]
Aura-Ei (Ersatz für Sthula)	Blau	Steißbein-	[Atlas / Foramen magnum]

Tabelle 4: Entsprechungen aus Blavatskys Kundalini-Übung (1891)

In den Unterweisungen in der Inneren Gruppe und in der Esoterischen Instruktion Nr. 4 erscheint eine wichtige Tabelle von Entsprechungen, die sieben Einträge in jeder der folgenden Kategorien aufweist:

- Elemente (Bhutas)
- göttliche Lokas [»Bereiche«] und Zustände
- höllische (oder irdische) Lokas und Zustände

- Ebenen entsprechender Hierarchien
- Prinzipien
- Sinne (Tanmatras)
- Farben
- Bewusstsein
- Organe der Sinneswahrnehmung oder Erkenntnis (Jnanendriyas)
- Organe des Handelns (Karmendriyas)
- korrespondierende geistige Organe und Orte der Sinneswahrnehmung im physischen Körper[170]

Diese eindrucksvolle und doch geheimnisvolle – und für die Wiedergabe an dieser Stelle zu große – Tabelle ist vielleicht Blavatskys wichtigster Beitrag zur Überlieferung des Chakrasystems aus dem Osten in den Westen. Doch sein Einfluss war indirekt – wahrscheinlich weil sich nur Mitglieder der Inneren Gruppe seines wahren Zweckes als einer Hilfe für die in diesem Kapitel skizzierte Übung bewusst waren. Spätere Esoteriker, besonders Leadbeater und Bailey, fanden darin Informationen, die ihre Versionen des Chakrasystems unterstützten. Danach geriet dieses Material weitgehend in Vergessenheit. Doch es repräsentiert eine weiter entwickelte Version der Matrix, aus der das westliche Sieben-Chakren-System abgeleitet wurde, als jene Text-Fragmente, die im vorangehenden Kapitel behandelt wurden.

Der östliche Beitrag zu dieser Tabelle enthält die Bhutas, Tanmatras, Jnanendriyas und Karmendriyas. Dies sind Tattvas aus der Sāṃkhya-Philosophie. Normalerweise gibt es fünf Tattvas in jeder Kategorie, doch Blavatsky erweitert die Zahl auf sieben und stellt jedem ein Prinzip an die Seite. Von den übrigen Tattvas, die in dem Fünfundzwanzig-Tattva-Sāṃkhya-System gelistet sind, erscheinen drei unter den Prinzipien selbst: Atman (göttliches Selbst) anstelle von Purusha (göttliche Person), Buddhi (spirituelle Intelligenz; manchmal auch *mahat* genannt, d.h. höheres Denken), und Manas (Geist).

Es ist keine Not, in Einzelheiten über diese Entsprechungen zu gehen, außer zu bemerken, dass die Zahl der Tattvas von fünf auf sieben in jeder Kategorie erweitert wurde. Wir haben gesehen, wie die ursprünglichen fünf grob- und feinstofflichen Elemente des östlichen Chakrasystems den ersten fünf Chakras zugeordnet wurden, Manas dem sechsten Chakra. Im *Ṣaṭ-Cakra-Nirūpaṇa*, der Vorlage, von der aus sich das westliche Chakrasystem entwickelt hat, wurde der tausendblättrige Lotos nicht als Chakra betrachtet, und es war ihm auch kein Element zugeordnet; somit handelte es sich um ein, wie es David Gordon White nannte, »Sechs-plus-eins-System«.[171]

Die unbemerkte Innovation in Blavatskys Tabelle der Entsprechungen ist, dass sie das Fundament für das westliche Sieben-Chakren-System legte – auf der Basis der sieben Prinzipien. In Verbindung mit den Prinzipien waren die Chakras noch nicht direkt genannt worden. Doch ihre Position wird in der Spalte »geistige korrespondierende Organe und Zentren der Wahrnehmung« impliziert, in der die Epiphyse (siebtes oder Scheitel-Chakra) zu finden ist; die »Nasenwurzel, zwischen den Augenbrauen« (sechstes oder Stirn-Chakra); Hals und Herz (fünftes und viertes Chakra – aber nicht einem einzigen Prinzip zugeordnet); »Milz und Leber« (der Ursprung von Leadbeaters Milz-Chakra, das er manchmal als drittes Chakra bezeichnete, andernorts als das zweite); und der »Bereich der Nabelschnur« (Nabel-Chakra, das Leadbeater mal als das zweite, mal als das dritte Chakra bezeichnete).

Für das Wurzel-Chakra gibt es in dieser Spalte kein Äquivalent. Doch es findet sich ein Eintrag für »das Akasha, das den Schädel füllt« – vermutlich eine Duplikation der Funktion des Scheitel-Chakras. Es gibt auch einen für den Magen, der den Platz von Milz und Leber und Nabelschnur oder Nabel zu duplizieren scheint. In östlichen Lehren über die Chakras wird das dritte Chakra oft mit »Verdauungsfeuer« im Bauch assoziiert.[172] Westliche Lehren sind diesem Beispiel gefolgt und verknüpften den Magen mit dem dritten oder Solarplexus-Chakra.[173]

Vielleicht der am wenigsten erforschte und am meisten verwirrende Aspekt von Blavatskys Tabelle ist die Korrelation von göttlichen und höllischen Bereichen und Bewusstseinszuständen mit »Ebenen der korrespondierenden Hierarchien«. Bei den Zusammenkünften der Inneren Gruppe, während welcher die Bestandteile dieser Tabelle erarbeitet wurden, und in der Esoterischen Instruktion, die auf diesen Treffen beruhte, entwickelte Blavatsky ein umfassendes System von Bewusstseinszuständen, korreliert mit den mikrokosmisch-menschlichen und den makrokosmisch-göttlichen Ebenen, die sie »kosmic« nannte [im Unterschied zu engl. *cosmic* (»kosmisch«) – Anm.d.Ü.].

Die Basis für diesen Aspekt des Systems war die Hindu-Vorstellung von sieben himmlischen Bereichen (Loka, wie im *Viṣṇu-Purāṇa* 2.7

gelistet) und sieben höllischen Bereichen (Tala, wie im *Viṣṇu-Purāṇa* 2.5 gelistet). In den Yoga-Upanischaden gab es einen Versuch, die sieben Lokas auf den feinstofflichen Körper zu kartieren, beginnend mit den Füßen, Knien und Oberschenkeln. Die vier übrigen Lokas korrespondieren mit den Positionen der vier Chakras von Nabel bis Stirn *(Nāda-Bindu-Upaniṣad* 1–4). In einem anderen dieser Texte werden die sieben Talas Bereichen zwischen Fußsohle und Hüften zugeteilt und die Lokas vom Nabel zum Scheitel zugeordnet, wobei die beiden ersten Chakras übersprungen werden und Positionen am Bauch und oberen Herzen ergänzt werden *(Śāṇḍilya-Upaniṣad* 7.44). Englische Übersetzungen der Yoga-Upanischaden waren zu Blavatskys Zeit noch nicht verfügbar, aber ihre Tabelle der Entsprechungen zeigt eine ähnliche Absicht – Existenzbereiche oder Ebenen mittels der sieben Prinzipien auf den feinstofflichen Körper zu projizieren und eine Korrelation zwischen ihren Positionen und den Chakras zu implizieren.

Der fehlende Schlüssel zu der Entsprechung der Einträge in dieser Tabelle und den Chakras ist, dass die Talas – wie irdische Lokas und Zustände – mit den sieben Abschnitten oder Stufen der Wirbelsäule in der Kundalini-Übung korrespondieren, und die göttlichen Lokas und Zustände mit den sieben Haupt-Chakras im Gehirn. Ich bin bei dieser Aussage zuversichtlich aufgrund von Radhasoami-Lehren über die Chakras im Körper, die irdische Belange widerspiegeln, um durch Meditieren über die Chakras im Kopf überwunden zu werden, welche die göttlichen Zustände und Bereiche widerspiegeln.[174]

Die Spalte, die »Ebenen korrespondierender Hierarchien« repräsentiert, verdichtet und verbindet Material im *Viṣṇu-Purāṇa* 2.7 über die Bewohner der himmlischen Lokas mit Material aus Blavatskys Schriften über nachtodliche Zustände und die Hierarchie der Dhyani-Chohans, von Elementalen und Naturgeistern bis zu den höchsten Devas.[175] Diese Spalte ist die Vorlage, nach der Besant und Leadbeater ihr System von Ebenen und Bewohnern auf der Basis hellsichtiger Untersuchungen entwickelten und festschrieben, die nach Blavatskys Tod durchgeführt wurden.

Um die beiden Kapitel über Blavatskys Beiträge zum westlichen Chakrasystem abzuschließen, wollen wir einige weitere Punkte zu der Liste solcher Beiträge am Ende des vorangegangenen Kapitels hinzufügen:

- eine frühe, wenn nicht die früheste westliche Tabelle okkulter Entsprechungen im Zusammenhang mit den Chakras
- eine frühe, wenn nicht die früheste westliche Übung zum Aufstieg der Kundalini, um höhere Bewusstseinszustände zu erreichen
- Einführen der Matrix, aus der sich das westliche System der sieben Chakras entwickelt hat, und Legen des Fundaments für deren Korrelation zu feinstofflichen Ebenen und Körpern.

Teil 3
Wirbelnde Räder: Theosophische Hellsichtigkeit (1890er – 1920er Jahre)

KAPITEL 8

Annie Besant und die höheren Ebenen

Blavatskys vorzeitiger Tod im Jahre 1891, wenige Monate vor ihrem sechzigsten Geburtstag, markiert das Ende der ersten Phase der Übermittlung des Chakrasystems von Osten nach Westen. Die Veröffentlichung von *A Working Glossary for Students of Theosophical Literature* im Jahre 1890 spiegelt wider, dass tantrische Begriffe wie *Chakra* (definiert als »Zentrum psychischer Energie«), *Kundalini-Shakti* (»die Schlangenkraft«), *Ida, Pingala, Sushumna* und *Brahmarandhra* in Amerika damals bereits geläufig waren – vier Jahre vor Swami Vivekanandas Auftritt vor dem Weltparlament der Religionen 1893 und sechs Jahre vor der Veröffentlichung seines Buches *Raja Yoga,* in dem diese Begriffe behandelt wurden.[176] Wie wir sehen werden, zitieren zeitgenössische Yogakenner dieses Buch häufig als einen Meilenstein in der Verbreitung von Yoga-Lehren in Amerika – offenbar ohne zu ahnen, dass die Grundlagen für die Rezeption solcher Lehren bereits von der TS gelegt worden waren.

Einige gelehrte Kenner der theosophischen Bewegung rümpfen die Nase über theosophische Lehrer und Lehren, die nach Blavatskys Tod aufkamen, und bezeichnen die Lehrer als Theosophen der zweiten oder dritten Generation, die Lehren als Neo- oder gar Pseudo-Theosophie. Solche Unterscheidungen sind in der Geschichte des westlichen Chakrasystems, das Informationen aus jeder dem Anschein nach zuverlässigen Quelle assimilierte, nicht von Belang.

Im vorliegenden Buch betrachte ich die Beiträge von zwei lebenslangen Theosophen, Annie Besant und Charles W. Leadbeater, und zwei Gründern verwandter Bewegungen, die als Theosophen begonnen hatten, Rudolf Steiner und Alice Bailey; sie alle waren bedeutende Gestalten in der Geschichte von Okkultismus und Mystik des frühen 20. Jahrhunderts. Besants und Steiners Einfluss auf die Evolution des westlichen Chakrasystems ist nicht so spürbar wie derjenige von Leadbeater und Bailey. Ohne die beiden letzteren ist das westliche System buchstäblich unvorstellbar. Wir werden auch die Beiträge von mehreren weniger bekannten Gestalten untersuchen, die selbst Theosophen oder von theosophischen Lehren beeinflusst waren.

Als Annie Besant, die Noch-Ehefrau eines anglikanischen Geistlichen von cholerischem Temperament, ihren Gatten verließ, kehrte sie auch der Kirche den Rücken. In der Folge wurde sie zur Atheistin und Fürsprecherin der Freidenker – und setzte sich dafür ein, dass Andersgläubige, die von denen der Church of England abweichende Vorstellungen äußerten, in öffentlichen und politischen Foren Gehör fanden –, Mitglied der National Secular Society (die die Trennung von Religion und Staat befürwortete), Sozialistin und schließlich Theosophin. Sie ging auch gegen die Vivisektion (das wissenschaftliche Experimentieren mit Tieren) auf die Straße und für die Rechte von Arbeitern und Frauen sowie für die Zulassung zum Besuch öffentlicher Schulen und kostenlose Mahlzeiten für bedürftige Kinder.

Als sie im Jahre 1888 *Die Geheimlehre* zur Rezension zugeschickt erhielt, bat sie, die Verfasserin kennenzulernen, und war so beeindruckt, dass sie sich der Theosophischen Gesellschaft anschloss. Während der nächsten fünfundvierzig Jahre bereiste sie die Welt, um Vorträge zu halten, veröffentlichte Artikel und Bücher über Theosophie und darüber, auf welche Weise diese jeden Bereich des menschlichen Lebens betrifft, von der Politik bis zur psychischen und spirituellen Entwicklung. 1907, nach dem Tode Olcotts, wurde sie die zweite Präsidentin der TS.[177]

Als persönliche Schülerin Blavatskys nahm Besant viele Fingerzeige in den Esoterischen Instruktionen und den Unterweisungen in der Inneren Gruppe auf und setzte logisches Denken und ihre Intuition ein, um sie auf plausible und praktisch brauchbare Weise auszuarbeiten. Nachdem sie Leadbeater 1890 in England kennengelernt hatte, entwickelte Besant 1895 auf seine Empfehlung hin ihren eigenen Stil der Hellsichtigkeit. Die beiden arbeiteten bei den hellsichtigen Forschungen häufig zusammen und untersuchten unter anderem höhere Ebenen, die menschliche Evolution, das Leben Jesu und die Struktur des Atoms.

Besant spezialisierte sich auf den theoretischen Überblick jedes Gebietes, auf das sie ihre Aufmerksamkeit richteten, während Leadbeater für die anschauliche Beschreibung der Einzelheiten verantwortlich war. Im Jahr 1913 gab Besant diese hellsichtigen Untersuchungen auf, richtete ihre Aufmerksamkeit auf die indische Politik und kämpfte für die Unabhängigkeit Indiens von der englischen Herrschaft.[178]

In ihren Vorträgen und Schriften aus der Zeit vor 1913 erwähnte Besant häufig die Chakras (Zentren), aber sie gab niemals eine detaillierte Beschreibung jedes Chakras. Ihre frühesten Beiträge zu dem Thema waren mehrere in den 1890er Jahren geschriebene Leitfäden, die in einer volksnahen, weniger technischen Form für Blavatskys Lehren warben. In *The Seven Principles of Man* (1892, dt. Ausgabe: *Die sieben Prinzipien oder Grundteile des Menschen*) und *Man and His Bodies* (1896, dt. Ausgabe: *Der Mensch und seine Körper*) definierte und erklärte sie die folgenden Punkte:

- Es gibt sieben Daseins-Ebenen in einem Kontinuum abnehmender Stofflichkeit, von ganz materiell bis ganz geistig.
- Auf jeder dieser Ebenen haben wir – auf manchen mehr als – einen Körper, der dazu geeignet ist, sie wahrzunehmen und mit ihr zu interagieren.
- Wir können mit diesen Ebenen nicht interagieren, wenn wir nicht die Sinnesorgane der jeweiligen Körper ausbilden.
- Diese Organe werden Chakras (Zentren) genannt.

Besant rang Jahre darum, eine geeignete Begrifflichkeit zu finden, um die Ebenen und Körper zu beschreiben, wobei sie englische Wörter den Sanskrit-Begriffen vorzog, die Blavatsky für die sieben Prinzipien verwendet hatte. Die Spalten für Ebenen und Körper in Tabelle 5 stammen aus Besants *Theosophy* (1912). Die Spalte für Prinzipien stammt aus der revidierten Ausgabe von *The Seven Principles of Man* (1897, dt. Ausgabe: *Die sieben Prinzipien oder Grundteile des Menschen*). Die Spalten sind angeordnet vom Höchsten zum Niedrigsten, aber in umgekehrter Reihenfolge nummeriert. Einige spätere Autoren korrelieren Prinzipien, Chakras, Körper und Ebenen; diese Ordnung wird das Verständnis erleichtern, wenn ich solche Entsprechungen behandle.[179]

Ebenen			Körper	Prinzipien
7. göttlich (nicht manifestiert)			[göttlich]	[Brahman (Absolutes)]
6. monadisch (nicht manifestiert)			[monadisch]	[Paramatman (oberstes Selbst)]
5. Nirvana-/Atman-/ geistig[180]			7. Nirvana-/ Atman-/ geistig	7. Atman (höchstes Selbst)
4. Buddha-/intuitiv			6. Buddha-/ intuitiv	6. Buddhi (geistige Intelligenz)
3. mental		obere Unterebenen	5. kausal	5. Buddhi-Manas (höheres Denken)
		untere Unterebenen	4. mental	4. Kama-Manas (niederes Denken)
2. astral/emotional			3. astral	3. Kama (Wünschen)
1. physisch		obere Unterebenen	2. ätherisch	2. Prana (Vitalität) oder Linga (feinstofflicher Körper)[181]
		untere Unterebenen	1. physisch	1. Sthula (grobstofflicher Körper)

Tabelle 5: Ebenen, Körper und Prinzipien nach Besant (1897–1912)

Die physischen, ätherischen, astralen und mentalen Körper und ihre entsprechenden Prinzipien bilden gemeinsam die *Persönlichkeit*. Der Kausalkörper ist die reinkarnierende *Individualität*. Wie bei Blavatsky bilden die Prinzipien der höheren Triade – Atma, Buddhi und Manas – die Monade. Obwohl der monadische Körper und die monadische Ebene praktisch unzugänglich ist (nicht manifestiert), kann das Prinzip Manas von Buddhi, dann von Atma, zunehmend durchlichtet werden, was zu der Erhöhung der Individualität in den Status eines Gottes führt – eines Meisters, der im Nirvana- oder Atman-Körper tätig ist.

Erst in späteren Schriften gab Besant Namen für die sechste und siebte Ebene an. In früheren Büchern deutete sie an, dass diese Ebenen während unseres Evolutionszyklus nicht manifestiert sind. Damit sind in der zweiten und dritten Spalte sieben Körper und Prinzipien über fünf manifestierte Ebenen verteilt. Ich habe die Namen der zwei höchsten Körper in Klammern gesetzt, da sie von ihren jeweiligen Ebenen abgeleitet werden können. Ich habe auch *Brahman* und *paramātman* in der dritten Spalte ergänzt. Obwohl diese Begriffe nicht zu den sieben Prinzipien gezählt werden, entsprechen sie Hindu-Lehren über Ebenen jenseits von Atman; es gibt also eine Parallele zu Besants monadischen und göttlichen Ebenen.

In *Die sieben Prinzipien oder Grundteile des Menschen* erklärte Besant, wie die grobstofflichen Organe des physischen Körpers funktionieren – aus esoterischer Sicht. Ein physischer Sinneseindruck, empfangen durch die Augen, Ohren, Nase, Zunge oder Haut, wird durch die entsprechenden Sinnesorgane (Ätherleibs-Chakras) im Ätherkörper geleitet und von einem Empfindungs-Zentrum (Astralkörper-Chakra) im Astralkörper empfangen; daraufhin kommt es zu einem Erlebnis des Sehens, Hörens, Riechens, Schmeckens oder Berührens. Diese Empfindung wird dann zu den entsprechenden Zentren im Mentalkörper (Mentalkörper-Chakras) weitergeleitet, woraufhin es zu einer Wahrnehmung kommt. Sowie der Mentalkörper diese Wahrnehmung registriert hat, wird eine Antwort durch den Astral- und den Ätherkörper zurückgeschickt, und die Wahrnehmung ist nun für unser physisches Gehirn offenkundig.[182]

Aus Besants Sicht erklärte dieses Modell, wie die meisten Menschen Sinneseindrücke aufnehmen und deuten, die von physischem Erleben abgeleitet werden. Im grobstofflichen, Äther-, Astral- und Mentalkörper sind normalerweise nur fünf Sinne und Zentren der Empfindung oder Wahrnehmung aktiv.

Um das auf der Astralebene Erlebte zu registrieren und zu erinnern, müssen wir die Zentren der Empfindung des Astralkörpers zu astralen Sinnesorganen entwickeln – das heißt, wir müssen die Chakras des Astralkörpers aktivieren, entwickeln und koordinieren und dabei das sechste und siebte hinzunehmen. Entsprechendes gilt für das Erleben im Mentalkörper auf der Mentalebene. Doch wir könnten uns an kein Erlebnis auf der astralen oder mentalen Ebene erinnern, wenn es keine Verbindungen von diesen Körpern zurück zum physischen Gehirn gäbe – durch die Chakras des Ätherkörpers. Je weiter diese Verbindungen entwickelt sind, desto mehr können wir uns von den Erlebnissen auf der astralen oder mentalen Ebene in Erinnerung rufen.[183]

Manche Menschen erinnern sich nur selten an ihre Träume, welche, so sagt man, auf der Astralebene stattfinden. Der Grund *könnte* sein, dass sie den Astralkörper noch nicht entwickelt haben – doch es ist wahrscheinlicher, dass die Verbindungen vom Astralkörper über die Chakras des Ätherkörpers zum Bewusstsein der physischen Ebene nicht genügend ausgebildet sind. Menschen, die einen hoch entwickelten Astralkörper haben, könnten jede Nacht auf der Astralebene als *unsichtbare Helfer* unterwegs sein (wie Besant und Leadbeater es nannten), die den leidenden Träumern und kürzlich Verstorbenen Hilfe, Trost und Geleit bieten. Doch wenn die Verbindungen im Ätherkörper nicht genügend entwickelt sind, werden sich diese Erlebnisse beim Erwachen nicht im physischen Gehirn niederschlagen.[184]

Aus diesen Ideen lässt sich ableiten: Wenn Äther-, Astral- und Mentalkörper Chakrasysteme besitzen, dann müssen die höheren (Kausal-, Buddha-, Nirvana-) Körper sie ebenfalls haben. Doch ich fand in der theosophischen Literatur nur einen einzigen Hinweis auf Chakras des Kausalkörpers, in welchem der Autor einräumte, dass über sie »keine Information verfügbar« sei.[185]

Astralreisen

Besants Beiträge zum Wissen über das Chakrasystem waren von späteren Autoren nicht weiter verfolgt worden, teils aufgrund ihrer Komplexität und teils weil sie nur für Astralreisende von Nutzen wären. Doch in den frühen Tagen der TS spielte das Astralreisen eine wichtige Rolle, wie durch die dritte Zielsetzung der Organisation belegt wird, durch Briefe von Blavatsky über Experimente in dieser Richtung und andere Aufzeichnungen aus der Zeit, bevor Blavatsky und Olcott wieder nach Indien zogen.[186]

Nach dem Umzug hielt Olcotts Interesse an dem Thema an. Zum Beispiel sprach er in einem Vortrag 1882 von einem Zusammenhang zwischen den Chakras und dem Astralreisen, der in Madras von einem Swami namens Sabhapaty (geb. 1840) gelehrt wurde, den er 1880 in Lahore kennengelernt hatte.[187] Olcott zeigte seinen Zuhörern eine Illustration von einem der Schüler des Swamis und lenkte ihre Aufmerksamkeit auf »eine Reihe von Linien und Kreisen, [gezeichnet] auf den nackten Körper eines Mannes« im Lotossitz. Dann beschrieb er die »dreifache Linie«, die Ida, Pingala und Sushumna repräsentierte und »abwärts verläuft an der Vorderseite des Kopfes und Körpers und an Zentrums-Punkten die Kreise bildet«. Es gab auch eine »Linie die Wirbelsäule hinauf, und über das Kleinhirn und Gehirn«, welche sich dann »mit der vorderen Linie verbindet«.[188]

Olcott fuhr fort:

Dies ist die Linie, die der Wille des Yogis in dessen psychischer Entwicklung beschreitet. Er sucht gleichermaßen ein jedes Zentrum der Lebenskraft nach dem anderen auf und unterwirft sie seinem Willen. Die Kreise sind Chakras oder Zentren vitaler Kräfte, und wenn er den ganzen Kreislauf seines körperlichen Reiches durchschritten hat, wird er sein inneres Selbst vollkommen entwickelt und freigemacht haben von seiner natürlichen Vermischung mit der äußeren Hülle, dem physischen Selbst. Sein nächster Schritt ist, dieses »Doppel« außerhalb des Körpers zu projizieren, wobei er sein vollständiges Bewusstsein in es überträgt. Dann, wenn er die Schwelle seines fleischlichen Gefängnisses überschritten hat und in die Welt der psychischen Freiheit gelangt ist, sind seine Kräfte des Sehens, Hörens und der anderen Sinne unendlich gewachsen, und seine Bewegungen sind nicht länger von den Hindernissen eingeengt, die die Schritte des äußerlichen Menschen hemmen.[189]

Sabhapaty Swami nannte seine Lehren »Vedantic Raj Yoga«. Olcott verstand, dass Sabhapaty das System Patañjalis lehrte, das in der Tat im Sinne von astraler Projektion gedeutet werden kann.[190] Zum Beispiel erwähnt *Yoga-Sūtra* 3:43 spezifisch die astrale Projektion als *ākāśa-*

gamanam (Reise durch den Raum), ermöglicht durch Meditieren darüber, »so leicht wie Baumwollflaum« zu werden.[191]

Einige moderne Hindu-Lehrer tragen die Verbindung von Chakras und Astralprojektion weiter. So identifiziert zum Beispiel Satyananda Saraswati eine Kraft des Wurzel-Chakras als »astrale Levitation« (wahrscheinlich im Hinblick auf *Yoga-Sūtra* 3:43);[192] und eine Kraft des Stirn-Chakras als die Fähigkeit des Geistes, sich »ohne Hilfe des physischen Körpers aktiv zu manifestieren«, das heißt »die Befähigung zur astralen Projektion«. (Dies ist seine Interpretation von *mahāvideha* – »großer Zustand ohne den Körper« – ein Begriff, der in *Yoga-Sūtra* 3:44 gebraucht wird).[193] Weiter repräsentieren die Lingams des ersten, vierten, sechsten und (in Saraswatis System) siebten Chakras Zustände der Entwicklung und Aufhellung des Astralkörpers von undeutlichen, düsteren Konturen zu strahlender Leuchtkraft.[194]

Doch Sabhapatys Lehren waren vielleicht mehr vom Tantra als von Patañjali beeinflusst. In *Esoteric Cosmic Yoga Science, or Works of the World Teacher,* einer Sammlung von Sabhapatys Lehren, die 1929 von William McKinley Estep (1896–1967) veröffentlicht wurde, findet sich eine kurze Erwähnung der acht Glieder des Yogas, die im *Yoga-Sūtra* gelehrt werden. Der überwiegende Teil des Buches handelt jedoch von Prinzipien des Laya-Yogas, die dazu gedacht sind, die Kräfte der Schöpfung aufzulösen.[195]

Wie die Zahlen in der Tafel 2 andeuten, verwendete Sabhapaty ein Zwölf-Chakren-System, nicht unähnlich demjenigen, das in der Radhasoami-Bewegung vermittelt wird. Doch seine Positionen für die sechs unteren Chakras waren unkonventionell (siehe unten), und die sechs zusätzlichen Chakras wurden viel spezifischer im Kopf platziert als bei Radhasoami. Karl Baier glaubt, dass Sabhapatys System der Ursprung von Blavatskys Vorstellung von sieben Haupt-Chakras im Kopf war.[196]

In der Tafel 2 sind die oberen Chakras von 6 bis 12 nummeriert, wobei 7 das oberste ist; die unteren Zentren sind von 13 bis 18 nummeriert, hier ist 18 das Muladhara-Chakra. Die übrigen Nummern beziehen sich auf verschiedene Bahnen und Bewusstseinszustände. In einer Phase von Sabhapatys Lehren werden die zwölf Zentren Fähigkeiten und Reiche genannt, möglicherweise mit der Bedeutung Bereiche oder Ebenen – d.h. Lokas. In *Om: A Treatise on Vedantic Raj Yoga Philosophy* sind die Fähigkeiten, die mit den Chakras (genannt *kamala,* d.h. Lotosblüten) assoziiert werden, in einem Kontinuum von Geist bis Materie arrangiert, in der Reihenfolge, in welcher sie vom »Unendlichen Geist« ausgestrahlt wurden:

1. **Weisheit** – zwölftes Chakra in der Mitte des Schädels (vermutlich Scheitel); genannt *dvadaśānta* (jenseits der zwölf) oder *parātpara* (allerhöchstes)
2. **Verstand/Intelligenz** – elftes, am höchsten Punkt des Gehirns; genannt Brahmarandhra oder *para* (größeres höchstes)
3. **Wissen** – zehntes, in der Mitte des Gehirns; genannt *tatpara* (geringeres höchstes)
4. **Klugheit** – neuntes, am Grunde des Gehirns; genannt Sahasrara oder *kalā* (Teilung/Teile)
5. **Erinnerung** – achtes, in der Mitte der Stirn; genannt *nāda* (Klang)
6. **Nachsinnen** (Fantasie oder Einbildungskraft) – siebtes, zwischen den Augenbrauen; genannt *bindu* (Punkt)
7. **Ehrgeiz** – sechstes, an der Nasenspitze; genannt Ajna
8. **Gewissen** – fünftes, in der Mitte der Zunge; genannt Vishuddha
9. **Intellekt** – viertes, in der Kehle; genannt Anahata
10. **Leidenschaft/Vorstellungen/Gemütszustände** – drittes, im Herzen; genannt Manipura
11. **Sinne** – zweites, im Nabel; genannt Svadhishthana
12. **Natur/Elemente** – erstes, an der Basis des Penis; genannt Muladhara[197]

Um ins Einssein mit dem Unendlichen Geist zu gelangen, muss jede dieser Fähigkeiten mit Hilfe von Mantras geläutert und aufgelöst werden, beginnend am Ende dieser Liste und dann in der Reihenfolge der Chakras nach oben fortschreitend. Wenn der Swami die Absicht hatte, dass wir die in seinem System beschriebenen Fähigkeiten weiter entfalten, statt sie zu transzendieren, stellt diese Liste das erste Beispiel von einem Chakrasystem als einem Kontinuum menschlichen Potenzials dar – die Basis des westlichen Chakrasystems.[198]

Bezugnahmen auf Sabhapatys Lehren sind aus der theosophischen Literatur Mitte der 1880er Jahre – mehrere Jahre vor Besants Eintritt in die TS – praktisch verschwunden.[199] Doch es ist klar zu erkennen, dass Besant sich für die Theorie und Praxis der Astralprojektion interessierte, nicht nur aus Beschreibungen persönlicher Erlebnisse, wie sie Leadbeater in *Invisible Helpers* (dt. Ausgabe: *Unsere unsichtbaren Helfer*) aufgezeichnet hatte,[200] sondern auch aus Hinweisen überall in ihren Vorträgen und Büchern über die Vorgänge, die die Entwicklung des feinstofflichen Körpers beeinflussen – von *Man and His Bodies* (dt. Ausgabe: *Der Mensch und seine Körper*) bis zu *Invisible Worlds* (dt. Ausgabe: *Unsichtbare Sphären*).

Leadbeater, der mit Besant zusammenarbeitete, teilte diese Beschäftigung mit Astralreisen, die auch in die Formulierung seiner Version des Chakrasystems einging, womit er ein theosophisches Äquivalent der tantrischen Traditionen schuf, die die Ausbildung der Chakras mit dem Erwerb geistiger Kräfte verbinden. Solchen Verbindungen begegnet man in späteren Popularisierungen des Chakrasystems selten, die sich mehr mit physischer, emotionaler, mentaler und spiritueller Erfüllung auf der physischen Ebene befassen. Doch manchmal kommen sie in Büchern westlicher Esoteriker und Autoren über psychische Entwicklung vor. Auf das Thema »astrale Projektion und die Chakras« werde ich im letzten Kapitel zurückkommen.

Besant war mehr eine Konsolidatorin von Informationen über die Chakras, Körper und Ebenen als eine Innovatorin. Sie erschloss Blavatskys Werk um Information über diese Themen, um eine zusammenhängende Synthese aus Fragmenten und Andeutungen zu erarbeiten. Vor allem wollte sie Blavatskys Werk für die Öffentlichkeit verständlich und zugänglich machen, wobei sie gleiches Gewicht auf die esoterische Theorie und die sichere und intelligente praktische Anwendung legte. Dabei erschuf Besant kein interpretierendes oder erklärendes Chakrasystem. Ich habe Hunderte ihrer Bücher, Broschüren und Artikel durchgesehen, doch dabei bis heute keine einzige Liste der sieben Chakras nach Namen und Funktion entdeckt. Wenn sie die Chakras bespricht, bezieht sich Besant stets in allgemeinen Begriffen auf sie, sie spricht von einem ganzen System, statt sich auf Teile zu konzentrieren.

Doch Besants bedeutendster Beitrag zum westlichen Chakrasystem dürfte die Vorstellung gewesen sein, dass jeder feinstoffliche Körper seine eigenen Chakras besitzt – eine Vorstellung, die nicht nur von Blavatskys sieben Chakras entlang der Wirbelsäule (gefolgt von sieben weiteren im Kopfe) angedeutet worden war, sondern auch von den Radhasoami-Lehren, die Besant zugänglich waren, als sie Anfang der

1890er Jahre zum ersten Mal nach Indien kam. Wie gesagt, sprechen diese Lehren 1909 von drei Chakra-Reihen, eine für den physischen Bereich, eine für den physisch-geistigen Bereich und eine für den rein geistigen Bereich. Besant hätte diese Bereiche als die physischen, astralen und mentalen Ebenen identifiziert. Die Implikationen dieser Vorstellung von multiplen Chakrasystemen wurden erst in den späten 1980er Jahren durch das Werk von Barbara Brennan erforscht.

KAPITEL 9

Die Lotusblumenblätter von Rudolf Steiner

Rudolf Steiner (1861-1925), bekannt als der Gründer der Anthroposophischen Gesellschaft und Urheber von Ideen, die zu der Entwicklung des Waldorf-Schulmodells und landwirtschaftlicher Techniken führten, die unter dem Begriff »biologisch-dynamischer Anbau« zusammengefasst werden, begann seine öffentliche Karriere als Privatgelehrter, der über deutsche Philosophie und Literatur Vorträge hielt und veröffentlichte. Um die Jahrhundertwende richtete er seine Aufmerksamkeit auf esoterische Themen und wurde 1902 Vorsitzender der Deutschen Sektion der Theosophischen Gesellschaft. Steiner war beliebt und fleißig. Aufgrund von Meinungsverschiedenheiten mit Annie Besant, nachdem diese 1907 Präsidentin der Theosophischen Gesellschaft geworden war, löste sich Steiner in den Wochen um die Jahreswende 1912/1913 von der TG, zog den größten Teil der Deutschen Sektion nach sich und restrukturierte diese zur Anthroposophischen Gesellschaft.[201]

Erkenntnisse der höheren Welten

Vor dem Bruch veröffentlichte Steiner mehrere sehr geschätzte Bücher, die aus dem Deutschen ins Englische übersetzt und von den theosophischen Verlagsgesellschaften in England und Amerika veröffentlicht wurden – insbesondere *The Way of Initiation, or How to Attain Knowledge of the Higher Worlds* (»Die Stufen der Einweihung, oder: Wie erlangt man Erkenntnisse der höheren Welten?«) und *Initiation and Its Results: A Sequel to »The Way of Initiation«* (1909, »Über einige Wirkungen der Einweihung«) – und in Deutschland 1909 in einem Band mit dem Titel *Wie erlangt man Erkenntnisse der höheren Welten?* erschienen. Von Steiner selbst 1918 gründlich überarbeitet und mehrere Male neu ins Englische übersetzt, ist das Buch in der englisch lesenden Welt heute bekannt unter dem Titel *How to Know Higher Worlds.*[202] Ich bevorzuge die frühesten deutschen und englischen Fassungen, in denen theosophische Termini wie *etheric body (Ätherleib/Ätherkörper)* und *astral body (Astralleib/Astralkörper)* verwendet werden anstelle der ungeschickten und unklaren Überarbeitungen und Übersetzungen *ether body (Ätherleib)* and *soul body (Seelenleib).*

Entsprechend einer Reihe von fünf Artikeln in *Lucifer-Gnosis* mit dem Untertitel »Über einige Wirkungen der Einweihung« handelten die ersten vier Kapitel von *Initiation and Its Results* von den Chakras und bieten damit eine der frühesten Anleitungen zur Chakra-Ausbildung, die im Westen veröffentlicht wurden. Steiner war der erste theosophische Autor, der hellsichtige Visionen von den Chakras im Detail beschrieb und unter Umständen der zweite (nach Blavatsky), der ein System für ihre Entwicklung veröffentlichte. Ich sage »unter Umständen«, weil die Unterweisungen in Blavatskys Innerer Gruppe und ihre Esoterischen Instruktionen die Chakras indirekt erwähnen, während Steiner sie ausdrücklich anspricht und behandelt.

Steiner beschreibt fünf Chakras und ignoriert dabei das erste und siebte; vielleicht folgt er damit den buddhistischen Tantras, in denen die Chakras Stirn und Scheitel bzw. Genital und Anus zusammengefasst werden, was zu einem Fünf-Chakren-System führt. Er nennt sie *Räder, Lotusblumen, Mittelpunkte* und *Sinnesorgane der Seele.*[203] Er nummeriert sie von oben nach unten statt von unten nach oben und identifiziert sie mit der Zahl von Blütenblättern und ihrer annähernden Lage im physischen Körper, verwendet jedoch niemals Sanskrit-Bezeichnungen. Ähnlich wie die Beherrschung eines jeden Chakras im östlichen System gewisse geistige Kräfte erschließt, wird jedes von Steiners Chakras mit einer Art von Hellsichtigkeit assoziiert.

Steiners Ansatz scheint von einer radikalen Neuinterpretation des Zweckes der Lotos-Blütenblätter auszugehen. Wie wir in tantrischen Lehren gesehen haben, sind den Blütenblättern der sechs Chakras von Basis bis Stirn Buchstaben des Sanskrit-Alphabets zugeordnet. Steiner jedoch assoziierte mit diesen Blütenblättern spezifische geistige Qua-

übliche Nummern	Lage	Blütenblätter	Arten der Hellsichtigkeit	Steiners Nummern
sechstes	Nasenwurzel	zwei	Verbindung mit übermenschlichen Wesen; Wahrnehmung höherer Welten	erstes
fünftes	Kehlkopf	sechzehn	Gedanken anderer; Einblick in die Gesetze der Naturerscheinungen	zweites
viertes	Herz	zwölf	Empfindungen anderer; Beobachtung der Kräfte in Tieren und Pflanzen	drittes
drittes	Solarplexus	zehn	Befähigungen/Talente anderer; wie alle Teile der Natur zusammenwirken	viertes
zweites	Bauch	sechs	Kommunikation mit höheren Wesen (in der Astralwelt)	fünftes
erstes	Bauch	vier	. . .	sechstes

Tabelle 6: Chakras nach Steiner[204]

litäten. Damit folgte er der tantrischen Tradition, in welcher den Blütenblättern der Chakras *vṛtti* (Verhaltensformen) zugeordnet werden.[205]

Laut Steiner erscheinen die Chakras vor ihrer Ausbildung »von dunkler Farbe« und »ruhig, unbewegt«. »Wenn nun ein [Schüler] mit seinen Übungen beginnt, so ist das erste, dass sich die Lotusblumen aufhellen; später beginnen sie sich zu drehen. Wenn dies letztere eintritt, so beginnt die Fähigkeit des Hellsehens.«[206]

Acht von den sechzehn Blütenblättern im Hals-Chakra »wurden entwickelt in einer früheren Phase der menschlichen Entwicklung, in der fernen Vergangenheit«, sind aber derzeit inaktiv. »Die anderen acht kann der Mensch selbst durch bewusste Übungen ausbilden.«[207] Im

Laufe dieses Prozesses werden die vorher ausgebildeten Blütenblätter wieder aktiviert. Steiner nennt acht »Funktionen« *(Seelenvorgänge),* die für die Ausbildung der Blütenblätter des Hals-Chakras notwendig sind[208] – basierend auf seiner Interpretation des Achtfachen Pfades im Buddhismus (rechte Vorstellung, rechtes Entschließen, rechtes Reden, rechtes Handeln, rechte Lebensweise, rechtes Streben, rechtes Erfahrungen-Sammeln, rechtes Sich-Versenken).[209]

Auch sechs von den zwölf Blütenblättern des Herz-Chakras wurden bereits vor langer Zeit entwickelt und bleiben untätig, bis die anderen sechs ausgebildet werden. Das Erlangen von sechs »Eigenschaften«[210] erlaubt uns, dieses Chakra zu entwickeln: Gedankenkontrolle, Kontrolle der Handlungen, Beharrlichkeit, Duldsamkeit, Unvoreingenommenheit und Gleichmut.[211] Diese Eigenschaften stammen von theosophischen Lehren über die Vorbereitung auf die Anleitung durch einen Meister – eine Phase, die als Pfad des Anwärters bezeichnet wird. Die theosophischen Lehren selbst gehen auf das *Viveka-Cūḍāmaṇi*, Verse 16–34, des Mystikers und spirituellen Lehrers Śaṅkara im 9. Jahrhundert zurück. Sie werden in Besants *The Ancient Wisdom* (1896; *Die Uralte Weisheit,* 1898) erklärt, wo sie mentale *Attribute* genannt werden (eine bessere Übersetzung als »requirements« für Eigenschaften).[212] Die zehn Blütenblätter des Solarplexus-Chakras folgen nicht dem Muster von Hals- und Herz-Chakra. Es ist nicht davon die Rede, dass die Hälfte der Blütenblätter bereits in früheren Zeitaltern entwickelt wurde. Es gibt keine Liste von fünf Attributen oder Funktionen, die es zu entwickeln gelte. Stattdessen werden Anweisungen für die Meditation gegeben, die jenen ähneln, die in Besants *Thought Power* (1901; dt. Ausgaben: *Das Denkvermögen* [1902], *Gedankenkraft* [2005]) dargelegt wurden.[213]

Steiner gibt an, dass die Entwicklung des dritten Chakras schwieriger ist als die von Hals- und Herz-Chakra. Die Entwicklung der sechs Blütenblätter des zweiten Chakras, welches Steiner vage »in der Körpermitte« ansiedelt, ist sogar noch schwieriger. Wie bei dem dritten Chakra gibt es hier keine Aufteilung in früher entwickelte und erst noch auszubildende Blütenblätter und keine Anzeichen von drei Dingen, die es zu erreichen gelte. Steiner schreibt: »Die Verrichtungen des Leibes, die Neigungen und Leidenschaften der Seele, die Gedanken und Ideen des Geistes müssen in einen vollkommenen Einklang miteinander gebracht werden.« Hierzu »muss die vollkommene Beherrschung des ganzen Menschen durch das Selbstbewusstsein angestrebt werden, so dass bei ihm Leib, Seele und Geist in einer vollkommenen Harmonie sind.« Der Schlüsselbegriff scheint *Läuterung* zu sein.[214]

In einem Vortrag »Das höhere Leben« sprach Besant im Jahre 1902 in ähnlichen Worten über die Läuterung der Körper – physischer, astraler und mentaler –, die gemeinsam die Persönlichkeit bilden. Vielleicht sind die drei Dinge, die es im Hinblick auf den sechsblättrigen Lotos zu erreichen gilt, die Läuterung von Handlungen, Gefühlen und Gedanken.[215]

Die Entwicklung dessen, was wir das sechste Chakra nennen, kommt später. Steiners Worte zu diesem Thema sind kryptisch:

> Und nun ist die Zeit gekommen, um die zweiblättrige Lotusblume in der Augengegend zu gebrauchen. Fängt sie an, sich zu bewegen, so findet der Mensch die Möglichkeit, sein höheres Ich mit übergeordneten geistigen Wesenheiten in Verbindung zu setzen. Die Ströme, welche von dieser Lotusblume ausgehen, bewegen sich so zu höheren Wirklichkeiten hin, dass die entsprechenden Bewegungen dem Menschen völlig bewusst sind. Wie das Licht dem Auge die physischen Gegenstände sichtbar macht, so diese Strömungen die geistigen Dinge höherer Welten. Durch [meditative] Versenkung in ganz bestimmte Vorstellungen, welche der Geheimlehrer dem Schüler [individuell] … mitteilt, lernt der letztere die Strömungen der Augenlotusblume in Bewegung setzen und dirigieren.[216]

Diese Passage mag unter Bezugnahme auf Besants *Gedankenkraft* (über die Yoga-Sūtras von Patañjali) zu erklären sein. In letzteren gibt es drei höhere Stufen zur Übung des Denkvermögens: *dhāraṇā* (Konzentration), *dhyāna* (Meditation) und Samadhi (»Kontemplation«, häufiger »Absorption« oder »Ekstase«). In *Gedankenkraft* definiert Besant *Konzentration* als »Einsgerichtetheit des Geistes«, so wird der Geist »ein Instrument, das nach dem Willen des Eigentümers gebraucht werden kann«, gänzlich ohne Ablenkung. Sie definiert *Meditation* als die ständige Ausrichtung »auf einen beliebigen Gegenstand mit dem Ziel, den Schleier zu durchdringen, und das Leben [die essenzielle Seinsheit hinter der Form] zu erreichen und jenes Leben in die Vereinigung mit dem

Leben zu ziehen, zu welchem der Geist gehört [essenzielle Seinsheit des Meditierenden].«[217] Kontemplation oder Absorption erwächst als eine natürliche Entwicklung aus den beiden anderen Stufen:

> Wenn der Geist in der Konzentration auf einen Gegenstand wohlgeübt ist, und seine Einsgerichtetheit – wie dieser Zustand genannt wird – für eine kleine Weile aufrechterhalten kann, besteht der nächste Schritt darin, den Gegenstand loszulassen und den Geist in dieser ausgerichteten Aufmerksamkeit zu behalten, *ohne dass die Aufmerksamkeit auf irgendetwas gerichtet ist.*[218]

Die Resultate eines solchen Zustandes sind folgende:

- Der Mentalkörper wird zum Schweigen gebracht.
- Bewusstsein entkommt aus dem Mentalkörper und geht in den Kausalkörper weiter.
- Es kommt zu einer kurzzeitigen Ohnmacht oder einem Ausfall des Bewusstseins.
- Gegenstände des Bewusstseins der niederen Welten werden durch solche in den höheren ersetzt.
- Das höhere Selbst (das Besant »Ego« nennt) kann jetzt den Mentalkörper nach seiner eigenen Gestalt formen und ihm »hohe Visionen von den Ebenen jenseits [seiner] eigenen« weitergeben.[219]

Wie bereits festgestellt, behandelte Steiner nicht das vierblättrige Wurzel-Chakra. Doch in den theosophischen Lehren seiner Zeit gab es vier primäre »Qualifikationen« oder »Attribute« (Steiner: *Eigenschaften), die für die Anwärter- und Schülerschaft erforderlich waren und ebenfalls auf Śaṅkara zurückgehen. Steiner listet sie wie folgt:

- »Unterscheidung zwischen dem Ewigen und dem Zeitlichen« oder »zwischen dem Wahren und Falschen«
- »rechtes Einschätzen des Ewigen und des Wahren gegenüber dem Vergänglichen und dem Illusorischen« (bei Śaṅkara »Wunschlosigkeit«; was bedeutet, nur das Ewige und Wahre zu wünschen)
- »sechs Qualitäten« (identisch mit den im Zusammenhang mit dem Herz-Chakra beschriebenen »Eigenschaften«

- »Sehnsucht nach Freiheit« (Befreiung – bei Śaṅkara, aus dem Kreislauf der irdischen Inkarnationen; bei Steiner, von den »Grenzen des engen Selbst« oder der Persönlichkeit)[220]

Steiner verteilt das Erreichen dieser vier Voraussetzungen über die Stufen der Übung, die er beschreibt, und behandelt sie in erster Linie in Verbindung mit der Entwicklung des Ätherkörpers vom Astralkörper. Ich bin versucht, sie mit den vier Blütenblättern des Wurzel-Chakras in Bezug zu setzen, weil sie die Basis des ganzen Programms bilden. Falls ich Recht habe, erfolgt die Entwicklung des Wurzel-Chakras in Steiners System zuletzt und wird niemals direkt in Angriff genommen, sondern ist das natürliche Resultat aus der Entwicklung von Astral- und Ätherkörpern.[221]

Jetzt ist es möglich, mehrere Beobachtungen über Steiners Zugang zu den Chakras festzustellen:

- Die Nummerierung von oben nach unten zeigt nicht nur eine bevorzugte Richtung der Übung/Praxis an, sondern auch eine zunehmende Schwierigkeit der Entwicklung.[222]
- Die Beschreibung der Phasen der Chakra-Entwicklung (träge, glühend, rotierend) erlaubt es dem hellsichtigen Lehrer, den Fortschritt des Schülers zu verfolgen.
- Die Zuordnung der einzelnen Phasen in der Ausbildung auf dem Anwärter-Pfad zu spezifischen Chakras und Blütenblättern dient nicht nur als eine Erinnerungshilfe für Übende, sondern auch als Mittel für den hellsichtigen Lehrer, um festzustellen, welche Aspekte dieses Pfades noch nicht entwickelt sind, und um Hilfen zu empfehlen (zum Beispiel wenn das mit Toleranz assoziierte Blütenblatt des Herz-Chakras fehlend, dunkel oder matt ist).
- Die Verbindung verschiedener Formen der Hellsichtigkeit mit der Entwicklung bestimmter Chakras bietet dem Schüler nicht nur ein Mittel, den eigenen Fortschritt zu messen, sondern auch einen Anreiz für die sichere Entwicklung solcher Kräfte durch Festhalten an dem Programm, das für jeden skizziert ist. (Steiner macht viele – hier nicht aufgenommene – Bemerkungen über zuverlässige und unzuverlässige Formen der Hellsichtigkeit und sichere und gefährliche Methoden der Hellsichtigen-Entwicklung).

Von seiner Darstellung der Chakras des Astralkörpers geht Steiner weiter zur Entwicklung des Ätherleibes. Es galt als Maxime der theosophischen Lehre jener Zeit, dass jeder niedrigere Körper von dem nächsthöheren Körper entwickelt werden sollte.[223] Folglich sollten wir die Chakras des Astralkörpers entwickelt haben, bevor wir die Entwicklung des Ätherleibes in Angriff nehmen. Steiners Beschreibung vermittelt den Eindruck, dass uns der Ätherkörper unwillkürlich mit Vitalität versorgt. Er funktioniert ohne Anweisung von unserem Willen. Wir müssen das Territorium abstecken, zuerst durch Einrichten eines »vorläufigen Mittelpunkts« (ich bevorzuge »provisorisches Zentrum«)[224] im Kopf, der an Stelle eines sechsten Chakras dienen soll (oder um den Ätherleib mit dem Stirn-Chakra des Astralkörpers zu verbinden). Diese Errungenschaft erlaubt einem, »die Lage seines Ätherkörpers selbst zu bestimmen«, um »den Ätherkörper nach allen Seiten zu drehen«.[225] Steiners Formulierung ist obskur – ich vermute, dass er meint, unsere Aufmerksamkeit durch den Ätherkörper auszurichten, als sei er ein Instrument zur Beobachtung, so dass wir ihn in jede Richtung ausrichten können, die wir zu untersuchen wünschen.

Im weiteren Verlauf der Entwicklung können wir jenes provisorische Zentrum in den Bereich des Halses verlagern und dadurch den Ätherkörper mit dem Hals-Chakra des Astralkörpers verbinden. An diesem Punkt sind wir in der Lage, ein »Häutchen« (ich bevorzuge »Membran«) zu erschaffen, das es dem Ätherkörper erlaubt, Wahrnehmungen von der ätherischen Daseins-Ebene (den höheren Unterebenen der physischen Ebene) zu registrieren.[226]

Sobald wir imstande sind, das provisorische Zentrum in den Bereich des Herzens im physischen Körper zu verlagern und es mit dem Herz-Chakra des Astralkörpers zu verbinden, haben wir unser Ziel erreicht. (Offenkundig brauchen wir das temporäre Zentrum nicht an Positionen im Ätherleib zu verschieben, die mit den drei unteren Chakras korrespondieren.) Laut Steiner ist das Ergebnis ...

> ein ganz kompliziertes Gebilde, ein wunderbares Organ. Es leuchtet und schillert geistig in den allerverschiedensten Farben und zeigt Formen von großer Regelmäßigkeit, die sich mit Schnelligkeit verändern können. Und weitere Formen und Farbenströmungen laufen von diesem Organ nach den übrigen

Teilen des [physischen] Körpers und auch zu jenen des Astralkörpers, den sie gänzlich durchziehen und durchleuchten. Die wichtigsten dieser Strömungen aber gehen zu den Lotusblumen. Sie durchziehen die einzelnen Blätter derselben und regeln ihre Drehung. Dann strömen sie an den Spitzen der Blätter nach außen, um sich im äußeren Raum zu verlieren. Je entwickelter ein Mensch ist, desto größer wird der Umkreis, in dem sich diese Strömungen verbreiten.[227]

Dieses »ganz komplizierte Gebilde« oder »wunderbare Organ« hat ähnliche Funktionen wie das Milz-Chakra, das Leadbeater in dem vier Jahre später erschienenen Buch *The Hidden Side of Things* (dt. Ausgabe: *Der Alltag aus spiritueller Sicht*) beschrieb. Es könnte sein, dass Leadbeater Steiners Hinweisen weiter nachging und mittels hellsichtiger Untersuchung ein detailliertes Schema erarbeitete, wie diese »wunderbare Organ« Strahlen unterschiedlicher Farben zu den Organen des physischen Körpers und den Chakras des Ätherleibes sendet. Die Frage, wer zuerst kam, wäre schwierig zu beantworten – insbesondere da die Funktionen von Leadbeaters Milz-Chakra in Blavatskys Esoterischen Instruktionen detailliert dargestellt sind. Ich werde das Milz-Chakra in Kapitel 12 behandeln.

Überall in seinen Lehren über die Chakras betont Steiner, wie entscheidend wichtig es ist, den zwölfblättrigen Lotos zu entwickeln, der mit dem Herz-Chakra assoziiert wird. Er schreibt sogar, dass »das sogenannte Kundalinifeuer in dem in der Herzgegend erzeugten Organ« hergestellt werde, auch wenn man es durch okkulte Übung »zum Dasein erwecken« müsse, über welche nicht offen gesprochen werden könne.[228] Einmal aktiviert, »strömt [die Kundalini nicht nur] in leuchtender Schönheit durch die sich bewegenden Lotusblumen und auch durch die anderen Kanäle [Nadis?] des ausgebildeten Ätherleibes«, sondern »strahlt [auch] von da nach außen in die umgebende geistige Welt und macht sie geistig sichtbar, wie das von außen auf die Gegenstände fallende Sonnenlicht diese physisch sichtbar macht«.[229] Und weiter: »Deutlich als Gegenstände und Wesen wahrnehmbar wird die geistige Welt eigentlich erst für einen Menschen, der in solcher Art das Kundalinifeuer durch seinen Ätherkörper und nach der Außenwelt senden kann, um damit die Gegenstände zu beleuchten.«[230]

Obwohl Steiner ein Innovator und Validator war, hatten seine Lehren über die Chakras nur wenig Einfluss auf die Entwicklung des westlichen Chakrasystems.

KAPITEL 10

Das Gesetz des Atems und der Lebensbaum

Eine der Zielsetzungen der Theosophischen Gesellschaft war, unbekannte Gesetze der Natur und schlummernde Kräfte im Menschen zu erforschen. Sie unterstellt, dass es einen Zusammenhang zwischen diesen Gesetzen und Kräften dergestalt gibt, dass ein Verständnis der Gesetze und eine Anwendung der Kräfte in anscheinend magischen oder wundersamen Geschehnissen resultierten. Ich sage »anscheinend«, weil aus theosophischer Sicht kein Ereignis, das unter Naturgesetzen eintritt, ordnungsgemäß als Wunder bezeichnet werden kann. Blavatsky gab unmissverständliche Erklärungen in diesem Sinne, um römisch-katholischen Glaubenslehren entgegenzutreten, dass Gott imstande sei, Naturgesetze außer Kraft zu setzen, um Wunder zu wirken – eine ihrer Meinung nach »unphilosophische« Sichtweise.[231]

Jene Zielsetzung der TS bot eine gemeinsame Basis für westliche und östliche Esoterik – besonders für Tantra- und verwandte Yogas, die eine Entsprechung zwischen dem Universum (Makrokosmos) und dem menschlichen Körper (Mikrokosmos) postulierten. Wie wir bereits feststellten, strebten Tantra-Praktiker danach, Einssein mit den göttlichen Kräften zu erreichen, die das Universum durchziehen – Śiva und Śakti zum Beispiel –, um selbst übernatürliche Kräfte wie gottgleiche Allwissenheit und Allmacht zu erlangen. Diese gemeinsame Basis war der Kanal der Übermittlung esoterischer Ideen zwischen Ost und West, der das östliche Chakrasystem nach Europa und Amerika leitete und theosophische Vorstellungen über Ebenen, Körper und verwandte Phänomene zurück nach Indien führte.

Subtile Kräfte (Rāma Prasād)

Blavatskys Bücher, besonders *Die Geheimlehre* (1888), waren frühe Beispiele solcher Transaktionen. Ein weiteres war *Nature's Finer Forces* von Rāma Prasād, einem indischen Mitglied der TS. Die »feineren Kräfte« im Titel sind jene, die unbekannte Gesetze der Natur mit unbekannten Kräften im Menschen verbanden – Kräfte, die auf den feinstofflichen (deshalb »feineren«) Ebenen wirken und sich über die feinstofflichen Körper manifestieren.

Prasāds Geburts- und Sterbedaten festzustellen, ist mir nicht gelungen. Er war aktiv in der TS in Indien von 1883 (wie in Olcotts Erinnerungen erwähnt) bis 1908 (als der letzte seiner zahlreichen Artikel für den *Theosophist* veröffentlicht wurde).[232] Er hatte an der Universität studiert, einen Magister-Titel erlangt und als Rechtsanwalt gearbeitet. Er war Präsident der TS von Meerut.[233]

Nature's Finer Forces wurde erstmals 1884 in Lahore unter dem Titel *Occult Science: The Science of Breath* veröffentlicht, als Name des Autors war Pandit Ram Prasād Kasyapa genannt. Das Buch war eine Übersetzung samt Kommentar einer Sanskrit-Anleitung zur Kontrolle des Atems (Pranayama). Von 1887 bis 1889 veröffentlichte Rāma Prasād im *Theosophist* eine Reihe von Aufsätzen unter der Überschrift »Nature's Finer Forces: Their Influence on Human Health and Destiny« (»Die subtileren Kräfte der Natur: Ihr Einfluss auf Gesundheit und Schicksal des Menschen«). Im Jahr 1890 publizierte die theosophische Verlagsgesellschaft unter dem Titel *The Science of Breath and the Philosophy of the Tattwas: Translated from the Sanskrit with Fifteen Introductory and Explanatory Essays on Nature's Finer Forces* ein Buch, das diese Aufsätze mit der Übersetzung von *Occult Science* kombinierte und gewöhnlich als *Nature's Finer Forces* zitiert wird.

Eine zweite Ausgabe, überarbeitet und korrigiert von George Robert Stowe Mead (1863–1933), einem Mitglied von Blavatskys Innerer Gruppe, kam 1894 heraus. Es folgten eine dritte und vierte Ausgabe, und das Buch blieb über sechzig Jahre im Handel. Als »das *erste* [Buch in englischer Sprache], das ›die Praxis des Yogas erklärt und befürwortet‹«, wurde es in einer *New Age Encyclopedia* bezeichnet.[234] Der Yoga, den es vermittelte, heißt heute *Svara-* (Atemton-) Yoga.

Bei dem Manuskript, das Prasād übersetzte, handelt es sich um das achte Kapitel des *Śivagama*, dessen Rest der Übersetzer für verloren hielt.[235] Entweder war der Text unvollständig oder der Übersetzer missverstand, was er las. Die Agamas sind eine Kategorie tantrischer Schriften, von denen viele einen Dialog zwischen Śiva und seiner Gefährtin Pārvatī enthalten, so auch dieser Text. Die wahre Quelle ist *Śiva-Svarodaya* (Śiva über den Klang des Atems), dessen Entstehungszeit unbekannt ist, jedoch wahrscheinlich nach der *Haṭha-Yoga-Pradīpikā* aus dem 15. oder 16. Jahrhundert lag, da es Pranayama-Techniken aus diesem Text ohne Erklärung zitiert, was darauf schließen lässt, dass diese seinerzeit zum Gemeinwissen zählten.

Prasāds Manuskript war ebenfalls unvollständig (oder eine Feigenblattausgabe, siehe unten), denn sie enthielt nur 335 Verse, das heißt 61 weniger als die Version, die allgemein in Gebrauch war. Darüber hinaus zählte Prasād einige Verse, die er aber unübersetzt ließ, während Mead in der zweiten Ausgabe wiederum andere Verse herausschnitt. Diese Eingriffe fanden in einem Teil mit der Überschrift »Wie man geschlechtliche Anhänglichkeit erzeugt« statt, der Informationen über Verführung und Zeugung von Kindern enthält – die vermutlich für das viktorianische und theosophische Publikum als unpassend empfunden wurden.[236]

Prasāds Aufsätze in *Nature's Finer Forces* behandeln Themen wie Prana, Nadis, Lotosblüten (Chakras), die Zentren in Herz und Kopf und feinstoffliche Körper (Koshas). Sie erwähnen *Ṣaṭ-Cakra-Nirūpaṇa* und präsentieren Prasāds Übersetzungen von langen Auszügen aus der *Praśna-Upaniṣad*. Darunter befindet sich auch eine Besprechung von Patañjalis *Yoga-Sūtra,* doch der Schwerpunkt liegt auf den Tattvas (Elementen). Die *Śiva-Svarodaya* nennt Farben und Symbole für jedes:

- Erde – gelbes Quadrat
- Wasser – weißer zunehmender Mond
- Feuer – rotes Dreieck
- Luft – grüner Kreis
- Akasha – jede Farbe mit der »Form eines Ohres« (in der Praxis ein dunkelblaues Ovoid)[237]

Der größere Teil des Buches handelt von einem ausgeklügelten System von hinduistischen chronologischen Unterteilungen von Sonne- und Mondzyklen, Atemkontrolle, dem vedischen Tierkreis und den Planeten sowie Entsprechungen im Zusammenhang mit den Elementen. Es verfolgt den Zweck, den idealen Augenblick zu bestimmen, in dem die makrokosmischen (himmlischen) und mikrokosmischen (menschlichen) *Gezeiten* des Prana gemeinsam geeignet sind, persönliches oder kollektives Elend oder Glück, Krankheit oder Gesundheit, aber auch Wohlstand oder den Sieg im Kampfe herbeizuführen oder die Vorhersage eines Todes zu ermöglichen. Abhandlungen und Text enthalten Anleitungen für die Meditation über die Tattvas mit Hilfe von Atem, Farbe, Symbol und Bija-Mantras.

Nature's Finer Forces scheint in westlichen esoterischen Kreisen als Handbuch zur okkulten Entwicklung immens populär gewesen zu sein.[238] Doch das Buch hat nur wenig zum Verständnis der Chakras beigetragen. Wie wir noch sehen werden, stellten die Arten und Weisen, wie spätere Autoren das Buch nutzten, weitere Schritte in der Übermittlung des Chakrasystems vom Osten in den Westen dar.

Königlicher Yoga (Swami Vivekananda)

Der erste indische Yogi, der in den Vereinigten Staaten zu landesweiter Aufmerksamkeit gelangte, war Swami Vivekananda (1863–1902), der von Indien nach Chicago reiste, um am Weltparlament der Religionen 1893 teilzunehmen. Vivekananda war ein Schüler des indischen Tantra-Yogis Sri Ramakrishna. Er war ein charismatischer Redner, und die amerikanischen Zuhörer waren von seinen Lehren so begeistert, dass er bis 1895 im Lande blieb. Von 1895 bis 1897 bereiste er England und Kontinentaleuropa. Nach einem kurzen Besuch in Indien kam er zu einem zweiten Aufenthalt von 1899 bis 1902 erneut nach Amerika, um im Jahr seines Todes wieder nach Indien zurückzukehren. Während seiner Zeit in Amerika gründete er die Vedanta Society of New York (1894), die bis heute existiert.[239]

Yoga-Gelehrte bezeichnen Vivekanandas Tourneen durch die Vereinigten Staaten praktisch einhellig als die Geburt des Yogas in Amerika. Im Jahr 1896 veröffentlichte der Swami *Yoga Philosophy: Lectures Delivered in New York, Winter of 1895–96, on Raja-Yoga, or Conquering the Internal Nature.* Der Begriff *Raja-Yoga* wird häufig mit den Meditations-Übungen von Patañjalis *Yoga-Sūtra* assoziiert. Vivekanandas Buch, das heute einfach als *Raja-Yoga* bekannt ist, erlangte große Popularität und gilt bei Yoga-Schülern wegen seiner Übersetzung von und Kommentare zu den *Yoga-Sūtra* als Klassiker. Wissenschaftler bezeichnen *Raja-Yoga* als einen Meilenstein in der Übermittlung östlicher Lehren über Yoga in den Westen.[240]

Die Kapitel, die Pranayama behandeln, (»Prana«, »Das psychische Prana und »Die Beherrschung des psychischen Pranas«) bieten einen kurzen Einstieg in das, was wir heute Kundalini-Yoga nennen. Vivekananda behandelt knapp alle Komponenten des östlichen Chakrasystems: Prana, Kundalini, die drei wichtigsten Nadis und die sieben Chakras. Die Chakras erhalten ihren Sanskrit-Namen – möglicherweise der erste Auftritt dieser Namen auf amerikanischem Boden.

Stefanie Syman berichtete: Vivekananda »schloss seine Reihe von Kursen [auf denen *Raja-Yoga* basierte] mit einer anschaulichen Bemerkung, als er die Sushumna als eine glänzende Schnur beschrieb, auf der sechs Lotosblüten aufgereiht sind.«[241] Eine weitere Premiere war die Veröffentlichung des Bildes (Abb. 6, Seite 164), das auf den Einband der ersten Ausgabe geprägt war und als Titelbild in mehreren späteren Ausgaben diente.[242]

Die Legende in Sanskrit ist das Mantra *Oṃ tat sat* (ewige höchste Wahrheit); das *Om* wiederholt sich oben im Bild in dem strahlenden Rund, das den tausendblättrigen Lotos darstellt. Die genauere Untersuchung der Zeichnung offenbart mehrere Unregelmäßigkeiten. Die Kundalini-Shakti steigt, wie in manchen tantrischen Traditionen, aus dem sechsblättrigen Lotos empor – dem Svadhishthana, dem *zweiten* Chakra. Doch das Vorhandensein von fünf weiteren kleinen Lotosblüten zwischen diesem Chakra und dem tausendblättrigen Lotos ganz oben zeigt, dass der sechsblättrige Lotos der erste sein soll. Noch dazu ist das Dreieck im sechsblättrigen Lotos das Yantra des dritten Chakras, den die Tradition mit dem Element Feuer und einem Lotos mit zehn Blütenblättern assoziiert.

Vivekanandas Kapitel über Kundalini-Yoga enthalten nichts, dem ein heutiger Yoga-Schüler nicht bereits in vielen zeitgenössischen Quellen

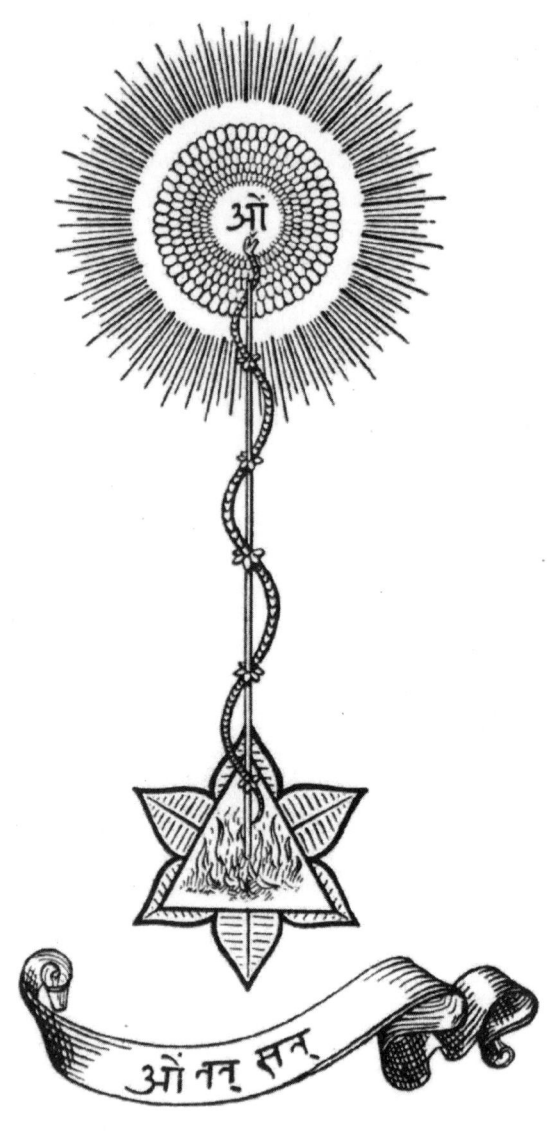

Abb. 6: Aufsteigende Kundalini (aus Swami Vivekananda, *Yoga Philosophy,* 1896)

begegnet ist, doch seine Erklärungen sind klar und prägnant. Er vermittelt mehrere Übungen zur Atemkontrolle. Farben und Chakra-Eigenschaften, die in dem späteren westlichen System eine so wichtige Rolle spielen, werden nicht erwähnt, da sie noch nicht entwickelt worden waren. Auch von Kräften, die den Chakras zugesprochen werden, ist hier keine Rede. Doch diese Kapitel von *Raja-Yoga* dürften das erste Handbuch zur Chakra-Entwicklung sein, das von einem indischen Lehrer in England und Amerika geschrieben und veröffentlicht wurde.[243]

Die Aura des Menschen
(Auguste Jean-Baptiste Marques)

Wie bereits festgestellt, besprach Madame Blavatsky die Aura des Menschen in der Esoterischen Instruktion Nr. 3. Die frühere Instruktion Nr. 2 enthielt eine Farbtafel der menschlichen Aura – vielleicht einen der ersten Versuche, die Farben der Aura wiederzugeben. Blavatskys Farben wurden mit den sieben Prinzipien verbunden, doch es gab keine Anzeichen von farbigen Schichten.[244] Eine weitere Tafel in dieser Instruktion vermittelte die Existenz von sieben konzentrischen Ringen, die mit den Prinzipien assoziiert wurden, zeigte aber nicht, wie sie die menschliche Gestalt umgeben.[245]

In den 1890er Jahren, nach Blavatskys Tod, wurde die Aura zum Gegenstand weitverbreiteter Spekulation und hellsichtiger Forschungen innerhalb der TS – in erster Linie, aber nicht ausschließlich, innerhalb der Londoner Loge. A. P. Sinnett, der Mitte der 1880er Jahre aus Indien nach London zurückgekehrt war, war Präsident der Loge und begleitete solche Forschungen, 1893 legte er eine Abhandlung über das Thema vor.[246] Auf diesen Bericht folgte Charles W. Leadbeaters erste gedruckte Arbeit, »The Aura«, ein Artikel im *Theosophist* (1895). Dieser Artikel enthielt wohl das früheste Material über die Bedeutungen der Farben in der Aura – gewiss innerhalb der TS, möglicherweise in der ganzen westlichen Esoterik.

Über die Namen und Ordnung der Prinzipien hatte es eine lange bestehende Meinungsverschiedenzeit zwischen Blavatsky und Sinnett gegeben. Beide beschrieben sie im Sinne eines Kontinuums vom tiefsten Materiellen bis zum höchsten Geistigen. Doch Blavatsky bestand darauf, dass die Prinzipien als Schichten in der Aura in einer Reihenfolge erscheinen, die für jede Person einzigartig ist und auf der persönlichen Stufe der spirituellen Evolution des Individuums beruhte, während Sinnett die Schichten der Aura als ein Kontinuum beschrieb, bei dem die dichteren (»niederen«, materielleren) Schichten enger um den physischen Körper lagen und die zunehmend ätherischen (»höheren«, geistigeren) Schichten sich noch weiter hinaus dehnten.[247]

Leadbeater beteiligte sich an den hellsichtigen Forschungen im Rahmen der Londoner Loge, doch Besant war ein Mitglied von Blavatskys Innerer Gruppe gewesen. Nachdem sie ihre gemeinsamen Untersuchungen 1895 begannen, distanzierten sich Besant und Leadbeater von Sinnetts Standpunkt und hielten an der Vorstellung von zunehmend ätherischen Schichten der Aura fest, die sich vom physischen Körper nach außen dehnten, ohne sie jedoch mit den Prinzipien zu identifizieren.[248] Im Jahre 1896, in *Der Mensch und seine Körper,* bezog sich Besant auf Schichten der Aura im Sinne von feinstofflichen Körpern, nicht als Prinzipien. Je feinstofflicher der Körper, desto weiter dehnte er sich von dem physischen Körper nach außen. Damit wurden die äußeren Umrisse dieser feinstofflichen Körper um den physischen Körper arrangiert wie Matrjoschkas. Der Kern jedes feinstofflichen Körpers war vom physischen Körper verdeckt, doch seine äußeren Ränder konnten von Hellsichtigen als die Aura-Schichten des Äther-, Astral-, Mental- und Kausalkörpers wahrgenommen werden – und in seltenen Fällen als die mit dem Buddha- und Nirvana-Körper assoziierten Schichten.[249]

Ebenfalls 1896 meldete sich ein französischer Arzt und Diplomat zu Wort, der auf Hawaii lebte und dort in theosophischen Kreisen aktiv war: Auguste Jean-Baptiste Marques (1841–1929) legte die erste grafische Illustration der menschlichen Aura in Farbe vor, auf der die Schichten und Prinzipien klar definiert und gezeichnet waren. Sein kleines Buch *The Human Aura* ist wertvoll dank seiner Zitate und Bibliografie von Quellen, die die frühe Geschichte der Aura-Konzepte in der TS vor der Publikation von Leadbeaters *Man: Visible and Invisible* (1902; dt. Ausgabe: *Der sichtbare und der unsichtbare Mensch)* dokumentieren, einem Standardwerk zum Thema. Darüber hinaus arbeitete Marques mit seinen eigenen hellsichtigen Forschern, lieferte Klarstellungen, Korrekturen und Ergänzungen zu der Arbeit der Londoner Loge, besonders im Hinblick auf die Auswirkung von ständigen Schwankungen der Prana-Gezeiten und ihrer dominierenden Tattvas auf die Aura, die in Prasāds *Nature's Finer Forces* behandelt wurden. (siehe Tafel 3[250])

Die Bedeutung von Marques in der Geschichte des westlichen Chakrasystems liegt darin, dass er ausdrücklich eine Verbindung zwischen den Prinzipien und Schichten der Aura aufgezeigt hat, die in Besants und Leadbeaters späteren Schriften zwar impliziert wurde, aber hinter ihrem Wunsch verborgen blieb, nicht im Widerspruch zu Blavatskys Lehren zu erscheinen. Auch wenn es heute nahezu vergessen ist, war das Buch von Marques weithin bekannt und wurde von Autoren außerhalb der TS zitiert (zum Beispiel von Ella Adelia Fletcher, über die im nächsten Teil gesprochen werden soll). Über Blavatskys Prinzipien bildete es eine wichtige Brücke zwischen den Chakras und den Schichten der Aura. Diese Verbindung wurde von wenigen Autoren über diese Themen aufgenommen, tauchte aber von Zeit zu Zeit wieder auf wie der esoterische Schatten des sich entwickelnden westlichen Chakrasystems, bis sie in den 1980er Jahren im Werk von Rosalyn Bruyere und Barbara Brennan explizit wurde.

Rhythmisches Atmen (Ella Adelia Fletcher)

Nature's Finer Forces war an der Wende zum 20. Jahrhundert so populär, dass es durchaus das erste Yoga-Handbuch in englischer Sprache hätte sein können. Auf ähnliche Weise war *Raja-Yoga* für die meisten Yoga-Übenden das erste Handbuch zur Chakra-Entwicklung. Was würde geschehen, wenn jemand die beiden zusammenbrächte – und die Basis des westlichen Chakrasystems hinzufügte, die in den Schriften Blavatskys bereits vorlag? So unwahrscheinlich die Kombination auch klingen mag, wurden diese Elemente doch in einem heute praktisch vergessenen Buch vereinigt, das 1908 in den Vereinigten Staaten veröffentlicht wurde: *The Law of the Rhythmic Breath: Teaching the Generation, Conservation, and Control of Vital Force* von Ella Adelia Fletcher

(1846–1934).[251] Die Bedeutung des Buches liegt darin, dass es für alle zukünftigen Darstellungen des westlichen Chakrasystems den Präzedenzfall bildete. Es vereinigte Lehren aus alten indischen Schriften und von zeitgenössischen indischen Lehrern, aus westlichen esoterischen Systemen wie Astrologie und Theosophie und aus den jüngsten alternativen Behandlungsmethoden. Damit wurde *The Law of the Rhythmic Breath* zum *Wheels of Life* des Jahres 1908.

Fletcher erlebte eine glänzende fünfzehnjährige Karriere als Journalistin und Autorin. 1893 trat sie als E. A. Fletcher erstmals ins Licht der Öffentlichkeit des *Demorest Family Magazine,* einer beliebten Frauenzeitschrift, für die als Gesundheits- und Schönheits-Redakteurin tätig war.[252] Als die Zeitschrift 1899 eingestellt wurde,[253] veröffentlichte Fletcher ein weithin wohlwollend rezensiertes Buch, *The Woman Beautiful: A Practical Treatise on the Development and Preservation of Woman's Health and Beauty, and the Principles of Taste in Dress* (1899). Auf dem Erfolg des Buches aufbauend, schrieb sie in den Jahren 1902 und 1903 eine an viele Zeitungen verkaufte wöchentliche Sonntags-Kolumne über Gesundheit, Fitness und Schönheit für den New Yorker *Herald,* in der sie Themen wie Gewichtsverlust durch Bewegung, Dehnungsübungen für »Kopfarbeiter«, Gesichtsmassage zur Fältchenglättung – und sogar Fechten – in halbseitiger Aufmachung und illustriert mit Fotos präsentierte. Sie beantwortete auch Leserbriefe und gab Rezepte für hausgemachte pflanzliche Kosmetika weiter.

Fletcher wurde von der Neugeist-Bewegung adoptiert – einer Form zu heilen, die mit Autosuggestion durch positive Affirmationen arbeitete, um vollkommene Gesundheit zu entwickeln und zu erhalten. Fletcher lieferte Beiträge zum *Nautilus Magazine,* das von Elizabeth Towne (1865–1960) herausgegeben wurde, einer produktiven Autorin in dem Genre, das wir als heute Selbsthilfe-Literatur bezeichnen. Der Werbeslogan von *Nautilus* lautete »Selbsthilfe durch Selbsterkenntnis«.

The Law of the Rhythmic Breath wurde im *Nautilus* ab Dezember 1905 über mehrere Jahre in monatlichen Folgen abgedruckt, bevor es in Buchform erschien. Towne schrieb, dass »Fräulein Fletcher eine ernsthafte Schülerin des Okkultismus ist, eine kühne, aber behutsame Ermittlerin und eine echte Frau und Schreiberin. Sie ist die Altmeisterin der theoretischen und praktischen Yogakunde.«[254] Nach einem Besuch auf Hawaii im Jahre 1909 zog sich Fletcher in den Ruhestand nach Honolulu zurück und wohnte dort den Rest ihres Lebens bei ihrer Schwester; sie schrieb keine weiteren Bücher.

The Law of the Rhythmic Breath nimmt die Prinzipien und Techniken des Svara-Yogas aus ihrem ursprünglichen kulturellen Kontext und verpflanzt sie in die Neugeist-Kultur des frühen 20. Jahrhunderts. Fletcher zitiert Blavatskys Hauptwerke von *Isis entschleiert* bis *Die Stimme der Stille,* besonders die Esoterischen Instruktionen im dritten Band der *Geheimlehre.* Vivekanandas *Raja-Yoga* taucht einige Male auf und begegnet zeitgenössischen wissenschaftlichen Ausführungen über das Gehirn und Nervensystem. Die Bibliografie verweist auf englische Übersetzungen von einem halben Dutzend alter Hindu- und buddhistischer Schriften, sieben Bücher von Besant, hellsichtige Untersuchungen der Aura von mehreren Autoren, darunter Marques und Leadbeater, Bücher über Astrologie und Neugeist und einen spiritualistischen Text aus dem Jahre 1878, *Principles of Light and Color* von Edwin D. Babbitt, der die Basis nicht nur für Besants und Leadbeaters Untersuchungen der von ihnen so genannten okkulten Chemie wurde, sondern auch für die Praxis der Farbtherapie, die im nächsten Teil dieses Buches besprochen wird.

The Law of the Rhythmic Breath ging einen Schritt über *Nature's Finer Forces* hinaus, indem es Atemkontrolle und die Aura (den menschlichen Mikrokosmos) mit den Tattvas und Astrologie (himmlischer Makrokosmos) über die sieben Prinzipien miteinander verband. Die Funktionen von Sushumna und den »Vitalzentren« (wie dem Solarplexus) wurden in mehreren Kapiteln behandelt, aber nur ein Chakra wird mit seinem Sanskrit-Namen (Muladhara) erwähnt und eines mit dessen englischer Übersetzung (tausendblättriger Lotos).[255] Damit wurde die Verbindung zwischen Prinzipien und Chakras, die in Blavatskys Esoterischen Instruktionen nur impliziert war, nun eine Spur expliziter – eine weitere Stufe in der Konsolidierung der Fundamente für das westliche Chakrasystem.

Fletcher war eine Konsolidatorin. Aus Material aus Blavatskys Esoterischen Instruktionen stellte sie eine Liste von Farben-Entsprechungen zu den sieben Prinzipien zusammen, die sie in Quasi-Regenbogen-Reihenfolge beschrieb. Doch sie brachte das vierte Prinzip (Kama) in eine Beziehung zu Rot, beschrieb drei Versionen oder Ebenen von Manas und ließ Prana weg. Atman wiederum wurde mit Weiß verbunden, und so entstand eine Reihe von acht Farben:

1. Rot – Kama (Wünschen)
2. Orange – Sthula (grobstofflicher Körper)
3. Gelb – Linga (feinstofflicher Körper oder ätherisches Doppel)
4. Grün – niederes Manas (Kama-Manas; niederes Denken)
5. Blau – Manas (Denken)
6. Indigo – höheres Manas (Buddhi-Manas; höheres Denken)
7. Violett – Buddhi (spirituelle Intelligenz)
8. Weiß (oder transzendentes Blau) – Atman (höchstes Selbst)[256]

Es sollte noch ein Vierteljahrhundert dauern, bis der Regenbogen und die Chakras in der spektralen Reihenfolge vereinigt wurden, mit der wir heute vertraut sind – und im Laufe dieser Zeitspanne ging die Verbindung mit den Prinzipien verloren.

Fliegende Schriftrollen (Golden Dawn)

Nature's Finer Forces spielte auch eine wichtige Rolle in der Entwicklung der Zeremonialmagie in den 1880er Jahren in der heute so genannten Tradition des Golden Dawn, die bis zur Gründung des *Hermetic Order of the Golden Dawn* (Hermetischer Orden der Goldenen Dämmerung) 1888 zurückreicht. Einer der Gründer, Samuel Liddell MacGregor Mathers (1854–1918), ein Freimaurer, Rosenkreuzer und Mitglied der Theosophischen Gesellschaft, begann mit Prasāds Informationen über die Prana/Tattva-Gezeiten zu experimentieren. Sein Projekt war, ein Mittel zu entwickeln, um den himmlischen Makrokosmos mit dem menschlichen Mikrokosmos in Beziehung zu setzen, um zu bestimmen, wann die Kräfte der Elemente für die magische Arbeit ideal konstelliert waren. Man arbeitete mit Atemkontrolle, äußerer Konzentration und innerem Visualisieren – und im Fokus war eine Reihe von Tattva-Karten, welche die Symbole und Farben illustrierten, die in Prasāds Übersetzung des *Śiva-Svarodaya* genannt waren.

Andere Mitglieder und Kollegen beteiligten sich an diesen Experimenten, und die Resultate wurden aufgeschrieben und an weitere Mitglieder als »Fliegende Schriftrollen« zum Studium verteilt.[257] Manche dieser Aufsätze enthielten Experimente mit astraler Projektion – daher vielleicht der Aspekt »fliegend« – mit Hilfe von Methoden, die wir heute aktive Imagination oder kreative Visualisierung nennen würden. Eine der Ausarbeitungen mit dem Titel »Über die Tattvas der östlichen Schule«, die Mathers zugeschrieben wird, erklärt die Prozedur im Detail; hier werden die Prinzipien aus dem *Śiva-Svarodaya* effektiv in den Boden des westlichen Okkultismus verpflanzt. Die Chakras wurden bei jenen Experimenten nicht direkt einbezogen, nur die Elemente, mit welchen sie assoziiert werden; deshalb gehe ich hier nicht ausführlicher darauf ein.[258]

Sphären, Säulen und Pfade (Kabbala)

In den Fliegenden Schriftrollen der 1880er Jahre spekulierten die Mitglieder des Golden Dawn nicht nur über die mögliche Rolle der Tattvas in der Ritualmagie, sondern auch über ihre Verbindung zum Lebensbaum in der kabbalistischen Tradition der jüdischen Mystik. Dieser Baum wird definiert als »eine Reihe von Symbolen, die seit uralter Zeit benutzt werden, um das Universum zu studieren ... eine geometrische Anordnung von zehn Sefirot oder Sphären, deren jede mit einer anderen archetypischen Idee assoziiert wird«.[259] Angesichts der Korrespondenzen zwischen Chakras und Tattvas war es unausweichlich, dass diese Spekulationen schließlich das Chakrasystem mit dem Lebensbaum in Beziehung setzen würden. Trotz der Ähnlichkeit des Zwecks – jedes System beschreibt die Schöpfung oder Emanation niedrigerer Seins-Ebenen aus höheren, beginnend mit den geistigsten und endend mit den materiellsten – lassen sich die Funktionen der sieben Chakras und der zehn Sefirot nicht so einfach einheitlich sortieren.

Der Lebensbaum hat drei Säulen, eine linke, eine rechte und eine mittlere. Diese, so nimmt man an, sollen mit Ida, Pingala und Sushumna zusammenhängen. Es gibt drei Paare von Sefirot, die entlang der linken und rechten Säule angeordnet sind, jedes Paar ist auf seiner horizontalen Eben verbunden. Es gibt auch vier Sefirot entlang der mittleren Säule (in manchen Quellen auch fünf, wenn »eine geheimnisvolle ›unsichtbare‹ *Sefira* [Singular von Sefirot]« namens Daath [Wissen] dabei ist[260]), jede auf ihrer eigenen Ebene.

Prinzipien	Sefirot	Chakras
7. Atman	1. Kether (Krone)	7. Sahasrara (Scheitel)
6. Buddhi	2. Chokmah (Weisheit)	6. Ajna (Stirn)
5. höheres Manas (Buddhi-Manas)	3. Binah (Verständnis)	5. Vishuddha (Hals)
4c. niederes Manas (Kama-Manas)	4. Chesed (Barmherzigkeit)	4c. Anahata (Herz)
4b. niederes Manas (Kama-Manas)	5. Geburah (Strenge)	4b. Anahata (Herz)
4a. niederes Manas (Kama-Manas)	6. Tiphereth (Schönheit)	4a. Anahata (Herz)
3. Kama	7. Netzach (Sieg)	3. Manipura (Nabel)
2. Prana	8. Hod (Glanz)	2. Svadhishthana (Genital)
1. Linga	9. Yesod (Fundament)	1. Muladhara (Wurzel)
0. Sthula[263]	10. Malkuth (Königreich)	...

Tabelle 7: Crowleys Chakra-Zuordnungen (1909)

Im Jahr 1896 veröffentlichte Marques ein »Diagramm der Konkordanzen [Entsprechungen] der menschlichen Aura«, welches HPBs sieben Prinzipien, die sieben Schichten der Aura und die zehn Sefirot in Beziehung setzte – ohne jedoch die Chakras zu erwähnen.[261] Das früheste Beispiel einer Korrelation zwischen Sefirot, Prinzipien und Chakras findet sich 1909, mehr als ein Jahrzehnt später, im *Liber 777,* einer privaten Veröffentlichung des früheren Golden-Dawn-Mitglieds Aleister Crowley (1875–1947), der ein Schüler von Sabhapaty Swami gewesen sein soll.[262]

Crowley stellte eine Liste der sieben Prinzipien unter der Überschrift »Die Seele (Hindu)« neben eine Liste, die er »Die Chakkras [sic] oder Pranazentren (Hinduismus)« nannte, und schuf damit die Verbindung zwischen Prinzipien und Chakras, die in Blavatskys Esoterischen Instruktionen impliziert war, nun zum ersten Mal vollständig und ausdrücklich.[264]

Um die sieben Prinzipien und Chakras den zehn Sefirot zuzuordnen (die nach Nummern, nicht nach Namen gelistet sind), teilte Crowley das Manas in zwei Bereiche – einen höheren und einen niederen –, und das niedere Manas noch einmal in drei Bereiche. In der Chakra-Säule ordnete er die drei Teilbereiche des niederen Manas Tipheret (Schönheit) und dem vierten Chakra zu, ließ aber Malkuth (Königreich) aus – möglicherweise weil *Muladhara* »Wurzel-Unterstützung« bedeutet und damit von Natur aus zu Yesod (Fundament) passte.[265]

Im folgenden Jahr ging Crowley in seiner Zeitschrift *Equinox: The Review of Scientific Illuminism* näher auf die Verbindung zwischen Chakras und den Sefirot ein. Unter der Überschrift »The Temple of Solomon the King« und mit Fortsetzungen über mehrere Ausgaben des *Equinox* arbeitete er in dieser Artikelserie vom Umfang eines Buches die Liste der Entsprechungen aus dem *Liber 777* im Kontext eines erzieherischen und halbautobiografischen Berichts über den Einweihungsprozess eines Frater Perdurabo aus. Der Teil über die Chakras stützte sich weitgehend auf *The Esoteric Science and Philosophy of the Tantras* von Sris Chandra Basu, die erste englische Übersetzung der *Śiva-Saṃhitā*, veröffentlicht 1887 (nicht zitiert, mit geringen Veränderungen des Wortlauts).[266] Innerhalb dieses Teiles erscheint eine Grafik mit den Chakras – vielleicht die erste, die von einem Abendländer unter Verwendung des nun vertrauten Bildes eines meditierenden Yogis veröffentlicht wurde, das die Lage der Chakras im Körper zeigt.

Eine frühere Quelle dieser Zeichnung vermochte ich nicht aufzuspüren, deshalb weiß ich nicht, ob diese traditionell ist oder aus einer traditionellen Quelle übernommen und angepasst wurde. Man beachte die Ähnlichkeit der Darstellung des Sahasrara mit der Vivekanandas in Abb. 6 (Seite 164) des vorliegenden Buches. Die Chakras weisen die korrekte Zahl von Blütenblättern auf. Der Sonnenstrahlenkranz, der das dritte Chakra umgibt, gibt Verse in der *Śiva-Saṃhitā* (2:32–34) wieder, die von einem Gesundheit spendenden solaren Verdauungsfeuer im Bauch handeln. Das Bild für das sechste Chakra ist eindeutig verwestlicht, da es seine zwei Blütenblätter wie Flügel einer Taube faltet.[267]

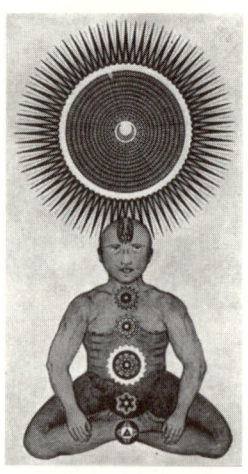

Abb. 7: Chakra-Positionen nach Crowley (aus *Equinox,* 1910/1972)

Weitere Zuordnungen zwischen den Chakras und dem Lebensbaum folgten in den 1930er Jahren: *A Garden of Pomegranates* (1932) von Israel Regardie (1907–1985), der in den Fußstapfen Crowleys die Lehren des Golden Dawn in ein brauchbares System der zeremoniellen Magie festschrieb,[268] und *The Mystical Qabalah* (1935; dt. Ausgabe: *Die mystische Kabbala)* von Dion Fortune (Violet Mary Firth, 1890–1946).[269] Sowohl Regardie als auch Fortune studierten die Golden-Dawn-Tradition in Gruppen, die entstanden, nachdem der ursprüngliche »Hermetische Orden der Goldenen Dämmerung« um 1900 in rivalisierende Splittergruppen zerbrochen war.

Gründe für Differenzen zwischen Crowleys, Regardies und Fortunes Zuordnungen von Sefirot und Chakras verlangen eine umfassendere Erklärung der Kabbala, als ich sie an dieser Stelle zu präsentieren vermag. Es genügt zu sagen, dass praktisch keine Ähnlichkeit mit dem derzeitigen New-Age-Konsens besteht, wie er sich in *Lebensräder* und anderen Büchern präsentiert, etwa Caroline Myss' *Geistkörper-Anatomie*. Solche Bücher vermeiden gewöhnlich Daath und versuchen, die Eigenschaften des westlichen Chakrasystems mit den Funktionen der Sefirot zu verbinden (siehe Abb. 8, linke Seite).

Die New-Age-Kartierung verläuft wie folgt:

- Die erste Sefira auf der mittleren Säule (Kether/Krone) geht zum siebten Chakra (keine schlechte Korrelation, da sich beide an der Spitze ihres jeweiligen Systems befinden und auf ihre Weise das Absolute repräsentieren, aus dem die anderen, »tieferen« Sefirot bzw. Chakras hervorgehen).
- Das erste Paar unter der Krone (Chokmah/Weisheit und Binah/Verständnis) geht zum Stirn-Chakra (keine schlechte Partie: das Element Verstand und das »einsichtige« dritte Auge).
- Das zweite Paar (Chesed/Barmherzigkeit und Geburah/Strenge) geht zum Hals-Chakra (keine gute Partie für Akasha oder Kommunikation/Ausdruck).
- Die nächste Sefira an der mittleren Säule (Tiphereth/Schönheit) geht zum Herz-Chakra (keine schlechte Partie für Liebe/Beziehungen – bis man vor der Aufgabe steht zu begreifen, was Letzteres mit der kabbalistischen Interpretation dieser Sefira als dem »Ort der Inkarnation, dem Mysterium des Opfers« zu tun hat; der Zusammenhang mit der Luft ist nicht klar).
- Das dritte Paar (Netzach/Sieg und Hod/Glanz) geht zum Solarplexus-Chakra (keine schlechte Partie für Feuer und Macht).
- Die nächste Sefira auf der mittleren Säule (Yesod/Fundament) geht zum Genital-Chakra (sieht nach einer besseren Partie für das Wurzel-Chakra aus, doch Francis King verbindet diese Sefira mit »gestaltgebenden Kräften«, welche vielleicht mit der erzeugenden Kraft des Sexual-Chakras assoziiert werden könnten; die Verbindung zum Wasser ist nicht klar).
- Die letzte Sefira auf der mittleren Säule (Malkuth/Königreich) geht zum Wurzel-Chakra (keine schlechte Partie, da diese Sefira mit Erde und »dem physischen Universum; Festigkeit; Starrheit« verbunden ist).[270]

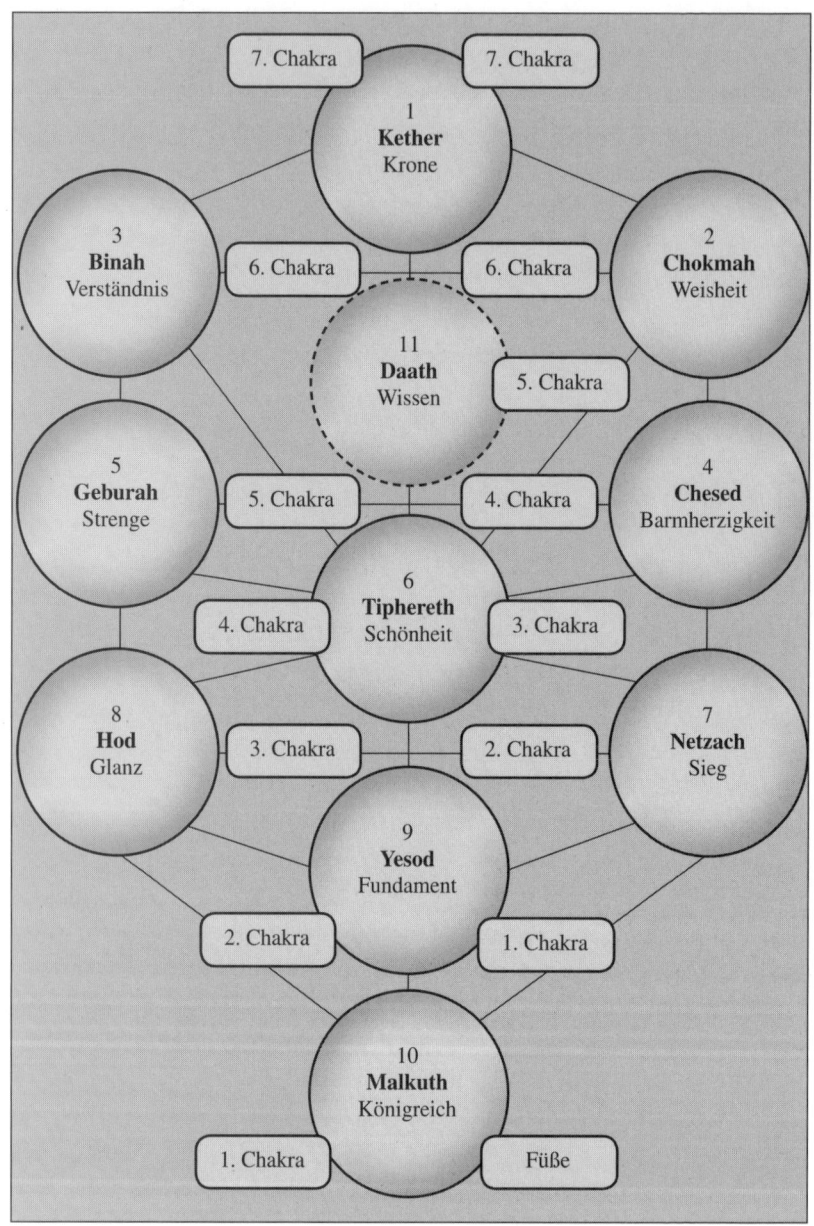

Abb. 8: Chakras und der Lebensbaum

Die alternative Sortierung (linke Seite von Abb. 8) verbindet Daath mit dem Hals-Chakra, was bedeutet, dass das vierte, dritte, zweite und erste Chakra um je eine Stufe nach oben verschoben werden. Malkuth wird unter die Füße platziert. Die Funktionen des sechsten und des siebten Chakras bleiben die gleichen.[271] Ergänzen wir nun die westlichen Chakra-Eigenschaften, so erhalten wir:

- Wissen in Verbindung mit dem fünften Chakra der Kommunikation
- Barmherzigkeit und Strenge in dem luftigen Herz-Chakra der Liebe
- Schönheit in dem feurigen Solarplexus-Chakra der Macht
- Glanz und Sieg in dem wässrigen Genital-Chakra der Sexualität
- erdiges Fundament in dem erdenden Basis-Chakra

Ein echter Kabbalist würde die Verbindungen in jedem dieser Ansätze oberflächlich, wenn nicht ignorant nennen, da die Sefirot von Kräften der Schöpfung handeln, nicht von persönlichem Glück wie im westlichen Chakrasystem. Zudem soll jede Sefira aus der letzten Stufe in einem Zehn-Stufen-Prozess hervorgehen, dessen Ablauf zwischen den Säulen komplexer ist als die schlichte Abwärtsbewegung der sich entwickelnden Elemente im Chakrasystem. Schließlich präsentieren die zweiundzwanzig Pfade, die die Sefirot miteinander verbinden, das Lebensbaum-Diagramm mit seiner Fülle und Tiefe als ein spirituelles Lehrmittel, haben jedoch keine Entsprechung in dem Chakrasystem.

Man könnte einwenden, dass Crowley, Regardie und Fortune es leichter hatten, aussagekräftige Korrelationen zwischen den Sefirot, Chakras und Tattvas zu finden als spätere Autoren, einfach weil sich das westliche Chakrasystem noch im Entstehungs- und Gestaltbildungsprozess befand und die heute traditionellen Chakra-Eigenschaften noch nicht entwickelt waren. Man könnte auch argumentieren, dass – wie die Chakras und die Lataif der Sufis – auch die Chakras und die Sefirot kulturell unvereinbare Systeme sind und nicht in Wechselbeziehungen zueinander gezeichnet werden können, ohne dass ein Durcheinander entsteht. Sei dies, wie es wolle – New-Age-Bücher über die Chakras neigen dazu, die Sefirot unter deren Entsprechungen zu listen, ohne in Einzelheiten zu gehen, indem sie einfach den sich ständig weiter entwickelnden Schatz an Chakra-Wissen weiterreichen.

KAPITEL 11

Chakras der Apokalypse
(James Morgan Pryse)

Die Chakras sind nicht nur mit jüdischer Mystik in Verbindung gebracht worden, sondern auch mit christlicher Mystik. Bei den Recherchen zu diesem Buch stieß ich auf eine seltsame Abbildung in Mark Singletons *The Origins of Modern Posture Practice*. Diese Illustration aus dem Jahr 1928 verband die Chakras mit nicht-östlichen Bildern wie zum Beispiel einem reitenden Bogenschützen beim ersten Chakra, einer siebenköpfigen Schlange beim zweiten und einer Waage beim dritten. Noch bizarrer war der Bericht Singletons über das Buch, aus dem diese Illustration stammte – es »findet den Schlüssel für die höchste spirituelle Wahrheit des Yogas – und beunruhigenderweise auch der biblischen Apokalypse – im Körper des Menschen«.[272]

Der Autor des Buches war ein geheimnisvoller amerikanischer Yogalehrer, Cajzoran Ali, über den ich in einem späteren Kapitel schreiben werde. Ali gebrauchte den merkwürdigen griechischen Begriff *speirema* an Stelle des Wortes *Schlangenkraft* – ein wichtiger Hinweis. Er führte mich zu einem Blavatsky-Schüler, James Morgan Pryse (1859–1942), der dieses Wort schon früher verwendet hatte, und zwar in seinem Werk *The Apocalypse Unsealed* (1910; dt. Ausgabe: *Die Apokalypse entschleiert*).

Pryse wurde als Kind walisischer Eltern im amerikanischen Mittleren Westen geboren. Sein Vater war ein presbyterianischer Pastor, der ihm beibrachte, Griechisch zu lesen. Als Erwachsener, Mitte der 1880er Jahre, schloss er sich der Theosophischen Gesellschaft an und ließ sich für einige Jahre in Los Angeles nieder, wo er Sanskrit zu studieren begann. Inzwischen hatte er einige Druckereien eingerichtet und verkauft. William Q. Judge, der Präsident der amerikanischen Sektion der TS und Vizepräsident der internationalen Organisation, bat Pryse 1889, ihm zu helfen, in New York eine Druckmaschine für die Veröffentlichung von Blavatskys Esoterischen Instruktionen zur Verteilung unter den amerikanischen Mitgliedern der Esoterischen Schule einzurichten. Blavatsky bat ihn dann um die gleiche Hilfe in London für die europäischen Mitglieder der ES. Auf diese Weise war Pryse während ihres letzten Lebensjahres in fast täglichem Kontakt mit Blavatsky. 1895 kehrte Pryse nach Amerika zurück und ließ sich schließlich wieder in der Gegend von Los Angeles nieder, wo er den Rest seines Lebens verbrachte.[273]

The Apocalypse Unsealed war eine »esoterische Interpretation« der Offenbarung des Johannes mit Übersetzung und Kommentar. Sie erlebte vier Auflagen und war bis Anfang der 1930er Jahre im Handel. Pryse hielt die Offenbarung für ein »Handbuch zur spirituellen Entwicklung und nicht, wie sie konventionell gedeutet wird, für eine verschlüsselte prophetische Geschichte«. In der Folge bezeichnete er die Offenbarung als die »*Einweihung* des Ioannes« und verwendete die griechische Namensform des Heiligen.[274] Bei seiner Erklärung der Stufen dieser Initiation stützte sich Pryse auf sein Wissen aus der platonischen Philosophie und den griechischen Mysterien, der jüdischen Bibel und den christlichen Evangelien, den Upanischaden, der westlichen Astrologie, dem östlichen Chakrasystem – und Blavatskys Esoterischen Instruktionen. Seine Synthese so verschiedenartiger Materialien ist eindrucksvoll und wird unterstützt von Grafiken, Tabellen und der Lösung »einer Reihe von sorgfältig ausgearbeiteten Rätseln, von denen einige auf dem zahlenmäßigen Wert gewisser griechischer Begriffe basieren«.[275]

Obwohl Pryse nicht Blavatskys Innerer Gruppe angehörte, war sein Verständnis der Esoterischen Instruktionen so profund, dass er den höchsten Zweck ihrer Kundalini-Übung entweder intuitiv erfasste oder offenbarte. Es ist möglich, dass er bei Besprechungen mit Blavatsky über den Druck der Instruktionen Informationen erhalten hat, die es ihm erlaubten, tiefer in deren Bedeutung einzudringen als andere Autoren vor oder nach ihm. Unabhängig davon, ob *Die Apokalypse entschleiert* Aufschluss über die Offenbarung des Johannes gibt, sie erhellt gewiss die Esoterischen Instruktionen. Ob sie als ein Handbuch für das Heben der Kundalini und zum Aktivieren der Chakras nützlich ist oder nicht, schuf sie doch eine plausible Anleitung zur Erarbeitung und Entfaltung der Stufen in Blavatskys Kundalini-Übung und legte den Kurs und Wegweiser vor, nach denen Übende ihre Fortschritte verfolgen und einschätzen können.

Pryse listet die Chakras mit ihren Sanskrit-Namen und verknüpft jedes mit einem Nerven-Ganglion (Plexus). Er verweist auch auf andere, inzwischen bekannte Aspekte der tantrischen Anatomie wie zum Beispiel Ida, Pingala und Sushumna. Wie gesagt, verwendet Pryse eine griechische Bezeichnung für die Kundalini; er nennt sie *speirema,* das heißt »Schlangenspule«. Er weist auch darauf hin, dass das Brahmarandhra (das er als »Tor Brahmas« übersetzt) »in der frühchristlichen Mystik« bereits als die »Tür von Iesous [Jesus]« erwähnt wurde.[276]

Pryse verknüpft sieben Zeichen des Tierkreises mit Blavatskys sieben Tattvas und den Chakras. Die übrigen Zeichen ordnet er den fünf Prana-Vayus zu – Lebenskraft-Strömen, die durch den Körper zirkulieren und verschiedene lebenswichtige Funktionen erfüllen. Er präsentiert auch eine Kreiszeichnung des Zodiaks, in deren inneres Rund eine menschliche Gestalt gezeichnet ist – den Kopf bei Widder, den Fuß bei Fische, die Vorderseite nach außen –, um zu zeigen, wie die Chakras aufgereiht sind, von oben nach unten, von Krebs bis Steinbock.[277]

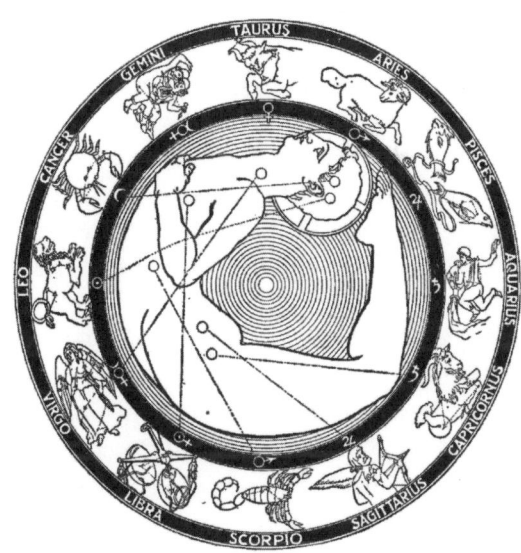

Abb. 9: Pryses Chakras, Planeten und Zeichen (aus James M. Pryse, *The Apocalypse Unsealed*, 1910)

Die sieben Gemeinden in Asien (Offb 1,11) verbindet Pryse mit den sieben Chakras im Körper, und die mit den Gemeinden assoziierten Sterne (Offb 1,20) mit Blavatskys sieben Strahlen. Er verknüpft die Chakras weiter mit den sieben Siegeln am Buch des Lebens (Offb 5,1). Diese Siegel müssen erbrochen werden – wie die Chakras von der Kundalini durchdrungen werden müssen –, und zwar in einer bestimmten Reihenfolge: zweites, drittes, viertes, fünftes, sechstes, erstes, siebtes.[278]

Pryse bezieht sich auf Blavatskys sieben Chakras im Gehirn und erwähnt die Töne, die mit ihnen assoziiert werden. Er behauptet, dass diese Töne in der Offenbarung von den sieben Posaunen (Offb 8,6) dargestellt werden.[279] Es gibt zwei weitere Reihen von sieben Chakras, die es zu erobern gilt, bevor die Einweihung vollständig ist. Eine assoziiert er mit dem Herzen: Drei Engel haben mit Babylons Fall zu tun und vier mit der Ernte auf der Erde (Offb 14). Die letzte Chakra-Gruppe hat mit den Fortpflanzungsorganen zu tun: Die sieben Engel bringen goldene Schalen mit Plagen, die Pryse Geißeln nennt (Offb 15,6-7).

Wiedersehen mit der Kundalini-Übung

Hier ist nun Pryses Bericht über Blavatskys Kundalini-Übung bis ins letzte Detail. Blavatskys Version, wie sie in Kapitel 7 wiedergegeben wurde, bietet klarere Anweisungen darüber, was die Übenden tun sollen, Pryse hingegen benennt die Stufen deutlicher:[280]

- Beim Wecken der Kundalini »durch bewusste Bemühung in der Meditation wird die Sushumna nicht berücksichtigt«, weil man sich stattdessen »auf die beiden Seitenströme [Ida und Pingala] konzentriert, ... die den positiven und negativen Strom entlang der Wirbelsäule bilden.«
- »Sobald diese beiden Ströme das sechste Chakra erreicht haben, ... strahlen sie nach rechts und links, entlang der Linie der Augenbrauen aus.«
- »Dann bewegt sich [Kundalini] von der Basis der Wirbelsäule durch den Zentralkanal des Rückenmarks hinauf, wobei ihr Durchgang durch jedes Teilgebiet – entsprechend einem Ganglion des

Sympathikus – von einer heftigen Erschütterung oder einer plötzlichen Erregung begleitet ist«.
- Wenn »sie das Conarium [Epiphyse] erreicht und von dort durch das *Brahmarandhra* ausströmt, bilden die drei Ströme im Gehirn ein Kreuz«.[281]
- »Im Anfangsstadium werden die sieben psychischen Farben gesehen.«
- Wenn die durch Sushumna fließende Kundalini »auf das Gehirn einwirkt, folgt das hohe Bewusstsein des Sehers, dessen mystisches ›drittes Auge‹ nun zum ›Fenster in den Raum‹ wird, wie es poetisch ausgedrückt wird.«
- »Die Gehirn-Zentren werden nach und nach durch die Schlangenkraft ›von den Toten erweckt‹.«
- »Im nächsten Stadium sind die sieben ›geistigen Töne‹ in der spannungsgeladenen, vibrierenden Aura des Sehers hörbar.«
- »Gesicht und Gehör werden zu einem einzigen Sinn verschmolzen, so dass Farben gehört und Töne gesehen werden – oder, um es anders auszudrücken, Farbe und Ton werden eins und können von einem Sinn wahrgenommen werden, der weder Gesicht noch Gehör, sondern beides ist.«
- »Die psychischen Sinne Geschmack und Geruch werden vereinigt.«
- »Diese beiden aus den vier reduzierten Sinne werde zu dem inneren, intimen Sinn der Berührung.«
- Dieser »geht im Erkenntnisvermögen [Manas] auf, der gnostischen Kraft des Sehers – erhöht über alle Sinneswahrnehmung –, um ewige Wirklichkeiten aufzunehmen.«
- »Das ist die heilige Trance, die im Sanskrit *Samādhi* genannt wird.«

Weitere Stufen führten zur »Wiedergeburt in dem unvergänglichen Sonnenkörper« – vermutlich die höheren Prinzipien Atman (Selbst), Buddhi (spirituelle Intuition) und Manas (Intelligenz), welche gemeinsam die Monade ausmachen.[282] Pryse behauptet, der ganze Prozess – vom Erwachen der Kundalini bis zur Wiedergeburt im Sonnenkörper – sei in der Offenbarung dargelegt.[283]

Multiple Chakrasysteme

Pryse liefert auch einen Schlüssel zu einer geheimnisvollen Passage in den Unterweisungen aus der Inneren Gruppe, in der Blavatsky von einem siebenstufigen Prozess spricht, der auf der physischen Ebene zu absolvieren ist, worauf entweder sieben Stufen folgten, die über die »psychische, geistige und göttliche« Ebene verteilt sind, oder sieben Stufen, die auf jeder dieser Ebenen in Angriff zu nehmen sind.[284] Pryse wählt die zweite Deutung, unterteilt aber die psychische Ebene in zwei Teile, so dass sich insgesamt fünf Ebenen ergeben. Diese Ebenen nennt er *physisch, geisterhaft* (vermutlich astral), *psychisch* (vermutlich mental), *spirituell* (Buddha-) und *Aura* (Blavatskys Aura-Hülle, Atman zugeordnet – vermutlich ihre »göttliche« Ebene). Sie sind wie im östlichen Chakrasystem mit den fünf Elementen verbunden (wobei Pryse die Zuordnung von Feuer und Wasser vertauscht). Um den Solarkörper zu erzeugen, müssen die mit den ersten vier Ebenen assoziierten Chakrasysteme in der folgenden Reihenfolge gemeistert und überwunden werden:[285]

1. »Das Öffnen der sieben Siegel, die Eroberung der sieben Haupt-Zentren des sympathischen Nervensystems« (korreliert mit der »Region des Nabels«, der »leidenschaftlichen Wesensnatur«, und »Emotionen, Gelüsten und Leidenschaften«; in Grafiken verbunden mit »animalisch-psychischen Kräften« und den »psychischen« Zentren der »Geisterwelt« – vermutlich Kama und Besants Astralkörper)
2. »Das Erklingen der sieben Posaunen, die Eroberung der sieben Zentren im Gehirn oder zerebrospinalen System« (korreliert mit der »Region des Kopfes, oder Gehirn«); verbunden mit den »noetischen Kräften« und Zentren der »geistigen Welt« – vermutlich Buddhi-Manas, das höhere Denken, und Besants Kausalkörper)
3. »Das Ernten von der Erde und ihren Reben, die Eroberung der sieben Herz-Zentren« (korreliert mit der »Region des Herzens, einschließlich aller Organe oberhalb des Zwerchfells« als »Sitz des niederen Denken« und »einschließlich der psychischen Natur«; verbunden mit »psycho-mentalen Kräften« und den »phrenischen«

[Zwerchfell-] Zentren der »psychischen Welt« – vermutlich Kama-Manas, das niedere Denken, und Besants Mentalkörper)

4. »Das Ausgießen der sieben Geißeln, die Eroberung der Fortpflanzungs-Zentren« (korreliert mit der »fortzeugenden« Region; verbunden mit »Vitalkräften« und den »kreativen Zentren« der »physischen Welt« – vermutlich *prāṇa-liṅga-sthūla,* die Kombination von Vitalität, ätherischer Gestalt und dichter Form, die Besant als den physischen Körper bezeichnet.)

Aussagen von Blavatsky über die Herz- und Fortpflanzungs-Chakras sind mir nicht gewärtig, doch sie sagt: »Es gibt drei Haupt-Zentren im Menschen: Herz, Kopf und Nabel«, und »es gibt sieben Gehirne [Zentren?] im Herzen« – und deckt damit die Positionen von drei der Zentren-Gruppen bei Pryse ab.[286] Doch Pryse rechtfertigt sein System, indem er jede Ebene mit einem Tierkreis in Beziehung setzt. Wir haben gesehen, wie er sieben Zeichen den Chakras und die übrigen fünf Zeichen anderen Kräften zuordnet. Vier mal zwölf ist achtundvierzig – was zusammen mit der Sonne in der Mitte neunundvierzig ergibt: Die Zahl der Chakras, die Blavatsky in den Esoterischen Instruktionen postuliert hatte.[287]

Trotz Anzeichen, dass Pryse möglicherweise Informationen herausgab, die ihm Blavatsky privat anvertraut hatte, und die Esoterischen Instruktionen mit der *Stimme der Stille* verband, finde ich dieses Beispiel numerologischer Spielerei nicht überzeugend. Falls die Kopf-, Herz-, Bauch- und Fortpflanzungs-Organe je eine Reihe von sieben Chakras haben können und jeder dieser Bereiche selbst wiederum mit einem Chakra assoziiert ist, dann könnten auch im Basis-, Hals- und Stirn-Zentrum je sieben Chakras sein und auf diese Weise zu einer Summe von neunundvierzig führen. Die Vorstellung, dass es sieben Chakras (oder Schichten) innerhalb jedes Chakras geben könnte, findet sich auch bei manchen späteren Autoren; sie wird im letzten Kapitel dieses Buches behandelt werden.

Die Schlange und das Kreuz

Pryse zeigt in seinem Buch auch eine Grafik von der Lage der Nervengeflechte oder Ganglien (siehe Abb. 10). Wie bemerkt, war dieser Aspekt des Chakrasystems, wie in Kapitel 5 berichtet, der erste, der in Basus *Theosophist*-Artikel von 1888 hörbar einrastete. Die Grafik in *Die Apokalypse entschleiert* wurde zweiundzwanzig Jahre später veröffentlicht und zeigt, wie tief sich diese Zuordnungen eingeprägt hatten. Obwohl Pryse in dieser Grafik nicht die Chakras eingetragen hat, dürfte diese Illustration im Kontext die erste grafische Darstellung der Chakra-Positionen im physischen Körper sein – siebzehn Jahre vor Reles *The Mysterious Kundalini,* das Yoga-Historiker gewöhnlich als den Erstling rühmen.

Eine folgende Grafik (siehe Abb. 11) stellt die Verbindung zwischen den Chakras und den Ganglien deutlicher dar – und ergänzt sie um eine frühe Liste verwestlichter Chakra-Funktionen. Diese Grafik dürfte die erste visuelle Darstellung des Chakrasystems sein, die von einem westlichen (oder zumindest amerikanischen) Autor veröffentlicht wurde – fünfzehn Jahre nach Vivekanandas. Die vier Kreise stehen für die vier Ebenen (physisch, geisterhaft, psychisch und geistig) und zeigen, welche bestimmten Chakras zu ihnen gehören. »The Conqueror« (»Der Sieger«) in der obersten Zeile, der achten in der Reihenfolge von unten nach oben, repräsentiert das Endresultat für den, der die sieben Chakras gemeistert hat.

Die geheimnisvollen Zahlen, die in diesem »gnostischen Schaubild« mit den Chakras assoziiert werden, sind aus den numerologischen Äquivalenten der Buchstaben in den griechischen Wörtern abgeleitet, die Pryse verwendete, um die Chakra-Funktionen zu definieren. Als offensichtliche »Kunstprodukte« wurden diese Zahlen und Namen nicht in spätere Versionen des westlichen Chakrasystems übernommen und tradiert – auch wenn der Versuch, eine Liste einzigartiger Chakra-Funktionen zu entwickeln, für Autoren zum Thema Chakras in den folgenden siebzig Jahren zur Hauptbeschäftigung werden sollte.

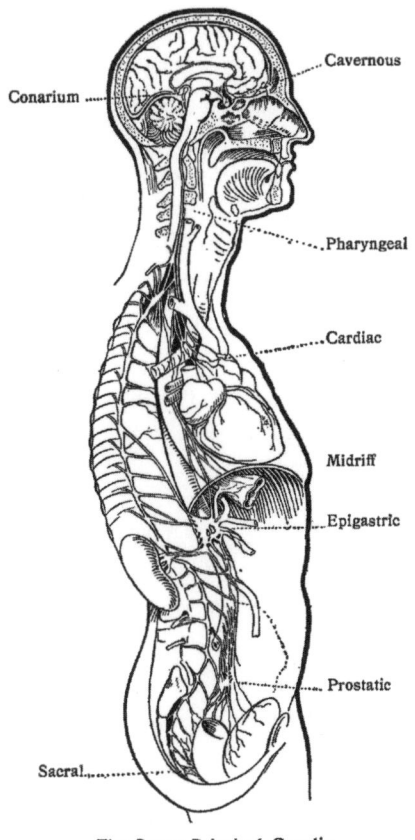

Abb. 10: Chakra-Positionen nach Pryse (aus James M. Pryse, *The Apocalypse Unsealed*, 1910)

Angesichts der Abb. 10 und 11 wird deutlich, dass die Frontispiz-Illustration [der Originalausgabe] von *The Apocalypse Unsealed* [in der dt. Ausgabe *Apokalypse entschleiert* auf S. 36; siehe Tafel 4 im vorliegenden Buch] auch eine Darstellung des Chakrasystems ist. Man beachte, dass die Funktionen der Chakras so platziert sind, dass sie die Positionen der Chakras widerspiegeln, die in Abb. 11 illustriert sind. Das von einer Schlange umwundene Kreuz auf Tafel 4 zeigt auch die Initialen der Theosophischen Gesellschaft (TS, Theosophical Society).

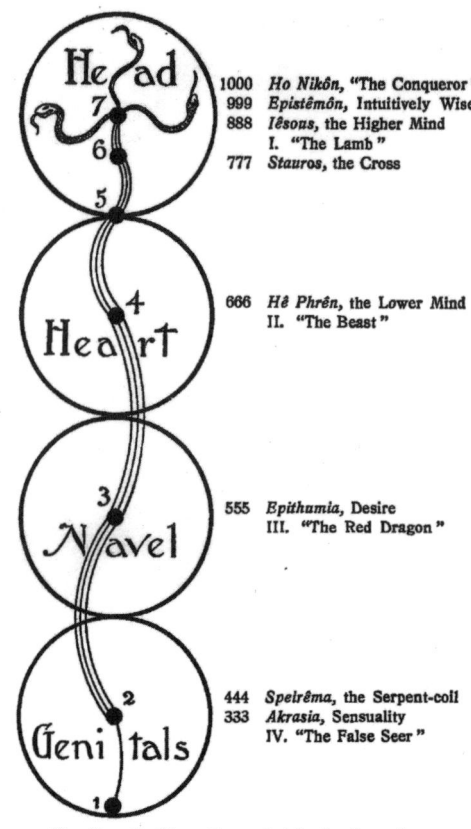

Abb. 11: Chakra-Funktionen nach Pryse (aus James M. Pryse, *The Apocalypse Unsealed*, 1910)

Ähnliche Insignien erscheinen auf dem Umschlag der ersten Ausgabe (und vielen folgenden Auflagen) von Blavatskys *Geheimlehre* – aber als ein T-Kreuz, bei dem der Kopf der Schlange über dem rechten T-Balken hängt, statt sich, wie hier, über das christliche Kreuz nach oben zu recken. Pryses modifizierte TS-Insignien stellen das Aufsteigen der Kundalini-Schlange vom Fuß (Basis) zum Kopf (Scheitel) einer menschlichen Gestalt mit ausgestreckten Armen dar. So gelesen, würde der Kreuzungspunkt der Lage des Hals-Chakras entsprechen – darum wurde das Wort Σταυρός / »The Cross« [Kreuz] auf diese Höhe der bekleideten Menschengestalt gesetzt. Diese Gestalt repräsentiert nicht nur den Sieger – vermutlich einen Meister –, sondern wird auch in Offb 1,12–15 beschrieben:

> Und ich wandte mich um, zu sehen nach der Stimme, die mit mir redete. Und als ich mich umwandte, sah ich sieben goldene Leuchter und mitten unter den sieben Leuchtern einen, der war eines Menschen Sohn gleich, der war angetan mit einem langen Gewand und begürtet um die Brust mit einem goldenen Gürtel. Sein Haupt aber und sein Haar war weiß wie weiße Wolle, wie der Schnee, und seine Augen wie eine Feuerflamme und seine Füße gleichwie Messing, das im Ofen glüht, und seine Stimme wie großes Wasserrauschen.

Die Botschaft von Tafel 4 ist vielleicht, dass Pryse die Bedeutung und den Zweck der TS darin sieht, gewöhnliche Menschen auf einem Einweihungsweg zu übermenschlichen Meistern zu entwickeln, der die Kundalini und die Chakras (sieben Leuchter) einschließt – mit anderen Worten auf dem Wege der Kundalini-Übung, die Blavatsky ihren privaten Schülern vermittelt hatte, und der daraus resultierenden Aktivierung und Beherrschung der sieben Prinzipien.

Auf dieser Farbtafel beziehen sich die Begriffe Ἡ Φρήν / *The Lower Mind* (»niederes Denken«) bzw. Ἰησοῦς / *The Higher Mind* (»höheres Denken«) auf Kama-Manas bzw. Buddhi-Manas und Ἐπιστήμων / *Intuitively Wise* (»der intuitiv Weise«) auf Buddhi. Damit ist Ὁ Νικῶν / »der Sieger« das siebte Prinzip oder Atman. Nachdem wir diese Schlüssel wahrgenommen haben, können wir die anderen Ebenen von Tafel 4 mit ihren Prinzipien korrelieren, wie in Tabelle 8 gezeigt.

Blavatsky betonte in den Esoterischen Instruktionen, dass Sthula, der physische Körper, kein eigenes Prinzip sei.[288] Linga, das erste echte Prinzip, hat im Sanskrit vielerlei Bedeutungen, darunter »Marke, Merkmal« oder »Zeichen«, »feinstofflicher Körper« und »Phallus«. Pryse hatte vermutlich die letzte dieser Bedeutungen im Sinne, als er Linga dem Kreuzbein-Plexus zuordnete und mit Sinnlichkeit verband. Prana wird mit Vitalität assoziiert, daher seine Verbindung mit der Schlangenkraft. Die *antaḥkaraṇa* (inneres Instrument), die Blavatsky als die Brücke definiert, die es zwischen dem niederen und dem höheren Denken aufzubauen gilt, damit spiritueller Fortschritt eintreten kann, ist ebenfalls kein Prinzip.[289] Obwohl es auf Tafel 4 acht Ebenen gibt, bleibt diese Illustration doch der Idee von sieben Prinzipien treu.[290]

Obwohl Pryses Verschmelzung der östlichen Befreiung und der westlichen Eschatologie beeindruckend ist, betrachte ich ihn mehr als einen Konsolidator denn als Innovator. Er fügte dem westlichen Chakrasystem kein neues Material hinzu. Vielmehr verband er grundverschiedene Materialien, um ein zusammenhängendes System spiritueller Praxis zu umreißen, das auf Blavatskys fragmentarischen späten Unterweisungen beruhte. Diese interpretative Synthese beeinflusste eine Reihe von Esoterikern in der ersten Hälfte des 20. Jahrhunderts, einschließlich Alice A. Bailey, Cajzoran Ali, Ivah Bergh Whitten und Edgar Cayce. Doch in der zweiten Hälfte des Jahrhunderts geriet Pryses Beitrag in Vergessenheit, und die sieben Siegel aus der Offenbarung werden in den meisten Versionen des westlichen Chakrasystems nicht mehr zitiert.

Gleichwohl markierte Pryses Synthese eine ungemein wichtige Phase in der Entwicklung des westlichen Chakrasystems. Wie gesagt, war Crowley 1909 der Erste, der die Prinzipien und Chakras ausdrücklich miteinander verknüpfte. Nur ein Jahr später stellte Pryse seine Entsprechungen in einen evolutionären Zusammenhang – symbolisiert durch die Steigerung der Zahlenwerte in Abb. 11 und Tafel 4 (333, 444 etc.). So wurde die Reihe der Chakras zu einem Kontinuum menschlichen Evolutionspotenzials, das vom rein Materiellen zum rein Geistigen reichte, wie es bereits die sieben Prinzipien darstellten. Jeder weitere Schritt in der Entwicklung des westlichen Chakrasystems trug zur Verfeinerung dieses Kontinuums menschlichen Potenzials bei.

Chakras	Plexus	Siegel	Planeten	Zeichen	Funktionen	Prinzipien
...	...	...	...	...	Sieger	Atman
Sahasrara	Conarium [Epiphyse]	siebtes	Sonne	Löwe	der intuitiv Weise	Buddhi
Ajna	Cavernosus	fünftes	Mond	Krebs	höheres Denken	Buddhi-Manas
Vishuddha	Rachen	viertes	Merkur	Jungfrau	das Kreuz	Antahkarana
Anahata	Herz	drittes	Venus	Waage	niederes Denken	Kama-Manas
Manipura	Magengrube [Solarplexus]	zweites	Mars	Skorpion	Wünschen	Kama
Svadhishthana	Prostata	erstes	Jupiter	Schütze	Schlangenspule [Kundalini]	Prana
Muladhara	Kreuzbein	sechstes	Saturn	Steinbock	Sinnlichkeit	Linga (Sthula)

Tabelle 8: Chakras nach Pryse

KAPITEL 12

Charles W. Leadbeater und das Schlangenfeuer

Interessiert am Spiritualismus und als anglikanischer Geistlicher ausgebildet, trat der junge Charles Webster Leadbeater (1854–1934) im Dezember 1883 in die Theosophische Gesellschaft ein. Als sie kurz in Europa war, lernte er 1884 Madame Blavatsky in England kennen. Inspiriert durch die kürzlich erfolgte Veröffentlichung von Sinnetts *The Occult World* (1881, dt. Ausgabe: *Die okkulte Welt*) und *Esoteric Buddhism* (1883, dt. Ausgabe: *Die Esoterische Lehre des Geheimbuddhismus*), die auf Lehren basierten, die der Verfasser in Form von Briefen von geistigen Meistern in Tibet erhalten hatte, schrieb Leadbeater Ende Oktober an die Meister und erhielt eine Antwort mit der Anweisung, Blavatsky auf deren Rückreise nach Indien zu begleiten. Rasch arrangierte er seine Angelegenheiten und schloss sich ihr einige Wochen später in Ägypten an; am 21. Dezember trafen sie im Hauptquartier der Theosophischen Gesellschaft in Adyar ein.[291]

In seinen Erinnerungen *How Theosophy Came to Me* beschreibt Leadbeater, wie er 1885 hellsichtige Fähigkeiten entwickelte. Er war in Adyar. In eine Kontroverse über angeblich betrügerische psychische Phänomene verwickelt, war Blavatsky auf Dauer nach Europa zurückgekehrt. Olcott war auf Vortragsreisen unterwegs. Leadbeater erklärte, Besuch von einem der theosophischen Meister erhalten zu haben, der ihm »eine bestimmte Art von Meditation in Verbindung mit der Ausbildung einer geheimnisvollen Kraft namens *Kundalini*« empfahl. Er hatte »von jener Kraft gehört, wusste aber nur sehr wenig darüber« und »nahm an, dass sie für Menschen aus dem Abendland absolut unerreichbar war«. Der Meister wies ihn an, »einige Anstrengungen in bestimmter Richtung zu unternehmen, welche er mich bat, niemals ohne seine direkte Ermächtigung irgendjemand anderem zu offenbaren, und teilte mir mit, dass er selbst über jene Bemühungen wachen werde, um darauf zu achten, dass sich keine Gefahr ergab«.

Leadbeater »befolgte den Hinweis« und arbeitete fleißig gut vierzig Tage, während welcher »gewisse Bahnen [Nadis] zu öffnen und gewisse Abtrennungen niederzureißen waren [entweder durch Durchdringen der Chakras oder Auflösen der Knoten (Granthis) zwischen bestimmten Chakras]«. Nachdem der Meister einen Durchbruch ermöglichte, der es Leadbeater erlaubte, von seinem astralen Sehvermögen Gebrauch zu machen – gleichgültig, ob er gerade wach war oder schlief –, wurde seine Ausbildung unter der Anleitung mehrerer Meister fortgesetzt (die ihn wahrscheinlich in astraler Gestalt besuchten). Er wurde weiter von einem physisch verkörperten Lehrer unterwiesen, dem Rechtsanwalt T. Subba Row in Madras, der sehr stark in theosophischer Arbeit engagiert war und häufig Beiträge für den *Theosophist* schrieb.[292]

Subba Row war so einflussreich gewesen, die Gründer der TS zu bewegen, ihr Hauptquartier 1882 von Bombay nach Adyar zu verlegen. Blavatsky betrachtete ihn als einen »großen Okkultisten« und eine Autorität auf dem Gebiet der indischen esoterischen Philosophie. Doch seiner Familie war nicht bekannt, dass er solche Interessen oder Kenntnisse besaß. Olcott schreibt:

> Während er als Kind seiner Mutter in weltlichen Angelegenheiten gehorsam war, zeigte er sich ihr gegenüber – wie bei allen seinen Verwandten und gewöhnlichen Bekannten – seltsam zurückhaltend, was geistige Dinge anging. Seine konstante Antwort auf ihr beharrliches Drängen nach okkulter Belehrung war, dass er »nicht wagte, etwas von den Geheimnissen zu offenbaren, die ihm von seinem Guru anvertraut waren«.[293]

Blavatsky behauptete, dass Subba Row den gleichen Meister habe wie sie – Morya (auch bekannt als Meister M). Die meisten Theosophen nehmen an, dass Subba Rows Unterweisung aus jener Quelle kam. Doch ich vermute, Subba Row war ein Tantra-Praktiker. Er hatte gegenüber seinen Freunden und der Familie Stillschweigen über seine Verbindung zum Tantra bewahrt, weil dessen Lehren in der konventionellen hinduistischen Gesellschaft einen schlechten Ruf hatten.

Laut Olcott behauptete Subba Row tatsächlich, dass »ein Drittel seines Lebens in einer Welt stattgefunden habe, von der seine eigene Mutter keine Ahnung hatte«. Olcott nahm an, dass er »außerkörperliche [astralkörperliche] Aktivitäten« meinte, aber ich frage mich, ob dies eine Andeutung seiner tantrischen Engagements war.[294] Wie sonst wäre sein plötzlicher Zugang zu dem zu erklären, was Olcott »eine Schatzkammer okkulter Erfahrung« nannte, und »eine umfassende Kenntnis der Sanskrit-Literatur«, die, wie Olcott meinte, aus einem frühen Leben stamme?[295] Subba Rows Verbindung zur TS gab ihm eine Gelegenheit, das Wissen, das er sich als Tantra-Praktiker angeeignet hatte, unter dem Schutz einer Organisation herauszubringen, die bis dahin einen vorteilhaften Eindruck auf das indische Volk gemacht hatte.

Leadbeater schrieb, dass er von Kundalini »gehört habe« – was mich auf den Gedanken bringt, dass Subba Row für das, was Leadbeater darüber wusste, mit verantwortlich gewesen sein könnte. Auf jeden Fall fuhr Subba Row häufig mit der Kutsche von Madras nach Adyar, um »an der Unterweisung und Prüfungen teilzunehmen« im Zusammenhang mit der Ausbildung von Leadbeaters Hellsichtigkeit. Leadbeater berichtet, diese Unterweisung erforderte »ein Jahr der schwersten Arbeit, die ich je erlebt habe«. Er hielt sich an sein Gelübde, und so wurde die genaue Art seiner Unterweisung nie bekannt.[296]

Die ersten Früchte von Leadbeaters Ausbildung entwickelten sich ungefähr zehn Jahre später, als er in London lebte, wo er hellsichtige Untersuchungen durchführte, Vorträge darüber hielt und Artikel, Broschüren und Bücher über Themen wie die menschliche Aura, die Astralebene und frühere Leben schrieb. Sein Artikel »Die Aura« im *Theosophist* 1895, der später als Broschüre veröffentlicht wurde, enthielt eine umfassende Liste von Farben in der Aura und ihren Bedeutungen und erwähnte kurz die Chakras (in einer anderen Schreibweise, die seinerzeit üblich war). Leadbeater sprach von den Herausforderungen, eine Aura »perfekt« zu lesen: »Die allgemeine Leuchtkraft der Aura, die vergleichsweise Schärfe oder Verschwommenheit ihres Umrisses und die relative Helligkeit der *Chakrams* oder Kraftzentren ... müssen in Betracht gezogen werden.«[297]

Leadbeater erweiterte den Inhalt jenes Artikels bzw. Hefts zu einem

Buch mit dem Titel *Man Visible and Invisible* (dt. Ausgabe: *Der sichtbare und der unsichtbare Mensch*), in welchem er die Chakras nur erwähnte, um mitzuteilen, dass sie in den Farbtafeln, die verschiedene Zustände der Aura abbildeten, nicht gezeigt werden. Doch er nannte einen wichtigen Punkt, den wir im Schlusskapitel untersuchen werden, nämlich dass »die sieben Chakras oder Kraftzentren ... in allen Trägern [des Bewusstseins, d.h. feinstofflichen Körpern] vorhanden sind«.[298]

Leadbeaters erster substanzieller Hinweis auf die Chakras erfolgte im Jahr 1898 in seiner Antwort auf eine Frage, die an den *Vahan* gerichtet worden war, eine theosophische Zeitschrift, die Blavatsky gegründet hatte, kurz bevor sie starb. Die Frage betraf die Existenz von Organen im Astralkörper. Folgende Passage fasst zusammen und erweitert, was wir bereits aus Besants Sicht über die Chakras erfahren haben:

> Die Schüler der Theosophie wissen, dass sowohl im Astral- als auch im Ätherkörper des Menschen gewisse Kraftzentren existieren, die der Reihe nach durch das heilige Schlangenfeuer belebt werden müssen, wenn der Mensch in der Entwicklung voranschreitet. Obgleich man diese Kraftzentren nicht Organe im gewöhnlichen Sinne des Wortes nennen kann – da der Mensch nicht durch sie sieht oder hört, so wie im physischen Leben durch Auge und Ohr –, so hängt doch offensichtlich die Kraft, diese astralen Sinne zu gebrauchen, sehr stark von ihrer Belebung ab, indem jedes derselben in dem Maße, wie es sich entwickelt, dem Astralkörper die Kraft verleiht, auf einen neuen Schwingungsimpuls zu antworten.
>
> Es sind ... Punkte vielleicht, an denen eine höhere Kraft von höheren Plänen auf den Astralkörper einwirkt. ... Tatsächlich sind es vierdimensionale Wirbel, so dass die Kraft, die durch sie hindurchgeht und welche die Ursache ihrer Existenz ist, von nirgendwoher emporzuquellen scheint.[299]

Leadbeater gebraucht hier das Wort, das zur bevorzugten theosophischen Übersetzung des tantrischen Begriffs *Kundalini-Shakti* wurde: »Schlangenfeuer« (in nicht-theosophischem Kontext: »Schlangenkraft«). Der Hinweis auf die vierte Dimension spiegelt zeitgenössische wissenschaftliche und mathematische Spekulationen wider und bietet sich als eine nützliche Möglichkeit an, die esoterische Vorstellung von feinstofflichen Körpern und Ebenen für interessierte Leser zu unterstützen. Damit erweist sich diese Passage als ein frühes Beispiel für einen Appell an die Wissenschaft um Validierung von Informationen, die durch hellsichtige Wahrnehmung gewonnen waren – eine Neigung, die die meisten westlichen Bücher über Chakras zeigen (und auch einige, die von modernen östlichen Lehrern wie Satyananda geschrieben wurden).

Diese Passage enthält eine weitgehend unbeachtet gebliebene Innovation; vielleicht wurde sie von der Formulierung *emporquellen* verdeckt: Im östlichen System steigt die Energie, die die Chakras weckt, entweder von dem untersten Chakra herauf, von dem höchsten Chakra herab oder sie zirkuliert in beide Richtungen; in allen Fällen jedoch bewegt sie sich entlang der Wirbelsäule. Doch in Leadbeaters System bilden sich die Wirbel entlang dem *äußeren* Rand von Astral- und Ätherkörper und absorbieren dabei Kräfte aus ihren jeweiligen Ebenen, die sie durch einen wirbelnden, abfluss-ähnlichen Trichter – eine weniger bekannte Bedeutung von *Cakra* ist »Strudel« – in den Kern jedes Körpers leiten. Jeder Trichter verengt sich an einem astralen oder ätherischen *Zentrum,* das einem physischen Organ oder Nervenplexus entspricht und gewöhnlich entlang der Wirbelsäule gelegen ist. Wie die Schichten der Aura wie feinstoffliche Körper um den physischen Körper arrangiert sind gleich Matrjoschka-Puppen zunehmender Größe, so ist das Organ oder Nervengeflecht von seinem feinstofflicheren ätherischen Zentrum umgeben, einem weiter ausgedehnten und feineren astralen Zentrum und einem noch weiter hinaus reichenden und noch feineren mentalen Zentrum.

Astrale Energie, die in den Wirbel eines astralen Chakras eintritt, trägt Information über die astrale Ebene durch den Trichter zu dem entsprechenden astralen Zentrum bei der Wirbelsäule hinab. Diese Information wird von dem astralen Zentrum entsprechend seiner Funktion registriert. So ist zum Beispiel die Funktion des fünften (Hals-) Zentrums Hellhören, deshalb entspricht die Information, die von diesem Zentrum registriert wird, Ton oder Sprache auf der astralen Ebene. Die astrale Energie und Information kann dann weiter durch das ätherische Äquivalent des astralen Zentrums und von dort zu dem physischen Organ oder Nervenplexus gelangen. Wenn das entsprechende ätherische Energiezentrum genügend ausgebildet ist, kann diese Information vom

Nervensystem aufgenommen und vom physischen Gehirn erinnert werden. Ein ähnliches Muster gilt für den Mentalkörper und den Ätherkörper, deren Chakras und Zentren auf ihre eigenen Daseins-Ebenen eingestimmt sind, das heißt die niedere mentale Ebene bzw. die ätherischen Unterebenen der physischen Ebene.

In diesem Modell haben die unausgebildeten Chakras keine Stiele oder Trichter und keine blütenähnlichen Öffnungen zum äußeren Rand eines feinstofflichen Körpers. Sie haben kein Mittel, um an Information von der Ebene zu gelangen, auf welcher jener Körper tätig ist. Ausgebildete Chakras haben nicht nur ein Zentrum bei der Wirbelsäule, sondern auch einen Stiel oder Trichter und eine Öffnung in der Oberfläche des ätherischen, astralen oder mentalen Körpers. Diese Strukturen (Zentren, Stiele und Blüten) bieten das, was Besant und Leadbeater als die Sinnes-*Organe* von Äther-, Astral- oder Mentalkörper bezeichnen.[300]

Die genauen Daten von Leadbeaters hellsichtigen Untersuchungen der Chakras sind nicht bekannt. Ich vermute, dass sie in der zweiten Hälfte der 1890er Jahre stattfanden, vielleicht gemeinsam mit Annie Besant. Laut dem Historiker (und späteren internationalen Präsidenten) der TS, C. Jinarājadāsa, unternahmen Besant und Leadbeater in den Jahren 1895 bis 1898 in mehreren Phasen gemeinsame Untersuchungen, aber er erwähnt nicht, wann sie die Aura und die Chakras erforschten.[301]

Im Jahr 1897 verwendete Besant auf einer siebenmonatigen Tournee durch Amerika Laterna-magica-Lichtbilder der Aura-Gemälde, die später in *Der sichtbare und der unsichtbare Mensch* veröffentlicht wurden, um ihre Vorträge zu illustrieren. 1905 veröffentlichten Besant und Leadbeater gemeinsam *Thought-Forms* (dt. Ausgabe: *Gedankenformen),* das davon handelte, wie Gedanken und Gefühle mit hellsichtigen Blick wahrgenommen werden. Das Buch enthielt Farbtafeln von den Originalen und anderen Laterna-magica-Diapositiven, die während Besants Vortragstournee 1897 verwendet worden waren, während der Text auf einem Artikel beruhte, den Besant 1896 in *Lucifer* (einer weiteren von Blavatsky gegründeten Zeitschrift) veröffentlicht hatte.[302] Diese Einzelheiten sowie Leadbeaters Erwähnung der Chakras in dem oben genannten *Vahan* lassen darauf schließen, dass sich seine Lehren über die Chakras in der Zeit von 1895 bis 1898 entwickelten; vielleicht folgten in späteren Jahren Ad-hoc-Untersuchungen, um Details zu ergänzen.

Das innere Leben

Nach seinen eigenen Vortragsreisen in Amerika von 1900 bis 1901 und 1902 bis 1905 sah sich Leadbeater mit Vorwürfen sexueller Unschicklichkeiten mit jungen Knaben konfrontiert. 1906 gab er die Mitgliedschaft in der TS nach einer internen Untersuchung auf, in deren Verlauf er Fehlverhalten bestritt, jedoch einräumte, dass er den Jungen geraten habe zu masturbieren, um sexuelle Frustration abzubauen, was er als eine Frage der psychischen und geistigen Gesundheit betrachtete. Im Jahr 1907, nachdem Besant nach Olcotts Tod zur Präsidentin der TS gewählt worden war, nahmen sie die gemeinsamen hellsichtigen Untersuchungen wieder auf. Gegen einigen Widerstand setzte sie Leadbeaters Wiederaufnahme 1909 durch und lud ihn ein, im Hauptquartier der internationalen TS in Adyar, Indien, zu wohnen und zu arbeiten.[303]

Während seines längeren Aufenthaltes in Adyar (1909–1914) hielt Leadbeater auf dem Dach des Zentralgebäudes regelmäßige Abendvorträge für am Ort wohnende Angestellte und veröffentlichte 1910 und 1911 zwei Reihen davon in separaten Bänden unter dem gemeinsamen Titel *The Inner Life* (dt. Ausgabe: *Das innere Leben*).[304] Band 1 brachte Einzelheiten seiner hellsichtigen Untersuchungen der Chakras in Kapiteln über »Kraft-Zentren« und »Das Schlangen-Feuer«. Hier ist eine Zusammenfassung dessen, was er bei jenen Untersuchungen beobachtet hatte:

- **Erscheinung:** »untertassen-ähnliche Eindrücke in der Oberfläche« des Ätherkörpers
- **Bewegung:** Wirbel »in rascher Drehung«; »träge« oder »glühend und pulsierend von lebendigem Licht«
- **Blütenblätter:** tatsächlich Speichen, die aus »Wellenbewegungen« entstehen, während Kräfte »in dem Wirbel herumsausen«
- **Farbe:** eine »schimmernde, irisierende Wirkung wie Perlmutt«, doch jedes besitzt »seine eigene vorherrschende Farbe«
- **Größe:** fünf Zentimeter Durchmesser (wenn unausgebildet) und von trüber Färbung bis untertassen-groß (zehn bis fünfzehn Zentimeter) und »strahlend und funkelnd wie kleine Sonnen« (wenn ausgebildet)

- **Funktion:** bringen »das göttliche Leben [Vitalität] in den physischen Körper«[305]

Wenn sie ganz erwacht sind, »bringen« die Chakras des Ätherkörpers die Eigenschaften der mit ihnen verbundenen astralen Zentren »in das physische Bewusstsein«. Laut Leadbeater ist dies »die einzige Art und Weise, wie der dichte Körper dazu gebracht werden kann, an allen Vorzügen [Kräften] teilzuhaben«, die mit den astralen Zentren verbunden sind. So werden die Chakras des Ätherkörpers zu »Pforten der Verbindung zwischen dem physischen und dem Astralkörper«.[306]

Leadbeater nahm auch ein schützendes Netz zwischen jedem Chakra des Ätherkörpers und seinem astralen Gegenstück wahr. »Dieses Gewebe ist der natürliche Schutz, den die Natur bietet, um eine vorzeitige Öffnung der Kommunikation zwischen den Ebenen zu verhindern – eine Entwicklung, die nur zum Schaden gereichen könnte.« Der Konsum von Alkohol, Drogen und Tabak beziehungsweise einem körperlichen Unfall oder emotionalen Trauma zum Opfer zu fallen, das durch Erschrecken oder Wut (einschließlich der eigenen) hervorgerufen wird, können dieses schützende Gewebe beschädigen oder zerstören.[307] In der Folge kann dies bedeuten, unfreiwillig astralen Einflüssen und Wesenheiten – die zeitgenössische Astralreisende als negative Wesenheiten bezeichnen – ausgesetzt zu sein.«[308]

Leadbeater räumte auf mit dem Genital-Chakra, verschob das Nabel-Chakra an dessen Stelle und fügte ein Milz-Chakra hinzu – welches, da es sich auf der linken Körperseite befindet, von der geraden Reihe der Wirbelsäule abwich. Ich werde in Kürze auf das Milz-Chakra zurückkommen und im nächsten Kapitel mögliche Gründe für diese Veränderungen erörtern.

Was Entsprechungen betrifft, so verwies Leadbeater auf eine Tabelle in Blavatskys Esoterischen Instruktionen und sagte: »Diese sieben [Chakras] werden häufig als mit den sieben Farben und den Tönen der Tonleiter korrespondierend beschrieben.«[309] Er äußerte sich auch über Rudolf Steiners kürzlich veröffentlichte Arbeit über die Chakras:

> Ich habe davon gehört, dass jedes der verschiedenen Blütenblätter dieser Kraftzentren eine moralische Qualität repräsentiere und die Ausbildung jener Qualität das Zentrum zur Aktivität brin-

ge. Ich habe noch keine Tatsachen gefunden, die dies bestätigten, noch bin ich im Stande, genau zu sehen, wie es sein kann, weil die Erscheinung von bestimmten, durchaus klaren und leicht erkennbaren Kräften hervorgerufen wird, und die Blütenblätter in einem Zentrum sind entweder aktiv oder nicht aktiv, je nachdem wie diese Kräfte geweckt oder nicht geweckt worden sind, und ihre Ausbildung scheint mir nicht mehr mit Moralität in Verbindung zu stehen als die Ausbildung des Bizeps.[310]

Dem Weg der Tantras folgend, schrieb Leadbeater den Chakras geistige Kräfte auf eine typisch westliche Weise zu, als ein Kontinuum menschlichen Potenzials. Wie wir sehen werden, ist es schwirig, das Grundprinzip festzustellen, das bestimmt, welche Kräfte in den Tantras welchen Chakras zugeordnet werden. Leadbeaters Darstellung ist ordentlich und fortschrittlich. Sie impliziert, da die Kundalini durch jedes Chakra des Astralkörpers aufsteigt, dass die Entwicklung dieses Körpers verstärkt wird, bis er voll ausgebildet, funktionsfähig und in der Lage ist, ohne Behinderung auf der astralen Ebene tätig zu sein. Voll ausgebildete Chakras des Ätherkörpers ermöglichen uns, dass Erinnerungen an Erlebnisse auf höheren Ebenen in unser gewöhnliches Wachbewusstsein auf der physischen Ebene übergehen. Dies führt zu einem Zustand »ständiger Bewusstheit«, in dem sich der Erlebende der Ereignisse auf der physischen und auf der astralen Ebene gleichzeitig bewusst ist, ob der physische Körper gerade wach (aktiv) ist oder schläft (ruht).

Pryse und Leadbeater scheinen etwa um die gleiche Zeit auf ihre jeweiligen Arrangements der Chakras als Kontinuum menschlichen Potenzials gekommen zu sein. Das Vorwort zu *Die Apokalypse entschleiert* wurde im September 1910 unterschrieben. Leadbeaters Kapitel über die Chakras in *Das innere Leben* wurden im Mai desselben Jahres als Artikel im *Theosophist* erstmals veröffentlicht.[311] Doch in Leadbeaters Version werden die Prinzipien nicht erwähnt; vielmehr beschreibt er zwei separate, aber miteinander verwandte Kontinua, je eines für den Astralkörper und den Ätherkörper.

Tabelle 9 listet Leadbeaters Beschreibungen der Farben und Kräfte, die mit den Chakras des Astral- und des Ätherkörpers assoziiert werden. Die mit Letzteren verbundenen Kräfte sind im Wesentlichen die gleichen wie beim Ersteren. Sie ermöglichen nicht nur die volle Wahr-

Lage	Farben (Leadbeater)	Farben (Blavatsky)[312]	Kräfte des Astralkörpers	Kräfte des Ätherkörpers
7. Scheitel	spektral mit golden-weißem Zentrum	spektral/Blau	Vollendung der Fähigkeiten	ständiges Bewusstsein zwischen Wachen und Schlafen
6. zwischen den Augenbrauen	halb Rosa-Gelb, halb Lila-Blau	Gelb	astrales Sehen	Wachvisionen / Hellsehen
5. Hals	Silbrig-Blau	Indigo	Hören astraler Wesen	Hellhören
4. Herz	Golden	Grün oder Gelb	Erfassen der Empfindungen astraler Wesen	Gewahrsein der Freuden und Sorgen anderer
3. Milz	sonnengleich	Rot oder Grün	astrales Reisen	Astralreisen-Erinnerungen im physischen Körper
2. Nabel oder Solarplexus	Rot und Grün	Violett oder Rot	Kraft des Empfindens/ Empfänglichkeit für astrale Einflüsse	Bewusstsein astraler Einflüsse
1. Ende der Wirbelsäule	Orangerot	Orangerot	Erwachen der Kundalini	Erwachen der Kundalini

Tabelle 9: Leadbeaters Farben und Kräfte (1910)

nehmung und Erinnerung astraler Erlebnisse im gewöhnlichen Wachbewusstsein, sondern auch Wahrnehmung auf der ätherischen Daseinsebene – was Sehen, Hören oder Erleben der Empfindungen von ätherischen Wesen wie Naturgeistern (Elfen, Gnome, Feen etc.) einschließen dürfte. Ich habe eine Spalte ergänzt, die Blavatskys Farben-Zuordnungen zum Vergleich wiedergibt.

Der Alltag aus spiritueller Sicht

Im Jahr 1913 veröffentlichte Leadbeater ein weiteres zweibändiges Sammelwerk seiner Dach-Vorträge unter dem Titel *The Hidden Side of Things* (dt. Ausgabe: *Der Alltag aus spiritueller Sicht: wie unsichtbare Kräfte das tägliche Leben beeinflussen*). Das zweite Kapitel des zweiten Teils [der deutschen Ausgabe] handelt davon, wie wir von der Sonne beeinflusst werden. Mehrere Abschnitte dieses Kapitels gaben detailliert Leadbeaters hellsichtige Untersuchungen und Beobachtungen der Chakras des Ätherkörpers (oder ätherischen Doppels, wie er es nannte) im Hinblick auf die »Vitalität« (Leadbeaters Bezeichnung für Prana) wieder.[313] Nachdem er in *Das innere Leben* das Milz-Chakra eingeführt hatte, ging Leadbeater nun daran, dessen Funktion zu erklären. Das Milz-Chakra bezieht Lebenskraft aus dem Sonnenlicht und verwandelt sie in fünf farbige Energien oder Strahlen, die dann über das ganze Chakrasystem verteilt werden. Jedes Chakra spezialisiert sich auf einen bestimmten Strahl, absorbiert ihn und gibt ihn weiter, um andere Chakras des Ätherkörpers und die physischen Nerven und Organe zu beleben, die mit ihm verbunden sind.

Es ist nicht nötig, diesen komplexen Stoff hier zusammenzufassen; er lässt sich vielleicht besser visuell als verbal darstellen. 1925, kurz bevor Leadbeater *Die Chakras* herausgab, brachte ein in Adyar ansässiger Mitarbeiter, der kanadische Oberstleutnant Arthur E. Powell (1882–1969), eine solche visuelle Darstellung heraus. In *The Etheric Double: The Health Aura* (dt. Ausgabe: *Der Ätherkörper: das feinstoffliche Energiesystem des Menschen*) stellte Powell alles zusammen, was Leadbeater bis dato über die Chakras geschrieben hatte, und illustrierte es mit Grafiken der einzelnen Chakras und des Systems als Ganzem.

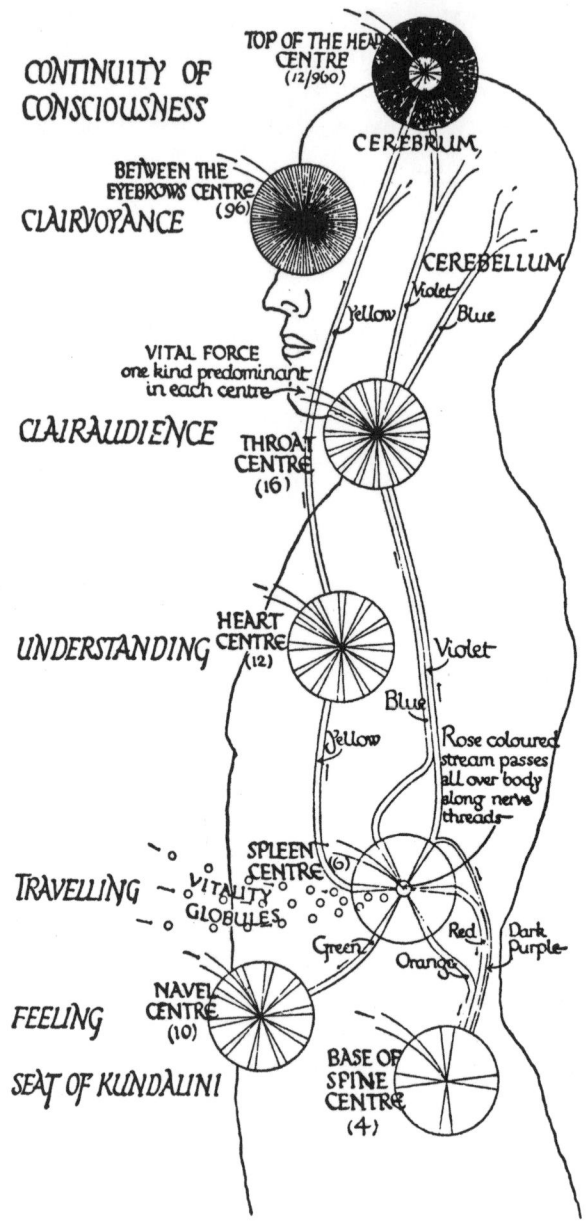

Abb. 12: Chakra-Funktionen nach Leadbeater (aus A. E. Powell, *The Etheric Double*, 1925)

Abb. 12 zeigt die Absorption sogenannter Vitalitätskügelchen aus der Sonne durch das Milz-Chakra und ihre Differenzierung in farbige Pranas mit unterschiedlichen Funktionen, die dann zu den Chakras verteilt werden. Die Chakras werden nicht nur nach Lage und Anzahl der Blütenblätter, sondern auch durch die psychischen Kräfte identifiziert, die sich entwickeln, wenn die Kundalini in dem Chakra »BASE OF SPINE« (»Basis der Wirbelsäule«) geweckt wird und durch ein Chakra nach dem anderen emporsteigt bis zu dem »TOP OF THE HEAD« (»Scheitel«-) Chakra. Wie gesagt, stellt diese Liste psychischer Kräfte Leadbeaters Versuch dar, den offenbar willkürlichen Katalog solcher Fähigkeiten in östlichen Lehren vernünftig zu sortieren. In der *Śiva-Saṃhitā* werden diese Fähigkeiten folgendermaßen gelistet:

1. **Muladhara:** Levitation, »Glanz des Körpers«, Freisein von Krankheit; Schlauheit, Allwissenheit; Beherrschung »unerhörter Wissenschaften und ihrer Geheimnisse« (5.64–66)
2. **Svadhishthana:** Bewunderung seitens »aller schönen Göttinnen«, Freisein von Krankheit und Tod; »bewegt sich furchtlos durch das Universum«; furchtloser Vortrag von Shastras und »unbekannten Wissenschaften« (5.76–78)
3. **Manipura:** »vernichtet Sorgen und Krankheiten; schlägt dem Tod ein Schnippchen, kann in den Körper eines anderen eintreten«; nimmt Adepten wahr, entdeckt Heilmittel und verborgene Schätze (5.81–82)
4. **Anahata:** Hellsehen, Hellhören und Astralreisen (»die Kraft, in der Luft zu gehen«) (5.86)
5. **Vishuddha:** Weisheit, augenblickliches Verstehen der Geheimnisse der Vedas; diamantharte Stärke »für tausend Jahre« (5.91, 94)
6. **Ajna:** Erlösung, Vernichtung des Karma (5.99, 111)
7. **Sahasrara:** Wissen von Brahman, Befreiung von Wiedergeburt (5.125)[314]

Diese Sammlung mutet den westlichen Verstand chaotisch an, weil es keine erkennbare Steigerung von den unteren zu den oberen Chakras zu geben scheint. Doch Leadbeaters Liste impliziert eine solche Steigerung gar nicht. Auch wenn sie aus vielen populären Büchern über die Chakras verdrängt wurde – in Judiths *Lebensräder* erscheint sie nicht –, so ist diese Liste doch nicht gänzlich verschwunden aus westlichen Lehren, die die Chakras mit psychischer Entwicklung in Verbindung bringen, wie *Anleitung zum geistigen Heilen* von Amy Wallace und Bill Henkin (1978).[315] Im letzten Kapitel werde ich auf Leadbeaters Liste der Chakra-Funktionen zurückkommen.

In *Der Alltag aus spiritueller Sicht* nahm Leadbeater Bezug auf alte Hindu-Lehren über die fünf Prana-Vayus. In der *Chāndogya-Upaniṣad* aus dem etwa 6. Jahrhundert v.u.Z. ist die Rede von Kanälen des Herzens in fünf Farben (braun, weiß, blau, gelb und rot), den gleichen Farben wie jenen der Sonne (8.6.1). Zur Zeit der Yoga-Upanischaden, im 14. oder 15. Jahrhundert, werden die Prana-Vayus inzwischen mit Namen, Funktionen, Farben, Elementen, Bijas und körperlichen Ortsangaben identifiziert (Rektum, Nabel, Herz, Hals und ganzer Körper – was eine Beziehung zu mindestens vier Chakras andeutet).[316]

Wie wir bereits feststellten, beschrieb Steiner mehrere Jahre vor der Veröffentlichung von *Das innere Leben* und *Der Alltag aus spiritueller Sicht* ein »wunderbares Organ« in der Herzgegend, dessen Funktionen jenen des Milz-Chakras nach Leadbeaters Beschreibung ähnelten. Steiners Assoziation des Herzens mit diesem Organ entspricht dem Abschnitt aus der *Chāndogya-Upaniṣad*. Blavatsky hatte in einer der Esoterischen Instruktionen gesagt: »Die Milz agiert als das Zentrum des Pranas im Körper, von welchem das Leben hinausgepumpt und zirkuliert wird«[317] – und Leadbeater stimmte dem zu.

Vielleicht um seine englischen Zuhörer und Leser nicht mit Sanskrit-Wörtern zu belasten – was auch Besant vermied, wenn sie außerhalb Indiens sprach –, erwähnte Leadbeater in *Der Alltag aus spiritueller Sicht* nicht die Namen der fünf Prana-Vayus. Eine Tabelle in *Die Chakras* stellte diese fehlende Information wieder her, zitierte die *Gheraṇḍa-Saṃhitā* und vermittelte: »Die derart beschriebenen fünf Lüfte oder Winde scheinen mit den fünf Unterabteilungen der Vitalität, wie sie von uns beobachtet wurden, ganz gut übereinzustimmen«[318] – als ob diese Korrelationen Leadbeaters hellsichtige Beobachtungen bestätigten, statt sie inspiriert oder beeinflusst zu haben. Die Farben freilich sind anders. Leadbeaters System verwendet nicht Braun oder Weiß, die in der *Chāndogya-Upaniṣad* genannt werden. Er behält Blau, Gelb und Rot, nimmt Grün und Rosa hinzu und verändert Rot in Orangerot und Blau in Blauviolett. Damit sind alle sieben Farben des Lichts in Isaac

Newtons spektraler Aufteilung vertreten (zusätzlich Rosa, das außerhalb jenes Spektrums liegt).

Die Prana-Vayus spielten in der Evolution des westlichen Chakrasystems eine geringe oder gar keine Rolle, bis der chinesisch-philippinische Geschäftsmann und Okkultist Choa Kok Sui in den 1980er Jahren ein populäres System des Prana-Heilens entwickelte. Gleichwohl hat Leadbeater einen wichtigen ost-westlichen Schritt unternommen, indem er die Chakras und die Regenbogenfarben ausdrücklicher miteinander in Verbindung brachte als Blavatsky in den Esoterischen Instruktionen. Es sollte noch einige Jahren dauern, bis sich die Entsprechungen zwischen den Chakras und dem Spektrum zu dem Muster – von der Basis zum Scheitel, von Rot bis Violett – sortieren würden, mit dem wir heute vertraut sind.

KAPITEL 13

Das Duell zwischen Leadbeater und Woodroffe

Es gibt zwei radikal unterschiedliche Fotos von Sir John Woodroffe – der, wie gesagt, unter dem Pseudonym Arthur Avalon schrieb. Eines zeigt einen sitzenden schulmeisterlichen Briten mittleren Alters mit einem Buch in der Hand und nachdenklichem Gesichtsausdruck. Er trägt Anzug und Krawatte, den Hintergrund bildet eine Bücherwand. Dies ist eindeutig Sir John, der an der Universität Oxford Jura studiert hatte und am Obergericht von Kalkutta angestellt war, zuerst als Advokat, dann als Richter und schließlich als oberster Richter. Er war auch Professor der Rechte an der Universität Kalkutta und später an der Universität Oxford in England.

Die andere Fotografie zeigt ihn in einer Gewandung, die nur wenige Briten seiner Generation gebilligt hätten. Er ist barfuß, trägt eine dünne indische Tunika und steht vor einem antiken indischen Tempel. Das ist Arthur Avalon, der Schriftsteller und Tantra-Dozent. Er war auch auf diesem Gebiet ein Gelehrter, hatte zahlreiche tantrische Texte aus dem Sanskrit ins Englische übertragen. Aber er war auch der Schüler eines tantrischen Gurus, dessen Lehren er in *Principles of Tantra* darstellte, wie in Kapitel 5 erwähnt. Woodroffe schwamm gegen den Strom – nicht nur der Konventionen des anglo-indischen Umfeldes, sondern auch jener der Hindu-Gesellschaft, da er die Philosophie und Mystik des Tantra erklärte und verteidigte, die von Akademikern als unwichtig ignoriert und von den orthodoxen Hindus als moralisch abstoßend gemieden wurden.[319]

Wie von Kathleen Taylor, seiner Biografin, bemerkt, gemahnt der Name Arthur Avalon, den Woodroffe für sein Alter Ego wählte, an die Suche nach dem Heiligen Gral in der abendländischen Mythik und Mystik.[320] Vielleicht entsprach für ihn die Erlösung, die die Ritter der Tafelrunde des Königs Artus suchten, dem Heil, das die indischen Praktiker des Tantra anstrebten.

Die *Schlangenkraft*

Woodroffes *The Serpent Power* (dt. Ausgabe: *Die Schlangenkraft),* veröffentlicht 1919, spielte eine wichtige Rolle in der Übermittlung indischer Lehren über die Kundalini und die Chakras in den Westen. Über Jahrzehnte zählten *Die Schlangenkraft* und Leadbeaters *Die Chakras* zu den wenigen Quellen solcher Information, die im Westen verfügbar waren – ersteres mehr östlich als westlich, letzteres umgekehrt.

Aufgrund der tadellosen Forschungsarbeit und Gelehrsamkeit, die in *Die Schlangenkraft* zum Ausdruck kam, beeindruckte dieses Buch nicht nur westliche Esoteriker, sondern auch westliche Akademiker und Psychologen wie C. G. Jung. Seine Veröffentlichung markierte eine neue Epoche in der Entwicklung des westlichen Chakrasystems. Die erste Epoche wurde von der Einführung tantrischer Lehren über Kundalini und die Chakras repräsentiert, die über die Theosophische Gesellschaft in den Westen gelangten. Jene Lehren wurden zunächst von Indern vermittelt und dann von Blavatsky in die Begrifflichkeit der westlichen Esoterik umgesetzt. Es folgten hellsichtige Untersuchungen durch Steiner und Leadbeater. *Die Schlangenkraft* und *Die Chakras* wurden zu den ersten westlichen Quellen zum Thema. Alice Bailey, Gegenstand des nächsten Kapitels, erkannte die Verdienste beider Quellen an.[321]

Woodroffe kannte *Das innere Leben* Leadbeaters. In der Einführung zu *Die Schlangenkraft* erteilte er Leadbeater eine Lektion und hielt ihm vor, wie wenig seine hellsichtigen Beobachtungen mit der tantrischen Tradition übereinstimmten. Es ist nicht nötig, Woodroffes Beschwerden aufzuzählen. Dies zu tun, würde nur Material anhäufen, das bereits in den ersten drei Kapiteln dieses Buches dargelegt wurde, und es Seite an Seite mit dem legen, was im vorangegangenen Kapitel präsentiert wurde. Doch es gibt drei Punkte, die zu erläutern sind.

Erstens war Woodroffe außerstande, Leadbeaters Sorge über »phallische Hexerei« zu tolerieren – Hexerei in Verbindung mit dem Sexual-Zentrum. Woodroffes indische Informanten scheinen »im Allgemeinen [von solchen Dingen] nichts zu wissen«.[322] Gleichwohl räumte er in einer Anmerkung ein, dass es Tantra-Praktiker gab, die »(geschlechtlichen) Umgang mit weiblichen Geistwesen und dergleichen« anstrebten, doch der in *Die Schlangenkraft* übersetzte Text habe »mit sexueller Schwarzmagie nichts zu schaffen«, sondern »spiele sich dagegen auf dem Befreiungspfade ab«.[323]

In *Kiss of the Yoginī* legt David Gordon White die sexuelle Grundlage des tantrischen Rituals bloß, besonders im Hinblick auf den Pfad der linken Hand. Zauberei einschließlich des sexuellen Verkehrs mit den furchterregenden Göttinnen, die als Yoginis bezeichnet werden, erscheint als Thema einiger der ältesten tantrischen Texte.[324] Andere Formen der Hexerei, wie die der »sechs Taten«, zu denen die Beherrschung der Opfer und Vernichtung von Feinden gehören, tauchen in diesen Texten über Hunderte von Jahren wiederholt auf.[325] Man fühlt, dass Woodroffe beschönigte (oder zumindest zu vermeiden suchte, kulturelle Vorurteile gegen das Tantra auszulösen) und Leadbeater in diesem Anklagepunkt Recht hatte.

Zweitens wies Woodroffe darauf hin, dass Leadbeater die Anzahl der Speichen im Sahasrara von 1000 auf 960 geändert habe. In einer Fußnote erwähnte Woodroffe, die Zahl 1000 »drückt hier nur symbolisch eine große Menge aus«,[325a] doch sie stehe auch für zwanzig Wiederholungen der fünfzig Buchstaben des Sanskrit-Alphabets. Somit habe Leadbeater die zwanzig Wiederholungen dieser Buchstaben unter den Tisch fallen lassen, um auf 960 zu kommen. Vielleicht jedoch waren 960 Speichen einfach das, was er bei jenen hellsichtigen Beobachtungen *sah*, und er hatte – ohne das Prinzip hinter der Blütenblätter/Buchstaben-Verbindung im östlichen System zu erkennen – das Empfinden, einen Fehler zu korrigieren. Ich hege jedoch den Verdacht, dass er altbewährten, westlich-esoterischen Pfaden folgte – der Numerologie.

In *Das innere Leben* werden die Zahlen der Blütenblätter oder Radspeichen angegeben – 4, 6, 10, 12, 16, 96 und 960 –, wobei das sechste Chakra zwei Blütenblättern ähnliche Hälften hat, jede mit 48 Speichen. Diese Zahlen ergeben die folgenden numerologischen Ableitungen:

- 4 + 2 = 6 (erstes und sechstes Chakra ergeben zweites)
- 4 + 6 = 10 (erstes und zweites Chakra ergeben drittes)
- 4 + 6 + 2 = 12 (erstes, zweites und sechstes Chakra ergeben viertes)
- 4 + 10 + 2 = 16 (erstes, drittes und sechstes Chakra ergeben fünftes)
- 4 + 12 = 16 (erstes und viertes Chakra ergeben fünftes)
- 6 + 10 = 16 (zweites und drittes Chakra ergeben fünftes)
- 4 × 12 = 48 (erstes und viertes Chakra ergeben die Hälfte des sechsten)
- 6 × 16 = 96 (zweites und fünftes Chakra ergeben sechstes)
- 6 × 10 × 16 = 960 (zweites, drittes und fünftes Chakra ergeben siebtes)
- 10 × 96 = 960 (fünftes und sechstes Chakra ergeben siebtes)
- 4 × 12 × 10 × 2 = 960 (erstes, viertes und fünfmal die zwei Blütenblätter des sechsten Chakras ergeben siebtes)

Leadbeater erwähnte auch einen »Neben-Strudel« innerhalb des Sahasrara, der zwölf zusätzliche Speichen erzeugt – vielleicht sprach er damit das Guru-Chakra an, das in der *Gheraṇḍa-Saṃhitā* 6.10 erwähnt ist; es befindet sich oben auf dem Kopf und weist zwölf Blütenblätter auf.

Drittens beschrieb Woodroffe detailliert das Erleben eines ungenannten europäischen Freundes, der einige englische Übersetzungen von tantrischen Texten gelesen hatte und »allein durch meditative Verfahren die Kundalini erweckt zu haben glaubte« – das heißt, ohne einen Guru. Sein Freund schrieb ihm in lebhaften Einzelheiten über das Gesehene, Gehörte und andere Sinneswahrnehmungen, die er bei seinen Experimenten erlebte. Das dramatischste Ergebnis aber war das Aufsteigen der Kundalini in einer spiraligen Bewegung, die zwischen linker und rechter Bahn heftig hin und her schaukelte und dabei das Zentralgefäß überquerte. Als sie den Kopf erreichte, breitete sich die Kundalini aus wie Flügel, was diesen Freund an den Caduceus des Gottes Hermes denken ließ.[326]

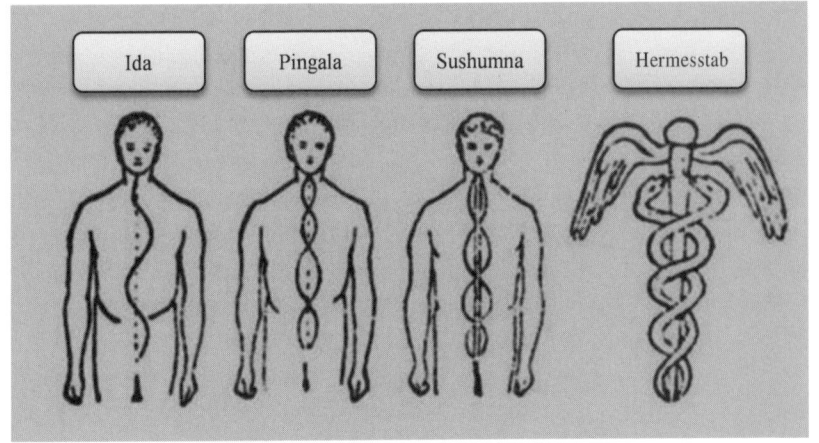

Abb. 13: Nadis und Hermesstab (nach C. W. Leadbeater, *The Hidden Life in Freemasonry*, 1926)

Diese Geschichte ist wahrscheinlich die Quelle einer Illustration von den Bewegungen der Kundalini, die einen Caduceus bilden; sie erschien erstmals in Leadbeaters *The Hidden Life in Freemasonry* (1926, dt. Ausgabe: *Das verborgene Leben in Freimaurerei*) und wurde ein Jahr später in *Die Chakras* übernommen.[327] Grafische Darstellungen der Hermesstab/Chakra-Verbindung sind ein Grundelement von New-Age-Büchern über die Chakras und tauchen auch im Internet häufig auf. Solche Illustrationen demonstrieren auf dramatische Weise das Aufpfropfen von Symbolen westlicher Kulturen auf östlich-tantrische Wurzeln – ein Projekt, das Woodroffe Leadbeater ankreidete, zu dem er aber selbst beitrug, ohne es zu wissen.

Die Chakras

Sechzehn Jahre nach der Veröffentlichung von *Das innere Leben* produzierte Leadbeater *Die Chakras,* sein wohl bekanntestes Werk, von dem seither Hunderttausende von Exemplaren verkauft wurden.[328] Obwohl heutige Leser, die dem westlichen Chakrasystem bereits begegnet waren, das Buch verwirrend finden, stellt es doch eine wichtige

Stufe auf dem Weg des westlichen Systems in seiner Ablösung vom östlichen dar.

Als ich Leadbeaters Buch herausgab und mit Anmerkungen versah, stellte ich fest, wie das Material zu diesem Thema aus *Das innere Leben* und *Der Alltag aus spiritueller Sicht* ausgeschnitten und eingefügt, umgestellt und abgewandelt worden ist. Ich bemerkte, was weggelassen oder hinzugefügt worden war und wie sich bestimmte Elemente verändert hatten. In einen Anhang nahm ich gestrichene und abgeänderte Passagen auf sowie ergänzendes Material aus einem anderen Buch. In Erwartung eines Publikums von wohlbelesenen Theosophen hatte Leadbeater obskure technische Begriffe gebraucht, die Anfänger frustrieren oder veranlassen würden, nach anderen Büchern zu greifen, die heute nicht mehr erreichbar sind. Ich schuf nun eine eigenständige Version von *Die Chakras,* so dass Leser nicht anderswohin zu gehen brauchen, um zu finden, was sie benötigten, um es zu verstehen.[329]

Die meisten wahrnehmbaren Ergänzungen in *Die Chakras* waren Dutzende von Hinweisen auf Sanskrit-Texte. Diese Hinweise stammten von Leadbeaters literarischem Assistenten, Ernest Egerton Wood (1883–1965), der 1908, kurz vor Leadbeaters Wiederaufnahme und Rückkehr, nach Adyar kam, um dort zu leben und zu arbeiten. Einige Jahre vorher hatte Wood begonnen, sich für Sanskrit zu interessieren. Er beschäftigte sich den Rest seines Lebens mit dieser Sprache und veröffentlichte Übersetzungen mehrerer Klassiker.[330]

Wie Wood in seiner Autobiografie berichtete, lebte Leadbeater 1926 im australischen Sidney, als er *Die Chakras* schrieb. Er war nun Bischof in der liberal-katholischen Kirche – einer Neuerfindung des Katholizismus in theosophischem Gewand, für die er während der Kriegsjahre durch hellsichtige Untersuchungen der Sakramente das Fundament gelegt hatte. Zurück von einem Aufenthalt in Adyar, schloss sich Wood ihm dort wieder an; seine Rolle bei der Produktion des Buches beschreibt er wie folgt:

> Ich legte Bischof Leadbeater alle Informationen über das Thema vor, die in mir bekannten Sanskrit-Werken erreichbar waren. Dieses Buch hatte sich schon lange Zeit nur sehr langsam entwickelt, und so versuchte ich, einige Nachforschungen selbst anzustellen. Als ich mich auf das Chakra zwischen den Augen-

brauen konzentrierte, nahm ich eine doppelte Rotation wie von zwei Tellern wahr, die sich in entgegengesetzter Richtung drehten. Ich trug diesen Eindruck Bischof Leadbeater vor. Mehrere Wochen lang sagte er mir, dass er es nicht finden könne, aber schließlich fand er eine solche doppelte Rotation in allen Chakras, und erklärte sie in seinem Buch.[331]

Die Chakras zitierten viele in diesem Buch erwähnte Texte, einschließlich der *Bhagavad-Gītā, Garuḍa-Purāṇa, Gheraṇḍa-Saṃhitā, Haṭha-Yoga-Pradīpikā, Praśna-Upaniṣad, Ṣaṭ-Cakra-Nirūpaṇa, Śiva-Saṃhitā,* der Yoga-Upanischaden und der *Yoga-Sūtras* des Patañjali. Leadbeater bezog sich auch häufig auf *Die Schlangenkraft*. Woodroffes achtseitige Besprechung des Textes über die Kundalini und die Chakras in *Das innere Leben* hatte für Leadbeater kostenlose Reklame geliefert – warum sollte man diesen Gefallen nicht vergelten? Da *Die Schlangenkraft* aufgrund ihrer recht gedrängten Form, der sehr dichten Sprache und der Fülle von Sanskrit-Begriffen nahezu unlesbar war, bot sich Leadbeaters *Die Chakras* als eine beliebte Zusammenfassung an.

Eine wichtige Änderung nahm Leadbeater in *Die Chakras* vor, indem er das Milz-Chakra von der ersten zur zweiten und das Nabel-Chakra von der zweiten auf die dritte Position verschob. Nun war das zweite Chakra höher im Körper als das dritte, und es lag auch nicht mehr in einer Reihe vor der Wirbelsäule. Seltsamerweise änderte Leadbeater nicht die Reihenfolge der Kräfte, die mit jenen Chakras assoziiert waren, die er verschoben hatte. Die Kräfte des zweiten und dritten Chakras waren nun Milz bzw. Nabel statt Nabel bzw. Milz zugeordnet.

Nachdem er eine französische Übersetzung eines Buches entdeckt hatte, dessen Original bereits 1723 veröffentlicht worden war – die *Theosophia Practica* von Johann Georg Gichtel (1738–1710) –, hatte Leadbeater das Gefühl, dass seine Eingebungen über die Existenz eines Milz-Chakras berechtigt waren. Gichtel war ein deutscher Mystiker, der Jakob Böhmes Werk eifrig studierte und vollständig herausbrachte. Sein Buch beruhte auf einem mystischen Erlebnis im Jahr 1664, das in einem Manuskript von 1696 aufgezeichnet und mit farbigen Illustrationen nach den Schilderungen im Manuskript veröffentlicht wurde. In jenem mystischen Erlebnis kam eine Schlange vor, die um das Herz geschlungen war (Kundalini auf dem Weg durch das Herz-Chakra?). Ein Bild hob sieben Positionen im Rumpf und Kopf eines Menschen hervor, die ungefähr den Positionen der Chakras entsprechen, einschließlich einer auf der linken Seite des Körpers, möglicherweise die Milz (siehe Tafel 5)[332].

Arthur Versluis erklärt, dass diese Illustration zwar eine christliche »esoterische Physiologie« abbilde, jedoch »nicht die genaue Entsprechung der *Chakras*« zeige. Tatsächlich stellt sie einen »unverbesserten« Menschen dar, dessen lebenswichtige Organe unter dem Einfluss der vier Elemente und sieben astrologischen Planeten stehen. Die folgenden Illustrationen zeigen den Prozess der Verbesserung als eine schrittweise Ausschaltung dieser Einflüsse, an deren Stelle vier lichterfüllte Zentren treten, die die Dreifaltigkeit (Gott, Jesus, Heiliger Geist) plus Sophia (Weisheit) darstellen. Anders als der Kundalini-Pfad, der längs der Wirbelsäule verläuft, scheint Gichtels Pfad der Regeneration von der Spirale markiert zu sein, die in der Sonne im Herzen ihren Ausgang nimmt, das mit Liebe assoziiert wird.[333]

Leadbeater änderte die Farb-Zuordnungen der Chakras so, dass sie mehr mit den von Blavatsky gegebenen übereinstimmen, das Rosa im zweiten Chakra ähnelt dem Violett Blavatskys (obwohl es immer noch Diskrepanzen gibt). In den 1920er Jahren kam es innerhalb der TS zu einer politischen Agitation; Hunderte von Mitgliedern stemmten sich mit einer »Zurück zu Blavatsky«-Bewegung gegen die Politik und Lehren von Besant und Leadbeater. Vielleicht waren Leadbeaters Farben-Veränderungen ein Zeichen der Zeit.[334]

Die folgende Tabelle (Seite 219) zeigt die einzelnen Veränderungen seit Tabelle 9 im vorigen Kapitel.

Wer sich heute für Chakras interessiert, ist dem Regenbogenfarben-System gewöhnlich schon begegnet und findet Leadbeaters Farben verwirrend. Wir wollen einige mögliche Gründe für die Streitpunkte um das Milz-Chakra, die Vertauschung von zweitem und drittem Chakra und Leadbeaters Farbenwahl untersuchen.

Wie bereits festgestellt, lässt sich die Festlegung der Milz als der Quelle der Vitalität des physischen Körpers bis zu Blavatskys Esoterischen Instruktionen zurückverfolgen, in denen sie sagt:

> Die Milz korrespondiert mit dem Linga-Sharira [dem zweiten Prinzip] und dient als dessen Sitz, in welchem es aufgerollt liegt.

Da das Linga-Sharira für den Körper der Speicher des Lebens ist, das Medium und Vehikel des Prana, agiert die Milz als das Zentrum des Prana im Körper, aus welchem das Leben hinausgepumpt und zirkuliert wird. Sie ist folglich ein sehr empfindliches Organ, auch wenn die physische Milz nur die Hülle für die eigentliche Milz ist.[336]

Die Vorstellung von der physischen Milz als einer Hülle für eine eigentliche Milz muss Leadbeater den Anstoß gegeben haben, ein Milz-Chakra in Betracht zu ziehen. In Blavatskys Liste der sieben Prinzipien war Linga mal als das zweite, mal als das dritte Prinzip gelistet – abwechselnd mit dem Prana-Prinzip. Dies mag der Grund sein, warum das Milz-Chakra im einen Buch als das dritte und in einem anderen als das zweite Chakra gelistet wurde. Doch es könnte einen weiteren Grund gegeben haben; er hat mit dem Fehlen des Genital-Chakras in Leadbeaters System zu tun.

Wie bemerkt, gibt es im buddhistischen Tantra nur fünf Chakras. Das sechste und siebte Chakra sind zu einem verschmolzen, das seinen Sitz im Kopf hat; das erste und das zweite sind ebenfalls verschmolzen und unterhalb des Nabels angesiedelt. Ich habe gezeigt, dass Leadbeater dieser Vorgabe zu folgen schien, indem er in seinem System von Prana-Vayus Rot-Orange und Blau-Violett bei den Chakras kombinierte. Indem Leadbeater Wurzel- und Genital-Chakra verband, eliminierte er praktisch das letztere und verschob seine Funktion in die des ersten Chakras. Somit bestand kaum Gefahr, dass es von ahnungslosen Aspiranten geweckt wurde, was zu einem Schub ablenkender Sinnlichkeit führen könnte. Vielleicht war also Leadbeaters viktorianische Erziehung für diese Entscheidung verantwortlich.[337]

In dem späteren westlichen Chakrasystem wird Rot dem ersten und Orange dem zweiten Chakra zugeordnet. Damit spiegelt Leadbeaters Kombination Rot-Orange für das erste Chakra die Fusion dieser beiden Chakras wider. Tatsächlich behauptete Leadbeater: »Der orangerote Strahl fließt zur Basis des Rückgrates und von da zu den Zeugungsorganen, mit denen ein Teil seiner Funktion eng verknüpft ist.«[338] Daher wurde das Sexual- oder zweite Chakra nicht wirklich eliminiert, sondern nur versteckt.

Ein Vorteil dieses Versteckens des Sexual-/Genital-Chakras war, dass

Leadbeater das System durch das Milz-Chakra ergänzen und dabei die Zahl sieben mit all ihren okkulten Entsprechungen aufrechterhalten konnte. Allein, die rosa Farbe des Milz-Chakras war nicht Teil des Farbenspektrums, was vermittelte, dass das Milz-Chakra außerhalb des Schemas der anderen Chakras existierte – wie bereits seine Lage aus der längs der Wirbelsäule verlaufenden Reihe der anderen Chakras tanzte.

Nun können wir Leadbeaters Meinungsänderung in Bezug auf die Position des zweiten und dritten Chakras ansprechen. Indem er das Milz-Chakra an die zweite Position setzt (wie in *Die Chakras),* machte er es deutlich zum Ersatz für das fehlende Sexual-/Genital-Chakra, während er das dritte Chakra in seiner Position am Nabel beließ, mit welchem es traditionell bereits in den Tantras assoziiert war.

Für die Leser von heute sind die Fragen der Farben komplexer. Erstens besteht die Erwartung, dass Illustrationen der Chakras deren Farben in der vertrauten Reihenfolge wie im Regenbogen zeigen sollten, eine Farbe für jedes Chakra. Doch Leadbeater untersuchte, auf welchen Wegen die Vitalität zwischen den Chakras des Ätherkörpers zirkuliert. Seine vielfarbigen Illustrationen der Chakras spiegeln wider, was er im Rahmen seiner Untersuchungen und Beobachtungen »sah«. Damit erfasste er nicht nur »die Farben von jedem Chakra«, sondern die Farben von mehreren Energien oder Strahlen, die durch jedes Chakra fließen, wobei eine davon dominiert.

In Leadbeaters Farbensystem tritt der blaue Strahl am Hals-Chakra ein und spaltet sich in einen dunkelblauen Strahl, der zum Stirn-Chakra weitergeht, und einen violetten Strahl, der zum Scheitel-Chakra weiterfließt.[339] Damit korrelieren diese dominierenden Strahlen mit den Farben des fünften, sechsten und siebten Chakras, wie abgebildet in New-Age-Büchern (Blau, Indigo oder Dunkelblau, Violett). Wir haben gesehen, wie der orangerote Strahl die Farben repräsentiert, die mit dem ersten und dem zweiten Chakra verbunden sind, und dass der rosa Strahl keinen Platz in der spektralen Ordnung besitzt. Damit bleiben nur noch der grüne und der gelbe Strahl übrig, die mit dem dritten bzw. vierten Chakra korrespondieren.

Wie konnte es dazu kommen, dass Leadbeater nicht den anscheinend naheliegenden Schritt ging, das Chakrasystem in der Reihenfolge der Regenbogenfarben aufzubauen, indem er Gelb mit dem dritten und Grün mit dem vierten Chakra verknüpfte? Vielleicht berichtete er

Namen	Farben (Leadbeater)	Farben (Blavatsky)[335]	Kräfte des Astralkörpers	Kräfte des Ätherkörpers
7. Scheitel	Violett	spektral/Blau	Vollendung der Fähigkeiten	ständiges Bewusstsein zwischen Wachen und Schlafen
6. Stirn	Dunkelblau	Indigo	astrales Sehen	Visionen im Wachzustand / Hellsehen
5. Kehle	Hellblau	Blau	Hören astraler Wesen	Hellhören
4. Herz	Gelb	Grün oder Gelb	Erfassen der Gefühle von astralen Wesen	Mitempfinden von Freude und Kummer anderer
3. Nabel	Grün	Rot oder Grün	astrales Reisen	Astralreisen-Erinnerungen im physischen Körper
2. Milz	Rosa	Violett oder Rot	Kraft des Fühlens / Empfänglichkeit für astrale Einflüsse	Bewusstsein astraler Einflüsse
1. Wurzel	Orangerot	Orangerot	Erwachen der Kundalini	Erwachen der Kundalini

Tabelle 10: Leadbeaters Farben und Kräfte (1927)

lediglich, was er sah. Doch er könnte auch gehofft haben, bestätigende Entsprechungen zu entdecken – zwischen Farben, die in Blavatskys Esoterischen Instruktionen besprochen worden waren, solchen, die in traditionellen tantrischen Systemen überliefert wurden, und seinen eigenen. Anscheinend hat Leadbeater mehrere Tabellen in den Esoterischen Instruktionen zusammengetragen, um die günstigsten Argumente für seine eigenen Beobachtungen zu liefern – mit dem Resultat, dass Grün mit dem Nabel-Chakra und Gelb mit dem Herz-Chakra assoziiert wurden.[340]

In einer weiteren Tabelle in *Die Chakras* verglich Leadbeater seine Beobachtungen der Farben der Lotos-Blütenblätter in jedem Chakra mit jenen in drei traditionellen tantrischen Texten, *Ṣaṭ-Cakra-Nirūpaṇa*, *Śiva-Saṃhitā und Garuḍa-Purāṇa*.[341] Die Farben im *Garuḍa-Purāṇa* stimmen am meisten mit Leadbeaters Beobachtungen überein – mit weitgehenden Entsprechungen an drei von fünf Positionen. (Im *Garuḍa-Purāṇa* wird für das erste Chakra keine Farbe angegeben, das siebte wird in einem der Texte erwähnt.) Das »goldene« Herz-Chakra bietet die genaueste Entsprechung. Leadbeater war mit dem *Garuḍa-Purāṇa* wahrscheinlich vertraut, als er die hellsichtigen Beobachtungen unternahm, die in *Das innere Leben* aufgezeichnet wurden. Sein Assistent, Ernest Wood, begann jenen alten Text im Jahre 1908 zu übertragen, bevor sie sich kennenlernten, und veröffentlichte die Übersetzung 1911 – ein Jahr, nachdem das Material über die Chakras herausgekommen war.[342]

Leadbeaters Vermächtnis

Kurz nach der Publikation von *Die Chakras* veröffentlichte Rishi Singh Gherwal (1889–1964), ein in Kalifornien aktiver spiritueller Lehrer aus Indien, einen leidenschaftlichen Protest gegen Leadbeaters Werk. Darin schrieb er über »den Schaden, welcher der Yoga-Philosophie durch Fehlinformation zugefügt wurde«. Leadbeater sei kein »Freund für die Hindus« und »der größte Feind der Yoga-Philosophie«, da er »dem Yoga einen schlechten Ruf gegeben« habe. Nachdem er sich über die Veränderungen beklagte, die Leadbeater an der Anzahl der Blütenblätter im

Sahasrara vorgenommen hatte, und seine Behauptung zurückwies, die Kundalini geweckt zu haben, zitierte Gherwal ausführlich aus Woodroffes Kritik in *Die Schlangenkraft* an Leadbeaters Aussagen über die Chakras in *Das innere Leben*. Gherwal kam zu dem Schluss, dass »es wirklich eine große Freude wäre für alle Yogis, wenn Rev. Leadbeater die Yoga-Philosophie in Ruhe ließe und der Welt gäbe, was er will, aber auf jeden Fall unter einer anderen Bezeichnung«.[343]

Wie dem auch sein mag, haben viele spätere, westliche Arbeiten über das Chakrasystem – und auch einige östliche, wie diejenigen von Sri Chinmoy (1931–2007) und Satyananda Saraswati – Leadbeaters *Chakras* einiges zu verdanken.[344] Jedes System, das ein Milz-Chakra erwähnt, trägt seinen Einfluss weiter. Bücher, die das Milz-Chakra mit dem dritten Zentrum gleichsetzen, beziehen ihre Information aus *Das innere Leben* oder aus Powells *Der Ätherkörper*. Autoren, die es mit dem zweiten Chakra gleichsetzen, beziehen diese Information aus *Die Chakras*. Das Farbsystem, das in *Die Chakras* zur Anwendung kommt, erscheint mindestens bis in die 1980er Jahre; danach wurde es mehr oder weniger durch das bekannte Regenbogensystem ersetzt. Jedes Buch, das von Leadbeaters Werk beeinflusst ist, lässt sich am Vorhandensein eines rosafarbenen Milz-Chakras, einen grünen dritten Chakras und eines goldenen vierten Chakras sofort erkennen.

Die vielleicht bedeutendsten Beiträge von Leadbeaters Buch für das westliche Chakrasystem sind die *Namen,* unter denen die Chakras heute bekannt sind: Wurzel, Nabel, Herz, Hals, Stirn (»Braue«) und Scheitel (»Krone«). Damit folgte er der tantrischen Tradition, die Chakras nach ihrer Lage zu benennen, sowie der Regel der TS unter Besant, englische Begriffe statt Sanskrit-Namen (Mula, Nabhi, Hridaya, Kantha, Brumadya und Murdhan) zu verwenden. Nur das Genital- (Medhra-) Chakra – auch Sexual- oder Sakral-Chakra genannt – fehlte.

Ein subtilerer Beitrag zur Evolution des westlichen Chakrasystems ist Leadbeaters innovative Antwort auf die Frage nach der Lage der Chakras. Aufgrund seiner Vorderansicht dieser Positionen (siehe Tafel 6) neigen spätere Autoren dazu, die Tatsache schlechtzumachen, dass sein Milz- und Herz-Chakra nicht auf der vertikalen Mittellinie des Körpers aufgereiht sind. Aber die Seitenansicht (siehe Tafel 7) bleibt unbemerkt, trotz ihrer vollständigen Umgestaltung des östlichen Systems.

Die Chakras haben ihren Ursprung in den Spinalganglien, wie bei

Basu. Doch von dort wachsen sie zur Vorderseite des Körpers hervor in einer trichterähnlichen Form, die sich zu einem kreisförmigen Wirbel öffnet. Damit scheint jedes Chakra in der Seitenansicht einen Stiel zu haben, aus dem sich eine blühende Blume entwickelt. Hier gibt es keine horizontal platzierten Lotosblüten mit *nach oben* weisenden Blütenblättern mehr, wie in *Die Schlangenkraft,* sondern Ackerwinden-gleiche Blüten, die *nach außen* zeigen. Nach Leadbeater ist Alice Bailey fast die einzige westliche Autorin, die die Chakras als nach oben weisende Lotosblüten illustriert.[345]

Wie in Kapitel 2 gesagt, könnte diese Verschiebung bei der bildlichen Darstellung der Chakras eine Abkehr von der östlichen Vorstellung widergespiegelt haben, über eine aufsteigende Folge von zunehmend geistigen, aber separaten, horizontal angeordneten Ebenen die Befreiung des höheren Selbstes zu erlangen. Diese Vorstellung zu ersetzen, entsprach der westlichen Motivation, durch Entwickeln des niederen Selbstes – entlang eines vertikal angeordneten Kontinuums menschlichen Potenzials, das sich vom physischen Überleben bis zur geistigen Erleuchtung erstreckt – persönliche Erfüllung zu erlangen.

Pryse und Leadbeater unternahmen die ersten Schritte in dieser neuen Richtung. Die Farbtherapeuten, über die wir im nächsten Teil sprechen werden, gingen weiter, indem sie die Regenbogenfarben mit dem Chakrasystem verbanden – und damit die vertikale Kontinuität des westlichen Chakrasystems implizierten. Die Psychologen und Yogis, die in Teil 5 besprochen werden, fügten die Chakra-Qualitäten hinzu, die wie das Spektrum vom Physischen zum Emotionalen, Mentalen und Geistigen unmerklich abgestuft sind, und vollendeten damit die Transformation des Chakrasystems in ein Kontinuum.

Man beachte, dass auf Tafel 7 das Chakra an der Basis der Wirbelsäule nach hinten weist, nicht nach vorn. Jahrzehnte später, in den 1970er und 1980er Jahren, entwickelte sich aus dieser Andeutung die Vorstellung, dass sich die Chakras mit Öffnungen sowohl an der Vorder- als auch an der Rückseite des Körpers zeigen. Dieser Wandel findet sich in dem Werk mehrerer Autoren wieder, die später behandelt werden sollen: John Pierrakos, Barbara Brennan und Choa Kok Sui.

Übrigens, die Original-Tafeln, die Leadbeaters hellsichtige Wahrnehmungen einzelner Chakras darstellen – sie wurden von Alfred Edward Warner (1879–1968) geschaffen, einem britischen Grafiker, der im australischen Sydney[346] arbeitete –, sollten die Perspektive suggerieren, in einen tiefen Trichter zu blicken. Farbliche Abweichungen der Tafeln in späteren Auflagen neigen dazu, diese Wirkung auszulöschen, die ich zufällig wiederentdeckte. Nachdem ich ein Bild des Herz-Chakras von einer Webseite kopiert hatte, die eingescannte Bilder von Leadbeaters Buch zeigte, spielte ich mit dem Kontrast, um die Farbe für eine Power-Point-Folie stärker herauszuholen. Nach mehreren solchen Anpassungen kam plötzlich die Trichter-Wirkung wieder zum Vorschein (siehe Tafel 1B, ein Bild aus der Erstausgabe von *The Chakras*).

Einige spätere Hellsichtige beschreiben die Chakras als kreisförmige Scheiben, Zylinder oder Kugeln ohne oder mit Kegeln, die nach vorn oder hinten gerichtet sind. Manchmal werden die Chakras als in der Wirbelsäule verankert wahrgenommen, manchmal als vertikal, längs einer imaginären Linie angeordnet, die durch die Körpermitte nach oben verläuft.[347] Damit ist Leadbeaters Wahrnehmung eines einzelnen, blüten-ähnlichen Trichters, der mit einem Stiel an die Wirbelsäule geheftet ist, eher verbessert oder verfeinert als abgelöst und ersetzt worden.

Trotz der erwähnten Innovationen war Leadbeater vor allem ein Konsolidator und Validator. Er versuchte, grundverschiedene Lehren von Blavatsky, Steiner und aus tantrischen Schriften auf der Basis seiner eigenen hellsichtigen Beobachtungen zu deuten und unter einen Hut zu bringen. Das Resultat könnte man vielleicht als ein nach Osten geneigtes, westliches System bezeichnen. Der Einfluss dieses Systems war – selbst unter östlichen Lehrern – so weitreichend, dass es auch möglich ist, nach Westen geneigte, östliche Systeme zu identifizieren, die sich auf Anleihen bei Leadbeater stützen. So kombinieren zum Beispiel die Abschnitte von Saraswatis *Kundalini Tantra,* die von den »psychischen Tendenzen« der Chakras handeln, die traditionellen tantrischen Lehren mit den Kräften des Astralkörpers, die Leadbeater beschrieben hatte.[348]

Von *The Inner Life* (einschließlich eines Merkblatts, das die Abschnitte über »Kraftzentren« und das »Schlangenfeuer« enthält), bis *The Hidden Side of Things* wurden Leadbeaters Schriften über die Chakras im 20. Jahrhundert in den westeuropäischen Sprachen weit verbreitet. Es gibt Übersetzungen von einem oder mehreren dieser Werke ins Deutsche, Französische, Holländische, Italienische, Spanische und sogar Schwedische. Ich habe keine Anzeichen für eigenständige, einheimische Erforschungen der Chakras aus esoterischer oder hellsichtiger Perspektive in diesen Ländern bis in die 1980er Jahre gefunden. Damit herrschen Leadbeaters Visionen von den Chakras als farbiger, wirbelnder Räder uneingeschränkt seit mehr als einem halben Jahrhundert in einem großen Teil der westlichen Welt.

Teil 4
Chromotherapie:
Die Lehre von den Strahlen, Farben und Drüsen
(1920er – 1950er Jahre)

KAPITEL 14

Alice Bailey und die sieben Strahlen

Alice Ann Bailey (geb. La Trobe-Bateman; 1880–1949) wurde in eine wohlhabende britische Familie geboren. Nach der Trennung von ihrem ersten Mann, Walter Evans, kam sie während des Ersten Weltkriegs mit der Theosophie in Berührung. Sie lebte damals in Kalifornien, wo sie in einer Fischkonserven-Fabrik arbeitete, um ihre beiden Kinder zu ernähren. 1917, in dem Jahr, als sie von ihrem Mann geschieden wurde, trat sie der Pacific-Grove-Loge der Theosophischen Gesellschaft bei. Sie wurde auch Mitglied der Esoterischen Schule der Theosophie, die seinerzeit von Besant geleitet wurde, und begann, in dem in Hollywood gelegenen Schulungszentrum Krotona zu arbeiten (benannt nach dem Ort im süditalienischen Kalabrien, an dem der antike griechische Mathematiker, Musiker und Mystiker Pythagoras einst eine Schule der Philosophie gegründet hatte). Dort lernte sie ihren zweiten Mann, Foster Bailey, kennen, den sie 1922 heiratete.

Im Jahr 1919 begann sie eine Reihe von Diktaten innerlich zu empfangen und schriftlich aufzuzeichnen. Sie wurden ihr aus einer Quelle spiritueller Weisheit übermittelt, die schließlich als »der Tibeter« bekannt und als der Meister DK (Djwal Khul, unterschiedliche Schreibweisen) identifiziert wurde, ein Schüler des Meisters KH (Kuthumi [unterschiedliche Schreibweisen], einer der Meister, die bei der Gründung der TS mitgewirkt hatten). Einige dieser Diktate wurden in den Jahren 1920–21 unter dem Namen Alice Evans im *Theosophist* veröffentlicht. Aufgrund ihrer Aktivität in der Zurück-zu-Blavatsky-Bewegung verloren Alice und Foster ihre Arbeit in Krotona. Sie gründeten ihre eigene Arkan-Schule, einen Fernstudienkurs, der auf den Lehren des Tibeters basierte. Sie gründeten auch einen Verlag, der heute Lucis Trust heißt, um die Herstellung von Büchern mit diesen Lehren zu organisieren. Von ihren ersten Büchern mit diktierten Texten, *Initiation: Human and Solar* und *Letters on Occult Meditation,* beide 1922 veröffentlicht (dt. Ausgaben: *Initiation: menschliche und solare Einweihung* bzw. *Briefe über okkulte Meditation)* bis hin zu jenen, die posthum in den 1950er Jahren publiziert wurden, waren die Chakras (gewöhnlich Zentren oder Lotosblüten genannt) ständig ein Thema.[349]

In der theosophischen Bewegung ist Bailey eine kontroverse Gestalt. Für manche stellt sie den Höhepunkt der theosophischen Offenbarungen dar, die mit den Mahatma-Briefen in den 1880er Jahren begonnen hatte – so wie die Upanischaden der Höhepunkt und das »Ende« der Vedas in der Hindu-Tradition sind. Andere bestreiten, dass sie einen theosophischen Meister channeln konnte. Obwohl sie selbst glaubte, dass ihre Arbeit Hinweisen in den Werken ihrer geliebten Mentorin, Madame Blavatsky, nachging und sie ergänzte, verweisen Puristen in der theosophischen Bewegung auf eine Fülle von Ungereimtheiten und tun ihre Lehren als Theosophie der dritten Generation ab, als Neo- oder Pseudo-Theosophie.

Baileys Bücher bieten einen makrokosmischen Überblick über die Evolution des Bewusstseins auf seiner Reise in die Materie – und zurück zur Vereinigung mit seinem individuellen und kollektiven geistigen Ursprung. Nahezu alles, was sie schrieb, lässt sich, zumindest in groben Zügen, auf Aussagen Blavatskys zurückverfolgen, besonders in der *Geheimlehre* und den Esoterischen Instruktionen. Diese Verbindungen werden vom Grad und Umfang ihrer Ausarbeitungen häufig verdeckt – in denen bloße Andeutungen Blavatskys zu riesigen hierarchischen Systemen vergrößert werden, die geeignet sind zu erklären, wie sich die Evolution auf vormenschlicher (mineralischer, pflanzlicher, tierischer), menschlicher, übermenschlicher (Meister-), nichtmenschlicher (Deva- oder Engel) und logoischer (gottgleicher oder überkosmischer) Ebene entfaltet. Selbst der kleinste Bruchteil dieses makrokosmischen Plans, etwa das Thema der psychischen oder geistigen Zentren (Chakras) in der Evolution des Menschen, wird so erschöpfend behandelt, dass ein ganzes Buch erforderlich wäre, um die Aussagen zusammenzutragen oder zusammenzufassen, die über die vierundzwanzig Bücher des Bailey-Kanons verteilt sind.

Aus diesem Grunde konzentriere ich mich nur auf Lehren, die eine direkte Auswirkung auf die Evolution des westlichen Chakrasystems haben. Unter *direkt* verstehe ich, dass spätere Autoren diese Lehren weitergetragen haben, möglicherweise ohne sich ihres Ursprungs bewusst zu sein. Des Weiteren behandele ich in erster Linie jene Aspekte von Baileys Werk, die als eine Inspiration für mehrere Generationen von Chromotherapeuten (die mit Farben behandeln) dienten, deshalb stelle ich sie an den Beginn dieses Buchteils. Für sie war Bailey nicht das Ende von Blavatsky, sondern der Anfang von etwas Neuem – ein Literaturbestand, der eine Skizze von der Theorie und Anregungen für die Praxis des esoterischen Heilens bietet (das heute Energie-Medizin genannt wird).

Das esoterische Heilen ist nur einer der vielen Schwerpunkte im Werk Baileys. Doch dieser Schwerpunkt ist die Matrix, aus der sich zwei Komponenten des westlichen Chakrasystems entwickelten: Die Verknüpfung der Chakras mit endokrinen Drüsen und mit den Farben des Regenbogens.

Initiation: menschliche und solare Einweihung

Baileys erstes Buch, *Initiation: menschliche und solare Einweihung,* ist nur einer ihrer Beiträge zur Entwicklung des westlichen Chakrasystems. Dieser Beitrag – und das findet man in späteren Büchern nicht häufig – betrifft die Beziehung zwischen sieben Ebenen, Körpern, Einweihungen und Chakras. Für Bailey sind Einweihungen Erweiterungen des Bewusstseins, die in späten Phasen der menschlichen Evolution eintreten. Jede Einweihung verlangt die Beherrschung bestimmter ethischer und geistiger Prinzipien und der mit ihnen verbundenen Aufgaben, die häufig nicht nur das Leben auf der physischen Ebene betreffen, sondern auch das Dasein auf höheren Ebenen umfassen. Jede Einweihung erfordert die Beherrschung eines bestimmten Körpers dergestalt, dass er ein voll funktionierender Träger des Bewusstseins auf der jeweiligen Ebene wird.

Einweihung war ein Lieblingsthema von Besant und Leadbeater. Diese definierten und erklärten eine Reihe von fünf solcher Initiationen, die die menschliche Evolutionsstufe vollenden und die übermenschliche Stufe ankündigen. Aus der fünften Einweihung geht ein Meister hervor, der über voll funktionierende Körper oder Träger des Bewusstseins auf fünf Ebenen verfügt: physisch, astral, mental, Buddha- und Nirvana-Bewusstsein. Diese ergänzte Bailey um zwei weitere übermenschliche Initiationen, welche die monadische und die göttliche (in ihren Begriffen: logoische) Ebene einbeziehen. In unserem Universum gibt es, wie gesagt, nur fünf Ebenen der Manifestation. Eine Erklärung, auf welche Weise die sechste und siebte Initiation die beiden nicht manifestierten Ebenen einbeziehen, überschreitet den Horizont dieses Buches.

In *Initiation: menschliche und solare Einweihung* machte Bailey die folgenden Aussagen:

- »Jede der fünf Einweihungen ... betrifft eines der Zentren im Menschen.«
- »Bei jeder Einweihung wird ein Geheimnis mitgeteilt.«
- »Jedes Geheimnis bezieht sich auf die eine oder andere der sieben großen Ebenen des solaren Systems.«
- »Jedes Geheimnis bezieht sich auf einen Strahl oder eine Farbe und gibt die entsprechende Zahl, den Ton und die Schwingung an.«[350]

Einem ernsthaften Bailey-Schüler wird diese Zusammenfassung allzu vereinfacht erscheinen. Ich habe viel weggelassen, einschließlich der Namen, unter denen die fünf Einweihungen bekannt sind, und der Zentren, die mit jeder assoziiert werden. Solche Dinge werden von Mainstream-Anhängern des westlichen Chakrasystems wie Anodea Judith nicht übernommen. Doch Vera Stanley Alder (1898–1984), die sehr zur Popularisierung von Baileys Lehren beigetragen hat, veröffentlichte 1939 die folgenden Aussagen, und diese Formulierung der gleichen Ideen wurde von späteren Autoren, sowohl östlichen (Osho) als auch westlichen (Barbara Brennan), tatsächlich weiter übermittelt.

- »Das Menschenwesen als Ganzes enthält neunundvierzig Zentren, welche mit den sieben Ebenen und ihrer Unterteilung in je sieben Unterebenen korrespondieren; und die sieben Farbstrahlen, jeder mit sieben Unterteilungen.«

- Es gibt »sieben Haupt-Einweihungen«, sie haben »jede ihre sieben Neben- oder untergeordneten Einweihungen, insgesamt also neunundvierzig«.
- »Diese korrespondieren mit (oder sind zugeordnet) einem jeden der neunundvierzig Unterteilungen der sieben Ebenen der Materie.«
- »Jede dieser sieben Unterebenen muss von dem Aspiranten erobert werden, erstens innerhalb seines eigenen Körpers durch seine Lebensweise, und zweitens durch sein Verständnis, das ihm die Kraft verleiht, mit und auf ihr zu agieren.«
- »Bei jeder dieser Eroberungen ist eines seiner Zentren so weit entwickelt und koordiniert worden, dass die zu ihm gehörige geistige Weisheit und Kraft Zugang erlangen und fortan ununterbrochen fließen können.«
- »Die Eröffnung dieses Stromes bildet eine Initiation.«
- »Wenn der Aspirant alle Unterteilungen einer Ebene erobert oder gemeistert hat, ist er bereit, die Haupt-Einweihung dieser Ebene zu nehmen.«[351]

Wie gesagt, wurden die sieben Chakras im Hindu-Tantra manchmal mit sieben himmlischen Bereichen (Lokas) assoziiert. In Blavatskys Esoterischen Instruktionen wurden diese Bereiche darüber hinaus mit Elementen, Ebenen und Prinzipien verbunden.[352] Blavatsky nannte keine Namen dieser Ebenen, sondern beschrieb sie anhand ihrer Bewohner; die Chakras traten nicht in Erscheinung. Baileys Verknüpfung von Chakras und Ebenen machte den augenblicklichen Schritt Besants notwendig, Namen für die Ebenen zu formulieren. Da Bailey unmittelbar auf der Grundlage von Blavatskys Esoterischen Instruktionen arbeitete, bedurfte es nicht Leadbeaters Eingreifen, um die Prinzipien und Chakras zu verknüpfen – doch sie verwendete seine Darstellung des Chakrasystems aus *Das Innere Leben* für andere Zwecke. Baileys Verknüpfung von sieben Einweihungen mit den Ebenen, Körpern und Chakras scheint originär zu sein. Doch es dürfte widerspiegeln, dass sie Zugang zu den Lehren der ES hatte, die auf hellsichtigen Untersuchungen durch Besant und Leadbeater beruhten, die wiederum der Öffentlichkeit nicht zur Verfügung standen.

Briefe über okkulte Meditation

Baileys zweites Buch, die *Briefe über okkulte Meditation,* enthält einen Teil mit der Überschrift »Anwendung von Farbe und Ton«, der einen gewaltigen Anstoß für Farb-Behandler bietet. Obwohl sie häufig Verbindungen zwischen den sieben Farben des Spektrums und den sieben Strahlen und Chakras erwähnte, brachten weder Bailey noch der Tibeter jemals eine definitive Liste solcher Entsprechungen heraus. Oder, genauer gesagt, sie produzierten viele einander anscheinend widersprechende Listen – besonders jene, die Farben und Strahlen miteinander verbanden –, um zu zeigen, dass solche Korrespondenzen von den Aspekten der mikrokosmischen, menschlichen, übermenschlichen oder makrokosmischen Evolution abhängig sind, die gerade in Betracht steht. Zudem erklärte der Tibeter, dass es zwingende Gründe dafür gebe, die genaue Korrelation zwischen Farben und Strahlen zu verbergen:

> Es [ist] noch nicht gestattet ..., die esoterische Bedeutung dieser Farben bekanntzugeben oder nähere Angaben über deren Reihenfolge und Anwendung zu machen. Das wäre zu gefährlich, denn wer die Farbengesetze richtig versteht und (beispielsweise) weiß, welche Farbe einem bestimmten Strahl entspricht, der besitzt die Macht, die ein Adept handhabt.[353]

Blendwerk wurde eingesetzt, um solche Zusammenhänge zu verbergen. Widersprüchliche Listen von exoterischen bzw. esoterischen Farben wurden herausgegeben. Manchmal wurden komplementäre Farben (die einander auf dem Farbenkreis der je drei Primär- und Sekundärfarben gegenüberstehen: Rot/Grün, Blau/Orange, Gelb/Violett) miteinander vertauscht. Es ist deshalb unmöglich, dieses Material zusammenzufassen, ohne es in Widerspruch zu Listen zu setzen, die in anderen Bailey-Büchern zu finden sind. Nur die Prinzipien stimmen in allen Büchern überein. Dazu gehören:

- Es gibt sieben Strahlen, drei primäre und vier sekundäre, jeder ist nach seiner Funktion benannt (nach dem, was er zu allen Ebenen des Seins beiträgt).

- Die drei primären »Strahlen des Aspekts« heißen (1) Willen / Macht, (2) Liebe / Weisheit, (3) Aktivität / Anpassungsfähigkeit.[354]
- Die vier sekundären »Strahlen des Attributs« heißen (4) Harmonie / Schönheit / Kunst / Einheit, (5) konkretes Wissen / Wissenschaft, (6) Idealismus / Hingabe, (7) zeremonielle Magie / Gesetz.[355]
- Wir sind jeder an einen monadischen Strahl angeschlossen – einen der drei Strahlen des Aspekts –, der besonders unseren Mentalkörper beeinflusst; an einen egoischen oder Seelenstrahl – die Basis für alle unsere Inkarnationen während eines langen Evolutionszyklus zur vollendeten Menschwerdung –, der besonders unseren Astralkörper beeinflusst; und an einen Persönlichkeitsstrahl, der von einem Leben zum andern wechselt[356] und besonders unseren physischen Körper beeinflusst und »dessen Lebensrichtung und -Zweck, seine Erscheinung und Betätigung« bestimmt.[357]
- Andere Strahlen-Zugehörigkeiten betreffen jeden unserer Körper, das von unserer Rasse repräsentierte Evolutions-Stadium und die Phase, die von einer bestimmten geschichtlichen Epoche repräsentiert wird.[358]

Weil man alle diese Strahlen-Zugehörigkeiten auch in Bezug auf Farben beschreiben kann, erscheint es plausibel, dass ein Adept, der solche Farben in den Auren der Menschen wahrzunehmen vermag, augenblicklich alles weiß, was es über sie zu wissen gibt, und damit imstande wäre, genau zu bestimmen, an welchem Punkt ihrer evolutionären Entwicklung sie sich befinden. Bereits dieses frühe Buch vermittelt uns Einblicke in die Zyklen der Evolution im Sinne von ständigen Veränderungen der Strahlen oder Farben auf den verschiedensten Ebenen in Zeit und Raum und auf höheren Ebenen, die über Millionen von Erdenjahren fortschreiten, bis ein Endziel erreicht ist – vermutlich, wenn sich alle Evolutionsstadien in der gewöhnlichen Ordnung des Spektrums aufreihen. Doch so komplex, reich und faszinierend dieses Material über die Strahlen auch ist, geht es uns hier einzig um Aspekte, die in direktem Zusammenhang mit der Entwicklung des westlichen Chakrasystems stehen.

Als Bailey begann, zitierte sie das Chakrasystem, wie es in Leadbeaters *Das innere Leben* und Powells *Der Ätherkörper* vorgestellt wird. Folglich gibt es in ihren *Briefen über okkulte Meditation* ein Milz-

Chakra in dritter Position und das Solarplexus-Chakra in der zweiten Position. Die Farben werden angegeben wie bei Leadbeater. Merkwürdigerweise ist das sechste Chakra mit der Epiphyse und das siebte mit der Hypophyse verbunden – das Gegenteil von Blavatskys Zuordnungen in den Esoterischen Instruktionen. In späteren Büchern stellte Bailey Blavatskys Ordnung wieder her, eliminierte das Milz-Chakra (indem sie es zu den einundzwanzig Neben-Chakras zählte) und brachte das Sexual-/Genital-Chakra (das sie Sakral- [d.h. Kreuzbein-] Chakra nannte) an seine ursprüngliche Position als zweites und das Nabel/Solarplexus-Chakra an seine ursprüngliche Position als drittes Chakra zurück – wodurch sie auch die spinal-lineare Ausrichtung der Chakras wiederherstellte. Viele spätere Bücher übernehmen den Begriff *Sakral-* [d.h. Kreuzbein-] für das zweite Chakra, statt von einem Genital-Chakra zu sprechen. Bailey war offenbar die Erste, die das tat.[359]

Es ist möglich, dass Bailey die Epiphyse mit dem sechsten oder Stirn-Chakra verknüpfte, weil sie in Blavatskys Schriften mit dem dritten Auge in Verbindung gebracht wird. Andere Autoren zum Thema Chakras, wie Anodea Judith haben eine ähnliche Zuordnung vorgenommen. In den veröffentlichten Werken von Besant oder Leadbeater habe ich sie nicht gesehen – trotz einer unrichtigen Aussage in dem Artikel »Chakra« der [englischen] Wikipedia, der behauptet: »C. W. Leadbeater assoziierte das Ajna-Chakra mit der Epiphyse.« Kurioserweise nennt die zugeordnete Fußnote als Quelle *The Chakras* von Leadbeater, der in seinem Buch jedoch schreibt, dass die Epiphyse mit dem siebten (Scheitel-) Chakra verbunden ist. Gleichwohl ist diese unrichtige Wikipedia-Aussage auf Hunderte von Webseiten kopiert worden und beweist damit die Macht des Internets, Fehlinformationen zu verbreiten.

Hier ist die Liste der Chakras, wie sie in *Briefe über okkulte Meditation* dargestellt werden; sie wird als Referenz zum Vergleich dienen, wenn wir beobachten, wie sich Baileys Schriften über die Chakras im Laufe der folgenden fünfundzwanzig Jahre entwickelten:

1. Basis der Wirbelsäule
2. Solarplexus
3. Milz
4. Herz
5. Kehlkopf

6. Epiphyse
7. Hypophyse[360]

Der Yoga-Pfad

Im Jahr 1927 veröffentlichte Bailey einen Kommentar über die *Yoga-Sūtras* des Patañjali unter dem Titel *The Light of the Soul* (»Das Licht der Seele«, Titel der dt. Ausgabe: *Der Yoga-Pfad: Patanjalis Lehrsprüche*). Das Buch enthielt, was man eine Übergangs-Liste nennen könnte zwischen jener in *Briefe über okkulte Meditation* und den Aufstellungen in späteren Büchern. In dieser Liste werden Stirn- und Scheitel-Zentrum durch ein einziges »Kopf-Zentrum« ersetzt, das sowohl mit der Hypophyse als auch mit der Epiphyse assoziiert wird. Bailey nummerierte die Zentren von oben nach unten. Hätte sie die Nummern von unten nach oben zugeteilt, wie es die meisten Autoren tun, so hätte diese Liste bei den Lesern Verwirrung ausgelöst, denn sie sind es gewohnt, Solarplexus-, Herz- und Kehl-Chakra als drittes, viertes bzw. fünftes Chakra zu sehen:

1. **Basis der Wirbelsäule** – »Ausscheidungsorgane, Nieren, Blase«
2. **Kreuzbeinzentrum** – »Zeugungsorgane«
3. **Milz** – Milz
4. **Sonnengeflecht** – Magen
5. **Herz** – »Herzbeutel, Herzkammern, Herzohr mit Einwirkung auf die Milz«
6. **Kehlzentrum** – »Kehlkopf, Stimmbänder und Gaumen, Schilddrüse«
7. **Kopfzentrum** – »Gehirn, Zirbeldrüse und Hypophyse«[361]

Dieses Schema zeigt, dass Bailey noch keine vollständige Liste der endokrinen Drüsen ausgearbeitet hatte. Seine Wichtigkeit gründet darin, dass es den Prozess einleitet, der das Milz-Zentrum aus dem Chakrasystem verdrängt. Es entkoppelt auch das erste und zweite Zentrum, die Leadbeater fusioniert hatte, fügt ein Kreuzbein-Zentrum hinzu und gibt dem zweiten Chakra einen gebräuchlichen Namen (nach lat. *Os sacrum,* engl. *sacrum* – Kreuzbein – Anm.d.Ü.). Schließlich postulierte es ein Zentrum, das im Bereich des Sonnengeflechts und höher als die Milz lag, und das schließlich in vielen späteren Versionen des westlichen Chakrasystems an die Stelle der früheren Assoziation des dritten Chakras mit dem Nabel treten sollte.

Die Seele und ihr Mechanismus

Für spätere Autoren ist der Hauptbeitrag Baileys zum westlichen Chakrasystem die Verbindung der Chakras mit den endokrinen Drüsen, zu denen die Epiphyse gehört. Diese Korrelation erscheint zum ersten Mal in *The Soul and Its Mechanism* (1930; dt. Ausgabe: *Die Seele und ihr Mechanismus),* einem von Baileys wenigen Büchern, die nicht vom Tibeter diktiert worden waren:

1. **Basis der Wirbelsäule** – Nebennieren
2. **Kreuzbeinzentrum** – Keimdrüsen
3. **Sonnengeflechtszentrum** – Bauchspeicheldrüse
4. **Herzzentrum** – Thymusdrüse
5. **Kehlzentrum** – Schilddrüse
6. **Zentrum zwischen den Augenbrauen** – Hypophyse
7. **Kopfzentrum** – Zirbeldrüse (Epiphyse)[362]

Diese Liste erschien erneut in Baileys folgenden (diktierten) Büchern, wann immer das Thema der Zentren wieder aufgenommen wurde. Mit Änderungen erscheint sie auch in vielen späteren westlichen Büchern über die Chakras, wie in Judiths *Lebensräder* – obwohl, wie erwähnt, Judith die Zuordnungen für die Hypophyse und die Epiphyse vertauscht.[363] Andere Autoren vertauschen die Zuordnungen für die Nebennieren und Keimdrüsen oder ersetzen das Pankreas durch die Milz.

Esoterisches Heilen

Baileys umfassendste Darstellung des Chakrasystems findet sich in ihrem posthum (1953) veröffentlichten Werk *Esoterisches Heilen,* das eine Zusammenfassung des Materials bietet, das über viele ihrer früheren Bücher verteilt ist. Hier sind die Drüsen-Zuordnungen enthalten, aber nicht jene, die sich auf Strahl oder Farbe beziehen. Es gibt so viele Listen von Strahlen, Farben und Zentren in den Büchern Baileys, dass spätere Autoren daraus wählen und sich bedienen – oder solche Entsprechungen gänzlich ignorieren – konnten. Doch dieses Buch fügt Informationen über die »Energie« hinzu, die jedes Chakra »registriert«, und stellt damit eine weitere frühe Liste westlicher Chakra-Eigenschaften zusammen.

Tabelle 11 zeigt die Verbindung von Chakras und Drüsen, die von Bailey vorgenommen wurde, die Verknüpfung von Strahlen und Chakras (wenn auch nur für einen speziellen Menschentyp gültig, »den durchschnittlichen [spirituellen] Aspiranten«), eine Version der veränderlichen Assoziation von Farben, und die registrierten Energien – die Chakra-Qualitäten.

Für jene, die das Leadbeater- oder Regenbogenfarben-System gewohnt sind, ist es befremdlich, die Farbe Violett mit dem zweiten Chakra assoziiert zu sehen; gewöhnlich wird sie mit dem siebten in Verbindung gebracht. Laut Bailey ist der Grund für diese Zuordnung, dass der siebte Strahl derzeit (seit dem Jahr 1675) als Ausdruck größerer historischer Evolutionszyklen »in Manifestation« ist und »sich durch das Sakral-Zentrum des Planeten betätigt und von hier aus zu dem gleichen Zentrum des Menschen Zugang findet«, um die »nötigen Umstellungen« im »Sexualleben« herbeizuführen.[368] Aufgrund der fundamentalen Bedeutung dieser Assoziation des siebten Strahls mit dem Kreuzbein-Zentrum in Baileys Lehren – sie widmete einen ganzen Teil des ersten Bandes von *Esoterische Psychologie* der Besprechung jener »nötigen Umstellungen« in diesem Bereich[369] – kann jede spätere Liste von Entsprechungen zwischen Violett, dem siebten Strahl und dem zweiten Chakra auf ihren Einfluss zurückgeführt werden.

Chakras (Zentren)	Drüsen[364]	Strahlen[365]	Farben[366]	aufgenommene Energien[367]
7. Kopf	Epiphyse	1. Wille/Macht	Rot	Synthese/Ziel
6. Stirn	Hypophyse	5. konkretes Wissen	Indigo	Absicht/Imagination
5. Kehle	Schilddrüse	3. aktive Intelligenz	Grün	Kreativität
4. Herz	Thymus	2. Liebe/Weisheit	Blau	Liebe
3. Solarplexus	Pankreas	6. Hingabe	Silbrig-Rosa	Verlangen
2. Kreuzbein	Keimdrüsen	7. zeremonielle Magie	Violett	Sexualität
1. Basis der Wirbelsäule	Nebennieren	4. Harmonie	Gelb	Wille-zum-Sein

Tabelle 11: Baileys Beiträge zum Chakrasystem (1930–1953)

In späteren Entwicklungen des westlichen Chakrasystems fallen die Strahlen- und die Farben-Assoziationen in dieser Liste weg, jedoch die Drüsen und mehrere Eigenschaften bleiben bestehen:

- Aus dem »Willen-zum-Sein« im ersten Chakra wird »Überleben«.
- »Sexualität« und »Liebe« bleiben mit dem zweiten bzw. vierten Chakra verbunden.
- Manchmal wird »Macht«, die vertrautere Benennung des dritten Chakras, durch »Verlangen« ergänzt.
- Manchmal wird »Kommunikation« oder »Selbstausdruck«, die vertrautere Benennung des fünften Chakras, durch »Kreativität« ergänzt.
- »Imagination« wird in Verbindung mit dem sechsten Chakra zunehmend wahrscheinlicher auftauchen als »Intention«.
- Die Vorstellungen »Synthese« und »Ziel« im siebten Chakra entfallen und werden ersetzt durch »Transzendenz« oder »kosmisches Bewusstsein«.

Einige spätere Quellen verknüpfen Hellsehen und Medialität mit dem Solarplexus-Chakra. Ihre Quelle könnte Baileys *Esoterisches Heilen* sein. Bailey unterscheidet zwischen der unzuverlässigen, astral beeinflussten psychischen Information, die durch dieses Chakra aufgenommen wird, und der verlässlicheren Information von der Seelen-Ebene, die durch das Stirn-Chakra empfangen wird.[370]

Während die *Briefe über okkulte Meditation* in den dreißig Jahren nach ihrer Veröffentlichung 1922 einen starken Einfluss auf die Esoteriker hatten – besonders auf Farben-Behandler, die mit den Chakrasystem arbeiteten –, tritt in der zweiten Hälfte des 20. Jahrhunderts *Esoterisches Heilen* als primäres Übermittlungsmedium von Baileys Lehren über die Chakras an seine Stelle. So werden zum Beispiel die Vorstellungen von »blockierten« Chakras im Ätherkörper als einer Komponente oder Ursache von körperlicher Krankheit und vom Chakra-»Ausgleichen« als einer Methode zur Förderung von Heilung und wohlregulierter Selbstentfaltung in *Esoterisches Heilen* ausführlich behandelt.[371] Diese Vorstellungen werden die Grundlage von mehreren Methoden zur Energiebehandlung – oder sie werden ihnen aufgepfropft –, die in den 1970er Jahren und später populär wurden, wie Polarity, Reiki und Pranaheilen.

In ihrer Wirkung auf das westliche Chakrasystem war Bailey ebenso sehr eine Innovatorin wie die von ihr verehrte Madame Blavatsky. Doch Blavatskys Beitrag bestand aus bruchstückhaften Andeutungen und Spekulationen darüber, wie das östliche Chakrasystem von westlichen Esoterikern zur spirituellen Entwicklung genutzt werden könnte. Baileys Fokus war ein anderer – alles in Blavatskys Werk bis ins Letzte zu erklären. So schuf sie einen reichen Schatz an Material über die Chakras für spätere Autoren und besonders jene, die sich für esoterisches Heilen interessierten. Daher ist ihr System eher formativ als integrativ.

Die makrokosmische Perspektive von Baileys Werk ließ reichlich Gelegenheit für Verwirrung bei Lesern, die eher oberflächliche Erklärungen wollten als detaillierte Darlegungen darüber, warum die Farben, Strahlen und Chakras unter allen vorstellbaren evolutionären Umständen unterschiedlich sind. Der Tibeter sagte:

> Es ist in Zeit und Raum und während der Evolution nicht möglich zu sagen, welches Zentrum die Energie eines speziellen Strahls zum Ausdruck bringt, denn es findet eine ständige Bewegung und Tätigkeit statt. ... Dies könnte leicht Verwirrung stiften. Der menschliche Verstand ist bestrebt, alles präzise festzulegen, bestimmte Beziehungen genau zu umgrenzen oder gewisse Zentren bestimmten Strahlenergien zuzuordnen. Das darf nicht sein.[372]

Für spätere Autoren war Baileys bedeutendster Beitrag das eine Charakteristikum, das in ihrer Behandlung der Chakras nach 1930 konsistent blieb: Die Liste der Zuordnungen endokriner Drüsen.

KAPITEL 15

Geheimnisvolle Drüsen

Nicht lange, nachdem ich festgestellt hatte, dass sich die Verknüpfung von endokrinen Drüsen mit den Chakras bis zu Baileys *Die Seele und ihr Mechanismus* (1930) zurückverfolgen ließ, stieß ich auf die Illustration des Chakrasystems von Cajzoran Ali, die in Singletons *Yoga Body* wiedergegeben war. Die »befremdliche« Verbindung der Chakras mit der Johannes-Offenbarung habe ich in Kapitel 11 behandelt. Doch es gab noch einen weiteren befremdlichen Zug: Jene Illustration brachte die Chakras und die endokrinen Drüsen miteinander in Verbindung, und das Buch, in dem sie ursprünglich erschien, war bereits 1928 veröffentlicht worden, also zwei Jahre vor Baileys.

Wie die folgende Recherche ergab, war zwar Bailey wahrscheinlich dafür verantwortlich, Chakren/Drüsen-Korrelationen für spätere Autoren zu überliefern, doch auf welche Weise diese Entsprechungen entwickelt und weitergegeben wurden, erwies sich als komplexer – und es waren nicht nur Bailey, sondern mindestens fünf weitere Personen daran beteiligt:

- James Morgan Pryse, besprochen in Kapitel 11
- Herman Harold Rubin, ein Arzt, der 1925 in einem Buch über die endokrinen Drüsen eine Seitenansicht des menschlichen Torsos veröffentlichte – ohne zu ahnen, dass diese Illustration als die Grundlage für Endokrinum/Chakra-Entsprechungen von den nächsten drei Personen in dieser Liste aufgegriffen würde; diese sind im vorliegenden Kapitel zu besprechen.

- Bhagat Singh Thind, ein früher indischer, auf amerikanischem Boden tätiger Lehrer und Repräsentant der Sant-Mat-Tradition (der wir im Zusammenhang mit Blavatskys Lehren über die Chakras erstmals begegneten), der wahrscheinlich als Erster die Verbindung zwischen Chakras und Drüsen herstellte; er wird im nächsten Kapitel besprochen.
- Cajzoran Ali, in diesem Kapitel besprochen
- Alice Bailey, im vorigen Kapitel besprochen
- Edgar Cayce, das berühmte amerikanische Medium, war verantwortlich für die Verknüpfung einer leicht abgewandelten Liste von Chakra/Drüsen-Entsprechungen mit dem Vaterunser, die in den 1970er Jahren populär wurde; wird in Kapitel 16 besprochen.

Chemie der Seele (Herman Harold Rubin)

In den frühen Jahren des 20. Jahrhunderts begann das System endokriner Drüsen, seine Geheimnisse zu offenbaren. Die Existenz und Funktion von Hormonen, die von diesen sogenannten inkretorischen Drüsen erzeugt und ausgeschüttet werden, wurden nach und nach entdeckt und beschrieben. In den 1920er Jahren kamen populäre Bücher über den Einfluss der Hormone auf die Stimmung und Persönlichkeit auf den Markt. Eines jener Bücher, *Your Mysterious Glands: How Your Glands Control Your Mental and Physical Development and Your Moral Welfare* von dem Arzt und Eugeniker Herman Harold Rubin (1891–1973), fand sogar Eingang in die Bibliografie für Baileys *Die Seele und ihr Mechanismus* (1930). Rubin konstatiert: »Was ein Individuum ist, ist es allein aufgrund seiner Drüsen.«

> Wir wissen, dass die körperliche Erscheinung des Individuums, seine psychischen Wesenszüge oder was man die Chemie seiner Seele nennen mag, in einem großen Maße von Charakter und Menge der innerlichen Ausschüttungen seiner verschiedenen Drüsen demonstriert werden.[373]

Eine Grafik »Schematische Übersicht über das endokrine System« zeigte die Seitenansicht eines menschlichen Torsos, auf der die endokrinen Drüsen eingezeichnet waren (siehe Abb. 14). Jeder, der mit dem Chakrasystem vertraut ist, wird angesichts dieser Grafik auf den ersten Blick wahrnehmen, dass die Positionen von sieben dieser Drüsen mit denen der Chakras übereinstimmen.[374] Die Grafik zeigte die Epiphyse oberhalb der Hypophyse und unterstützte damit den Trend bei den theosophischen Autoren zum Thema Chakras, die Epiphyse dem siebten und die Hypophyse dem sechsten Chakra zuzuordnen. Wie angedeutet, brach Bailey in *Briefe über okkulte Meditation* (1922) mit jener Tradition, kehrte aber in *Die Seele und ihr Mechanismus* zu ihr zurück – vielleicht nachdem sie die Rubin-Grafik gesehen hatte. Cajzoran Ali verwendete dieselbe Grafik als Modell für ihre Illustration, die Chakras, Drüsen und Offenbarung verknüpfte. (Siehe Abb. 15 und Tafel 8; man beachte, wie die Ohrform in Rubins Grafik bei Ali zu einem Vogel wird.)

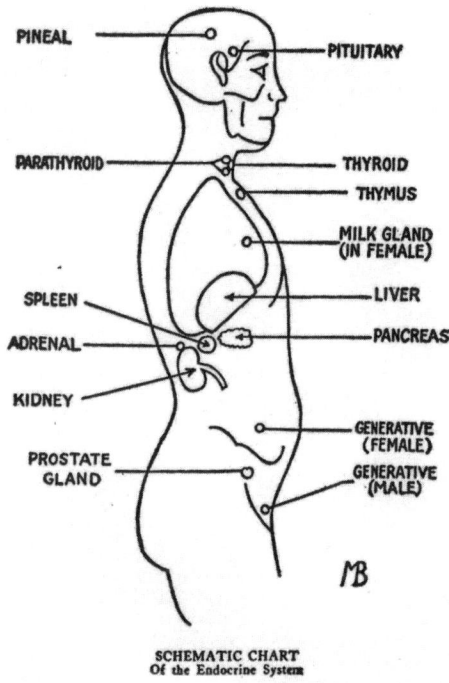

Abb. 14: Endokrine Drüsen (aus Herman H. Rubin, *Your Mysterious Glands,* 1925)

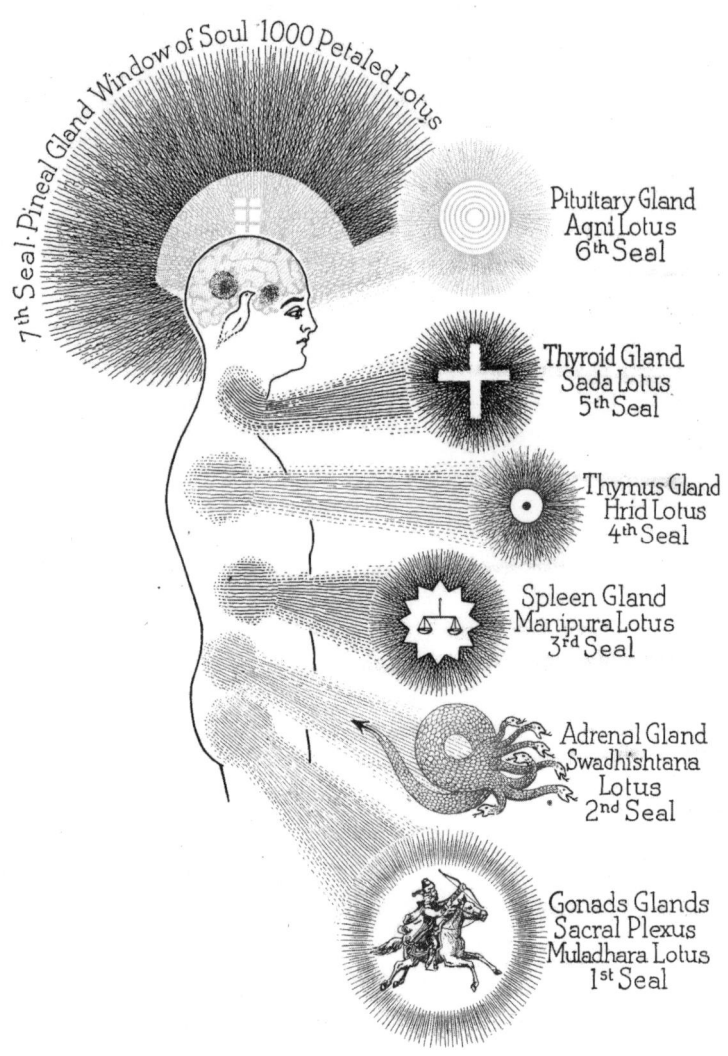

Abb. 15: Alis Chakras und Drüsen (aus Cajzoran Ali, *Divine Posture*, 1928)

Die zahlreichen Leben der Cajzoran Ali (Amber Steen)

Bis sie bei Forschungen über die Entwicklung der Haltungs-Yoga-Praxis kürzlich »ausgegraben« wurde, war Ali unbekannt. Ihre Veröffentlichung *Divine Posture: Influence upon Endocrine Glands,* die 1928 in New York im Selbstverlag erschien, war eine frühe fotografische Dokumentation von Yoga-Haltungen, die Ali selbst in einem seinerzeit sehr gewagten Aufzug vorführte – einer Kombination von etwas wie einem heutigen Sport-BH und Shorts. Niemandem war es bisher gelungen, die Identität dieser geheimnisvollen »selbsternannten amerikanischen Yogini« festzustellen.[375] Die einzigen mutmaßlichen Fakten ihres Lebens sind, dass sie 1903 in Memphis, Tennessee, geboren wurde und um 1975 in Florida starb.[376] Umfangreiche Nachforschungen ermöglichten mir, die Einzelheiten von Alis Leben festzustellen – die sich als ebenso befremdlich erwiesen wie ihr Buch.

Sie wurde am 16. Januar 1895 als Ann Amber Steen im County Pocahontas im US-Bundesstaat Iowa geboren.[377] Als Kind war sie häufig krank, 1916 bis 1917 wurde sie arbeitsunfähig und wegen eines Lungenabzesses operiert, wobei man ihr mehrere Rippen entfernte. Nach dem Befund Tuberkulose und mehreren weiteren Operationen war sie bettlägerig oder auf einen Rollstuhl angewiesen, teilweise gelähmt, und wurde zum Sterben schließlich nach Hause zu ihren Eltern geschickt (die damals in Harrisburg, South Dakota lebten).[378] Doch sie erfuhr eine wundersame Genesung dank der Anwendung von okkulten, metaphysischen und Neugeist-Prinzipien, die sie sich durch extensives Lesen – unter anderem der Bibel, von Büchern über Gesundheit und Anatomie und »mystische Astrologie, göttliche Symbolik, Numerologie und Tarotologie« – angeeignet hatte. Sie überwand ihre Lähmung mit Hilfe von Bewegungsübungen, aus denen sie schließlich die »divine postures«, die göttlichen Haltungen entwickelte, die sie in ihrem Buch von 1928 veranschaulichte.[379] Während dieser Genesung, behauptete sie, sie sei von einem dunkelhäutigen männlichen Geistwesen besucht worden, das sie channelte und das ihr beim Gesunden half. Sie hatte nun eine Mission, »andere zu lehren, ihren Körper zu beherrschen«.

Im Jahr 1919 heiratete sie einen Chiropraktik-Schüler, Leonard Walter McGilvra (1897–1956); nach ihrer Scheidung 1922 zog sie nach Chicago, wo sie als Verkäuferin arbeitete.[380] Dort schloss sie sich einem angeblichen indischen Sufi-Lehrer an, der sich Hazrat Ismet Ali nannte (auch Sheikh Gulam Ismet Ali, geboren um 1897) und behauptete, mit einem Doktortitel der Philosophie aus Kalkutta gekommen zu sein. Vielleicht aufgrund seiner dunklen Hautfarbe – sah sie in ihm das Wesen, das sie geheilt hatte? – heiratete Steen den Scheich und reiste mit ihm als Cajzoran Ali, unterrichtete in mehreren Großstädten des Mittleren Westens und New York.[381] *Divine Posture* veröffentlichte sie 1928 auf dem Höhepunkt dieser Karriere, nicht lange nachdem der Scheich in New York eine Organisation zur Verkündigung seiner Lehren gegründet hatte.

Im Jahre 1929 wurde der Scheich aufgrund eines abgefangenen Briefes von Steen an ihre Eltern als Betrüger entlarvt. Sein wirklicher Name war E. C. Williams, und er war auf Trinidad in der Karibik geboren. Er hatte um 1924 in Chicago angefangen und arbeitete als Page in einem Herrenclub, obwohl er auch einen »Tempel des höchsten Bewusstseins« in der Innenstadt unterhielt.[382] Als das Vertraulichkeits-Geschäftsmodell des Scheichs ins Wanken geriet, verschwand Steen; vermutlich wurde sie von Feinden der Sekte geschnappt, die er aufgebaut hatte. Dann verschwand der Scheich selbst. In Chicago wurde das Paar festgenommen und vor Gericht gestellt. Der Scheich wurde überführt, bis zu fünfzigtausend Dollar von seinen Anhängern erschwindelt zu haben, und zu einem bis fünf Jahren Gefängnis bestraft. Steen wurde freigesprochen. Doch der Scheich ließ die Kaution verfallen, bevor er seine Freiheitsstrafe antrat. Später wurde er auf Trinidad gefasst und von dort in die Vereinigten Staaten ausgeliefert. Steen war in der Zwischenzeit nach New York zurückgekehrt, wo sie weiter als spirituelle Lehrerin tätig war.[383]

In den 1930er Jahren unternahm Steen vier Reisen nach Frankreich, reiste unter ihrem Ehenamen Williams[384], nannte sich aber Madame Zirah und gab an, eine »zarathustrische Eingeweihte« zu sein. Dieser Titel dürfte von Steens Verbindung zum Mazdaznan abgeleitet gewesen sein, einer populären, aber von der Wissenschaft unbeachteten zarathustrischen Sekte, die sich auf Gesundheit, vegetarische Lebensweise, »Sonnenanbetung« (nacktes Sonnenbaden) und pranayama-ähnliche spirituelle Übungen konzentrierte. Die Bewegung war um die Wende zum 20. Jahrhundert von Otoman Zar-Adusht Hanish (Pseudonym von Otto Hanisch; 1866–1936) gegründet worden.[385]

Steen dürfte 1934 nach Indien gereist sein, um eine Einweihung durch einen spirituellen Meister zu erhalten.[386] Im Jahr 1935 veröffentlichte sie mehrere Artikel in französischen Wochenzeitungen, einschließlich illustrierter Übersetzungen von Passagen aus *Divine Posture*. 1938 begeisterte sie mit ihrem esoterischen Wissen den jungen französischen Dichter François Brousse (1913–1996) und verbrachte einen Monat damit, ihn zu unterrichten und einzuweihen. Brousse veröffentlichte vierzig Jahre später eine Erinnerung an dieses Erlebnis, *Isis-Uranie ou l'Initiation majeure* («Isis und Urania, oder die höhere Einweihung», 1976).[387]

1939 kehrte Steen in die Staaten zurück, um die Weltausstellung in New York zu besuchen. Sie lud ihre Freundin ein, die russische Exilantin Fürstin Olga Schirinsky-Schikhmatoff (1872–1963) – eine Sprachwissenschaftlerin, Konzertpianistin, Künstlerin und Bildhauerin –, mit ihr zu kommen. Als der Zweite Weltkrieg ausbrach, strandeten die beiden in den Vereinigten Staaten. Sie verbrachten den Rest ihres Lebens in diesem Lande und blieben gute Freundinnen.[388]

1939 oder 1940 heiratete Steen erneut. Ihr dritter Ehemann war ein schwedisch-amerikanischer Weltkriegsveteran, Hjalmer Agaton Ekberg (1887–1987).[389] Nun trug sie den Namen Amber Ann Ekberg oder Frau H. A. Ekberg, doch für ihre Yoga-Bekannten war sie Rahanii (möglicherweise Hindi: »lebend« oder »erlebend«).[390] Sie lebte in Homestead, in der Nähe von Miami, Florida, wo sie als Ölmalerin in einem örtlichen Kunstverein aktiv war.[391] Sie könnte ein Yoga-Studio in Coral Gables gehabt haben – aber dies vermochte ich nicht zu verifizieren.[392]

Als Rahanii trug Steen zu dem Buch *Yoga for You* (1943) des Theosophen, Architekten, Malers und Schriftstellers Claude Bragdon (1866–1946) eine Schwarz-Weiß-Reproduktion eines daliesken Gemäldes mit dem Titel *The Occult Anatomy of the Human Figure* bei. Sie versorgte Bragdon auch mit Material für ein Kapitel unter der Überschrift »Okkulte Anatomie des Körpers«.[393] Es ist möglich, dass eine Reihe von Passagen gechannelter Kommunikationen mit einem »braunen Bruder«, die Bragdon in sein Buch aufnahm, von Rahanii/Steen stammten. Eine solche Botschaft erklärte, dass »die gelbe und die weiße [Rasse] die ersten sein würden, die in Liebe und Ehe und Verständnis verschmelzen« und Weltfrieden kommen werde, wenn die drei Hände der Menschen – gelb, braun und weiß – in der Hand des Aum liegen«.[394] Es fällt schwer, in diese Worte nicht etwas von den Schwierigkeiten hineinzulesen, mit denen Steen in ihrer Mischehe mit Scheich Ali konfrontiert gewesen war.

Es war mir nicht möglich, Steens Aktivitäten in den 1950er und 1960er Jahren festzustellen, außer dass sie die Fürstin in deren letzten Tagen 1963 gepflegt hat.[395] Steen selbst starb im Dezember 1966 im Miami-Dade County.[396]

Steens Vermächtnis

Es ist schwierig, Singletons Argument anzufechten, dass Steens *Divine Posture* ein frühes illustriertes Handbuch mit Yoga-Posen biete, die zum Teil jenen ähnlich sehen, denen man auch in heutigen Yoga-Gruppen begegnet. Doch der wahre Status des Buches ist schwer zu ermitteln. Im Selbstverlag erschienen und nicht urheberrechtlich registriert (trotz der gegensätzlichen Behauptung im Impressum), dürfte das Werk nur eine begrenzte Reichweite gehabt haben. Schlimmer noch: Viel von seinem Text war plagiiert.

Zum Beispiel waren vierzehn Seiten der erklärenden Einführung (pp. 10–27) von *Health and Breath Culture according to Mazdaznan Philosophy (Sun-Worship)* (1902; 1914) von Otoman Zar-Adusht Hanish abgeleitet, mit kleinen Auslassungen, Einschüben, Umstellungen des Textes und Änderungen der Wortwahl und -Reihenfolge. Die Erklärungen der Chakras in Bezug auf die Johannes-Offenbarung mit Zitaten aus der King-James-Bibel einschließlich des Kommentars sind ein Plagiat aus Pryses *Die Apokalypse entschleiert*. Die »orientalischen Interpretationen« aller Chakras stammten Wort für Wort aus der englischen Übersetzung des *Dabistān,* einer religiösen Reisebeschreibung aus dem 17. Jahrhundert.[397] Ich habe auch Passagen aus Woodroffes *Die Schlangenkraft,* Will L. Garvers okkultem Roman *Bruder des dritten Grades* (1894) und Pryses *The Restored New Testament* (1914) entdeckt.

Angesichts so vieler Indizien für ein Plagiat ist *Divine Posture* noch unangenehmer, als Singleton bekannt war, insbesondere wenn wir die »Anmerkung der Verfasserin« am Ende des Buches betrachten:

Skrupellose Menschen, die weder geistiges Erwachen erlebten noch Originalität besitzen, versuchen Profit daraus zu schlagen, dass sie die Werke anderer imitieren. Wie alle guten Dinge, wird auch »Göttliche Haltung und Atemkontrolle und ihre Wirkung auf die endokrinen Drüsen« von solchen [Personen] imitiert werden, die nichts von den wahren Prinzipien wissen, für welche sie gedacht sind. Diese Nachahmer werden nicht zögern, Fehlinformationen in dieses große Werk zu bringen. Da sie kein echtes Seelen-Interesse für jedes Individuum im Herzen empfinden, werden ihre Anleitungen in »Göttliche Haltungen« mehr schaden als förderlich sein. Deshalb bitte ich Sie in Ihrem eigenen Interesse dringend, sich vor Nachahmern zu hüten, wenn dieses Buch erst veröffentlicht sein wird.[398]

Offenbar waren Cajzoran Alis Anleihen *nicht* skrupellos, weil sie »geistiges Erwachen« und »Originalität« besaß und die »wahren Prinzipien« hinter dem kannte, was sie lehrte, weil sie versuchte, das »echte Seelen-Interesse« in ihren Schülern zu sehen und in einem »großen Werk« tätig war – was sie vermutlich davon entband, ihre Quellen zu nennen. Hier haben wir es mit einem ungeheuerlichen Fall von Quellen-Amnesie zu tun.

Dennoch steigt die Liste der endokrinen Drüsen in *Divine Posture* ordentlich an der Wirbelsäule empor. Alis Liste ist praktisch sinnvoll für jeden, der mit Anatomie vertraut ist, und sie wurde, wie bemerkt, wahrscheinlich von der Illustration in Rubins Buch inspiriert. Von Alice Bailey war sie offenkundig *nicht* inspiriert, die die Drüsen für die ersten drei Chakras in eine andere Reihenfolge brachte: Nebennieren, Keimdrüsen, Pankreas. Anodea Judith und viele spätere Autoren folgen gewöhnlich Bailey.

In Tabelle 12 nehme ich die Nummern der Siegel auf, was auf der Hand zu liegen scheint, um eine Abweichung von Pryse zu zeigen, der das zweite bis sechste Chakra mit dem ersten bis fünften Siegel verbindet. Sein erstes Chakra ist das sechste Siegel und das siebte Chakra ist das siebte.

In *Divine Posture* sind die Namen des vierten *(Hrid* – Herz), des fünften *(Sada* – ewig) und des sechsten Chakras *(Agni* – Feuer) ungewöhnlich. Sie werden im *Dabistān* so genannt.[399] Das Conarium ist kein Nervenplexus, sondern ein anderer Name für die Epiphyse (Zirbeldrüse).

Die Farben scheinen von einer Ausfalt-Grafik in Blavatskys Esoterischer Instruktion Nr. 1 übernommen worden zu sein, wo die Planeten und Farben auf eine ähnliche Weise zugeordnet sind (die Nummern zeigen Alis Chakra-Assoziationen an): (2) Jupiter/Blau, (3) Mars/Rot, (5) Venus/Indigo, (6) Merkur/Gelb, (7) Mond/Violett.[400] Den Ursprung von Alis Zuordnungen von Gelb und Silbrig-Weiß (zum ersten Chakra und Saturn) und Grün-Gold (zum vierten Chakra und der Sonne) kenne ich nicht.

Wie bei Pryse werden die Planeten entsprechend der traditionellen astrologischen Lehre über planetare Herrscher mit Tierkreiszeichen assoziiert. Doch Ali hat Löwe und die Sonne vom siebten Chakra zum vierten verlegt und dabei Venus, Merkur und den Mond samt ihrer jeweiligen Zeichen um ein Chakra nach oben geschoben.

Im einführenden Text zu ihrem Buch stellte Cajzoran Ali fest, dass Gott »als der ›Herrscher im Inneren‹ bekannt« sei und »Zentrum und Wurzel all seiner Macht und Weisheit das Herz ist« (p. 27); dies könnte erklären, warum sie Löwe und die Sonne zum Herz-Chakra verlegt hat. Wie gesagt, propagierte der Mazdaznan-Kult die Anbetung der Sonne als Quelle von Gesundheit und Lebenskraft.[401]

Anfang der 1890er Jahre brachten Blavatskys Esoterische Instruktionen eine Liste von Entsprechungen, die man als auf die Chakras bezogen interpretieren könnte, obwohl Blavatsky diesen Begriff niemals verwendete. In den 1900er Jahren grub Pryse diese Entsprechungen aus und verwendete sie in *Die Apokalypse entschleiert,* fügte einige seiner eigenen Assoziationen hinzu und verknüpfte sie eindeutig mit den Chakras. In *Divine Posture* trug Cajzoran Ali nicht nur Elemente von Blavatsky, Pryse, Hanish, Rubin und möglicherweise Bhagat Singh Thind (siehe nächstes Kapitel) zusammen, sondern ergänzte auch Körperhaltungen für die Anregung der endokrinen Drüsen und der Chakras.

Trotz seiner begrenzten Verbreitung war *Divine Posture* – wie auch Fletchers *The Law of the Rhythmic Breath* – ein frühes Beispiel des anhaltenden Trends bei westlichen Esoterikern, originäre, persönliche Synthesen aus vorhandenen Informationen über die Chakras zu erschaffen und theoretische und praktische Anleitungen zur Chakra-Aktivierung und -Entwicklung herauszugeben. Doch Fletchers Präsentation war rein verbal, während *Divine Posture* Fotografien, Abbildungen und tabellarisierte Entsprechungen für jedes Chakra enthielt. Es waren die *Lebensräder* von 1928.

Lotos-Namen	Siegel	Plexus	Drüsen	Farben	Zeichen	Planeten
1000-blättriger Lotos, Fenster der Seele	siebtes	Conarium	Epiphyse	Violett / Silbern / opalisierend	Krebs	Mond
Agni	sechstes	Cavernosus	Hypophyse	Orange-Gelb / Golden	Jungfrau	Merkur
Sada	fünftes	Kehlkopf	Schilddrüse	Dunkelblau / Indigo	Waage	Venus
Hrid/Anahat	viertes	Herz	Thymus	Grün-Gold	Löwe	Sonne
Manipura	drittes	Magengrube (Solarplexus)	Milz	Rot	Skorpion	Mars
Svadhishthana	zweites	Prostata	Nebennieren	Blassblau	Schütze	Jupiter
Muladhara	erstes	Kreuzbein	Keimdrüsen	Gelb / Silbrig-Weiß	Steinbock	Saturn

Tabelle 12: Cajzoran Ali über die Chakras (1928)

KAPITEL 16

Der Sikh und das Medium

In der zweiten Hälfte des 20. Jahrhunderts erlebten manche Menschen ihre erste Begegnung mit den Chakras nicht durch Yoga-Bücher, sondern durch die Schriften des Mediums Edgar Cayce, der die sieben Gemeinden in der Offenbarung des Johannes, das endokrine Drüsensystem und das Vaterunser (Matthäus 6,9–13) mit den Chakras verband. In den 1960er Jahren wurden zahlreiche Taschenbücher und Broschüren mit den Lehren Cayces von dessen Söhnen und der Association for Research and Enlightenment (ARE) herausgegeben, die Cayce 1931 gegründet hatte. Die Beliebtheit dieser Bücher machte Cayces christianisierte Lehren über die Chakras zu einem Faktor in der Evolution des westlichen Chakrasystems.

Edgar Cayce und die Freudigen Helfer

Geboren und aufgewachsen in Kentucky, lebte Edgar Cayce (1877–1945) an vielen Orten und arbeitete als Fotograf, bis er sich in Virginia Beach, Virginia, niederließ, wo er den Rest seines Lebens blieb. Seit fünfundzwanzig Jahren hatte er bereits mediale Durchgaben übermittelt. Seine mediale Begabung wurde entdeckt, als er nach einer Erkrankung im Jahr 1900 für lange Zeit die Stimme verloren hatte. Während einer Varieté-Vorstellung 1901 wurde er in Hypnose versetzt und fand seine Stimme wieder. Danach begann er mit dem Trance-Zustand zu experimentieren, um Gesundheits-Readings für sich selbst und andere zu erhalten. Als er über vierzig Jahre später starb, waren es mehr als vierzehntausend solcher Readings, die er für ihm bekannte und völlig unbekannte Menschen sowie für örtliche Gruppen gegeben hatte, die interessiert waren, ihm auf den Zahn zu fühlen und um spirituelle Weisungen zu Gesundheit, Meditation, zur Bibel und anderen Themen baten. In den persönlichen Readings ging es hauptsächlich um Gesundheit, geistiges Wachstum und frühere Leben.[402]

Cayce hatte nur acht Jahre die Schule besucht. Außer der Bibel las er nicht viel. Doch die Tragweite und Tiefe des Materials, das in Trance durch ihn übermittelt wurde, waren beeindruckend. Viele der ungewöhnlichen Behandlungsmethoden und Heilmittel, die er empfahl, führten zu Heilungen oder zum Verschwinden der Symptome. Weil Cayces Readings in Tieftrance gegeben wurden und er sich an wenig oder nichts von dem erinnerte, was er in diesem Zustand sagte, nannte man ihn den *schlafenden Propheten*. Jedes Reading wurde stenografisch protokolliert, danach ins Reine getippt und systematisch abgeheftet. Die weitere Art und Bewertung des archivierten Materials ist unterschiedlich, da gab es Dokumentationen erstaunlicher Heilungen und Anerkennungsschreiben über den Wert der von Cayce empfohlenen Arzneien und spirituellen Unterweisungen bis hin zu Briefen, in denen Menschen ihre Enttäuschung über die große Zahl von Vorhersagen von Veränderungen auf der Erde und Umwälzungen in der zweiten Hälfte des 20. Jahrhunderts zum Ausdruck brachten, die nicht so eintrafen, wie er prophezeit hatte.[403]

Zwei Fragen standen hinter meiner Untersuchung von Cayce-Readings. Erstens, ging seine Zuordnung von endokrinen Drüsen zu den Chakras denjenigen Cajzoran Alis und Alice Baileys voraus und beeinflusste diese, oder umgekehrt – oder gab es eine andere Quelle? Zweitens, waren Cayces Aussagen über Drüsen/Chakra-Verbindungen spontan entstanden oder im Zusammenhang mit kenntnisreichen Teilnehmern oder Auftraggebern gemacht worden?

Die Chronologie des Cayce-Materials über die Chakras anhand bereits veröffentlichter Bücher zu bestimmen, ist schwierig, weil Autoren, Herausgeber oder Zusammensteller die ARE-Indexnummern gewöhnlich ohne Datum zitieren. Doch Forscher können eine von der ARE veröffentlichte DVD-ROM – *The Official Edgar Cayce Readings* – benutzen, um die Chronologie und den Kontext ergänzenden Materials zu jedem in den Readings erwähnten Thema zu untersuchen. Aus dieser Quelle habe ich die folgenden Informationen bezogen.

Das entscheidende Reading war 281-29 vom 28.10.1936, Teil einer speziellen Serie von fünfundsechzig Sitzungen, die für eine Gruppe gegeben wurden, die sich »Glad Helpers« (»Freudige Helfer«) nannte. In einem Traum am 15. September 1931 empfing Cayce die Anweisung, sieben Menschen für eine Heil-Gebetsgruppe zusammenzubringen.[404] Das erste Treffen fand am 5. Oktober 1931 statt, und diese Gruppe traf sich unregelmäßig bis 1944. Der erklärte Zweck der Freudigen Helfer war, »Menschen körperlich und mental zu helfen, indem man sich bemühte, durch Meditation das Göttliche in jedem zu wecken«.[405] Die Readings wurden in erster Linie durch Fragen angeregt und gelenkt, die von Persönlichem über Allgemeines und Administratives reichten. Viele Readings enthielten Heilungs-Affirmationen zum Gebrauch durch Einzelpersonen und andere Gebetsgruppen, die von ARE-Mitgliedern im ganzen Land eingerichtet wurden. Die Praxis der Meditation war ein wiederkehrendes Thema.

Eine wichtige Reihe innerhalb der Glad-Helpers-Serie handelte von einer Interpretation der Offenbarung durch Cayces geistige Kontakte; eine andere handelte von Funktionen der endokrinen Drüsen. Das fragliche Reading (281-29) wurde recht früh im Rahmen der ersten Folge gegeben. Mitglieder der Gruppe hatten es unabhängig voneinander unternommen, die sieben Zentren mit den sieben Gemeinden in Asien (Offb 1,11) und den sieben Siegeln am Buch des Lebens (Offb 5,1) in Beziehung zu setzen. Diese wurden auch mit sieben endokrinen Drüsen und Planeten in Verbindung gebracht. Die Verbindungen wurden in Form einer Tabelle aufgezeichnet und Cayces Kontakte gebeten, ihre Richtigkeit zu beurteilen. Alle Zuordnungen wurden bestätigt, wie sie in der Übersicht eingezeichnet waren, und Cayces Kontakte kommentierten sie kurz.

Eine Liste, die Cayce gebracht wurde, enthielt nur die Farben für die ersten vier Zentren. Seine Kontakte übermittelten zwei weitere, aber die Liste blieb unvollständig. Es wäre eine überraschend andere Liste mit neuen Zuordnungen von Farben und Chakras gewesen, da sie auch Schwarz, Weiß und Grau enthielt. Doch am 17.02.1937 kamen die Freudigen Helfer auf ihr Anliegen zurück, und im Reading 281-30 erklärten Cayces Kontakte, dass die Farben der spirituellen Zentren »in der regulären Reihenfolge des Farbspektrums kommen«.[406]

Die Verknüpfung von Gemeinden mit spirituellen Zentren war mit jener in Pryses *Die Apokalypse entschleiert* identisch. Ein weiteres von Pryses Büchern wurde in einer Notiz erwähnt, die einem früheren Reading in der Glad-Helpers-Serie angehängt war, somit ist es wohl nicht unvernünftig anzunehmen, dass die Personen, die jene Übersicht zusammengestellt hatten, mit *Die Apokalypse entschleiert* vertraut waren.[407] Aus Cayces Antworten auf Fragen aus der Gruppe im weiteren Verlauf der Offenbarungs-Serie geht klar hervor, dass er selbst das Buch von Pryse nicht gelesen hatte.

Im Reading 281-31 vom 31.03.1937 wurde die Frage gestellt, ob die sieben Drüsenzentren von den sieben Engeln regiert werden. Cayces Kontakte antworteten mit Ja. Weiter wurde gefragt: »Gehen wir recht in unserer Deutung, dass das Erklingen der sieben Engel der Einfluss der spirituellen Entwicklung auf diesen anderen Ebenen ist, der durch die schwingenden Zentren des physischen Körpers im Laufe des Läuterungsprozesses aktiv wird?« Abermals erfolgte eine bejahende Antwort, jedoch mit Einschränkungen. Jene Frage war anscheinend direkt durch die Lektüre von Pryses Buch angeregt worden, da die Funktionen der sieben Engel und ihrer Posaunenstöße in beiden identisch waren.

In Reading 281-29 scheint die Zuordnung der Zentren zu den Planeten von derjenigen bei Pryse abzuweichen. Letzterer setzte die sieben traditionellen Planeten der antiken *Astrologie* ein (in der Reihenfolge vom ersten bis siebten Zentrum: Saturn, Jupiter, Mars, Venus, Merkur, Mond, Sonne). Die Liste der Freudigen Helfer zeigte die sieben Planeten aus der modernen *Astronomie* (Saturn, Neptun, Mars, Venus, Uranus, Merkur, Jupiter). Man beachte, dass die Planeten für das erste, dritte und vierte Zentrum in beiden Systemen übereinstimmen.

Die Liste der Drüsen unterschied sich von jenen bei Ali und Bailey: Die Epiphyse und die Hypophyse hatten die Plätze getauscht. Die Epiphyse war nun an der sechsten Position statt der siebten, für die Hypophyse galt das Gegenteil. Der Solarplexus wurde in der dritten Position angegeben statt bei der Milz (Ali) oder dem Pankreas (Bailey). Die Keimdrüsen wurden vom zweiten zum ersten Zentrum verschoben. Die Nebennieren (bei Ali und Bailey vorhanden) wurden weggelassen. Das zweite Zentrum wurde der »Lyden«-Drüse zugeordnet – einem Mysterium, da eine solche Drüse nicht existiert. Auf die Frage um Klärung in Reading 281-53 vom 02.04.1941 wurden die Freudigen Helfer in ihrer

Identifizierung von *Lyden* mit Leydig bestätigt – was zwar keine Drüse ist, aber die Testosteron produzierenden Zwischenzellen im Hoden (und, wie ein Kommentator ergänzt, »ihr Pendant in den Eierstöcken«), benannt nach ihrem Entdecker im 19. Jahrhundert, Franz Leydig.[408]

Im Reading 281-29 wurde Cayce speziell gefragt, welche Drüse die höchste sei, Hypophyse oder Epiphyse, und er antwortete: »Die Hypophyse!« Wie erwähnt, hatte Bailey die Hypophyse in *Briefe über okkulte Meditation* in jene Position gestellt, sie aber in späteren Büchern durch die Epiphyse ersetzt. Spätere Autoren zum Thema Chakras, die diese Zuordnung verwenden, zum Beispiel Anodea Judith, mögen direkt oder indirekt von der frühen Bailey, von Cayce oder unabhängigen, aber ähnlichen Gedanken beeinflusst gewesen sein, die auf folgender Tatsache basieren: Seit etwa 1932 wurde die Hypophyse als »master gland« bezeichnet, da sie die Funktion von anderen Bestandteilen des endokrinen Drüsensystems regelt. Damit wurde sie zu einem natürlichen Kandidaten für die Assoziation mit dem Scheitel-Chakra.[409]

Östliche Weisheit für westliches Denken (Bhagat Singh Thind)

Ich habe einen in Amerika tätigen spirituellen Lehrer der Sikhs im Verdacht, die Chakras und das endokrine Drüsensystem verknüpft zu haben – nachdem er Informationen über die Drüsen von Rubin oder aus einer anderen Quelle (möglicherweise aus der Zeitung) erhalten hatte, die um etwa die gleiche Zeit publiziert wurden. Bhagat Singh Thind (1892–1967) wurde in dem Dorf Taragarh im indischen Bundesstaat Punjab geboren, etwa hundert Kilometer von Amritsar entfernt, dem Zentrum der Sikh-Religion. 1913 kam er als Absolvent des Khalsa College in Amritsar mit der Hoffnung in die Vereinigten Staaten, eine amerikanische Universität besuchen zu können. Er arbeitete zuerst in der Holzwirtschaft im Nordwesten und erlangte seinen Doktortitel in Theologie an der Universität von Kalifornien in Berkeley.

Thind diente während des Ersten Weltkrieges kurz in der US-Army, bevor er in Ehren entlassen und dann so etwas wie eine Cause célèbre wurde durch seine Bemühungen um die US-Staatsbürgerschaft, die ihm zweimal (1918 und 1919) aufgrund seines Militärdienstes zuerkannt wurde und zweimal (1918 und 1926) entzogen wurde – aufgrund von seit langem bestehenden Gesetzen gegen indische Einwanderung, Vorurteilen auf Seiten der Einwanderungs- und Einbürgerungsbehörde gegenüber Nichtweißen und engen Auslegungen von Präzedenzfällen, die zu Thinds Gunsten entschieden worden waren. Der Fall wurde vor dem Verfassungsgericht verhandelt, das die Entscheidung der Einwanderungsbehörde bestätigte. Im Jahre 1936 erhielt Thind schließlich die Staatsbürgerschaft.

In den 1920er Jahren begann Thind seine Laufbahn als wandernder spiritueller Lehrer, der ständig auf langen Vortragsreisen unterwegs war – ein Leben, das er (neben Ehe und Familie) bis zu seinem Tode führte. Sein Lehren baute auf der Sikh-Tradition und Sant Mat, dem Pfad der Heiligen, dem wir bereits in Verbindung mit der Radhasoami-Bewegung begegneten. Thinds Einweihung in Radhasoami ist strittig – von seinem Sohn David, der das geistige Erbe Thinds am Leben hielt, wird sie nicht erwähnt, von Thind selbst bestritten und von einem späteren Radhasoami-Führer zweideutig geschildert. Es wurde behauptet, dass Thind eine Einweihung von Baba Sawan Singh (1858–1948) vom Radhasoami-Satsang in Beas erhalten habe, der 1903 das Oberhaupt jenes Zweiges wurde.[410] Beas ist etwa fünfzig Kilometer von Amritsar entfernt, daher ist es vorstellbar, dass Thind die Gruppe in seiner Collegezeit besucht hat. Doch er könnte auch auf andere Weisen (Bücher, Freunde, Verwandte und so weiter) mit diesen Lehren in Kontakt gekommen sein, ohne eine Einweihung erhalten zu haben.

Thinds Lehre war eklektisch. Zum Beispiel präsentierte er 1927 in Cleveland, Ohio, ein monatelanges Seminar »Meisterkurs über die Lehren der Sikh-Erlöser: Sechzig kostenlose Vorträge über Göttliche Verwirklichung«. Das gedruckte Programm war überschrieben: »Wissen wagen – schweigen« – eine Lieblings-Maxime von Madame Blavatsky. Darüber hinaus zitierte es das Motto der Theosophischen Gesellschaft: »Keine Religion ist höher als die Wahrheit.« Ein Vortrag am 8. März war überschrieben: »The Endocrine [sic] Glands, such as Pituitary, Pineal, Thyroid, Adrenal, Interstitial« (»Die endochrinen [!] Drüsen wie Hypophyse, Epiphyse, Schilddrüse, Nebenniere, Interstitium«) und handelte von »ihrem Nutzen und wie sie zu hüten und vibrieren sind für ein langes Leben und Gedeihen«. Ein anderer Vortrag am 26. März versprach »Die Philosophie und Wissenschaft vom Atmen« und sollte von den »Hormondrüsen und Persönlichkeit, und der Kombination von fünf Kräften des Körpers [vermutlich die Prana-Vayus] und dem Sieg über das Alter« handeln. Der Titel des letzten Vortrags jener Reihe, der am 29. März gehalten wurde, lautete: »Sieben Zentren: Ist es gefährlich, sie zu öffnen?« und wurde im Programm erläutert: »Wie man göttliches Bewusstsein in den höheren Schichten verankert und die tieferen zu folgen zwingt.« Das Programm bewarb auch »Hindu-Wissenschaft des Atmens und Natur-Heilungen«, kostenlose Unterweisungen an sechs Tagen in der Woche, einschließlich Vorträgen über die zehn Arten der Atmung.«[411]

Solche Titel zeigen, dass Themen, die uns aus dem östlichen Chakrasystem und seiner Übermittlung in den Westen vertraut sind – die sieben Zentren, die Prana-Vayus, die Wissenschaft vom Atem – im Jahre 1927 dabei waren, sich mit westlichen wissenschaftlichen Kenntnissen über das endokrine System und seinen Einfluss auf die Persönlichkeit zu vermischen. Die genannten Drüsen haben einen Platz in Alis, Baileys und Cayces Versionen des Chakrasystems. Sie sind in der Reihenfolge gelistet, in der sie in Cayces System zehn Jahre später erschienen: Hypophyse (siebtes Chakra), Epiphyse (sechstes), Schilddrüse (fünftes), Nebennieren (drittes) und Interstitium (ein alternativer Name für die Leydigschen Interstitialzellen, zweites). Nur der Thymus (viertes) und die Keimdrüsen (erstes Chakra) aus Cayces System fehlen.

Im Herbst 1927 wiederholte Thind dieses Sechzig-Vorträge-Programm in der Stadt New York. Die Alis waren auch dort. Einige Ausgaben der *New York Times* enthielten Werbeanzeigen für die Vorträge von Thind und jene von Hazrat Ismet Ali auf derselben Seite.[412] Eine stellte Thind sogar Seite an Seite mit Cajzoran Ali.[413] Auch Alice Bailey war in New York und hielt Vorträge über die *Geheimlehre* »jeden Samstag um 3 Uhr nachm.«.[414] Somit ist es möglich, dass Cajzoran oder Bailey Thinds Vorträge über Chakras und Drüsen besucht haben oder darüber berichtet hörten.

Thind wiederholte das Programm einmal mehr in San Francisco 1934. Die Broschüre führte ein zum Verkauf erhältliches Buch mit dem Titel *Breathing and Glands* an. Ich hatte keine Möglichkeit, das Buch zu prüfen, aber ich vermute, dass es zu dem Interesse an der Verbindung zwischen den Chakras und dem endokrinen System in Cayces

Kreis beigetragen haben könnte.⁴¹⁵ Die Broschüre warb auch für einen »Gesundheits-Unterricht zur Mittagsstunde« samt Anleitung in etwas, das »Die Wissenschaft vom Atem und die feineren Kräfte der Natur« genannt wurde und erklärte, dass »unsere Praxis auf dem Verständnis des Gesetzes der Strahlen beruht, der magnetischen Zentren und der psychischen Potenzen oder Kraftzentren, die in allen Körpern zu finden sind, sowie ihrer Beziehung zu den kosmischen Kraftzentren und -Strömen des Sonnensystems im Universum«. Thind schöpfte offensichtlich aus Prasāds *Nature's Finer Forces,* vielleicht auch aus Fletchers *The Law of the Rhythmic Breath.*⁴¹⁶

Thind taucht in Aufzeichnungen im Zusammenhang mit Cayce-Readings mehrere Male auf. Cayce wurde durch einen Brief eines regelmäßigen Reading-Empfängers 1933 auf ihn aufmerksam.⁴¹⁷ Am 23.03.1935 war Thind Gegenstand eines Readings in New York City. In der Folge korrespondierte er mit Cayce und hielt beim Kongress anlässlich der vierten Jahresversammlung der Association for Research and Enlightenment (27.–30.06.1935) einen Vortrag unter der Überschrift »Östliche Weisheit für westliches Denken«.⁴¹⁸

Es mutet wahrscheinlich an, dass Thind ein Katalysator war für – und ein Einfluss auf – die Zuordnungen von Offenbarung, Zentren und Drüsen, die bei dem Reading 281-29 für die Freudigen Helfer im Oktober 1936 vorgelegt wurden. Doch es gibt keinen direkten Beweis für eine dieser Rollen. Obwohl das »Lyden« und die Epiphyse im Zusammenhang mit psychischer Entwicklung bereits am 23. April 1932 in einer Serie von Readings Erwähnung fanden, die für Cayce selbst gegeben wurden, entwickelte sich der Impuls, Drüsen mit spirituellen Zentren zu verknüpfen, erst nach Thinds Besuch 1935.⁴¹⁹

Das Vaterunser

Die im Reading 281-29 besprochene Tabelle enthielt auch Verbindungen zwischen spezifischen Worten aus dem Vaterunser, den sieben geistigen Zentren und den Drüsen. Alle wurden von Cayces Kontakten bestätigt, wie folgt:

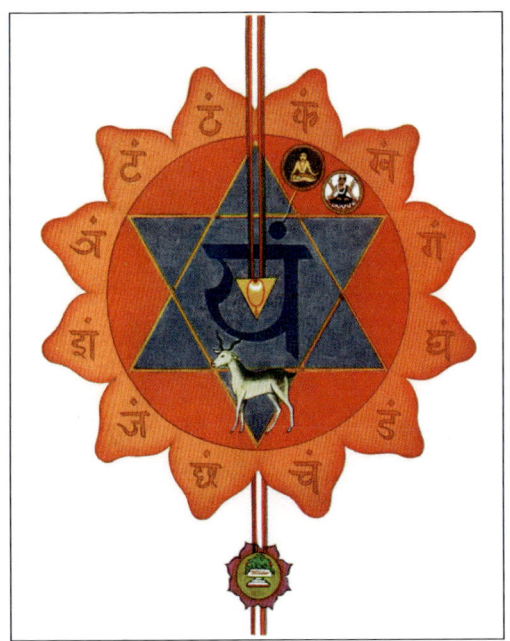

Tafel 1: Chakras in Ost und West
A (oben), "Anāhata" (aus Arthur Avalon, *The Serpent Power,* 1919); B (unten), "Das Herz-Chakra" (aus C. W. Leadbeater, *The Chakras,* 1927). Die Zahl der Blütenblätter in A entspricht der Zahl der Sektoren in B.

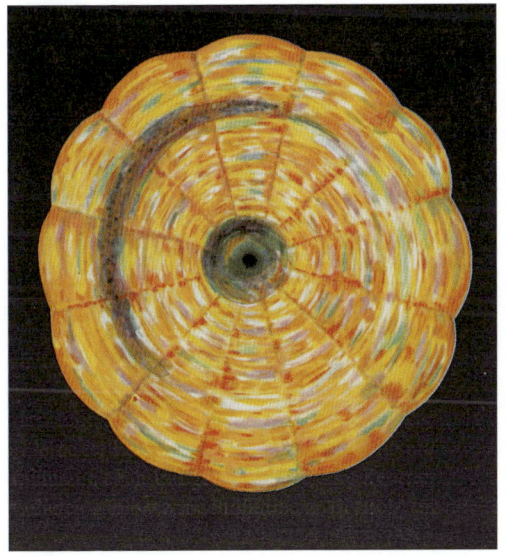

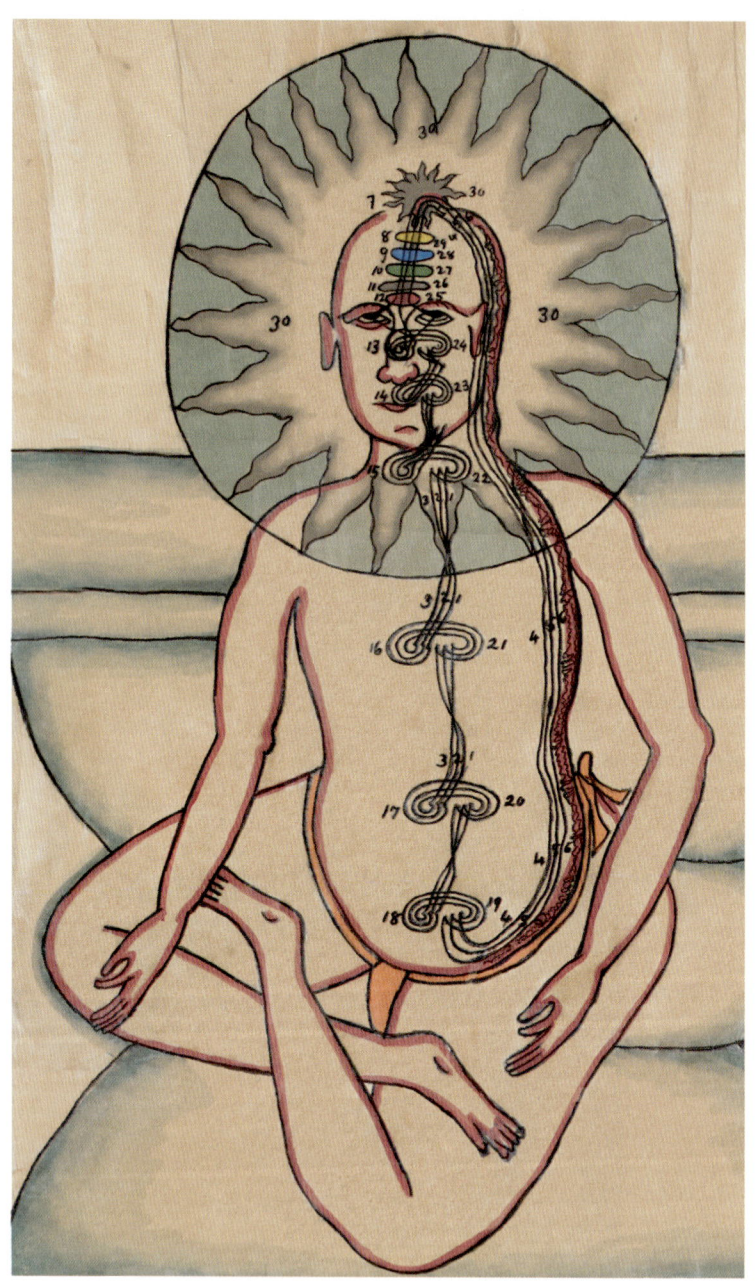

Tafel 2: Chakras nach Sabhapaty
(aus Sabhapaty Swami, *Om: A Treatise on Vedantic Raj Yoga Philosophy*, 1880). Man beachte die Chakras 7–12 im Kopf.

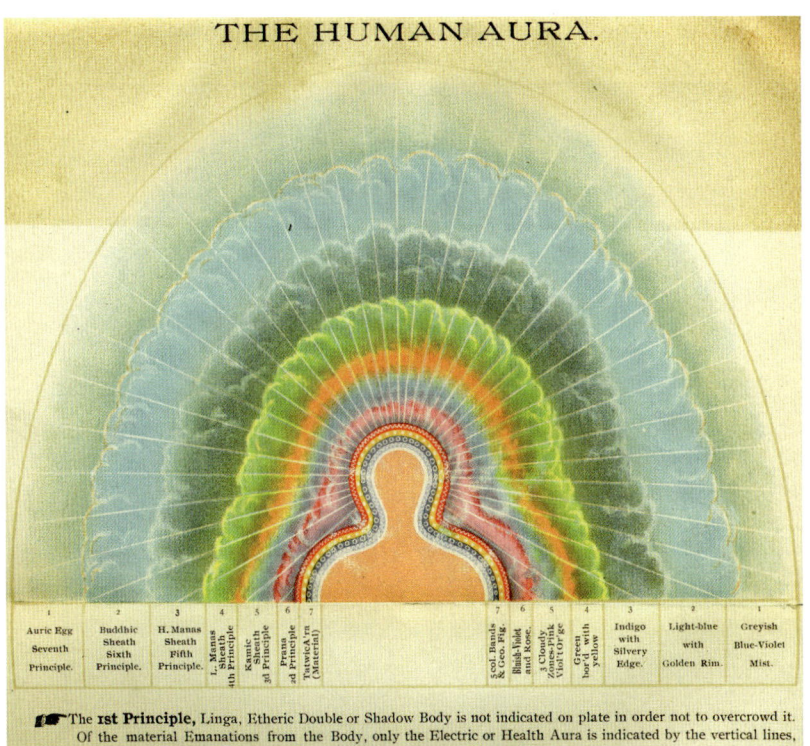

Tafel 3: Aura-Schichten und Prinzipien
(aus A. Marques, *The Human Aura*, 1896)
Marques teilt die grobstofflichste Schicht der Aura in vier Teile: 1) eine "Tattva-Aura", die an der linken Körperseite nach unten und auf der rechten Seite nach oben kreist und aus ständig wechselnden Assoziationen der fünf Formen und Farben der Tattvas (Elemente) besteht, die in *Nature's Finer Forces* beschrieben sind (diese "farbigen geometrischen Emanationen" sind von astrologischen Einflüssen abhängig, welche bestimmen, welches Tattva gerade dominiert); 2) eine wellengleiche "magnetische Aura", die längs der Hautoberfläche im Rhythmus des Herzschlags pulsiert und vor Krankheitserregern schützt; 3) eine statische, wolkenähnliche "kalorische Aura", welche die "Kraft der Verbrennung" (Stoffwechsel) des physischen Körpers widerspiegelt; und 4) eine nach außen strahlende "elektrische oder Gesundheits-Aura", die die Gesundheit oder Vitalität des Körpers insgesamt anzeigt. (siehe *The Human Aura*, pp. 18–32). Die übrigen Schichten der Aura entsprechen den von Blavatsky beschriebenen sieben Prinzipien.

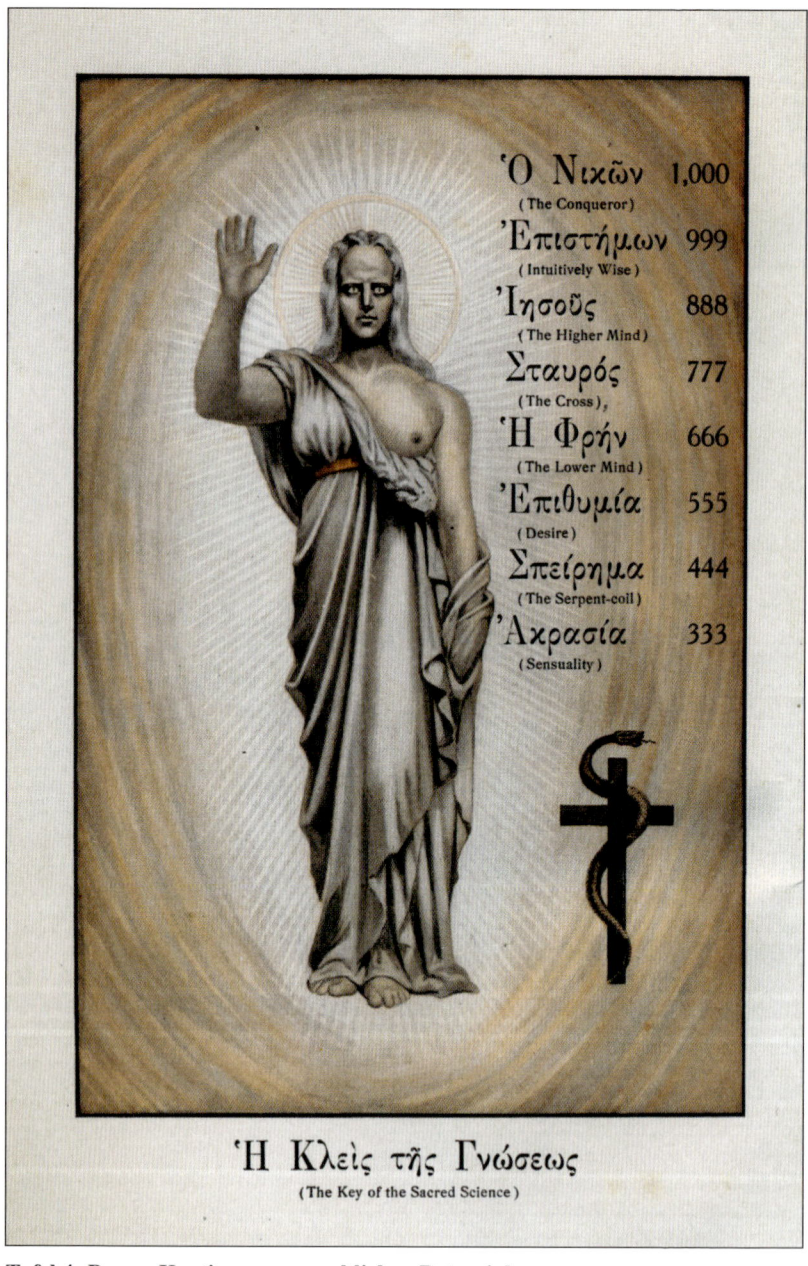

Tafel 4: Pryses Kontinuum menschlichen Potenzials
(aus James M. Pryse, *The Apocalypse Unsealed*, 1910)
Jedes der griechischen Wörter mit den Nummern 333 bis 999 befindet sich auf der Ebene eines der sieben Chakras der menschlichen Gestalt und steht für eines von Blavatskys sieben Prinzipien.

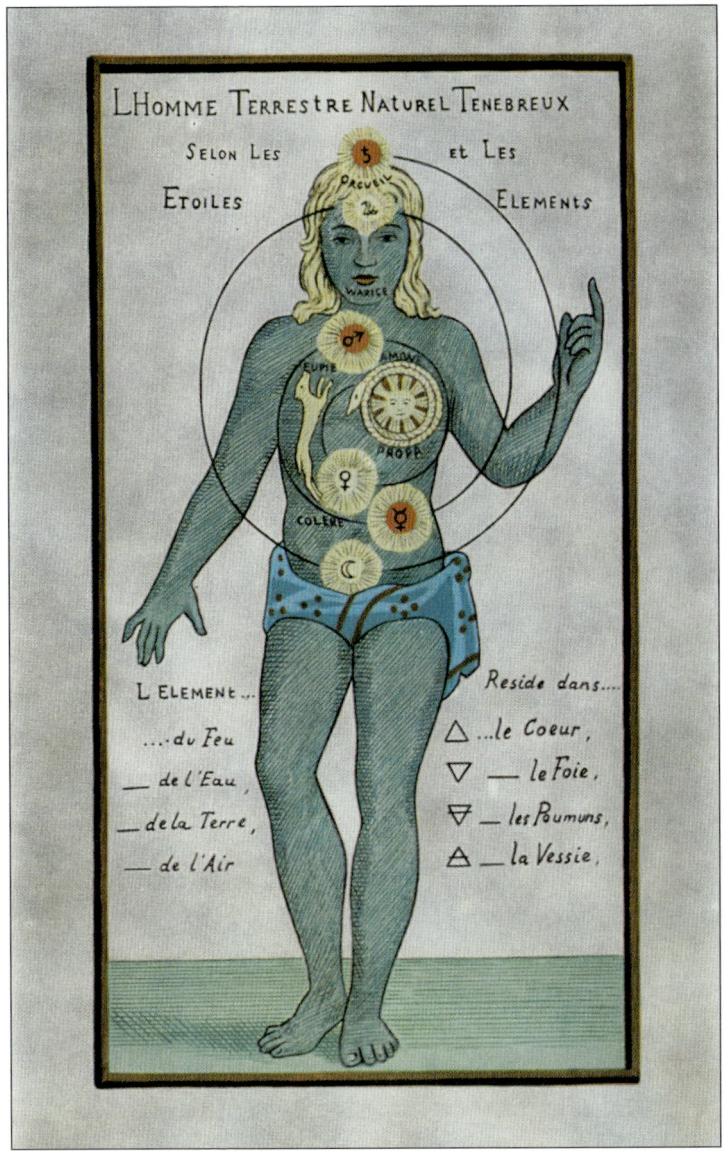

Tafel 5: "Die Chakras nach Gichtel"
(aus C. W. Leadbeater, *The Chakras*, 1927; ursprünglich aus Johann Georg Gichtel, *Theosophia Practica*, 1897)
Die im Original deutsche Inschrift lautet: "Der gantz Irdische Natürliche Finstere Mensch in Sternen und Elementen". Die Elemente Feuer, Wasser, Erde und Luft sind folgenden Teilen des Körpers zugeordnet: Herz, Leber, Lunge und Blase. Die Zentren im Körper werden mit Fehlern assoziiert, die es zu überwinden gilt, so z. B. Stolz im Kopf.

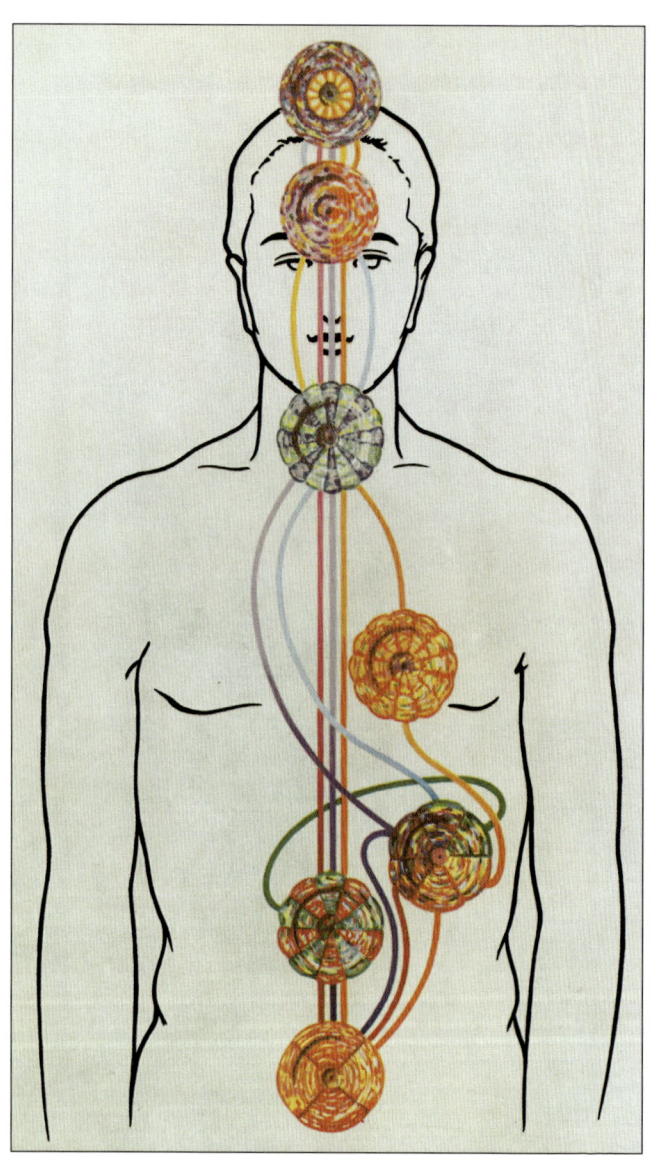

Tafel 6: Leadbeaters Chakras, Vorderansicht
(aus C. W. Leadbeater, *The Chakras*, 1927)
Man beachte die Abweichung von Milz- und Herz-Chakra von der Mittellinie des Körpers. Die farbigen Linien zeigen verschiedene Strahlen der Vitalität an, die zwischen den Chakras fließt.

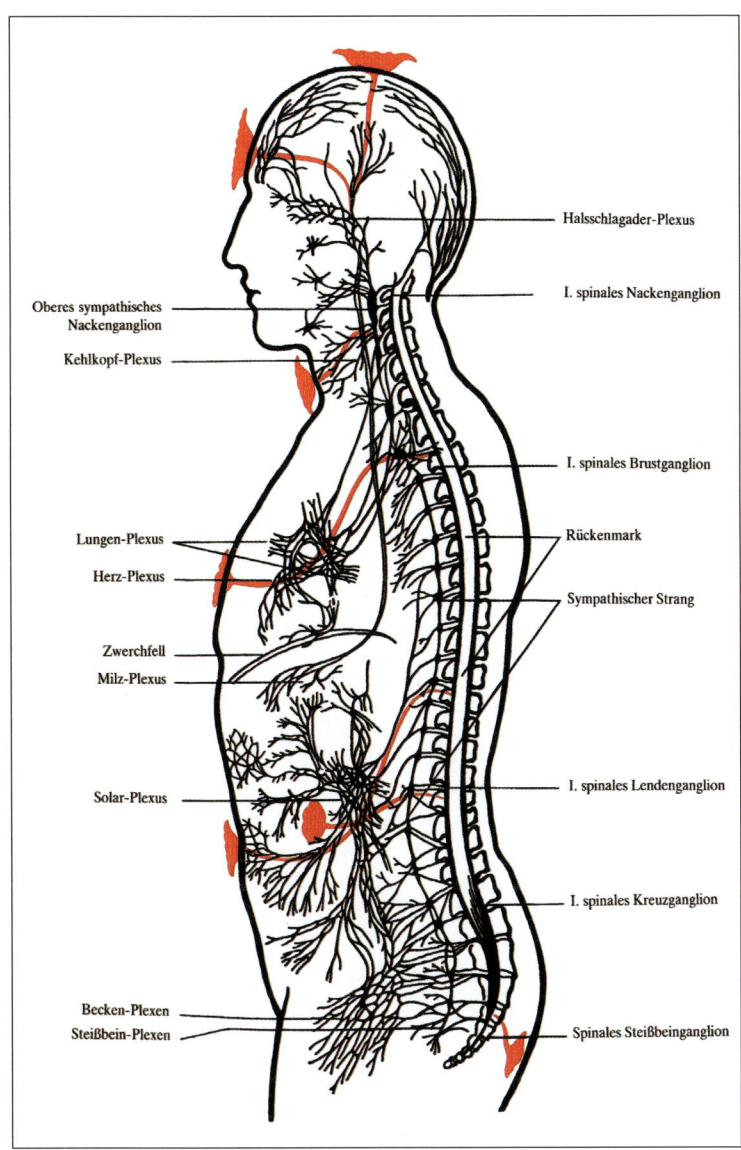

Tafel 7: Leadbeaters Chakras, Seitenansicht
(aus C. W. Leadbeater, *The Chakras*, 1927)
Man beachte die "Stiele", die die Chakras mit der Wirbelsäule verbinden und die Wirbel oder "Blüten" an der Vorderseite des Körpers.

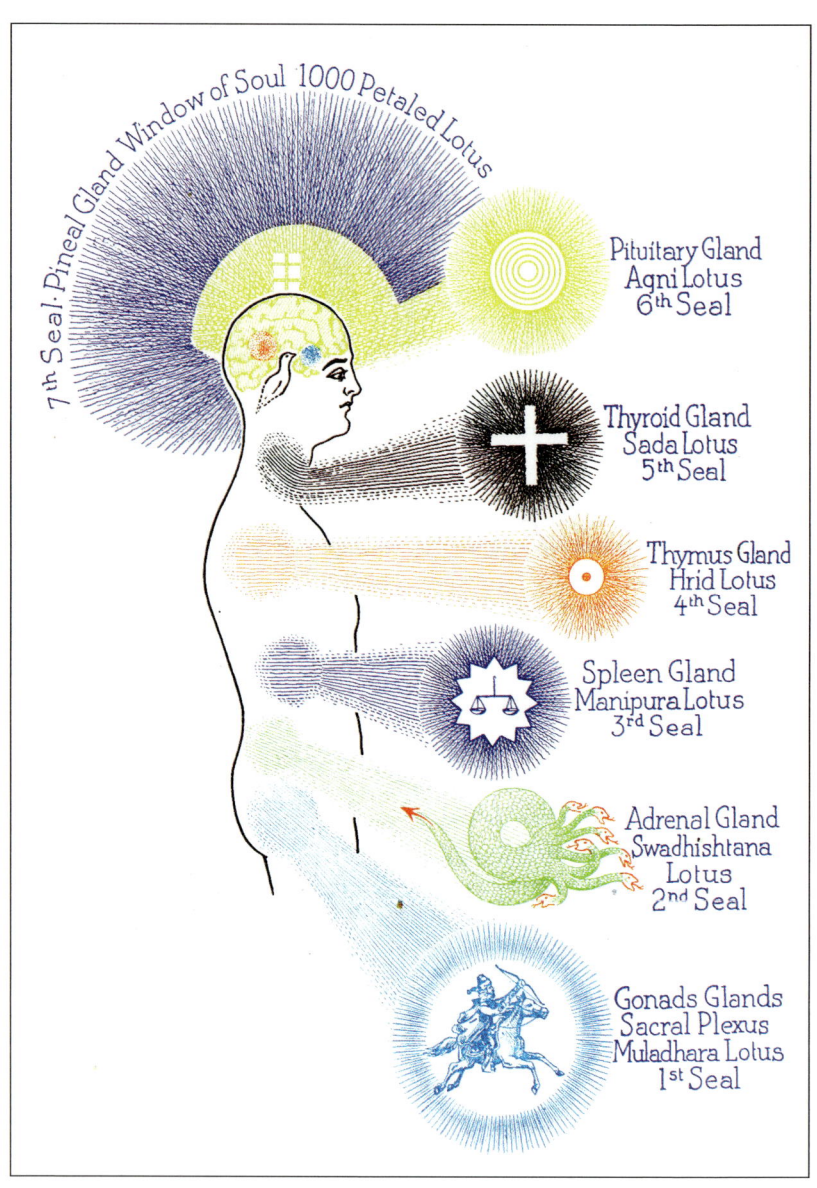

Tafel 8: Alis Chakras und Drüsen
(aus Cajzoran Ali, *Divine Posture*, 1928)
Die mit den Chakras assoziierten Bilder stammen aus der Offenbarung des Johannes.

Vater unser, der du bist im *Himmel* [Hypophyse (7)],
geheiligt werde dein *Name* [Epiphyse (6)],
dein Reich komme,
dein *Wille* geschehe [Schilddrüse (5)],
auf der Erde wie im *Himmel* [Hypophyse (6); später verlegt zum Thymus (4)].
Gib uns heute unser tägliches *Brot* [Keimdrüsen (1)],
und vergib uns unsere *Schulden* [Solarplexus; später Nebennieren (3)],
wie auch wir unseren Schuldnern vergeben haben.
Und führe uns nicht in *Versuchung* [Lyden/Leydig (2)],
sondern erlöse uns von dem *Bösen* [Thymus (4)].[420]

Die in Klammern angegebenen Verschiebungen wurden in posthumen Versionen vorgenommen, in denen auch die im Matthäus-Evangelium nicht vorhandenen Zeilen ergänzt werden, die aber den meisten Kirchgängern vertraut sind; auf diese Weise entsteht ein absteigender und ein aufsteigender Bogen:

Denn dein ist das *Reich* [Schilddrüse (5)]
und die *Kraft* [Epiphyse (6)]
und die *Herrlichkeit* in Ewigkeit. Amen [Hypophyse (7)].[421]

Dieser Bogen wird in Abb. 16 veranschaulicht. Wie Cayces Zuordnungen von Chakras, Gemeinden und Siegeln ihren Ursprung in einer Grafik von Pryses Entsprechungen hatten, die von den Freudigen Helfern angefertigt war, so gab es auch für die Zuordnung der Chakras und der endokrinen Drüsen zum Vaterunser einen Vorläufer – eine Grafik aus *The Rosicrucian Cosmo-Conception* (1909, dt. Ausgabe: *Die Weltanschauung der Rosenkreuzer oder Mystisches Christentum*) von Max Heindel (1865–1919; geboren als Carl Louis von Grasshoff). Heindel war ein dänisch-amerikanischer, von Rudolf Steiner beeinflusster Theosoph, der die TS verließ, um seine eigene Bewegung zu gründen, die Rosenkreuzer-Gemeinschaft Rosicrucian Fellowship.[422] Diese hier als Abb. 17 reproduzierte Grafik verband Heindels Version von Blavatskys sieben Prinzipien mit Sätzen aus dem Vaterunser. Heindels sieben Prinzipien wurden wie folgt angegeben, von oben nach unten (Blavatskys folgen in Klammern):

- **Einführung** – »Vater unser, der du bist im Himmel«
- **Göttlicher Geist** (Atman) – »Dein Wille geschehe auf der Erde«
- **Lebensgeist** (Buddhi) – »Dein Reich komme«
- **Menschengeist** (Buddhi-Manas oder Kausalkörper) – »Geheiligt werde dein Name«
- **Denken** (Manas) – »erlöse uns vom Bösen«
- **Wunschkörper** (Kama) – »Führe uns nicht in Versuchung«
- **Vitalkörper** (Prana-Linga) – »Vergib uns unsere Vergehen, wie wir jenen vergeben, die sich gegen uns vergehen«
- **Grobstofflicher Körper** (Sthula) – »unser tägliches Brot gib uns heute«

Es gibt zwei offensichtliche Elemente, die Heindel und Cayce verbinden. Das erste ist die Platzierung von »Unser tägliches Brot gib uns heute« ganz unten auf Abb. 17 – eine sonderbare Wahl für die Keimdrüsen beim ersten Zentrum (Cayce), aber verständlich als »Gebet für den physischen Körper« (Heindel), das erste Prinzip. Ähnlich mutet auch die Assoziation von »Erlöse uns von dem Bösen« mit dem vierten Zentrum und Herz/Thymus seltsam an, ist aber verständlich als »Gebet für den Intellekt«, das vierte Prinzip.

Wie Abb. 16 zeigt, löst sich Cayce von Heindels Vorstellung einer Einführung und schiebt den ersten Satz des Vaterunsers eine Etage höher zu seinem siebten Zentrum in der Hypophyse. Achten Sie auf die römischen Zahlen in Heindels Version. Nach der Einführung ist die erste römische Zahl (I) dem »Geheiligt werde dein Name« zugeordnet, dem »Gebet des Menschlichen Geistes«. In Cayces Version ist dieser Satz mit dem sechsten Zentrum verknüpft, das er wiederum der Epiphyse zuordnet. Heindels Gebete des Lebens-Geistes und des Göttlichen Geistes (II und III) sind kombiniert und werden Cayces fünftem Zentrum und der Schilddrüse zugeordnet. Wie erwähnt, ist das Gebet für den Intellekt (VII) dem vierten Zentrum mit Herz/Thymus zugeschrieben. Bei Cayce haben die Gebete für den Empfindungsleib (VI) und den Lebens-Leib (V) die Plätze getauscht, wahrscheinlich um »Versuchung« den Interstitialzellen des zweiten Zentrums und der Hoden zuzuweisen. Das Gebet für den physischen Körper (IV) bleibt bei Cayce in der gleichen Position und wird mit den Keimdrüsen und dem ersten Zentrum assoziiert.

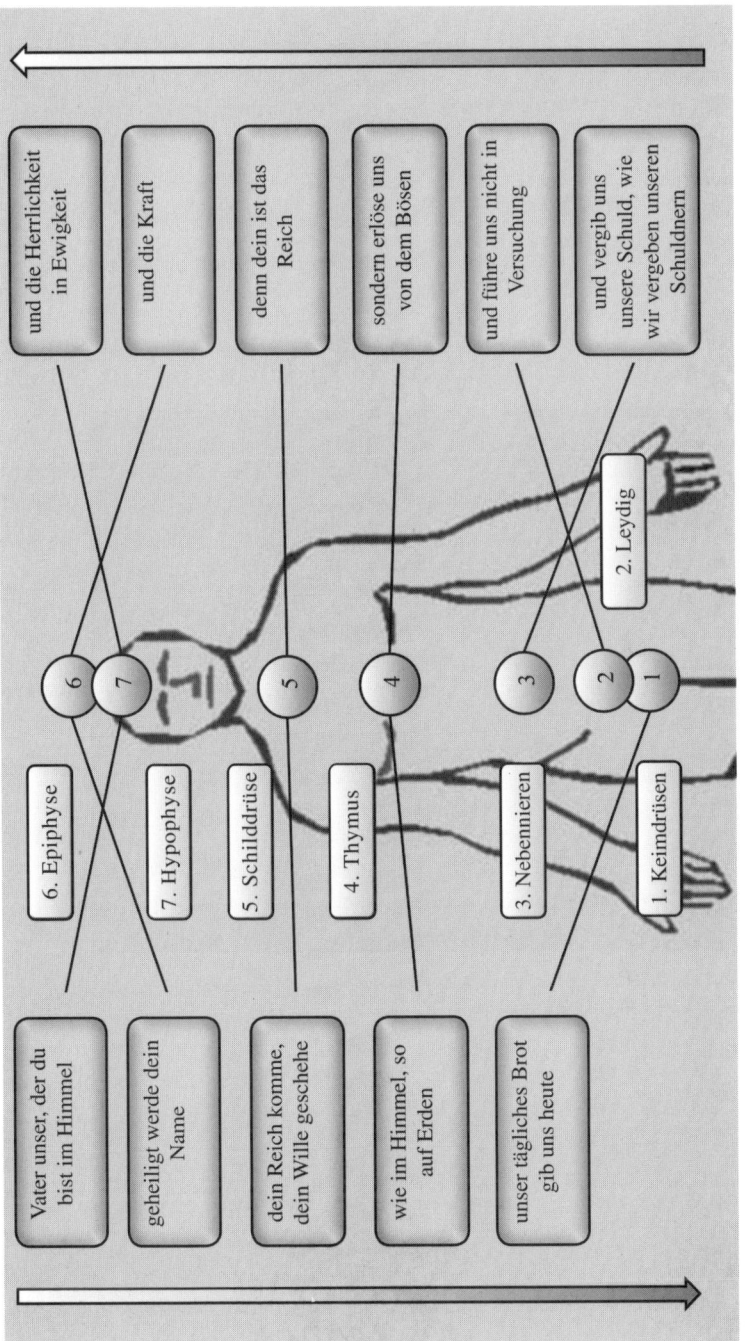

Abb. 16: Das Vaterunser nach Cayce (nach Mark Thurston und Herbert B. Puryear, *Meditation and the Mind of Man*, 1978)

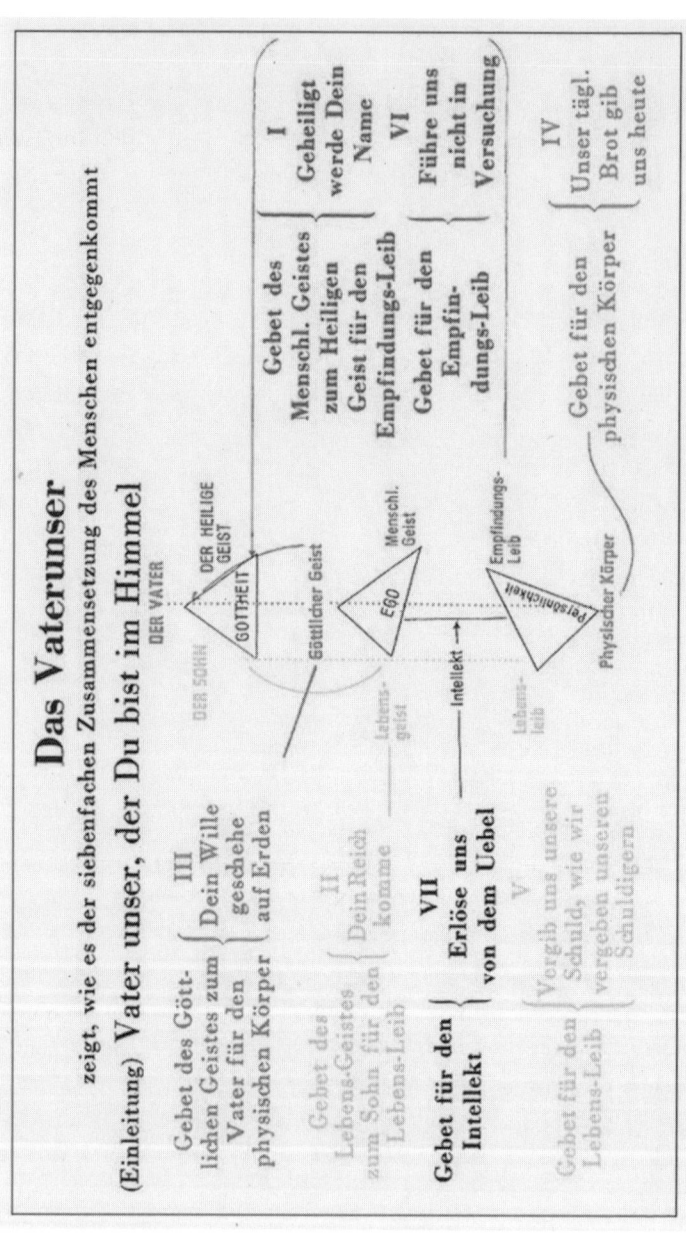

Abb. 17: Das Vaterunser nach Heindel (aus Max Heindel, *Die Weltanschauung der Rosenkreuzer*, Zürich)

Cayces Assoziation der Chakras mit der Offenbarung und dem Vaterunser kam Nicht-Mitgliedern der ARE erstmals mit dem vielgelesenen Buch *Venture Inward* (1964) seines Sohnes Hugh Lynn Cayce vor Augen. Eine Tabelle listete die in den Texten über die Offenbarung beschriebenen Entsprechungen einschließlich der Gemeinden in Asien und ihrer Fehler und Tugenden, die endokrinen Drüsen, die sieben Siegel und die Folgen ihrer Eröffnung, die vier Tiere, Reiter und Elemente, und die sieben Planeten und Regenbogenfarben – sie alle den Worten des Vaterunsers zugeordnet. Diese Tabelle zeigte, was die Gruppe der Freudigen Helfer erarbeitet hatte.[423] Es gab keine Anleitung zur Meditation über die spirituellen Zentren unter Verwendung des Vaterunsers.

Erst im Jahr 1975, als Herbert B. Puryear und Mark Thurston *Meditation and the Mind of Man* veröffentlichten, erschien damit die erste öffentliche Anleitung zur Verwendung des Vaterunsers als einer Meditation über die Zentren und ihre Drüsen. Ende der 1980er Jahre erhielt die Vaterunser-Meditation nach Cayce ihre endgültige Gestalt. *Awakening Your Psychic Powers: Edgar Cayce's Wisdom for the New Age* (1988, dt. Ausgabe: *Das Erwachen der sechsten Kraft: Edgar Cayces Offenbarung des neuen Zeitalters*) des transpersonalen Psychologen Henry Reed ergänzte die Assoziation der Worte »auf der Erde wie im Himmel« mit dem Thymus in der anfänglichen Abwärtsbewegung des Gebetes durch die Chakras.[424]

Cayces Vermächtnis

Cayces Beitrag zum westlichen Chakrasystem ist schwer zu beurteilen. Er war offensichtlich kein Innovator, Konsolidator oder Disseminator. Als Medium arbeitete er mit Kontakten in der geistigen Welt und könnte vielleicht als Validator bezeichnet werden – und genau dies war seine Rolle im Hinblick auf die Listen, die die Freudigen Helfer ihm vorgelegt hatten. Diese wiederum spielten die Rolle von Konsolidatoren, als sie die Informationen von Pryse und Heindel zusammenstellten, was durch die Zuordnung der endokrinen Drüsen und der Chakras zum Vaterunser und der Offenbarung innovativ war.

Hugh Lynn Cayce besetzte die Rolle des Disseminators, indem er die

Entsprechungen-Tabelle der Freudigen Helfer veröffentlichte. Andere, darunter Puryear und Thurston, brachten interpretative Chakrasysteme hervor, die auf dem Material Cayces und der Glad Helpers beruhten. In den 1980er Jahren war Reed vor allem ein Disseminator. In *Edgar Cayce on Channeling Your Higher Self* (1989, dt. Ausgabe: *Über das höhere Selbst: die verborgene Kraft der menschlichen Seele*) veröffentlichte er eine Illustration, die einen sitzenden Meditierenden mit Markierungen an den Positionen der Zentren zeigt; um die Zeichnung herum sind die Verbindungen zu Drüsen, Gemeinden aus der Offenbarung und Sätzen aus dem Vaterunser sowie die Reihenfolge angegeben, in welcher dieses Gebet die Zentren beeinflusst – aber ohne weitere Erklärung.[425]

Reed bezog sich auf eine »biblische Theorie von den Chakren«[426], der er im Buch Offenbarung begegnete, und die laut Cayce »eine symbolische Beschreibung dessen [ist], was im Körper eines Meditierenden vor sich geht«.[427] Weiter haben östliche Traditionen über die Chakras »seit jeher darauf hingewiesen, dass die endokrinen Drüsen das körperliche Gegenstück zu diesen psychischen Zentren [Chakras] bilden«.[428] Er glaubte: »In seiner Interpretation der Offenbarung zeigte Cayce auf, dass das Christentum in Bezug auf die psychischen Zentren eine eigene geheime Tradition hat.«[429] Quellen-Amnesie hatte nicht nur den Ursprung dieser Interpretation der Offenbarung in Pryses Buch verschüttet, sondern auch die Erinnerung, dass die Verknüpfung der Chakras mit den endokrinen Drüsen bereits sechzig Jahre früher stattgefunden hatte, und zwar in Amerika, nicht im alten Orient.

Heute hat der Glaube an diese »geheime Tradition« selbst Cayce aus dem Bild verdrängt und anderen gestattet, ihre eigenen Versionen der Meditation über das Vaterunser und die Chakras zu elaborieren. So produzierte Choa Kok Sui, der Entwickler des Pranic-Healing-Systems, seine eigene Fassung des Vaterunsers und verwendet ein Elf-Chakren-System in *Universal and Kabbalistic Chakra Meditation* (2001, dt. Ausgabe: *Vater unser: kabbalistische und universelle Chakra-Meditation mit dem christlichen Gebet*). Seine Version beantwortet auch die Frage der Paarung von Chakras und den Sefirot am Lebensbaum, da hier für jede Sefira (einschließlich Daath) ein Chakra zur Verfügung steht.

Und es gibt weitere solcher Korrelationen. Die meisten scheinen geradewegs von dem allerhöchsten bis zu den tiefsten Chakras zu gehen, ohne die Abwärts- und Aufwärts-Bögen der Cayce-Tradition. So wird

»täglich Brot« mit dem dritten Chakra und der Magengegend, und »Versuchung« mit dem Genital-Chakra assoziiert, wie in Dana Taylors *The Lord's Prayer, the Seven Chakras, the Twelve Life Paths* (2009).

Eine Frage der Rangfolge

Bei der Verknüpfung von Chakras mit endokrinen Drüsen ist die Frage der Rangfolge nicht leicht zu entscheiden. Thind, Ali und Bailey hätten – nach Zugang zu Rubins Buch – auch unabhängig zu ihrer jeweiligen Liste gelangen können. Oder Thind hätte der Katalysator für Ali und Bailey sein können, wie er es später für Cayce war – eventuell 1927, als alle drei in New York waren. Ali könnte Thinds Atem- und Meditations-Gruppen und Baileys Vorträge über die *Geheimlehre* besucht haben. Oder es hätte andere Katalysatoren gegeben haben können – oder eine metaphysische Gerüchteküche, in der das Wort die Runde machte.

Klar ist, dass die Reihenfolge und Namen der Drüsen, die in Thinds Programm für seine Vorträge in Cleveland 1927 bekanntgegeben wurden, mit denjenigen in Cayces späterer Liste identisch sind. Rubins Buch verwendet den Begriff *interstitielle Zellen* und sein Äquivalent, *Leydigsche Zellen,* wie bei Thind und Cayce.[430] Alis und Baileys Tabellen lassen sich beide zu Rubin zurückverfolgen, erstere durch ihre Verwendung von Rubins Grafik für eine ihrer eigenen Illustrationen, letztere durch die Nennung in der Bibliografie von *Die Seele und ihr Mechanismus*. Doch Ali wählte die Milz für das dritte Zentrum, während Bailey sich für das Pankreas entschied. Rubins Grafik zeigt die Nebennieren, Milz und Pankreas auf ungefähr der gleichen Höhe, was der traditionellen Position des dritten Chakras entspricht – und diese Differenzen vielleicht erklärt.

Es ist nicht klar, warum Bailey die Nebennieren zum ersten Chakra verlegte und damit die mit dem ersten Chakra assoziierten Drüsen *oberhalb* jener ansiedelte, die mit dem zweiten assoziiert werden. Möglicherweise sah sie eine Korrelation zwischen Rubins Sicht der Nebennieren als Quelle einer Energiereserve für das körperliche Überleben und die Funktionen des Basis-Chakras im Sinne dessen, was sie den Willen-zum-Sein nannte.[431]

Die folgende Tabelle ermöglicht uns, die Chakra/Drüsen-Entsprechungen bei Thind, Ali, Bailey und Cayce zu vergleichen. In Ermangelung von Vortrags-Mitschriften oder Büchern Thinds, die seine Lehren über diese Entsprechungen im Einzelnen dokumentierten, gehe ich davon aus, dass sie identisch mit Cayces sind und diese wiederum aus der Offenbarung/Zentren/Drüsen-Tabelle der Freudigen Helfer entwickelt wurden, die von Thind abgeleitet war.

Chakras	Thind (1927)	Ali (1928)	Bailey (1930)	Cayce (1936)
siebtes	Hypophyse	Epiphyse	Epiphyse	Hypophyse
sechstes	Epiphyse	Hypophyse	Hypophyse	Epiphyse
fünftes	Schilddrüse	Schilddrüse	Schilddrüse	Schilddrüse
viertes	[Thymus?]	Thymus	Thymus	Thymus
drittes	Nebennieren	Milz	Pankreas	Solarplexus oder Nebennieren
zweites	Interstitium	Nebennieren	Keimdrüsen	Lyden / Leydigsche Zellen
erstes	[Keimdrüsen?]	Keimdrüsen	Nebennieren	Keimdrüsen

Tabelle 13: Chakra/Drüsen-Entsprechungen (1927-1936)

Thinds Quelle für die Platzierung der Epiphyse an die Position des sechsten Chakras war wahrscheinlich Brahm Shankar Mishras *Discourses on Radhasoami Faith* (1909):

> Die sechs Unterteilungen der tiefsten Region, »Pind« [»niederste« oder »materiell-geistige Region«] sind im menschlichen Rahmen als die sechs Ganglien oder Nervenzentren zu finden, die mit dem tiefsten im Rektum beginnen und bis zum höchsten reichen, das zwischen den beiden Augen an der Nasenwurzel gelegen ist, wo die Nerven von den verschiedenen Zentren zusammenkommen, und welches als die Epiphyse bekannt ist.[432]

Damit scheint Cayce Thind gefolgt zu sein, der wiederum anscheinend Mishra folgte. Spätere Autoren in der Cayce-Tradition haben sich mit der Frage abgemüht, wie Cayces Verknüpfung des siebten Chakras mit der Hypophyse und des sechsten mit der Epiphyse zu rechtfertigen sei. Im Jahr 1973 schrieb Mary Ellen Baker, dass die Kundalini von den Keimdrüsen zur Epiphyse aufsteige und dann in die Hypophyse überfließe; damit ehrte sie sowohl die Position der Epiphyse als der höchsten endokrinen Drüse im Körper als auch Cayces Identifizierung der Hypophyse mit den siebten und letzten Zentrum in diesem Prozess.[433] Im Jahr 1979 argumentierte Puryear, dass die Hypophyse die höchste sei; sobald die Epiphyse aktiviert und mit der Hypophyse verbunden ist, sei letztere das eigentliche dritte Auge.[434] Im Jahr 2007 verknüpfte John van Auken, ein Direktor der ARE, die Hypophyse mit dem sechsten Chakra, dem Zentrum des dritten Auges, und die Epiphyse mit dem Scheitel-Chakra (siebtes) – und brachte uns damit zurück an den Anfang des Kreises bei Blavatsky und Leadbeater.[435]

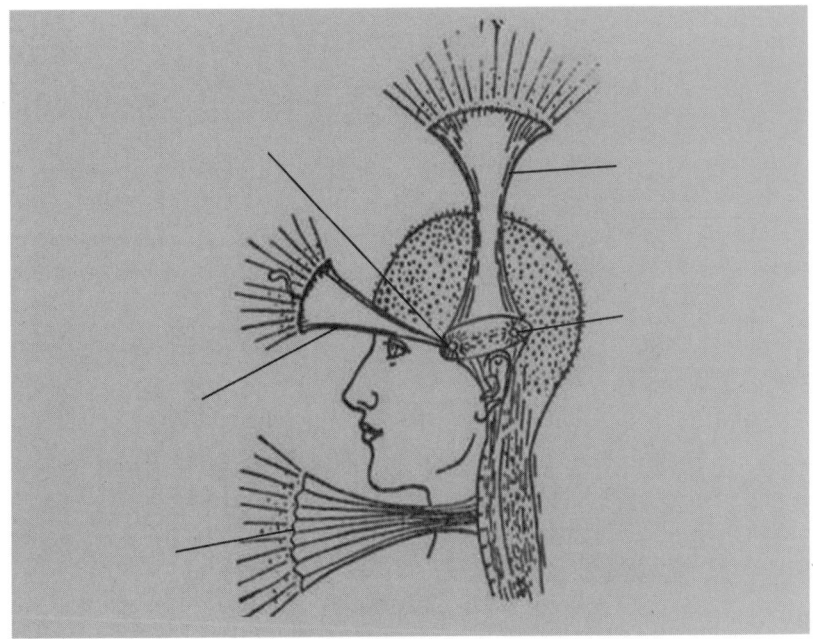

Abb. 18: Kopf-Chakras nach Hodson (nach Geoffey Hodson, *The Science of Seership,* 1929)

Puryears Lösung wiederum gemahnt an Geoffrey Hodson, der die Hypophyse/Epiphyse-Kontroverse in *The Science of Seership* auf einfallsreiche Weise auflöste. Hodson behauptete, dass das dritte Auge zu funktionieren beginne, wenn die Hypophyse und die Epiphyse aktiviert worden sind und harmonisch zusammenarbeiten – und beide Drüsen werden mit dem Stirn-Chakra assoziiert (das er als Frontal- oder Ajna-Chakram bezeichnete). »Das ätherische Gegenstück der Hypophyse und Epiphyse sind verbunden zu einem leuchtenden Zentrum.«[436]

Dies war Blavatskys Lehre in den Esoterischen Instruktionen, wie in Kapitel 6 besprochen. Das Scheitel-Chakra (das Hodson als Coronales oder Brahmarandhra-Chakram bezeichnete) befindet sich auf dem höchsten Punkt des Kopfes, korrespondiert mit der vorderen Fontanelle und hat keine Drüse, mit der es assoziiert wird.[437] Diese Platzierung hat den Vorteil, dass sie traditionelle tantrische Lehren über die Chakras würdigt, in welchen das siebte Chakra auf dem Scheitel oder oberhalb des Kopfes liegt und gar nicht als Chakra betrachtet wird; daher wurde es auch nicht mit einem Nervenplexus oder einer endokrinen Drüse assoziiert.

KAPITEL 17

Verlorene Lehren von kosmischer Farbe

Woher sind die Regenbogenfarben eigentlich gekommen, die den Chakras zugeordnet wurden? Wie wir bereits feststellten, haben weder Blavatsky noch Leadbeater eine Liste von Chakra/Farben-Zuordnungen in der Reihenfolge des Regenbogens erstellt. Einige im Internet schreibende Kommentatoren glauben, dass dieser spektrale Ansatz Ende der 1970er Jahre zum Vorschein kam, als sich mehrere Bücher über die Chakras mit bunten Cover-Illustrationen schmückten, auf denen die Farben wie im Regenbogen sortiert waren.[438] Doch diese Buchumschläge waren in Wirklichkeit das Endprodukt eines Übermittlungsvorgangs, der bis in die 1930er Jahre zurückreicht. Der primäre Überträger dieser Übermittlung war die Kunst/Kunde vom Heilen mit Farben, auch Chromo- oder Farbtherapie genannt.

Auch wenn die Idee vom Behandeln mit farbigen Steinen in ferner Vergangenheit wurzelt, scheint das Behandeln mit farbigem Licht seinen Ursprung im Amerika des 19. Jahrhunderts zu haben, bei Augustus James Pleasonton (1801–1894), der 1868 für die heilsamen Vorzüge eines Bades in Sonnenlicht warb, das durch blaues Glas schien – und damit einen »Blauglas-Wahn« auslöste. Seth Pancoast (1823–1889), ein Arzt, der schon früh zu den Mitgliedern der Theosophischen Gesellschaft zählte und als deren Vizepräsident diente, studierte die heilsamen Wirkungen des Lichts, das durch rot oder blau gefärbtes Glas schien, und veröffentlichte seine Entdeckungen 1877. Wie bereits erwähnt, publizierte der Spiritualist und Arzt Edwin Dwight Babbitt (1828–1905) ein einflussreiches Buch zum Thema, *The Principles of Light and Color* (1878), das von »chromo-therapeutics« handelte, wie er es nannte. Babbitts Werk wurde von Dinshah P. Ghadiali (1873–1966), einem in Indien geborenen Theosophen, nach dessen Umzug in die Vereinigten Staaten 1911 fortgeführt.[439]

Doch es sollte noch bis zur Veröffentlichung von Baileys *Briefe über okkulte Meditation* im Jahre 1922 dauern, dass die Idee, Gruppen zur Erforschung und Ausübung des Behandelns mit Farben zu bilden, als ein weiterer Schritt zu einer »neuen Schule der Medizin« vorgeschlagen wurde. Im Idealfall, schrieb der Tibeter, sollten in solchen Gruppen folgende Rollen vertreten sein:

- ein Gruppenleiter, »eine Person mit kausalem Bewusstsein, ... die mit einer jeden Störung im Mentalkörper umzugehen weiß und die Gleichschaltung aller Körper mit dem Ego [höheres Selbst oder Seele] untersuchen kann« (in theosophischen Begriffen, d.h. jemand, der dem gewöhnlichen Stand der menschlichen Evolution weit voraus ist, deren Bewusstsein primär auf die astrale oder mentale Ebene konzentriert ist – ein *Eingeweihter* also, der unter der direkten Führung eines Meisters arbeitet)
- Hellsichtige, »die den subtilen Körper der Gefühle hellseherisch untersuchen können« – also die Aura (ausgebildete Hellsichtige unter der Führung eines Meisters; in theosophischen Begriffen: *Jünger* oder Höhere)
- Personen, die »durch die Kraft ihrer Gedanken gewisse Farbwellen mit einer bestimmten Heilwirkung anwenden können« (also Meditierende im Anwärter-Stadium, die den Mentalkörper in Konzentration geübt haben)
- Angehörige »des ärztlichen Berufsstandes, ... [die] sich unter der Leitung von *bewussten* Hellsehern mit dem physischen Körper befassen« (im Gegensatz zu möglicherweise unzuverlässigen Medien, die in Trance völlig bewusstlos sind)
- »Einige Mitglieder, ... die okkult meditieren können«, um die »Heilkräfte des höheren Selbst und des Meisters« zu übermitteln (das heißt fortgeschrittene Meditierende, die von Meistern *als Schüler angenommen* wurden)
- »jemand, ... der den ganzen Vorgang genau schriftlich niederlegen kann und durch solche Aufzeichnungen zur Literatur der neuen medizinischen Wissenschaft beiträgt«

- Empfänger der Farb-Behandlungen, welche nicht nur durch die »Kraft der Gedanken«, sondern auch durch die Anwendung von »farbiger Lichtbestrahlung des physischen Körpers« erfolgt.[440]

Meister und Strahlen

Baileys Auflistung dieser Rollen beruht auf einem theosophischen Blick auf die geistige Evolution des Menschen, der seinen Ursprung in den 1880er Jahren in einer Reihe sogenannter Mahatma-Briefe hatte, die von im Himalaya lebenden spirituellen Meistern geschrieben und von den Adressaten auf quasi wundersame Weisen empfangen worden sein sollen (von zeitgenössischen Kritikern wie der British Society for Psychical Research kontrovers als betrügerisch umstritten). Einem Meister M oder Morya und einem Meister KH oder Kuthumi zugeschrieben, wurden diese Lehren von Madame Blavatsky entwickelt, die behauptete, dass M und KH die Gründung der Theosophischen Gesellschaft unterstützten. Die Texte wurden von Besant und Leadbeater sorgfältig ausgearbeitet, die insgesamt sieben Haupt-Meister identifizierten, darunter M, KH, Jesus und Saint Germain. Beträchtlich erweitert (und aus Baileys Sicht korrigiert) wurden sie von Baileys Kontakt auf der inneren Ebene, DK oder Djwal Khul, der in den ursprünglichen Mahatma-Briefen als Eingeweihter auftauchte und in der Folge zum Meister wurde.[441]

In den 1920er Jahren, vierzig Jahre nach Eingang der ersten Mahatma-Briefe, umfasste der Blick auf die Evolution des Menschen aus theosophischer Perspektive folgende Stadien:

- **unentwickelte Menschen** – sogenannte Primitive, Wilde oder Barbaren: was zivilisierte Menschen »unzivilisiert« nennen würden; im heutigen New-Age-Jargon: Kleinkinder- oder Baby-Seelen
- **Durchschnittsmenschen** – die gewöhnliche Stufe der menschlichen Evolution: zivilisiert, kultiviert, moralisch verantwortungsvoll, spirituell nicht erwacht; junge und reife Seelen
- **sich entwickelnde Menschen** – die spirituell erwachten, die »auf dem Weg« der beschleunigten geistigen Entwicklung sind, um der

leidenden oder unwissenden Menschheit in den früheren Stadien zu dienen; alte Seelen oder geistige Sucher
- **Anwärter** – geistig begabte Individuen, die hoch motiviert sind, der Menschheit zu dienen; unter der Beobachtung geistiger Meister
- **angenommene Schüler** – spirituell begabte und motivierte Individuen, die unter der Anleitung oder Führung eines Meisters oder des Jüngers eines Meisters stehen
- **Chelas/Jünger** – fortgeschrittene Schüler eines Meisters
- **Eingeweihte** – Jünger, die eine oder mehr von fünf Stufen auf dem Weg zur Meisterwerdung erfolgreich absolviert haben; jede Stufe erfordert die vollständige Ausbildung eines bestimmten Bewusstseins-Trägers (Körpers) und die Demonstration seines geschickten Gebrauchs unter erschwerten Bedingungen.(Einweihungen), die die erlangte Selbstbeherrschung und Fähigkeit zum selbstlosen Dienen prüfen sollen.
- **Meister** – Individuen, die erfolgreich die fünfte Einweihung absolviert haben und deshalb von der menschlichen Stufe der spirituellen Entwicklung zur übermenschlichen weitergegangen sind, die gottgleiche Kräfte besitzen und die sich der Linderung des Leides auf allen Ebenen des Seins und der Unterstützung oder Beschleunigung aller Phasen im Laufe der geistigen Evolution gewidmet haben; entsprechen etwa der höchsten Stufe von Yogis und Gurus in der Hindu-Tradition und Bodhisattvas in der Tradition des Mahāyāna-Buddhismus.
- **Große weiße Bruderschaft** – die Gesamtheit der Eingeweihten und Meister, die die geistige Evolution der Welt leiten und regieren (»weiß« bezieht sich nicht auf die Hautfarbe).
- **Chohan** (Strahl-Meister) – einer der sieben Meister, der die sechste Einweihung hinter sich hat und für die menschliche Evolution in einem der folgenden sieben Aspekte verantwortlich wird: (1) Macht, (2) Weisheit, (3) Takt oder Diplomatie, (4) Kultur und die Künste, (5) Wissenschaft, (6) Religion und (7) Magie (das heißt Zusammenarbeit mit den nichtmenschlichen Devas, d.h. gottgleichen oder Engel-Wesen, die für die Erschaffung und Erhaltung verschiedener Stufen unseres Wirklichkeits- und Lern-Systems verantwortlich sind, das die physischen und nichtphysischen Ebenen, Unterebenen, Örtlichkeiten, Körper und so weiter umfasst).[442]

Die ursprünglichen Mahatma-Briefe wurden 1923 erstmals veröffentlicht, herausgegeben von A. Trevor Barker, der sie thematisch ordnete, um einige dieser Stufen widerzuspiegeln (insbesondere Anwartschaft und Chela- oder Jüngerschaft). Andere wichtige Informationsquellen über diese Stadien waren Baileys *Initiation, menschliche und solare Einweihung* (1922) und Leadbeaters *The Masters and the Path* (1925, dt. Ausgabe: *Die Meister und der Pfad*). Wie gesagt, ist Baileys späteres Werk eine umfassende Untersuchung darüber, wie die sieben Strahlen alle Aspekte der menschlichen Evolution betreffen.

Ein Zweck von Madame Blavatskys Esoterischer Schule bestand darin, den Weg zu erleichtern, um unter die Führung eines Meisters zu gelangen, der einen in seiner Selbstverpflichtung unterstützt, der Menschheit zu dienen. In einem *Preliminary Memorandum* von 1888 über die Zielsetzungen der Schule umriss Blavatsky die folgenden Stufen in der Entwicklung der Beziehungen zwischen Anwärtern und Meistern:

- einen Glauben an die Existenz der Meister entwickeln
- ihre Wesensnatur und Kräfte verstehen
- sie im Herzen verehren
- sich ihnen annähern, so sehr man kann
- sich für eine bewusste Kommunikation mit ihnen öffnen, besonders einem Meister, dem man sein Leben widmen könnte
- auf die Ebene aufsteigen, auf der die Meister sind, ohne zu versuchen, sie auf seine eigene herabzuziehen
- wissen, dass Hilfe, Anleitung und Aufklärung gewährt werden, wenn man sie verdient hat[443]

Blavatskys Unterweisungen in der Inneren Gruppe, die Kundalini-Übung und die Esoterischen Instruktionen waren darauf ausgelegt, diesen Prozess zu erleichtern. Was Blavatsky den sechsten Sinn der geistigen Farbe nannte, spielte hier eine wichtige Rolle. Wie gesagt, waren viele Seiten der Besprechungen und Grafiken in den Esoterischen Instruktionen der spirituellen Bedeutung der Farbe und ihren esoterischen Beziehungen zu Zahlen, Wochentagen, Tönen, Bewusstseins-Prinzipien und Daseinsebenen gewidmet.[444] Es geschah also gewissermaßen innerhalb der Aura solcher Wissensvermittlung, als die Zuordnung der Chakras zur Reihenfolge der Regenbogenfarben erstmals formuliert wurde – von einer kaum bekannten Theosophin, die sich Blavatskys Farb-Entsprechungen und Baileys Richtlinien für Gruppen zum Behandeln mit Farben zu Herzen genommen hatte und eine heute vergessene, eigene Meister-Bewegung ins Leben rief.

Ivah Bergh Whitten

Ivah Bergh Whitten (1873–1947; die in diesem Kapitel ungeachtet ihrer zahlreichen Namensänderungen als »Whitten« auftreten wird) war hellsichtig, Aura-Malerin und Medium und arbeitete hauptsächlich in Los Angeles; als Ivah Chipman Richardson war sie in Riverside auf Rhode Island geboren. Den Namen Bergh erhielt sie von ihrem ersten Ehemann, dem prominenten New Yorker Architekten Louis Bergh, den Namen Whitten von ihrem zweiten Ehemann, dem in Texas geborenen freischaffenden Autor von Western- und Schundliteratur schreibenden Aaron Stuart Whitten.

Whitten besuchte das Brook-Hill-Seminar, ein Mädcheninternat in Media, Pennsylvania. In den 1890er Jahren arbeitete sie als freie Schriftstellerin über die Künste, als Redakteurin für Lesleys Nachrichtenbureau, und als Journalistin für mehrere Zeitungen, einschließlich des *New York Herald*. Im Jahr 1897 veröffentlichte sie anonym (bzw. unter dem Pseudonym Facilis) *Two Women Who Posed,* einen Enthüllungsbericht über die New Yorker Kunststudioszene. Für einige Jahre um die Jahrhundertwende hatte Whitten eine an viele Zeitungen verkaufte Kolumne humoristischer Aphorismen unter der Überschrift »Women's Wisdom« (»Frauenweisheit«), die sie unter ihrem Mädchennamen Ivah C. Richardson schrieb.[445]

Whitten datierte ihr Interesse an Farbe auf das Jahr 1904.[446] Im Jahr 1902 veröffentlichte Leadbeater *Der sichtbare und der unsichtbare Mensch* über die Bedeutung der Farben in der Aura. Während Whitten in New York lebte, hielt Leadbeater dort im April und Mai 1904 Vorträge und zeigte mit Hilfe eines Stereopticons (eines Laterna-magica-Diaprojektors mit Überblendtechnik – Anm.d.Ü.) Lichtbilder von Auren, Körpern und Gedankenformen.[447] Im Jahr 1905 brachten Besant und Leadbeater gemeinsam das Buch *Gedankenformen* heraus. Angesichts von Whittens künstlerischen Neigungen überrascht es nicht, dass sie die

Theosophie möglicherweise über Bild- und farbige Präsentationen von Auren und Stimmungen entdeckte.

Whitten soll »nach dem Tode ihres Ehemanns 1907 eine persönliche Krise erlebt« haben.[448] Diese Aussage ist problematisch. Whitten hatte Louis Bergh anscheinend im Jahr 1907 geheiratet.[449] Doch um jene Zeit erlebte sie eine schwere Erkrankung. Während ihres Aufenthalts im Lukas-Hospital in New York ging sie in den Abteilungen spazieren, um Menschen aufzumuntern, und erkannte das heilsame Potenzial von »schönen Gedanken« bei leidenden Menschen. Diese Erkenntnis wurde die Grundlage ihrer öffentlichen Arbeit 1907 und 1908 als Lehrerin für Gesundheit und Schönheitskultur unter dem Namen Ivah de Chipenham Bergh.[450] Diese Arbeit führte sie bis nach Chicago.[451]

Whittens persönliche Krise war offenbar schicksalhaft und folgenreich:

> Während sie sich von einem Nervenzusammenbruch erholte, nahm jemand mit ihr Kontakt auf, den sie später als einen Älteren Bruder bezeichnete, ein Mitglied der großen weißen Bruderschaft. Er stellte sie vor die Wahl, zu sterben oder als Lichtbringer für die Welt zu leben. Sie entschied sich für letzteres, genas bald von ihrer Erkrankung und wurde eine aktive und eifrige Theosophin.[452]

Die Berghs waren im November 1912 nach Washington, D.C., umgezogen, Louis starb Ende Januar 1913. Seine Gesundheit war schon seit fünf Jahren recht angeschlagen gewesen – die Zeit ihrer Ehe.[453] Es ist möglich, dass Whitten gezwungen war, die Schriftstellerei und die Vorträge aufzugeben, um ihren Mann zu versorgen, und dass sie nach seinem Tod im Schock und aus Erschöpfung zusammenbrach.

Blavatsky erlebte ebenfalls das Eingreifen von Meistern im Zusammenhang mit einer ernsten gesundheitlichen Krise. Während sie zum Beispiel an der *Geheimlehre* schrieb, wurde ihr die Chance geboten, zu sterben oder zu genesen und das Buch fertigzustellen; sie entschied sich für Letzteres.[454] Ich ziehe hier keinen Vergleich, um für Whitten einen besonderen spirituellen Status geltend zu machen, sondern nur um auf die Lebensdauer solcher Geschichten von Heilungen durch Meister mit einem resultierenden Lehrauftrag hinzuweisen. Bei Amber Steen hatten wir etwas Ähnliches erfahren.

Vermutlich führte Whittens Engagement in der Theosophie zu einer neuen Karriere:

> Schließlich wurde sie Referentin für die Theosophische Gesellschaft über ihr gewähltes Thema, die okkulte Bedeutung der Farbe. Im Gefolge ihrer Reisen bildeten sich Studiengruppen zur Beschäftigung mit ihren Ideen. Ende der 1920er Jahre organisierten diese Gruppen AMICA (das Amica Master Institute of Color Awareness).[455]

Die Mitgliederlisten in der Theosophical Society in America zeigen, dass sich Whitten der Organisation im Dezember 1920 in San Antonio, Texas, angeschlossen hatte.[456] Ich weiß nicht, wie sie von Washington nach San Antonio gekommen ist. Von Juni bis Dezember 1922 ruhte ihre Mitgliedschaft in der Theosophischen Gesellschaft. Dann unterstützte sie die Mitgliedschaft ihres zweiten Ehemanns, Aaron Stuart Whittens (dessen dritte Ehefrau sie war) in Fort Worth.[457] Im Mai 1924 unternahmen die Whittens eine Überlandfahrt von New York nach Clovis, New Mexico, und von dort weiter nach San Francisco.[458] Es ist möglich, dass Whitten auf dieser Reise einige Vorträge für die Theosophische Gesellschaft hielt. Doch das einzige Indiz für solche Vorträge, das ich gesehen habe, ist eine undatierte Mitschrift eines Vortrags unter der Überschrift »What Your Aura Means to You« (»Was Ihre Aura für Sie bedeutet«), den sie in der Loge Long Beach in Kalifornien hielt; er wurde in *What Color Means to You* veröffentlicht.

Es war mir nicht möglich, den Aktivitäten der Whittens in der zweiten Hälfte der 1920er Jahre nachzuspüren. Sie tauchten erst wieder mit der Volkszählung von 1930 auf, bei der Aaron als selbständiger Schriftsteller und Whitten als Lehrerin für Farb-Psychologie registriert wurden.[459]

Der Name der Organisation, die sich aus Ivahs Vortragstätigkeit entwickelte, ging durch mehrere Inkarnationen. Es begann mit dem Aquarian *Mystical* Institute of Color Awareness. Um 1939 wurde es umbenannt in Aquarian *Master* Institute of Color Awareness. Die Idee von einem Meister-Institut mag auf den russischen Maler und Theosophen Nicholas Roerich zurückzuführen sein, der 1921 in New York ein Master Institute of United Arts gegründet hatte.[460]

Whitten »begann in den 1930er Jahren, ihre Erkenntnisse und Entdeckungen zu veröffentlichen, zuerst in einer Broschüre mit dem Titel *What Color Means to You* (1932)« in begrenzter Auflage, gesponsert von Roland Thomas Hunt, einem gebürtigen Engländer, der später in die Vereinigten Staaten einwanderte.[461] Hunt wurde Whittens prominentester Schüler. Whitten »entwickelte auch eine Form von Heil-Meditation, bei der man sich vorstellt, eine bestimmte Farbe einzuatmen«.[462] Die Technik wurde erst nach ihrem Tode veröffentlicht, in *Color Breathing: The Breath of Transmutation,* doch bereits in früheren Publikationen erwähnt.

Farben-Gewahrsein

Whitten entwickelte einen Fernkurs zur Verbreitung ihrer Lehren, den »Initial Course in Color Awareness«, der aus zwölf monatlichen Lieferungen bestand und später unter dem gleichen Titel in Buchform veröffentlicht wurde. Jede Folge hatte zwei Teile: Einen inspirierenden Brief mit Allgemeinheiten, der Whittens Autorität als Lehrerin mit persönlichen Informationen über ihr okkultes Leben und die erfolgreiche Anwendung der Prinzipien bestätigte, die sie lehrte, und den Schülern Unterstützung in Form aufmunternder Worte bot; dazu kam eine Lektion, die von technischen Dingen handelte, unter anderem Begriffsdefinitionen, Meditationsübungen und Erklärungen und Listen von Farben-Entsprechungen. Die ganze Länge des Kurses umfasste, wie er in Buchform erschien, achtundvierzig Seiten. Somit war der größte Teil der Information recht knapp formuliert und sollte den Schülern Anregung und Stichwörter bieten, um sich persönlich und selbstständig um die Ergänzung ihres Studiums zu kümmern.

Das Vorwort von Whittens Schülern Roland Hunt und Dorothy Agnes Bailey informiert uns, dass die »individuellen Lektionen« – im Unterschied zu dem kompletten Kurs in Buchform – 1932 erstmals veröffentlicht wurden.[463] Diese Aussage setzt das Datum für die Verknüpfung der Chakras und Regenbogenfarben acht Jahre früher fest als die 1940, die ich im Nachwort zu Leadbeaters *Chakras* nannte.[464] Es klärt auch, dass Cayces Verbindung der Chakras mit den Regenbogenfarben von 1936 nicht die früheste dokumentierte ist. Es gibt Anzeichen dafür, dass

Whittens *Initial Course* durch Leadbeaters Buch beeinflusst wurde, was den Zeitraum für seine Herstellung auf die fünf Jahre von 1927 bis 1932 eingrenzt.[465]

Grundlagen kosmischer Farben

Whittens Listen der Entsprechungen im *Initial Course* bauen eine vorher unbekannte Brücke zwischen Blavatskys Esoterischen Instruktionen aus den 1890er Jahren und dem westlichen Chakrasystem auf dem Stand hundert Jahre später. Hier ist eine Zusammenfassung ihrer Lehren:

Farbe ist eine Emanation Gottes oder des Logos (das Vater-Prinzip in Abb. 19), dessen Seinsheit durch weißes Licht dargestellt wird. Auf der monadischen Ebene spaltet sich das weiße Licht des Logos in die sieben Monaden, Engel oder »Geister vor dem Thron« (Offb 5,6) auf; dadurch entstehen die kosmischen Farbstrahlen, die Ausdruck der Seinsheit dieser großen Wesen sind. Jedes dieser Wesen spaltet sich weiter in sieben Farbstrahlen auf. So äußert sich dann zum Beispiel das große Sein, das durch Indigo repräsentiert wird, als Indigo-Rot, Indigo-Orange, Indigo-Gelb und so weiter bis Indigo-Violett. Eine dieser Wesenheiten (die vierte) erzeugt sieben Farbstrahlen, die sich als die sieben Meister der »Großen Weißen Loge« Ausdruck geben (und in der Besant/Leadbeater-Tradition »Chohans der Strahlen« genannt werden), die verschiedene Abteilungen des Lebens auf der Erde regieren, nämlich Macht, Weisheit, Diplomatie, die Künste, Wissenschaft, religiöse Andacht und zeremonielle Magie oder Ritual für die Zusammenarbeit mit dem Deva-Bewusstsein. Die Große Weiße Loge wird mit der gütigen Kraft der sogenannten weißen Magie assoziiert.

Jedes Menschenwesen ist mit einem dieser Strahlen und seiner Farbe, seinem Meister und Lebensziel verbunden. Diese Verbindung zeigt sich auch im Persönlichkeitstyp. Durch den Meister, den Strahl und die Farbe stimmen wir uns auf die Quelle allen Seins ein. Dazu ist es erforderlich, dass wir unsere Chakras und ihre Farben auf ihre jeweiligen Drüsen ausrichten. Jedes Chakra weist eine »zentrifugale Bewegung« auf, und seine Farbe beschleunigt diese Bewegung noch, die »eine magnetische Kraft erzeugt, auf welche die unter seiner Kontrolle stehende

Drüse anspricht, die daraufhin gewisse chemische Verbindungen ausschüttet, die für die Gesundheit des Blutstroms notwendig sind.«[467]

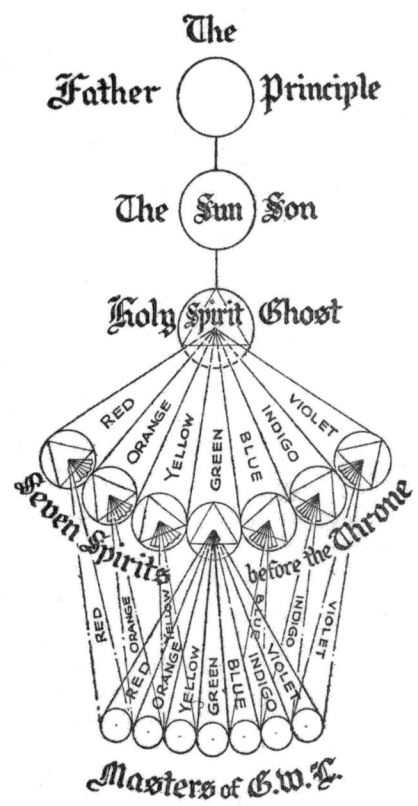

Abb. 19: Meister und Strahlen (aus Roland T. Hunt, *Fragrant and Radiant Symphony*, 1937)[466]

Dieser Einstimmungsprozess wird durch Meditation über den Meister sowie durch die Anwendung von farbigem Licht, Düften, Tönen und Schmuck- oder Edelsteinen verstärkt; jedes dieser Elemente kann auch beim Heilen von körperlichen, emotionalen, mentalen und geistigen Schwächen (und den daraus resultierenden Erkrankungen) helfen. Vielleicht um die alles umfassende Natur der Energien und Bewusstseinsformen anzudeuten, die durch die Strahlen als Deva-Wesen und die jeweiligen Meister repräsentiert werden, sollen auch Monate, Wochentage und Zahlen mit ihnen korrespondieren. Es ist möglich (aber im *Initial Course* nicht ausdrücklich erwähnt), dass Monate, Wochentage und Zahlen Hinweise auf den Strahl bergen, dem ein Mensch angehört, die auf der numerologischen Analyse von Name und Geburtsdatum beruhen.[468]

Mit Hilfe einer Aura-Analyse ist es möglich, die Farben für *Aktivität, Ruhe* und *Inspiration* eines Menschen zu bestimmen und ihm damit weitere Unterstützung zur Erfüllung seines Lebensziels und zur Erholung aus Verwirrung und Ermüdung der Seele zu geben.[469] Dieses Konzept scheint auf Whitten selbst zurückzugehen; sie bewirbt eine Aura-Beratung zur Bestimmung solcher Farben für alle Schüler ihres Farben-Gewahrseins und versichert, dass die Gabe oder das Talent für solche Analysen nur jenen zur Verfügung stehe, die die »zweite große Einweihung« bestanden haben; damit erklärte sie indirekt, was sie für ihren eigenen spirituellen Status hielt.[470] Laut *Die Meister und der Pfad* ist dies die Stufe, auf der man psychische Fähigkeiten beherrscht.[471]

Der *Initial Course* war gedacht, um Menschen zu helfen, den Meister ihres Strahles kennenzulernen und sein geistiges Geleit bei der Arbeit zu erhalten, die sie in der Welt zu erfüllen haben. Der Kurs beschreibt einen Bewusstseins-Stern, der die Monade repräsentiert: »Ihr eigener, individualisierter Gottesfunke. Es ist das wahre Sie – das, was *ist*.«[472] Dieser Stern kann im Solarplexus getragen werden (für die ersten vier Strahlen) oder im Stirn-Chakra (für die letzten drei). Menschen in der Solarplexus-Kategorie werden die Verbindung mit dem Meister aufnehmen »in Ihrem Schlaf, und Sie werden das Erlebnis als einen schönen Traum oder eine Vision mitbringen«. Angehörige der Stirn-Kategorie »werden die Anwesenheit des Meisters einfach EMPFINDEN oder fühlen.« Später kommt »der Moment, da Sie ihn sowohl sehen als auch erkennen«.[473]

Diese Vorstellung von einem Bewusstseins-Stern wurde durch Leadbeaters *Die Meister und der Pfad* veröffentlicht, darin spricht er von einem »kleinen silbernen Stern des Bewusstseins, der die Monade darstellt«.[474] Leadbeater schreibt auch: »Der Mensch kann diesen Stern des Bewusstseins bewahren, wo er will – das heißt in jedem der sieben Hauptzentren seines Körpers.«[474a] »Welches von ihnen dem Menschen am natürlichsten erscheint, hängt weitgehend von seinem Typ oder

Strahl ab.« Die meisten Abendländer »bewahren jenes Bewusstsein fast immer im Gehirn, in dem Zentrum, das von der Hypophyse abhängig ist.« Andere mögen »es gewohnheitsmäßig im Herzen bewahren, im Hals oder Solarplexus«.[475]

Außer in Whittens *Initial Course* habe ich in keinem späteren Werk der theosophischen Literatur einen Hinweis auf den Stern des Bewusstseins gesehen. Doch in den 1990er Jahren tauchte er in der Energie-Behandlungs-Arbeit von Barbara Brennan wieder auf, wo er als der Wesensstern *(core star)* beschrieben wird. Auf dieses Thema werde ich im letzten Kapitel zurückkommen.

Farben-Entsprechungen

Es ist möglich, dass Whittens System unbekannt geblieben ist, weil sich niemand die Mühe machte, die scheinbar zufällige Liste von Farben-Entsprechungen im *Initial Course* zu tabellarisieren und ihre Tragweite und Größe zu erkennen. Im Idealfall würden die sieben Spalten von Entsprechungen, die ich aus dem Text bezogen habe, eine einzige, breit ausfaltbare Übersicht füllen und den Weg von den kosmischen Farbstrahlen zu Meistern, Persönlichkeitstypen des Menschen, Chakras, Drüsen, Bedürfnissen, Tönen, Düften und schönen Steinen veranschaulichen – wie von den geistigsten zu den materiellsten Elementen unseres Universums. Aber die Grenzen des verlegerisch Herstellbaren verlangen, dass ich diese Spalten auf mehrere Tabellen (S. 284f.) verteile und einige Wiederholungen benötige, um die Aufmerksamkeit der Leser an die Basis solcher Entsprechungen in den Strahlen und Farben zu erinnern.

Das Milz-Chakra in der zweiten Position zeigt, dass Whitten von der Zuordnung in Leadbeaters *Die Chakras* ausging. Die Liste der endokrinen Drüsen basieren auf jener in Baileys *Die Seele und ihr Mechanismus,* ist aber insofern überarbeitet, als die Milz an die Stelle von Baileys Kreuzbein-(Sakral-)Chakra gesetzt wird. Die Platzierung von Erinnerungs/Brust-Drüsen auf die Position von Baileys Thymus ist kurios.[478] Mehrere Passagen im *Initial Course* lassen darauf schließen, dass Whitten in erster Linie für ein weibliches Publikum schrieb. »Cosmic urge«

Strahlen	Eigenschaften	Farben	Meister
...	»Cosmic urge« Schöpfung	Weiß	Maitreya
siebter	Inspiration Heilen	Violett	Rákóczi [St. Germain]
sechster	Intuition Andacht	Indigo	Scarus [Jesus]
fünfter	Wissenschaft Erfindung	Blau	Hilarion
vierter	Schönheit Harmonie	Grün	Serapis
dritter	Takt intelligenter Dienst	Gelb	venezianischer Meister
zweiter	Weisheit Umwandlung	Orange	Kuthumi
erster	Wille Vitalität	Rot	Morya

ist ein Neugeist-Begriff aus Ernest Holmes' *The Science of Mind* (1926, dt. Ausgabe: *Die Vollkommenheitslehre*), dessen Glossar ihn definiert als »den Drang des Geistes, sich Ausdruck zu geben«.

Persönlichkeits-Typen	Chakras	Drüsen
...	...	...
Bogen [zunehmend] übersensitiv idealistisch große Künstler	Scheitel	Epiphyse
Oval intolerant praktisch Reformer	zwischen Augen [Stirn]	Hypophyse
Kreis neigt zu Trägheit anpassungsfähig Wissenschaftler	Kehlkopf [Hals]	Schilddrüse
Sechseck/Quadrat gierig großzügig Künstler/Bankiers	Herz	»Memory« [Mammary?] Erinnerung [Brustdrüsen?]
Quadrat konservativ ausgeglichen Beamte	Nabel	Pankreas
60-Grad-Trapez herablassend Verständnis [Lehrer[476]]	Milz	Milz
Dreieck aggressiv einsgerichtet Pioniere	Wurzel	Nebennieren

Tabelle 14: Whittens Haupt-Strahl-Entsprechungen (1932)

Strahlen	Persönlichkeits-Typen	körperliche Bedürfnisse	emotionale Bedürfnisse	mentale Bedürfnisse	geistige Bedürfnisse
Violett	Bogen	Phosphor	Liebe	inspirierende, schöpferische Arbeit	Gelassenheit Frieden
Indigo	Oval	Silizium Phosphor	Ruhe	Vision	Einssein
Blau	Kreis	Sauerstoff	Anregung	Inspiration	Selbstlosigkeit
Grün	Sechseck	Stickstoff	Mitgefühl	beaufsichtigtes, systematisches Studieren	Massen- oder Gruppen-Andacht
Gelb	Quadrat	Kohlenstoff Phosphor	Begeisterung	Anregung	Liebe
Orange	60-Grad-Trapez	Kohlenstoff	Wertschätzung	Anwendung	Frieden
Rot	Dreieck	Wasserstoff Eisen	Freude	Aktivität	Zielsetzung

Tabelle 15: Whittens Typen und Bedürfnisse (1932)

Strahlen	Monate	Wochentage	Zahlen	Noten	Düfte	Edelsteine[477]
weiß	alle Monate	...	11	Sphärenmusik	weißes Veilchen	Perle
violett	August	Montag	7	H	Veilchen	Amethyst Porphyr Diopsid
indigo	September	Freitag	3	A	feine orientalische Düfte	Rubin
blau	Mai	Donnerstag	1	G	Flieder Maiglöckchen	Saphir Topas Zitrin
grün	Oktober	Samstag	8	F	Narzisse Teerose	Jaspis Achat Serpentin
gelb	...	Mittwoch	6	E	Jasmin	Smaragd Jade
orange	...	Sonntag	9	D	orientalische Lilie	Saphir Türkis Sodalith
rot	Januar	Dienstag	5	C	Rose	Diamant Bergkristall

Tabelle 16: Whittens Neben-Strahl-Entsprechungen (1932)

Die Wochentage und die Töne wurden von einer Tabelle in Blavatskys Esoterischer Instruktion Nr. 1 abgeleitet.[479] Die Düfte sind anscheinend ein eigenständiger Beitrag.

Die Persönlichkeitstypen scheinen von den Tattvas von Rāma Prasād abgeleitet zu sein. Eine anfängliche Erklärung listet nur fünf Typen, wie es auch fünf Tattvas gibt. Spätere Lektionen ergänzen das 60-Grad-Trapez und das Sechseck als »eine Art modifiziertes Quadrat, ein wenig formbarer und vorausschauender«.[480] Hier sind Prasāds Tattvas (aus *Śiva-Svarodaya*) und Whittens Typen im Vergleich (siehe Tabelle 17).

Die Verknüpfung der Chakras mit Tattvas oder Elementen im östlichen System brach offenbar im Laufe irgendeiner Entwicklung ab, die zur Entstehung von Whittens Typen führte. Vielleicht war ein unbekannter Übermittler daran beteiligt, der das System erfand. Er könnte dafür verantwortlich gewesen sein, dass die Zahl der Typen auf sieben erweitert wurde, so dass sie den Strahlen zugeordnet werden konnten; später hat Whitten sie dann mit Strahlen, Farben und Chakras assoziiert.

Einige wenige Hinweise in Whittens *Initial Course* deuten eine mögliche Reihe von Korrespondenzen zwischen Persönlichkeitstypen und Kristalltypen an: »Der Kristall von Grün ist eine Modifikation des Quadrates, fast sechseckig.« »Der Kristall von Indigo ist nicht festgelegt, er wechselt zwischen einem Oval und einem Sechseck, mal tendiert er zu dem einen, mal zum anderen, aber meistens zu dem Oval.«[481] Spezifische Kristalltypen für die anderen Chakras/Strahlen/Farben werden nicht angegeben. Die Idee, mit den Chakras Kristalle zu verbinden, taucht die folgenden fünfzig Jahre nicht wieder auf, bis Joy Gardners *Color and Crystals: A Journey through the Chakras* (1988) veröffentlicht wurde.

In jüngeren Verknüpfungen der Chakras mit Steinen oder Kristallen scheint das Prinzip zu dominieren, dass die jeweiligen Farben übereinstimmen müssen. Nach diesem Grundsatz gehören rote Steine zum ersten Chakra, und es wirkt befremdlich, den Rubin mit dem sechsten Chakra assoziiert zu sehen. Orange Steine korrespondieren mit dem zweiten Chakra, bei Whitten jedoch sind es blaue. Gelbe Steine sollten mit dem dritten Chakra verbunden sein, bei Whitten sind es grüne. Als sie den Saphir mit dem Blau des fünften Chakras assoziiert, scheint es Whitten »richtig getroffen zu haben«, aber Topas und Zitrin wiederum

Chakras (traditionell)	Tattvas (traditionell)	Symbole (Prasād)	Farben (Prasād)	Chakras (Whitten)	Symbole (Whitten)	Farben (Whitten)
fünftes	Äther	Oval	alle Farben	siebtes	zerbrochener Bogen [Halbmond]	Violett
viertes	Luft	Kreis	Grün	sechstes	geschlossener Bogen [Oval]	Indigo
drittes	Feuer	Dreieck	Rot	fünftes	Kreis	Blau
zweites	Wasser	Halbmond	Weiß	drittes	Quadrat	Gelb
erstes	Erde	Quadrat	Gelb	erstes	Dreieck	Rot

Tabelle 17: Tattvas, Symbole und Farben

sollten mit den dritten Chakra vereint werden. Nur der Amethyst beim siebten Chakra stimmt mit den allgemeinen Erwartungen an derlei Entsprechungen überein. In Systemen, die dem siebten Chakra Weiß statt Violett zuordnen, könnte mit dieser Position auch der Diamant kombiniert werden.

Das Problem ist hier, dass die ursprüngliche Tabelle in Leadbeaters *Die Meister und der Pfad* zwar Strahlen und Steine zusammenführte, aber keine farblichen Entsprechungen. Die Assoziation der sieben Strahlen mit den Spektralfarben nach der Reihenfolge im Regenbogen war Whittens ureigenste Leistung. Sie teilte einfach die Einträge in Leadbeaters Tabelle den Strahlen/Farben/Chakras in ihrem System zu, ohne die Farben der Steine zu revidieren – außer im Falle des Saphirs, der zweimal vorkommt. Leadbeater ordnete ihn dem zweiten Strahl und Whitten sprach ihn dem zweiten Chakra zu, aber dann verband sie ihn mit dem blauen fünften Strahl/Chakra als Ersatz für den Speckstein (Steatit).

Die folgende Tabelle zeigt die Informationen, die Whitten in der Zeit nach der Veröffentlichung von *Die Chakras* (1927) und vor der Publikation ihres Farben-Gewahrseins-Fernkurses in Brieffform (1932) zur Verfügung standen. Allem Anschein nach bezog sie die Strahlen-Qualitäten sowohl von Leadbeater als auch von Bailey und fügte ihre eigenen Deutungen hinzu.

Whittens Vermächtnis

Bailey nannte ihre unvollständige Liste der Strahlen-Farben in *Briefe über okkulte Meditation* ein »Rätsel« und forderte damit Whitten heraus, es zu lösen.[486] Bailey hatte geschrieben: »Komplementärfarben werden in okkulten Büchern gern im Sinne von auswechselbaren Begriffen verwendet. Rot mag Grün, und Orangegelb Blau heißen«,[487] und lud Whitten damit ein, beim fünften Strahl Orange durch Blau zu ersetzen und beim zweiten Strahl Indigo durch Orange. Danach war es ein Leichtes, Rot und Indigo in der spektralen Ordnung in die von Bailey leer gelassenen Felder einzutragen.

Strahlen/ Chakras	Leadbeaters Strahlen-Qualitäten (1920)[482]	Chakra-Farben (1927)[483]	Baileys Strahlen-Qualitäten (1922)[484]	Strahlen-Farben (1922)[485]	Whittens Strahlen-Qualitäten (1932)	Strahl/ Chakra-Farben (1932)
siebter	wohlgeordneter Dienst Gottesdienst	Violett	zeremonielle Magie, Gesetz	Violett	Inspiration Heilung	Violett
sechster	Hingabe	Indigo	abstrakter Idealismus, Hingabe	...	Intuition Hingabe	Indigo
fünfter	Wissenschaft detailliertes Wissen	Blau	konkretes Wissen Wissenschaft	Orange	Wissenschaft Erfindung	Blau
vierter	Schönheit Harmonie	Gelb	Harmonie, Schönheit, Kunst, Einheit	Grün	Schönheit Harmonie	Grün
dritter	Anpassungsfähigkeit, Takt	Grün	Aktivität Anpassungsfähigkeit	Gelb	intelligenter Dienst	Gelb
zweiter	Weisheit	Rosa	Liebe Weisheit	Indigo	Weisheit Verwandlung	Orange
erster	Stärke	Orange-rot	Willen Macht	...	Willen Vitalität	Rot

Tabelle 18: Strahlen, Chakras und Farben (1920er – 1930er Jahre)

Alternativ könnte sich Whitten auf Leadbeaters *Die Chakras* beziehen und Grün und Gelb vertauschen, so dass sie mit den Farben korrespondieren, die Bailey dem dritten und vierten Strahl gegeben hatte, und dann beim zweiten Strahl Orange durch Rosa ersetzen. Doch obwohl Leadbeater die Farben in den Chakras als Strahlen bezeichnete, sind sie Strahlen der Vitalität (Prana) von der physischen Sonne, nicht die »sieben großen Kraftströme des Logos«, wie von Blavatsky, Leadbeater und Bailey definiert.[488] Indem sie die kosmischen Strahlen des Logos mit den Prana-Strahlen von der Sonne in Beziehung setzte, konnte Whitten die Strahlen, Farben und Chakras miteinander verknüpfen. Doch an diesem Punkt brach die Verbindung der Chakras mit Blavatskys sieben Prinzipien und ihren Farben ab, die in jener Tabelle aufgeführt waren, aus der Whitten die Entsprechungen für Farben, Wochentage und Töne bezog.[489]

Blavatsky sagte, dass »sich die menschlichen Prinzipien der Auflistung entziehen, weil sich jeder Mensch von jedem anderen unterscheidet … Nummerierung ist hier eine Frage des geistigen Fortschritts und der natürlichen Dominanz des einen Prinzips über das andere.« Und weiter: »Die Zahlen und Prinzipien kommen nicht in regelmäßiger Folge wie die Schalen einer Zwiebel, sondern der Schüler muss die passende Nummer für jedes seiner Prinzipien selbst herausfinden«, und dies müsse geschehen »ohne irgendein System der Nummerierung, oder das Assoziieren mit entsprechenden Zentren des Handelns, mit Farben, Tönen etc.«[490] Leadbeater und Bailey hatten versucht, Blavatskys Lehren über diese Dinge zu würdigen, was zu viel Verwirrung führte, besonders in Baileys unzähligen Versionen von Strahl/Farbe- und Chakra/Farbe-Entsprechungen in späteren Büchern. Vielleicht aus diesem Grunde unternahm Whitten den entscheidenden Schritt, die Strahlen nicht länger mit Nummern, sondern nur mit ihren Farben zu bezeichnen und sie *kosmische* Strahlen zu nennen.

Angesichts dieser Analyse von Whittens *Initial Course* sollte deutlich sein, dass diese einfache, aber naheliegende Zueinanderordnung von Chakras und Regenbogenfarben in theosophischen Kreisen in den 1920er Jahren ansehnliche Hürden zu überwinden hatte (siehe Tabelle 18). Ausgehend von Blavatskys Schriften, begann Bailey, immer kompliziertere Assoziationen zwischen Strahlen, Farben und Chakras zu entwickeln. Ohne es zu erkennen, hatte sich Whitten in die Tradition der

Chromotherapie eingefügt, die durch Baileys *Briefe über okkulte Meditation* eingeleitet worden war, und dabei entschlossen mit den Grundsätzen gebrochen, die Bailey entwickelte – Prinzipien, die im Band 1 von *Esoterische Psychologie* (1936) erstmals ausdrücklich dargestellt wurden. Zu jenen Grundsätzen gehörte, wie gesagt, die Platzierung des ersten Strahls (assoziiert mit Rot, in Verbindung mit Atman, dem göttlichen Willen) im siebten oder höchsten Zentrum, sowie die Platzierung von Violett in Verbindung mit dem zweiten Zentrum, weil wir angeblich durch eine historische Phase gingen, in der der siebte Strahl unsere Sexualität aktiv stimulieren würde.

Wie sinnvoll Baileys Prinzipien aus kosmischer Perspektive auch waren – für Farbtherapeuten waren sie nicht brauchbar. Es gab zu viele Aspekte im Sinne zu behalten und zu beachten. Die sieben Regenbogenfarben boten eine einfache Gedächtnisstütze, und jeder Abendländer konnte sie als eine handliche Auswahl von mentalen Schubladen nutzen, in denen sich Informationen ablegen ließen, die für den Zweck und das ordentliche Funktionieren der sieben Chakras relevant waren.

Obwohl Whitten als erste die Entsprechungen zwischen Meistern, Strahlen, Farben und Chakras auflistete, war sie nicht die letzte. Die Ich-bin-Bewegung, eine Strömung mit theosophischen Wurzeln, die in den 1930er Jahren von Guy Ballard (1878–1939) und seiner Frau Edna (1886–1971) gegründet wurde, brachte Meister mit Farben in Verbindung.[491] Die »Brücke zur Freiheit«, ein von Geraldine Innocente (1915–1961) gegründeter Ableger der Ich-bin-Bewegung, fügte in den 1950er Jahren die Chakras hinzu. »The Summit Lighthouse« und die »Church Universal and Triumphant« von Mark L. Prophet (1918–1973) und seiner Frau Elizabeth Clare Prophet (1939–2009), die sich aus der Brücke zur Freiheit entwickelten, veröffentlichten in den 1970er Jahren zwei populäre Bücher über die Chakras: *Studies of the Human Aura* (1971), durchgegeben von Kuthumi (angeblich Meister KH aus der theosophischen Tradition) und Djwal Khul (angeblich Alice Baileys Quelle), und *Intermediate Studies of the Human Aura* (1976), durchgegeben von Djwal Khul.

Jede dieser Gruppen entwickelte eine Liste von Meistern, die sich von derjenigen unterschied, die von Leadbeater in *Die Meister und der Pfad* veröffentlicht worden war, obwohl es auch einige Gemeinsamkeiten gab. Ihre Zuordnungen von Farben und Chakras sind einzigartig – die

»Brücke zur Freiheit« und das »Summit Lighthouse« verwenden weder Leadbeaters System noch den Regenbogen, und ihre jeweiligen Systeme unterscheiden sich auch leicht voneinander (von untersten zum obersten Chakra bei der Brücke zur Freiheit: Weiß, Violett, Gold und Rubin, Rosa, Blau, Grün, Gelb; beim Summit Lighthouse: Weiß, Violett, Lila und Gold, Rosa, Blau, Grün, Gelb).[492] Obwohl die Bücher von Summit Lighthouse auf ihre Weise populär sind, scheinen sie die Entwicklung des westlichen Chakrasystems doch nicht beeinflusst zu haben. Das System der »Brücke zur Freiheit« ist fast gänzlich in Vergessenheit geraten.

KAPITEL 18

Tempel strahlenden Glanzes

Die Chromo- oder Farbtherapie basiert auf der wissenschaftlichen Korrelation zwischen Farbe und Schwingungsfrequenz. Auch Klang hatte mit Schwingungsfrequenzen zu tun. Somit ließen sich die sieben Farben des Spektrums mit den sieben Noten der diatonischen Tonleiter in Beziehung setzen. Wie es Töne mit Frequenzen ober- und unterhalb der Schwelle des menschlichen Hörvermögens gibt, so gibt es auch Farben ober- und unterhalb der Schwelle des menschlichen Sehvermögens. Da sich die Tastenfolge eines Klaviers in Oktav-Abschnitten wiederholt und die gleiche Note in immer höheren Oktaven und Frequenzen wiederkommt, nahm man an, dass das Spektrum des Lichts ebenfalls in Oktaven zu gliedern ist. Also musste es Oktaven von Lichtfrequenzen unterhalb von Rot (Infrarot) und oberhalb von Violett (Ultraviolett) geben.

Auch im Bereich der nichtmateriellen Ebenen gab es Oktaven mit je sieben Unterebenen. Man nahm an, dass ihre immer feineren Materieformen mit immer höheren Schwingungsfrequenzen korrespondierten. Auf Blavatskys Lehren gestützt, nahm man ferner an, dass Menschen einen sechsten und siebten Sinn entwickelten, der es ihnen ermöglichte, astrale Töne und Farben wahrzunehmen.

Um die Mitte des 20. Jahrhunderts wurde die Mischung noch um Düfte erweitert. Man dachte, dass auch diese in Oktaven zu ordnen waren und es ein Schwingungs-Kontinuum gebe, das Düfte mit Tönen und Farben in immer höher aufsteigenden Frequenzen verbinde. Auch wenn es im Laufe dieses Kontinuums Lücken in der menschlichen Wahrnehmung gab, würde die geistige Evolution diese schließlich mit astralen

Sinneseindrücken auffüllen – und solchen von noch höheren Ebenen mit Düften, visuellen und akustischen Eindrücken.[493]

Es formierten sich Bewegungen mit der Zielsetzung, diese Sinnesmodalitäten in rituellem Rahmen zur Anwendung zu bringen, darunter magische Orden, Geheimgesellschaften und alternative Kirchen. Ein Beispiel stammt aus einer Anzeige in einem spiritualistischen Mitteilungsblatt aus dem Jahr 1961; sie warb für einen »Temple of Radiant Reflection« (»Tempel der strahlenden Reflexion«) einer Aquarian Cosmic Fellowship in Hollywood, Kalifornien: »Strahlende Lebensharmonik, ein Abend für den Garten der Seele mit einer Symphonie von Farbe, Musik, Duft und Räucherwerk, anschließend ein Trance-Vortrag über die Wissenschaft der Farben«.[494] Solche »Tempel des Glanzes« kann man auf die verlorenen Farbenlehren von Ivah Bergh Whitten zurückführen.

Color Temple College (Roland Hunt)

Wie gesagt, war Roland Hunt (1900–1973) Whittens bedeutendster Schüler. Er pflegte sein Image als vielseitig begabter Renaissance-Mensch – Anatom, Architekt, Dichter, Geschäftsmann in Werbung und Öffentlichkeitsarbeit, Künstler, Musiker, Physiologe, Psychologe und spiritueller Heiler/Lehrer. In seinen Schriften begegnet er dem Leser als ein ehrgeiziger, enthusiastischer, idealistischer, menschenfreundlicher, romantischer Visionär – und unermüdlicher Selbstvermarkter, besonders seiner Serie von Farbheilungsleuchten im Art-déco-Stil (Spectrone). Aus der einzigen Fotografie, die ich untersuchen konnte, und Andeutungen in seinen Schriften schließe ich, dass Hunt wohl ein reizender, attraktiver Modegeck und Prominenten-Spürhund war. Er war zehn Jahre lang, von 1943 bis 1953, mit der Künstlerin/Autorin Vera Stanley Alder verheiratet (der wir bereits in einem früheren Kapitel begegneten).[495]

Hunt besuchte die Vereinigten Staaten erstmals 1923.[496] Im Jahr 1930 hatte er bereits Whitten kennengelernt. Sein Buch *The Finding of Rainbow's End, and Other Mystical Experiences in the »Mother Lode« Country in 1930* (1939), ein zum Teil autobiografisches Werk der Art, die man heute kreatives Sachbuch nennen würde, erzählt die Geschichte, wie der Geologie-Professor Stuart White (Aaron Stuart Whitten) und seine Frau auf wundersame Weise einen Besitz in den kalifornischen Sierras entdecken, den sie in einen paradiesischen spirituellen Zufluchtsort zu entwickeln hoffen – vorbehaltlich ihres Abbaus eines reichen Radium-Vorkommens direkt darunter.[497]

Ein früheres Buch, *Fragrant and Radiant Symphony* (1937), stellte Hunts spirituelle Synthese der Farben-, Duft- und Tonkünste vor, während es die Geschichte der Entwicklung seiner Vision von einer internationalen Bewegung spiritueller Farben-Behandler im Dienste der Menschheit erzählt, die auf Whittens Lehren (AMICA) basiert, wobei die Nuklei dieser Bewegung in England seiner und in den Vereinigten Staaten ihrer Leitung unterstanden. Das Symbol dieser Bewegung war ein Pinienzapfen, eine Anspielung auf die Epiphyse (Corpus pineale), »die eine so wichtige Rolle bei der Entfaltung der ätherischen Fähigkeiten spielt«.[498] Hunt präsentierte detaillierte, niemals verwirklichte Baupläne für ein futuristisches »Farbentempel-College«, das Lotus Lodge heißen sollte.

Hunt erklärte, dass Whitten einundzwanzig Jahre früher »erstmals mitgeteilt bekam, ihr wunderschönes herrschaftliches Zuhause und ihren kostbaren Besitz zu verlassen«. Dieser Ruf muss sie zwischen dem Tod ihres Ehemanns 1913 und ihrem Auftauchen in Texas 1920 ereilt haben. Hunt fuhr fort: »Sie wurde von den Meistern angewiesen, sich ans Werk zu machen, eine Farben- und Kunst-Kolonie mit einem zentralen Vereinshaus und einem Halbkreis aus individuellen Bungalows zu errichten, jeder in seinem speziellen Farbton.«[499] Schließlich werde es »einen Gelben Tempel für Ausbildung und intellektuelles Verständnis, einen Blauen Tempel für die devotionellen Zwecke eines neuen Ordens und einen Grünen Tempel für die aktive, physische Anwendung des kosmischen Wissens geben«.[500]

Ähnliche Tempel, was Farben und Zweck anbelangt, beschrieben Besant und Leadbeater in *Man: Whence, How and Whither: A Record of Clairvoyant Investigation* (1913, dt. Ausgabe: *Der Mensch: woher, wie und wohin: Aufzeichnungen nach hellseherischen Untersuchungen*) im Zusammenhang mit der Evolution des Menschen und der Entwicklung einer Kolonie in Kalifornien mit dem Ziel, die Ausbildung einer spirituell weiter fortgeschrittenen Rasse zu unterstützen, deren Blütezeit in Jahrhunderte ferner Zukunft liegen werde.[501]

In Hunts *The Seven Keys to Color Healing* (1940) waren die Zielsetzungen der AMICA-Bewegung wie folgt beschrieben:

- »den Farbensinn überall auf der Welt zu steigern«
- »die Farben-Weisheit individuell und kollektiv, subjektiv und objektiv, in jedem Aspekt des Lebens anzuwenden«
- »sich aktiv durch die Einrichtung einer gesunden und harmonischen Umwelt am Wiederaufbau der Welt zu beteiligen; das Verständnis zwischen Individuen und Nationen zu verbessern«
- »die wundervolle Flexibilität der Farben im Dienste des Heilens mit spirituellem Feinsinn, mit psychologischen Verständnis und mit der Hilfe von physischen Farb-Hilfsmitteln [wie Hunts Leuchten] zu nutzen«[502]

Die Fortschritte in der Bewegung führten zu folgenden Neuerungen:

1. Einführung in das Thema mit Hilfe von *What Color Means to You*
2. Anleitung in Gruppen oder durch den Fernkurs (mit individueller Auswahl aus vier möglichen Schwerpunkten: Farben-Gewahrsein, Farben-Psychologie, Farben-Symbolik oder Farb-Therapie
3. Bildung unabhängiger Studiengruppen »von nicht mehr als elf Mitgliedern«
4. fördernde Mitgliedschaft mit Zertifikat nach einem Jahr des Studiums mit der Verpflichtung, »ein Jahr lang mindestens fünfzehn Minuten am Tag dem Studium der Farben zu widmen«
5. Möglichkeit, das AMICA-Hauptquartier zu besuchen, dessen Adresse »immer ein Geheimnis unserer Mitglieder bleiben wird; Sie werden es nicht besuchen können, bevor Sie nicht ein förderndes Mitglied sind.«[503]

Nur Whittens Kurs über Farben-Gewahrsein wurde jemals veröffentlicht. Hunt erwähnte einen zweiten Kurs mit dem Thema »Farben nutzen«, »einschließlich hellsichtiger Gemälde von den Chakras, Grafiken etc.«, der aber nicht überdauert zu haben scheint.[504] Das geheime Hauptquartier war wahrscheinlich ein nichtmaterieller oder astraler Ort – vielleicht gar ein Farbentempel, wie oben beschrieben.

The Seven Keys to Color Healing machte Teile von Whittens Kurs über Farben-Gewahrsein bekannter, insbesondere die Verbindung von kosmischen Farbstrahlen und Chakras. Hunt erweiterte Whittens Farb-Entsprechungen beträchtlich, so dass sie schließlich auch Metalle, Chemikalien, Nahrungsmittel und spezielle, auf der Anwendung von Farben beruhende Kuren und Vorgehensweisen zur Linderung von verschiedenen körperlichen und psychischen Krankheiten umfassten.

Wie in meinem Nachwort zu Leadbeaters *Die Chakras* erwähnt, enthielten Hunts *Seven Keys* auch eine Illustration, die Seiten- und Frontalansicht eines menschlichen Torsos einschließlich markierter Positionen der Chakras zeigt und von Tafeln in Leadbeaters *Die Chakras* kopiert war.[505] Diese Bilder werden einer grafischen Darstellung der sieben Ebenen gegenübergestellt. Jede Ebene erhält nicht nur eine Farbe (deren Namen entlang einer zentralen senkrechten Linie mit der Legende »Der Farb-Aspekt des Logos und Menschen« genannt sind), sondern ist auch durch Linien mit einem Chakra in dem Torso verbunden:

- **physisch** – rot (Wurzel)
- **ätherisch** (»Ebene der Chemisierung oder des Menschen Krankheit«) – orange (Milz)
- **astral** – gelb (Nabel)
- **niederes Mental** – grün (Herz)
- **höheres Mental** – blau (Hals)
- **Buddha** – indigo (Stirn)
- **Nirvana** – violett (Scheitel)
- **Paranirvana** – weiß

Chemisierung ist ein Begriff aus der Christlichen Wissenschaft, er bedeutet »eine Erregung und Verschlimmerung alter Glaubensüberzeugungen auf ihrem Weg zur Auflösung«.[506] Möglicherweise wird die ätherische Daseinsebene als diejenige Ebene hervorgehoben, auf der sich Krankheit zuerst manifestiert, bevor sie im physischen Körper erscheint, sowie zugleich als die Ebene, auf der die Ursachen von Krankheit aufgelöst werden können.

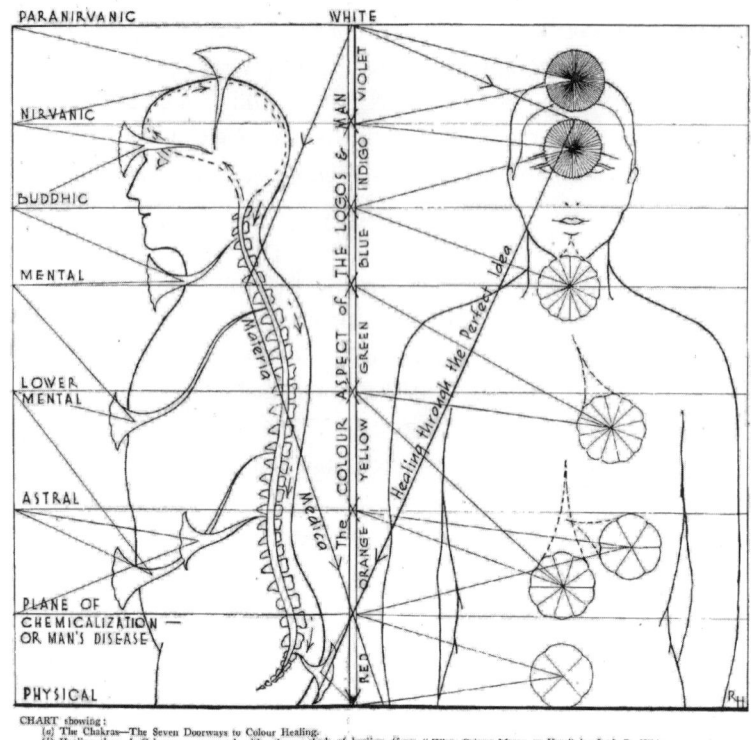

Abb. 20: Chakras und Ebenen nach Whitten (aus Roland T. Hunt, *The Seven Keys to Color Healing*, 1940)

Dies ist vielleicht die erste zeichnerische Darstellung von Verbindungen zwischen Chakras und Ebenen. Sie folgt den Begriffen, die Leadbeater auf einer Tafel in *Der sichtbare und der unsichtbare Mensch* verwendete – obwohl Leadbeater die physische und die ätherische Ebene als eine einzige Ebene behandelte, wie er auch die untere und obere Schicht der mentalen Ebene zusammenfasste; er nannte die monadische Ebene *paranirvanisch* (»über nirvanisch hinaus«), um auf insgesamt sieben Ebenen zu kommen.)[507]

Ein Entwurf von Hunts Grafik – ohne Torso, Chakras und Bezeichnungen der Farben-Linien – erschien bereits 1932 in *What Color Means to You*, was den Schluss erlaubt, dass die Entsprechungen von Chakras, Farben und Ebenen in die gleiche Zeit zurückreichen wie Whittens

Fernkurs zum Farben-Gewahrsein.[508] Obwohl der Kurs an sich Ebenen und Unterebenen im Zusammenhang mit dem wirksamen Spektrum bestimmter Farben erwähnte, war doch die grafische Darstellung in *Seven Keys* deutlicher.

Hunts Buch blieb vierzig Jahre lang auf dem Markt, und damit blieben Whittens Verknüpfungen von Farben und Chakras aktuell, bis sie schließlich in den 1970er Jahren mit den Chakra-Qualitäten kombiniert wurden, die uns heute geläufig sind.

Nach Whittens Tod 1947 gründeten Hunt und Dorothy Bailey den AMICA-Trust, um Whittens Vermächtnis am Leben zu halten. Die Resultate waren die Veröffentlichung einer erweiterten Version von *What Color Means to You* (jener bereits erwähnten Broschüre) und des *Initial Course*. Ein Jahr nach dem Tod von Aaron Stuart Whitten 1958 gründeten Hunt und Bailey in Los Angeles den AMICA Temple of Radiance (»Tempel des Glanzes«) und begannen eine neue Serie von Fernkurs-Lektionen, die von jemand anderem als Whitten gechannelt wurden. Da diese Lektionen selten von Chakras und Farben handeln, gehe ich hier nicht weiter darauf sein.[509]

Cosmic Color Fellowship (S. G. J. Ousely)

Hatte Whitten ihre internationale Vereinigung von Farben-Arbeitern in AMICA, so hatte ihr selbsternannter Nachfolger, S. G. J. Ouseley (1903–1957), seine »Cosmic Color Fellowship« – »eine weltweite Organisation, die bereit ist, zu helfen und zu dienen, wo Sie auch stehen oder was Sie auch erreichen wollen«. Die Voraussetzungen für die Zugehörigkeit waren leichter zu erfüllen als bei Whitten; es galt, nicht mehr als »einen sechsmonatigen Kurs über die Prinzipien der Farbenkunde« zu absolvieren. Sowohl Kurs als auch Mitgliedschaft hatten den Zweck, »Menschen zu helfen, neues Leben, Licht und Farbe auszustrahlen«, indem man »*kosmisch* gesinnt wird, um so empfänglicher zu werden für die Strahlen, die ständig aus den kosmischen Ebenen strömen«.[510]

Eine andere Werbung zeigte, dass die Gemeinschaft 1949 gegründet wurde und existierte »mit dem Ziel, die Prinzipien der Farbe und Strahlung in allen Aspekten des Lebens anzuwenden. Sie ist der Wissenschaft vom strahlenden Leben gewidmet.«[511] Eine Anmerkung des Verlegers in späteren Ausgaben von *The Power of the Rays* gab an, dass die Gemeinschaft nach Ouseleys Tod aufgelöst wurde.[512]

Der britische Theosoph und Okkultist Stephen Geoffrey John Ouseley war der einzige Sohn von John Joseph Mulvy (auch: Mulvey) Ouseley (1859–1930), einem in London lebenden Journalisten, Zeitungsherausgeber, Romanautor, Dramatiker und Verleger und seiner zweiten Frau. Stephen Ouseley schlug die Lehrerlaufbahn ein, arbeitete als Schulmeister und heiratete zweimal. Er schien ein ruhiges Leben geführt zu haben – bis auf eine bemerkenswerte Ausnahme.[513]

Im Jahr 1931, dem Jahr nach dem Tode seines Vaters, veröffentlichte Ouseley ein kurzes autobiografisches Werk mit dem Titel *From Camaldoli to Christ: Modern Monasticism Unveiled.* Er war das Kind einer tiefreligiösen katholischen Familie. In seinem Buch schrieb Ouseley verbittert über seine Schulzeit in katholischen Einrichtungen, die in seinem gescheiterten Versuch gipfelte, Mönch in dem toskanischen Kloster von Camaldoli zu werden, und danach seiner Hinwendung zur Anglikanischen Kirche. Der Harrison-Trust, eine anti-katholische Organisation, brachte das Buch heraus. Tatsächlich dürfte Ouseley von einem fanatischen, katholiken-feindlichen protestantischen Pfarrer ausgebeutet worden sein, der ihm nicht nur half, das Buch zu veröffentlichen, sondern ihn auch auf eine Lesereise schickte, auf der er sein Publikum mit Geschichten von seinem Leiden in katholischen Schulen und dem Kloster in Schrecken versetzte. Das *Tablet,* ein in London verlegtes katholisches Wochenblatt, versuchte, das Buch und die Vorlesungen mit einer Serie von Artikeln zu diskreditieren, die höhnisch verschiedene Unstimmigkeiten, Übertreibungen und angebliche Unwahrheiten enthüllten.[514] Es ist möglich, dass sich Ouseley aufgrund des resultierenden Skandals entschloss, fast unsichtbar zu leben und nur noch mit seinen Initialen statt mit Stephen zu signieren, um zu vermeiden, als ein »unzuverlässig aufrichtiger« Autor identifiziert zu werden.

In den 1940er Jahren, nach dem Tode seiner Mutter, begann Ouseley, in kleinen Zeitschriften okkulte Erzählungen zu veröffentlichen. Er publizierte auch im *Theosophist* und dem *Occult Review,* dem er häufig Beiträge lieferte.[515] Gegen Ende des Jahrzehnts brachte er die kleinen Bücher heraus, aufgrund derer er bis heute bekannt ist: *A Guide to Telepathy and Psychometry* (1948), *The Science of the Aura* (1949), *Color*

Meditations (1949) und *The Power of the Rays* (1951). Mit Ausnahme des ersten, sind diese Bücher fast vierzig Jahre im Handel gewesen. 1957 starb Ouseley vorzeitig im Alter von dreiundfünfzig Jahren.

Mitte des 20. Jahrhunderts ist die Farbtherapie offenbar zu einem großen Thema geworden. Ouseleys Bücher wurden von L. N. Fowler veröffentlicht, einem Konkurrenten von Hunts britischem Verlag C. W. Daniel, vielleicht wegen Hunts Erfolg mit *The Seven Keys of Color Healing*.

Was Ouseley in die Hand nahm, das verbesserte er (aus eigener Sicht). Was Whitten einst Farben-*Gewahrsein* genannt hatte, bezeichnete Ouseley als Farben-*Bewusstsein*. Whittens Beliebtheit bei einem weiblichen Publikum mit Tipps für farbige Dekoration wurde Ouseleys Beliebtheit bei einem männlichen Publikum durch seine Betonung von abstrakter Theorie und die häufige Verwendung des Begriffes *Farben-Wissenschaft*. Whittens kurz erwähnte Farben der Ruhe, Aktivität und Inspiration wurden zu Ouseleys Kategorien von erholsamen, revitalisierenden und inspirierenden oder stimulierenden Farben mit dazugehörigen Auflistungen.[516] Whittens Technik der Farben-Atmung, erstmals beschrieben in Hunts *Seven Keys* und weiter ausgearbeitet in ihrer posthum veröffentlichten Broschüre, wurde die Basis für Umschreibungen von Hunts Buch in brauchbaren Formaten wie *Color Meditations* und *The Power of the Rays*.[517]

Bei genauem Hinsehen erkennt man, dass sämtliches Ouseley-Material, das echt neu anmutet, bereits früher in einer ungenannten Quelle erschienen war und jetzt neu verpackt wurde. So sind zum Beispiel in der theosophischen Literatur die sieben Unterebenen der physischen Ebene in fest, flüssig, gasförmig und vier Typen von Äther unterteilt; jede von ihnen ist feinstofflicher als die vorausgegangene. Besant und Leadbeater bezeichnen sie mit den nichtssagenden Namen Äther I–IV und später mit den nur geringfügig hilfreicheren Etiketten ätherisch, überätherisch, subatomar und atomar. In Heindels *Weltanschauung der Rosenkreuzer* werden diese Ebenen zu chemischem Äther, Lichtäther, Lebensäther, rückstrahlendem Äther – wobei letzterer eine Reflexion der physischen Ebene in der Akasha-Chronik enthält.[518] Dem Buchtitel *The Power of the Rays* ermöglicht Ouseley eine Auferstehung, doch seine Quelle bleibt ungenannt.[519]

Ouseleys Grundbegriffe ähneln denjenigen Whittens, sind jedoch klarer formuliert:

- »Die Farbstrahlen sind Repräsentanten der kosmischen Lichter – erkenne, dass sie geistige Kräfte sind, die ständig zu dir und durch dich fließen.«
- »Die Farben wirken durch die Drüsenzentren des Körpers. Das Prinzip, das dem Heilen mit Farben zugrunde liegt, ist die Regulierung des Flusses der Farbenkräfte, indem man sie bewusst absorbiert, wie benötigt, und jeden Strahl mit dem spezifischen Zweck gebraucht, jedes Organ des Körpers *über das ätherische Gegenstück* neu aufzubauen und zu beleben.«
- »Regelmäßiges und systematisches Üben wird allmählich deinen Körper, Denken und Geist transformieren. Die allgemeine Gesundheit wird sich verbessern, das Denken wird effizienter und das Geist-Selbst empfänglicher und ausgebildet.«
- »Die Farben-Methode wird bald eine *unterbewusste* Funktion; da Farbe eines der grundlegenden Elemente im Universum ist, wirkt sie auf das Unterbewusste, eine wichtige Quelle von Gesundheit und Vitalität, während das Leben allgemein eine glücklichere Einstellung annimmt.«[520]

Ouseleys Betonung des Ätherkörpers und des Unterbewussten zeigt, dass der Anwendungsbereich seines Systems nicht so breit war die derjenige bei Whitten. Das Ziel bei Whittens *Initial Course* war, die Menschen für die Arbeit zum Wohle der Welt mit Wissen über das Lebensziel ihres Strahles auszustatten und darüber, wie sie sich mit der geistigen Führung des Meisters ihres Strahles in Verbindung setzen können. Ouseleys Ansatz konzentrierte sich auf Gesundheit und Selbstvervollkommnung – was auch für das westliche Chakrasystem gilt, mit dem wir heute vertraut sind.

Ouseleys Aussagen über die Entsprechungen von Farben und Chakras dürften für unsere Zwecke rasch in Tabellenform zusammenzufassen sein. Obwohl er die gleiche Zuordnung von Chakras zu Strahlen vornimmt wie bereits Whitten, verzichtet er auf Angaben über die Namen der Strahlen, Meister, Persönlichkeitstypen und andere Korrelationen wie Wochentage und Edelsteine.

Strahlen	Funktionen	Elemente	Ebenen
Weiß	...	...	kosmischer Ursprung
Violett	geistige Macht	spirituell, höheres Bewusstsein	göttlich/absolut
Indigo	Intuition	inspirativ intuitiv	intuitiv
Blau	Inspiration	heilend	spirituell/kausal
Grün	Energieversorgung	harmonisierend verbindend	höher mental
Gelb	Weisheit	psychisch	niedriger mental
Orange	Gesundheit	belebend	astral
Rot	Leben	physisch materiell	physisch/ätherisch

Prinzipien (Blavatsky)	Aura-Schichten	Eigenschaften	Chakras & Drüsen
...	...	...	...
Atman	Meister	idealistisch, würdig, wahrlich groß	Scheitel Hypophyse
Buddhi	Eingeweihte	klug, aufrichtig, heilig	Stirnmitte Epiphyse
Buddhi-Manas	Kausalkörper Fadenseele	religiös, andächtig mystisch	Kehle Schilddrüse
Manas oder Antahkarana	subjektives Denken, Seelenprinzip	anpassungsfähig, mitfühlend, anteilnehmend	Herz-Plexus Herz
Kama-Manas	objektives Denken	intelligent, konzentriert, optimistisch	Solarplexus Nebennieren
Kama-Prana	emotional	stolz, vital, verantwortungsvoll	Milz
Sthula-Linga	Gesundheit	sinnlich, autoritär dominierend	Basis der Wirbelsäule

Tabelle 19: Ouseleys Entsprechungen (ca. 1950)[521]

Die Funktionen der kosmischen Farbstrahlen in Ouseleys Büchern unterscheiden sich mehr von Leadbeaters und Baileys Lehren als die von Whitten vermittelten Funktionen. Gleichwohl sehen Ouseleys Funktionen sogar noch mehr wie ein Kontinuum menschlichen Potenzials aus, das in Abstufungen vom Materiellen zum Geistigen ansteigt, als Pryses oder Leadbeaters Version der Chakras. Ouseleys Kontinuum erlaubt eine klarere Ausrichtung zwischen Elementen, Ebenen, Auren und Eigenschaften.

Die Spalte »Elemente« ist als eine siebenfältige Manifestation von jedem Strahl bzw. jeder Farbe zu verstehen. Zum Beispiel hat Orange seine Aspekte physisch/materiell, psychisch, harmonisierend/verbindend, heilend, inspirativ/intuitiv und spirituell/höheres Bewusstsein – zusätzlich zu seiner gewöhnlichen vitalisierenden Funktion. Das heißt mit anderen Worten, dass jeder Strahl die anderen Strahlen in sich enthält. Damit gibt es Orange-Rot, Orange-Orange, Orange-Gelb, Orange-Grün, Orange-Blau, Orange-Indigo und Orange-Violett. Bailey verwendete diese Nomenklatur in *Briefe über okkulte Meditation*.[522] Wenn wir Ouseleys Nomenklatur folgen, können wir die Funktionen der siebenfältigen Strahlen einfacher erkennen, indem wir Orange-Gelb als »den psychologischen Aspekt der Vitalität« oder Orange-Indigo als den »inspirierenden Aspekt der Vitalität« wahrnehmen.

Die Begründung für diese Vorgehensweise, die Strahlen ineinander zu zeichnen, findet sich in den folgenden Worten aus Blavatskys Esoterischer Instruktion Nr. 2; sie werden von einer grafischen Darstellung begleitet, die hier als Abb. 21 wiedergegeben ist:

> Wie die sieben Farben des solaren Spektrums mit den sieben Strahlen oder Hierarchien korrespondieren, so hat jeder dieser letzteren wiederum ihre sieben Unterteilungen entsprechend der gleichen Reihe von Farben. Aber in diesem Falle ist eine Farbe – nämlich jene, die die jeweilige Hierarchie als ein Ganzes charakterisiert – dominierend und intensiver als die anderen.[523]

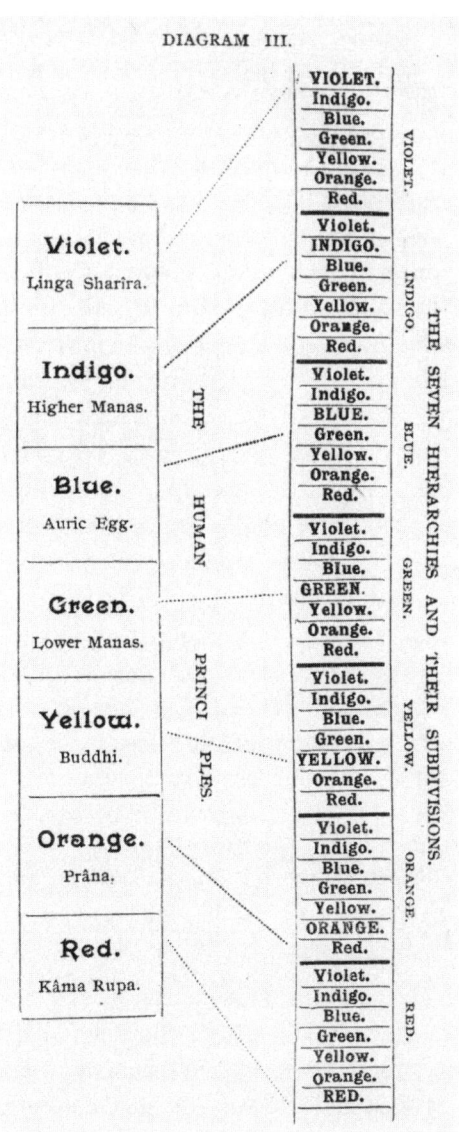

Abb. 21: Darstellung der Strahlen in Blavatskys Esoterischer Instruktion Nr. 2 (aus Blavatsky, *The Secret Doctrine*, Bd. 5: *Occultism*, 1897/1938)

Dieser Gedanke wird nicht nur in Baileys Lehren, sondern auch von Ivah Bergh Whitten weitergetragen, wie Roland Hunt in *Fragrant and Radiant Symphony* berichtete. Hunt reproduzierte Blavatskys Grafik dort, löschte jedoch die Namen der Prinzipien und ebnete damit den Weg für Ouseleys radikal andere Darstellung dieser Korrelation, wie sie Tabelle 19 zeigt.[524] Es ist wichtig wahrzunehmen, dass Hunts Version einen entschiedenen Bruch mit Blavatskys Lehren über die Beziehung zwischen Prinzipien, Ebenen, Farben und die Aura darstellt.

Wie gezeigt, bestand Blavatsky darauf, dass die Prinzipien nicht in eine Reihe gestellt werden sollten, da ihr Erscheinen in jedem Individuum eine Entwicklungsphase in der geistigen Evolution der Person darstelle und für jeden anders sei. Obwohl Bailey und ihre Anhänger diesem Ansatz treu blieben, stellten die meisten Autoren zu den Themen Heilen mit Farben und Chakras – nach Whitten und Hunt – die niederen und höheren Prinzipien, Ebenen, Aura-Schichten und Chakras dergestalt geordnet dar, dass sie den tieferen bis höheren Frequenzen des Lichts und ihren jeweiligen Farben von Rot bis Violett in der Reihenfolge des Regenbogens entsprechen. Im Laufe der Zeit wurden die Ideen der Prinzipien immer weiter in den Hintergrund gedrängt – wie in Ouseleys Büchern – und fielen schließlich ganz unter den Tisch.

In Tabelle 19 bezieht sich die Faden-Seele *(sūtrātman)* auf ein weniger bekanntes theosophisches Konzept, das den Kausalkörper (Seele) als einen Faden beschreibt, auf dem die Leben eines Individuums wie Perlen aufgereiht sind.[525] Dies ist das erste Mal, dass diese Vorstellung im Zusammenhang mit den Chakras auftaucht. Danach erfährt sie vierzig Jahre lang keine weitere Aufmerksamkeit in diesem Kontext. In den 1990er Jahren kommt sie in den Chakra- und Aura-Lehren von Barbara Brennan erneut zum Vorschein.

Dass Aura-Schichten und Chakras ineinander gezeichnet werden können, ist eine weitere Idee, die in dieser Tabelle der Entsprechungen zwar impliziert, aber nicht ganz ausgearbeitet wird, bis Brennan sie wieder aufgreift. Ouseley geht nicht so weit, zu sagen, dass jede Schicht der Aura ihr eigenes Chakrasystem hat, wie wir von Brennan erfahren. Doch er deutet an, dass die Chakras »Tore« zu den Aura-Schichten und deren jeweiligen Ebenen, Prinzipien oder Funktionen sind.[526]

Ouseley kehrte die Drüsen-Zuordnungen zum sechsten und siebten Chakra um. Er mag dabei Baileys *Briefen über okkulte Meditation* gefolgt sein oder die offenkundige Logik vorgezogen haben, die sogenannte Drittes-Auge-Drüse (Epiphyse) mit der Drittes-Auge-Hellsichtigkeit des sechsten Chakras zu verknüpfen. Kurioserweise verwendet Hunt in *Seven Keys* die gleiche Korrelation, sogar obwohl Whitten die Epiphyse mit dem siebten Chakra verbunden hatte.[527]

Der Wert von Ouseleys Büchern besteht darin, dass sie klar, prägnant und systematisch in der Präsentation sind. Er war ein besserer Autor als Whitten oder Hunt – nicht nur in der Ordnung, sondern auch stilistisch. Er trug eine ungeheure Menge okkulter Informationen zusammen (gewöhnlich ohne Angabe von Quellen) und errichtete etwas, das ein maßgebliches, vielleicht auch innovatives System zu sein scheint. Aber Whitten sehe ich als die wahre Innovatorin in der Farbe/Chakra-Verbindung. Hunt war ein Disseminator. Ouseley war ein zur Quellen-Amnesie neigender Konsolidator. Wenn sich seine Bücher nicht so sehr auf die Aura und das Heilen mit Farben, dabei nur gelegentlich auf die Chakras konzentrierten, würde ich sie als die *Lebensräder* von 1950 bezeichnen – aber das wäre unfair gegenüber Anodea Judith, die ihre Quellen gewissenhaft angegeben und anerkannt hat.

Ouseleys hat in seinen veröffentlichten Werken die Quellen, aus denen er schöpfte, niemals *wörtlich* plagiiert. So beruhte zum Beispiel sein Kapitel über den Farben-Tempel in *Color Meditations* zum Teil auf den Passagen über Farben-Tempel in Besants und Leadbeaters *Der Mensch: woher, wie und wohin* – aber Ouseleys Version war viel schöner formuliert.[528]

Wenn ich Ouseleys Form der Quellen-Amnesie differentialdiagnostizieren müsste, würde ich sie der absichtlichen Verschwommenheit des Autors zuschreiben, der nichts Neues zu sagen hat und ein Publikum mit Andeutungen von spiritueller Autorität beeindrucken will, sowie der »vertretbaren« Aneignung, in der Ansprüche früherer Quellen, eine zeitlose Weisheit zu übermitteln, die heutigen Rechte an intellektuellen Eigentum zunichtezumachen scheinen.

Temple of Radiant Reflection (Mary L. Wiyninger)

1960, drei Jahre nach Ouseleys Tod, wiederholte sich die Geschichte, als Mary Lucille Wiyninger (1907–1979) die Aquarian Cosmic Color Fellowship als gemeinnützige Organisation gründete. Man beachte, dass der Name dieser Organisation Elemente von Whittens Aquarian Mystical Institute of Color Awareness und Ouseleys Cosmic Color Fellowships kombiniert. Wiyninger war unter den Seelsorgern, die in der Anzeige für den bereits erwähnten Temple of Radiant Reflection genannt wurden. Jene Reklame erwähnte auch einen Fernkurs namens »ABC der Farben-Wissenschaft in 14 Lektionen« – die gleiche Zahl wie in Ouseleys Kurs.[529]

Ich konsultierte ein Exemplar von Wiyningers *Color and Cosmic Science: The ABC's of Color Science* – ein einziges, spiralgebundenes Buch mit maschinengeschriebenem und vervielfältigtem Text. Ich nahm an, dass dies der Kurs aus vierzehn Lektionen war, der in jener Werbeanzeige erwähnt wurde, und dass es verlorene Fernkurs-Lehren von Whitten oder Ouseley enthalten könnte. Wie sich herausstellte, handelte es sich um den ersten von zwei Bänden, der nur die ersten sieben Lektionen enthielt, die die ersten drei Strahlen und Chakras behandelten. Signifikante Brocken des Materials waren aus Hunts *Seven Keys* entnommen (ohne dass dieser Tatbestand erwähnt wurde). Noch erstaunlicher waren Passagen, die von Whittens *Initial Course in Color Awareness* plagiiert waren, und zwar vollständig, einschließlich der Rechtschreibfehler des Originals. Es fand sich viel Neues über die endokrinen Drüsen und ihre Beziehung zu den Chakras, möglicherweise von Ouseley. Doch in Ermangelung von Vergleichsexemplaren der verschollenen Whitten- oder Ouseley-Fernkurse ist es unmöglich, den Umfang der Anleihen oder Einflüsse festzustellen. Bei beiden, sowohl Ouseley als auch Wiyninger, dürfte die sich auf nicht urheberrechtlich geschützte, kurzlebige Fernkurse stützende Quellen-Amnesie das Mittel geliefert haben, ein vollkommen unaufspürbares Verbrechen zu begehen.

Wie dem auch sein mag, Hunts *Seven Keys to Color Healing* und Ouseleys *Color Meditations*, *Power of the Rays* und *Science of the Aura* in den 1940er und 1950er Jahren trugen die Verknüpfung von Chakras und Regenbogenfarben weiter zu den spirituellen Suchern der 1960er und 1970er Jahre; damit war sie bereit, assimiliert und unter die Chakra-Eigenschaften aufgenommen zu werden, die im Rahmen des Human Potential Movement entwickelt wurden. Die nächste Stufe in der Evolution des westlichen Chakrasystems führt uns zu der sonderbaren Kombination von östlicher Mystik und westlicher Psychologie, die im Esalen-Institut in Kalifornien herrschte, der Geburtsstätte des westlichen Chakrasystems, wie wir es kennen.

Teil 5
Gelehrte, Swamis und Seelenklempner (1930er – 1970er Jahre)

KAPITEL 19

Der Schlange Brut

Leadbeaters *Die Chakras* wurde in englischsprechenden Ländern überall auf der Welt verbreitet und war in mehrere westeuropäische Sprachen übersetzt und (in der englischen Ausgabe) auch in Indien bekannt. Inspiriert von Baileys *Briefe über okkulte Meditation* waren die Farbtherapeuten mit ihren von Farben abgeleiteten Ansichten über die Chakras in England und Amerika an der Arbeit, und die Neuigkeiten über Kundalini und die Chakras verbreiteten sich langsam in den intellektuellen Kreisen Europas. Diese Verbreitung wurde durch die Veröffentlichung von Woodroffes *The Serpent Power* (dt. Ausgabe: *Die Schlangenkraft*) im Jahre 1919 beschleunigt.

In Italien zum Beispiel begann der Philosoph und Esoteriker Julius Evola (1898–1974) über tantrische Lehren und *The Serpent Power* 1927 zu publizieren *(L'uomo come potenza)*. Das Buch wurde überarbeitet, erhielt 1949 seinen derzeitigen Titel *(Lo yoga della Potenza)* und wurde 1992 ins Englische übersetzt *(The Yoga of Power)*. Aus meiner Sicht ist es eine glänzende philosophische und esoterische Erklärung des Tantra und der Chakras – und kein Wunder, da Evola in brieflichem Kontakt mit Woodroffe stand, als er die erste Version schrieb.[530]

In Frankreich veröffentlichte der Philosoph und Esoteriker René Guénon (1886–1951) in den 1930er Jahren mehrere Artikel über Tantra und verwandte Themen wie *Die Schlangenkraft*. Unter diesen Artikeln sind »Kundalini-Yoga«, »Tantrismus und Magie« und »Der fünfte Veda« – jeder von ihnen erscheint in dem Band *Etudes sur l'Hindouisme* (engl. Ausgabe: *Studies in Hinduism*) im Rahmen von Guénons gesammelten Werken. Das Buch bietet auch eine großzügige Auswahl von Guénons

Rezensionen und Artikeln über verschiedene Aspekte des Hinduismus, die zwischen 1930 und 1950 in französischer und englischer Sprache erschienen waren und den Reichtum an persönlichen, yogischen und akademischen Forschungen zum Thema im Europa jener Zeit belegen. Wie Crowley, Regardie und Fortune bemerkte auch Guénon, eine zunehmend beeindruckende Stimme auf dem Gebiet der westlichen esoterischen Studien, Parallelen zwischen dem kabbalistischen Lebensbaum und den Chakras in seiner Arbeit »Kundalini Yoga«, die 1933 erstmals veröffentlicht wurde.[531]

Doch die wichtigsten Entwicklungen in den Kreisen der europäischen Intelligenzija für die Evolution des westlichen Chakrasystems fanden in der Schweiz statt.

Jung und *Die Schlangenkraft*

Der in Zürich lebende Psychologe Carl Gustav Jung (1875–1961) begann in den 1930er Jahren ebenfalls in öffentlichen Foren über Kundalini-Yoga und *Die Schlangenkraft* zu sprechen. Um die Zeit des Ersten Weltkriegs hatte Jung begonnen, Mandalas zu zeichnen, um seine psychische Entwicklung zu protokollieren.[532] Er betrachtete Mandalas als Symbole psychischer Ganzheit, die aus der Tiefe unseres Inneren emporsteigen und häufig archetypische Elemente enthalten, die aus dem riesigen Speicher einer gemeinsamem kulturellen Bildersprache bezogen werden, den er das kollektive Unbewusste nannte. Eine Reihe von Mandalas zu zeichnen, könnte zur »Wiederherstellung des inneren Friedens«[533] führen, oder »ein Ordnungsmuster« über das »psychische Chaos« legen.[534] Mandalas implizieren nicht nur »eine Einheit, die das Ganze des schöpferischen Lebens umfasst«[535], sondern dürften auch wichtige Schlüssel für den Prozess der Selbstentdeckung und Heilung bei Patienten offenbaren, die sich einer Analyse unterziehen.

Jungs Mandalas sind ein Teil des berühmten Werkes *Das Rote Buch*, das im Jahr 2009 erstmals veröffentlicht wurde – ein illustriertes privates Tagebuch mit Jungs inneren Erlebnissen einschließlich Träumen und Visionen während seiner psychischen Krise. Einige Bilder aus dem *Roten Buch* enthalten Schlangen, die vielleicht eine symbolische

Verbindung zwischen Kundalini und dem psycho-spirituellen Prozess anzeigen, durch den Jung gerade ging, und den er als *Individuation* bezeichnete.[536]

Vielleicht aufgrund seines Interesses an Mandalas besaß Jung ein Exemplar der Ausgabe 1919 von *The Serpent Power*.[537] Was er in dem Buch entdeckte, warf ein neues Licht auf eine Problempatientin – eine Europäerin, die auf Java geboren und in Indien aufgewachsen war –, deren körperliche und psychiatrische Symptome ihn vor ein Rätsel stellten. Die Vorstellungen von Kundalini und den Ebenen des Bewusstseins, die mit den Chakras assoziiert werden, boten Jung einen Weg, mit der Bildersprache in den Träumen und Mandalas seiner Patientin zu arbeiten, was zu einem Rückgang ihrer Symptome führte.[538]

Am 11. Oktober 1930 präsentierte Jung seine Entdeckungen über diese Patientin in einem Vortrag unter der Überschrift »Indische Parallelen«, in welchem er die mögliche Relevanz von östlichen Vorstellungen über die Kundalini und die Chakras für die westliche Psychologie auslotete.[539] Im nächsten Jahr lud er Jakob Wilhelm Hauer (1881–1962), einen Indologen von der Universität Tübingen, ein, in Zürich über verwandte Themen vorzutragen (»Überblick über den Yoga«, 13. Juni 1931). Eine spätere Beurteilung Hauers durch einen jüdischen Kollegen, er sei »sowohl als Wissenschaftler wie auch als Charakter höchst unzuverlässig«, scheint wohl begründet.[540] Nicht nur versuchte Hauer, auf der Basis einer Kombination von Arianismus, Christentum und der *Bhagavad Gītā* eine neue Religion zu gründen, er wurde 1937 auch Mitglied der NSDAP in der Hoffnung, seine neue Religion würde zur Staatsreligion des Dritten Reichs werden. Nach Kriegsende wurde er seiner Professur enthoben und für einige Jahre interniert.[541]

Um das Jahr auszufüllen, bot Jung einen zweiten Vortrag (»Indische Parallelen«) an (7. Oktober 1931).[542] Acht Monate später hielt ein Indologe von der Universität Heidelberg, Heinrich Zimmer (1890–1943), auf Jungs Einladung einen Vortrag in Zürich (»Einige Aspekte des Yoga«, 18. Juni 1932). Zimmer spielte in der Entwicklung des westlichen Chakrasystems eine wichtige Rolle – als Einfluss auf den Mythologen Joseph Campbell.

Jung lud Hauer ein, im Herbst 1932 wieder nach Zürich zu kommen und ein Wochen-Seminar über die Chakras in deutscher und englischer Sprache zu geben (»Der Yoga, im besondern die Bedeutung der Chakras«, 3.–8. Oktober 1932).⁵⁴³ Ein weiterer deutscher Indologe, Frederic Spiegelberg (1897–1994), besuchte dieses Seminar.⁵⁴⁴ Spiegelberg spielte ebenfalls eine wichtige Rolle in der Entwicklung des westlichen Chakrasystems – als Einfluss auf Michael Murphy, den Gründer des Esalen-Instituts in Big Sur, Kalifornien.

Im Anschluss an Hauers Seminar gab Jung vier Vorlesungen über Kundalini (am 12., 19. und 26. Oktober und 2. November 1932), die ersten drei in englischer, den letzten in deutscher Sprache.⁵⁴⁵ Englische Mitschriften und deutsche Vorträge und Übersetzungen wurden privat veröffentlicht. Die englischen Versionen wurden Mitte der 1970er Jahre etwas leichter zugänglich durch die Veröffentlichung in gekürzter Form in der Zeitschrift *Spring: Journal of Archetypal Psychology and Jungian Thought.*⁵⁴⁶ Ich erwähne diese Einzelheiten, um zu zeigen, dass sich Jungs Weitergabe seiner Erkenntnisse über die Chakras und Kundalini in jenen Vorträgen von 1932 weitgehend auf seine Mitarbeiter beschränkte, unter ihnen Zimmer, Spiegelberg und später Campbell. Daher hatten sie nicht eine direkte oder unmittelbare öffentliche Auswirkung auf die Evolution des westlichen Chakrasystems.

Wie bereits festgestellt, versuchen Tantra-Praktiker im östlichen Chakrasystem die Diversität des manifestierten Universums zu reduzieren und aufzulösen, bis nur dessen Ursprung übrig bleibt. Westliche Versionen neigen dazu, die Chakras in einen evolutionären Kontext zu stellen. Damit schreitet das Individuum – oder die Gesellschaft im Ganzen – von etwas Geringerem zu etwas Größerem voran, das Vormenschliche zum Übermenschlichen. Dies gilt auch für Jungs Erörterung der Chakras:

> In der Kultur manifestiert sich das Chakrensystem, darum kann sie eingeteilt werden in verschiedene Stufen: in Bauch-, Herz- und Kopf-Zentren. Darum können wir im Individuum oder in der Menschheitsentwicklung die verschiedenen Zentren erleben und nachweisen. ⁵⁴⁷

Wir können Jungs Aussage ergänzen, indem wir eine Liste von fünf Prinzipien erarbeiten, die den meisten Versionen des westlichen Chakrasystems zugrunde liegen:

- Die Chakras illustrieren fortschreitende Phasen in einem Prozess der persönlichen und gesellschaftlichen Evolution.
- Ihre Positionen im Körper sind von symbolischer Bedeutung.
- Diese Symbole sind auf der Grundlage der Assoziationen der westlichen Kultur zu interpretieren (z. B. Verdauung im Bauch, Empfindungen im Herzen, Denken im Kopf).
- Die von den Chakras repräsentierten Evolutionsphasen dürfen psychologisch interpretiert werden (statt oder auch im Sinne ihrer Bedeutungen für das geistige Wachstum).
- Die Vorstellung von Tattvas ist von gleichem Wert wie die Vorstellung von Elementen in der westlichen Esoterik, besonders der Alchemie (obgleich die Tattvas gewöhnlich als konstituierende Kräfte gedacht werden, welche die Elemente entwickeln; während man sich die Elemente in der Alchemie gewöhnlich als Grundtypen der Materie vorstellt, wobei Feuer das vierte Element ist anstelle der Luft.)[548]

Diese Prinzipien wollen wir im Sinne behalten, wenn wir Jungs Bemerkungen über die Chakras untersuchen. Da diese Aussagen über die Vorträge zum Thema verteilt sind, ziehe ich sie hier zusammen und behandele Chakra für Chakra entlang der Wirbelsäule von unten nach oben. Jungs freie Assoziationen über die Funktionen der Chakras liefern, was man als die Matrix bezeichnen kann, innerhalb derer sich die psychologische Komponente des westlichen Chakrasystems gebildet hat.

Im Interesse der Einfachheit in diesem Kapitel – und denen, die noch folgen – wähle ich eine gleichbleibende Reihe geläufiger Namen für die Chakras, unabhängig davon, wie sie in den zu besprechenden Texten genannt werden. Diese Vorgehensweise wird den Vergleich erleichtern, da die Komponenten des westlichen Chakrasystems – besonders der Chakra-Eigenschaften – zu verschmelzen beginnen. In runden Klammern stehen die Seitenzahlen in Jungs *Die Psychologie des Kundalini-Yoga;* Jung verwendete die Sanskrit-Namen.

1. **Basis** – hier »schläft das Selbst« (72); ein »Ort, wo die Menschen Opfer von Impulsen, Instinkten, Unbewusstheit sind« (73); »persönliches, körperliches Leben auf dieser Erde« (83); »unsere ratio-

nale Auffassung dieser Welt als der endgültigen« (26); »unbewusst, latent, schlafend« (148)
2. **Genital** – »das Unbewusste« (72); »der Anfang des psychischen Lebens überhaupt«, einschließlich »der ersten Regeln des körperlichen Anstandes« [Reinlichkeitserziehung] und »der Anfang der moralischen Erziehung« (131); »Irrtum und Begehren« (149)
3. **Nabel** – »das Zentrum der Emotionen« (96); »Leidenschaften, Wünsche, Illusionen« (97); »Streit, Zorn« (130); »ein Zentrum, in dem Materie verdaut und gewandelt wird« (107); »Gegensatzpaare« (149)
4. **Herz** – »Beim Zwerchfell überschreiten Sie also die Schwelle zwischen dem Sichtbaren, Greifbaren und dem beinahe Unsichtbaren, Ungreifbaren« (108); wir »entdecken das Selbst« und »fangen an zu individuieren« (102); »den Bereich, den wir Gefühl und Geist (mind) nennen« (108); »das Erkennen von Werten und Ideen« (109); die Ebene, die »unsere Zivilisation erreicht« hat (110); hier wird »der vorausschauende Geist geboren, es beginnt die Bewusstheit« (150)[549]
5. **Kehle** – »über die empirische Welt hinaus« (105); eine »Welt der abstrakten Ideen und Werte« (111); »der Sitz der Sprache«, »Irrtum und die Gegensatzpaare« hinter sich lassen, »Aufgeben der Bilderwelt, eine Bewusstwerdung der ewigen Dinge« (150)
6. **Stirn** – »die ferne Zukunft der Menschheit oder unserer selbst« (122); die »*Unio mystica* [mystische Vereinigung] mit der Gottesmacht« (122); eine »Erfahrung des Selbst [Subjekt], das offensichtlich vom Objekt, Gott, unterschieden ist« (123)
7. **Scheitel** – »ein rein philosophisches Konzept, das für uns keine Bedeutung hat; da es jenseits jeglicher Erfahrungsmöglichkeit liegt«; »da ist kein Objekt … da ist Gott nicht mehr, sondern nur noch Brahman [das Absolute]« (123)

Im weiteren Verlauf der Evolution des westlichen Systems durch den Rest des 20. Jahrhunderts werden wir weitere Inkarnationen der fünf Prinzipien sehen, die ich aus Jungs Arbeit abgeleitet habe, sowie auch verschiedenste Resonanzen mit dieser Liste von Chakra-Assoziationen.

Die Chakras der Jahrhundertmitte

So einflussreich sich *Die Schlangenkraft* unter den Intellektuellen Europas wie Evola, Guénon und Jung erwies, erschien eine französische Übersetzung erst 1959, gefolgt von Übersetzungen ins Deutsche (1961), Italienische (1968) und Spanische (1979). Spätere englische Ausgaben nach der ersten erschienen in Indien – aber selbst dort war ein Abstand von fast zwanzig Jahren zwischen der dritten (1931) und der vierten (1950) Auflage. Das Buch wurde in Amerika nicht weithin bekannt, bis 1974 die Dover-Taschenbuch-Ausgabe veröffentlicht wurde.

Nach der durch den Zweiten Weltkrieg bedingten Unterbrechung nahmen europäische Wissenschaftler das Studium und die Publikation von Werken über den Yoga wieder auf. Der rumänisch-französische vergleichende Religionswissenschaftler Mircea Eliade hatte bereits 1936 eine Abhandlung über die Ursprünge der mystischen Praxis des Yoga veröffentlicht, doch sein monumentaler Klassiker, *Yoga: Unsterblichkeit und Freiheit,* kam erst knapp zwanzig Jahre später heraus (frz. Original 1954; engl. Ausgabe 1958, dt. Ausgabe 1960); ein Teil dieses Werkes befasst sich mit den Chakras, wie sie in *Die Schlangenkraft* beschrieben wurden.

Der französische Indologe und Musikwissenschaftler Alain Daniélou (1907–1994) zog 1932 nach Indien und lebte dort fast vierzig Jahre lang. Er studierte bei verschiedenen spirituellen Lehrern und indischen Musikern und schrieb ein Kapitel, das auf *Die Schlangenkraft* basierte, für *Yoga: The Method of Re-Integration* (1955, frz. Original: *Yoga. Méthode de Réintégration* 1949), eine vollständige Darstellung der acht Glieder des Yoga mit Übersetzungen von passenden Schriften.

In Indien hatte Sivananda Saraswati die Prinzipien seines Kundalini-Yoga seit den 1930er Jahren festgeschrieben. Das Resultat war sein Klassiker *Kundalini Yoga* (1935, dt. Ausgabe: *Kundalini-Yoga).* Inzwischen, seit 1927, hatte Sri Aurobindo Ghose (1872–1950) Briefe über die von ihm selbst entwickelte Yoga-Praxis geschrieben, die er *Integraler Yoga* nannte – einschließlich Informationen über die Chakras. Um die Mitte des Jahrhunderts erreichten Aurobindos Lehren ein immer breiteres Publikum und hatten schließlich einen fruchtbaren Einfluss auf die Bildung des westlichen Chakrasystems.

In Amerika veröffentlichte der in Indien geborene Devā Rām Sukul (1895–1965) – der in den 1920er Jahren in Chicago die Hindu Yoga Society gründete, die später zum Yoga Institute of America in Kalifornien wurde, und der die Schauspielerin Mae West zu seinen Anhängern zählte – *Yoga and Self-Culture* (1947).[550] Das Buch enthielt eine Erklärung des östlichen Chakrasystems, nützliche Tabellen seiner Komponenten wie Mantras und Gottheiten, sowie farbige Illustrationen der Chakra-Mandalas, wie in *Die Schlangenkraft*. Doch es war nicht das erste Mal, dass diese Bilder auf amerikanischem Boden erschienen. Der britisch-amerikanische Erforscher paranormaler Phänomene, Hereward Carrington (1880–1958), veröffentlichte Sepiadrucke der Chakra-Mandalas von den im Original farbigen Illustrationen aus *Die Schlangenkraft* in *Higher Psychical Development: The Yoga Philosophy* (1920).[551] Sukuls Innovation bestand darin, Beschriftungen mit anatomischen Angaben über die Nerven-Plexus einzufügen, die mit den Chakras assoziiert waren.

Inzwischen ging die hellsichtige Untersuchung der Chakras in England mit der Veröffentlichung von *The Science of Seership* (1929) des theosophischen Hellsichtigen Geoffrey Hodson (1886–1983) weiter; der Höhepunkt des Buches war das Kapitel über das Thema Chakras, insbesondere unter der Schirmherrschaft des 1934 gegründeten Theosophical Research Centre, des theosophischen Forschungszentrums.[552] Die bedeutendste Forscherin des Zentrums war die hellsichtige Phoebe Daphne Payne (1891–1974; Ehename: Bendit), die unter dem Titel *Man's Latent Powers* (1938) einen halb autobiografischen Bericht über ihre Arbeit schrieb. Das Buch übernimmt die Identifizierung von psychischen Fähigkeiten mit den Chakras des Äther- und Astralkörpers bei Leadbeater und Powell und kombiniert dieses Schema (einschließlich des Milz-Chakras) mit persönlichen Beobachtungen, wie sich die Chakras in Krankheit und Gesundheit sowie im Hinblick auf die Entwicklung des psychischen Empfindungsvermögens zeigen.

Wie wir bereits feststellten, hatte Bailey die Konzepte blockierter bzw. ausgeglichener Chakras eingeführt. Payne beschrieb anschaulich, wie sich Chakras infolge von physischen oder emotionalen Traumata schließen und beim Ansprechen auf Energie-Heilbehandlungen öffnen. Dies war eine Premiere in der Geschichte der westlichen Chakra-Literatur und die Grundlage für Energiebehandlungs-Methoden, die Jahrzehnte später entwickelt wurden.

Gemeinsam mit ihrem Ehemann, dem jungianischen Psychiater und Theosophen Laurence J. Bendit (1898–1974), brachte Phoebe auch *The Psychic Sense* (1943) heraus, eine umfassende Theorie über die Entwicklung der Hellsichtigkeit durch den bewussten und intelligenten Gebrauch des dritten bis siebten Chakras – wieder auf der Basis des Modells, das von Leadbeater und Powell entwickelt worden war (illustriert in Abb. 12 des vorliegenden Buches). Die Forschung der Bendits kulminierte in einer Monografie über Gesundheit und psychische Entwicklung in Verbindung mit dem Wachstum des Ätherkörpers von der Empfängnis bis ins Erwachsenenalter in *Man Incarnate: A Study of the Vital Etheric Field* (1957, seit 1977 unter dem Titel *The Etheric Body of Man: The Bridge of Consciousness*).

Joseph Campbell und Sri Ramakrishna

Nach dem Krieg mussten deutsche Indologen, die sich für die Kundalini interessierten, entweder ins Exil in die Vereinigten Staaten gehen (Zimmer, Spiegelberg), oder sie waren durch die Beschwernisse des Lebens im nach-nationalsozialistischen Deutschland effektiv zum Schweigen verurteilt (Hauer). Mit der Emigration von Zimmer und Spiegelberg waren Quellen wissenschaftlicher und esoterischer Gedanken über die Chakras, Kundalini und Tantra im Begriff, mit einer Flut von Lehren und Lehrern aus Indien in den 1960er und 1970er Jahren zu verschmelzen, um gemeinsam das westliche Chakrasystem hervorzubringen.

Der amerikanische Mythologe Joseph Campbell (1904–1987) spielte bei diesem Zusammenfluss der Strömungen eine wichtige Rolle. Der Professor am Sarah Lawrence College in Yonkers, New York, besuchte im Jahr 1942 Vorlesungen Heinrich Zimmers an der Columbia University. Nachdem ihm sein Lehrstuhl an der Universität Heidelberg 1938 von den Nationalsozialisten entzogen worden war, lebte und lehrte Zimmer einige Zeit im englischen Oxford und zog schließlich nach New Rochelle, New York. Campbell war in New Rochelle geboren, wo er auch den größten Teil seines Erwachsenenlebens wohnte. Die beiden Männer wurden gute Freunde.[553]

Als Zimmer 1943 im Alter von zweiundfünfzig Jahren starb, übernahm Campbell die Aufgabe, seine Papiere aufzubereiten und zu veröffentlichen. Im Jahr 1951 wurde Zimmers *Philosophies of India* (dt. Ausgabe: *Philosophie und Religion Indiens*) veröffentlicht, herausgegeben von Campbell.[554] Der Professor für Religionswissenschaft Jeffrey Kripal befand: Campbell »schrieb mehr oder weniger das tantrische Resümee und Plädoyer von Heinrich Zimmers einflussreichem Werk *Philosophie und Religion Indiens*«. Dieser Kontakt mit den Lehren des Tantra war für Campbell »formativ«.[555]

Gleichermaßen prägend war Campbells Begegnung mit dem in New York lebenden östlichen Lehrer Swami Nikhilananda (1895–1973).[556] Der Swami hatte dort 1933 das Ramakrishna-Vivekananda-Zentrum gegründet. Er war selbst ein Angehöriger jener Tradition, nachdem er – wie bereits Vivekananda – von Sri Sarada Devi (1853–1920), der Ehefrau und Schülerin Sri Ramakrishnas, eingeweiht worden war. Wir haben gesehen, welche Wirkung Vivekananda auf die Entwicklung des Interesses am Yoga in den Vereinigten Staaten hatte, nachdem er 1893 vor dem Weltparlament der Religionen aufgetreten und im Jahre 1896 sein bahnbrechendes Werks *Raja-Yoga* veröffentlicht worden war.

Sri Ramakrishna (1836–1886) war ein eklektischer bengalischer Heiliger, der eine Vielfalt von hinduistischen, christlichen und muslimischen Lehren absorbiert hatte. Er wurde 1856 ein Priester der Göttin Kali und lebte jahrelang auf dem Gelände eines ihr geweihten Tempels. Von 1861 bis 1863 wurde er von der Asketin Bhairavi Brahmani in den Tantra eingeweiht.

Mahendranath Gupta, ein Schüler Ramakrishnas, begann 1882, dessen Lehren in Bengali aufzuzeichnen und erfüllte diese Aufgabe bis zum Tode Ramakrishnas vier Jahre später. Das so gesammelte Material wurde zwischen 1902 und 1932 in fünf Bänden veröffentlicht. Swami Nikhilananda übernahm die Übersetzung dieser Werke ins Englische und bat Campbell, das Ergebnis herauszugeben. Es wurde in einem einzigen Band, *The Gospel of Sri Ramakrishna* (1942), veröffentlicht, der zu einem spirituellen Klassiker werden sollte.[557] Das Buch glänzt mit einem begeisterten Klappentext von Zimmer.

Laut Kripal könne man sagen, dass »etwas von diesen beiden Texten« – *Philosophie und Religion Indiens* und *The Gospel of Sri Ramakrishna* – »Campbells Gesamtwerk als eine ständige, wegweisende Inspiration in sich birgt.«[558]

Im Jahr 1953 lernte Campbell in der Schweiz C. G. Jung kennen (und sollte zu den Eranos-Konferenzen 1957 und 1959 dorthin zurückkehren). 1954 und 1955 reiste er in Indien mit Swami Nikhilananda und besuchte das internationale Hauptquartier der Theosophischen Gesellschaft in Adyar bei Madras (heute: Chennai), wo er Daniélou traf, den damaligen Direktor des Bibliotheks- und Forschungszentrums Adyar.[559]

Nach seiner Rückkehr in die Vereinigten Staaten 1958 begann Campbell, Vorlesungen an der Cooper Union for the Advancement of Science and Art in New York zu halten. In jenem Jahr hielt er seinen anscheinend ersten öffentlichen Vortrag, in dem er das Wirken der Kundalini und der Chakras beschrieb. Kripals Bemerkung über die Bedeutung des Tantra in Campbells Werk belegend, habe ich Bezugnahmen auf Kundalini und die Chakras in den folgenden Schriften Campbells entdeckt. Dies ist keine vollständige Liste. Die Initialen in Klammern stehen für die Titel der Veröffentlichungen, die ich in meiner Präsentation der Ramakrishna/Campbell-Liste der Chakra-Eigenschaften zitieren werde:

1971 – *Myths to Live By* (dt. Ausgabe: *Lebendiger Mythos*) (»Die Inspiration der orientalischen Kunst«, Kapitel nach dem Vortrag an der Cooper Union 1958 *[MLB]*
1974 – *The Mythic Image* (eine üppig illustrierte Erklärung des östlichen Chakrasystems in dem Teil »Die Lotos-Leiter« *[TMI]*
1975 – ein Artikel in *Psychology Today* (Dezember-Ausgabe) betitelt »Kundalini-Yoga: Sieben Ebenen des Bewusstseins« *[PT]*
1988 – *The Inner Reaches of Outer Space: Metaphor as Myth and as Religion* (dt. Ausgabe: *Die Mitte ist überall*) (drei Kapitel: »Metaphern der psychischen Transformation«, »Schwellen-Figuren«, »Die metaphorische Reise«)
1990 – *Transformations of Myth through Time* (dt. Ausgabe: *Mythen der Menschheit*) (zwei Kapitel über Kundalini-Yoga)
2003 – *Myths of Light: Eastern Metaphors of the Eternal* (darin »Raja-Yoga: die Schlange der Chakras«, nach einem Vortrag vom 17.10.1966) *[MOL]*

Campbell nannte die Chakras mit ihren Sanskrit-Namen, die er übersetzte, und beschrieb sie wie in *Die Schlangenkraft* als Lotosblüten, indem er die Zahl ihrer Blütenblätter und ihre Farben auflistete. Doch er trug sorgfältig die wenigen Passagen in *The Gospel of Sri Ramakrishna*, in denen der Heilige sein Erleben der Kundalini und der Chakras beschrieb, in eine Liste der Bewusstseinszustände zusammen, die er mit jedem assoziierte. Es ist wichtig anzumerken, dass Ramakrishnas Gespräche in der Zeit aufgenommen wurden, als Blavatsky in Indien lebte. Ihre Veröffentlichung auf Bengali erfolgte vor dem Erscheinen der Originalausgabe von *Die Schlangenkraft*. Daher mussten diese Äußerungen eines tantrischen Eingeweihten für Campbell eine anthropologische Authentizität besessen haben, die er jenen irgendeines späteren Lehrers nicht hätte zuschreiben können, der von den Interpretationen der Theosophischen Gesellschaft über die Hindu-Mystik oder von Woodroffes akademischer, wenn auch empirischer, europäischer Ausrichtung hätte beeinflusst gewesen sein können.

Ramakrishnas Lehren über Kundalini und die Chakras waren weder systematisch noch erschöpfend. Somit ist es gleichermaßen wichtig zu bemerken, dass die Liste der Chakra-Eigenschaften, die Campbell in seinen Vorträgen anpries, abgeleitet und interpretativ war: Campbell zog Schlüsse und füllte die Lücken. Aus diesem Grund spreche ich von einem Campbell/Ramakrishna-Chakrasystem. Dieses System spielte eine Schlüsselrolle in der Entwicklung des westlichen Systems, indem es die Qualitäten lieferte, die derzeit mit den ersten drei Chakras assoziiert werden.

Die folgende Liste gibt einige von Ramakrishnas Lehren über die Chakras wieder. In runden Klammern stehen die Seitenzahlen in *The Gospel of Sri Ramakrishna,* das die Sanskrit-Namen verwendet.

1. **Basis:** Das Schlüsselwort für das, was der Aspirant hinter sich lassen muss, ist vermutlich »Weltlichkeit« (169).
2. **Genital:** Das Schlüsselwort ist vermutlich »Frauen«, d.h. Sexualität; Ramakrishna sprach zu einem rein männlichen Publikum (169).
3. **Nabel:** Das Schlüsselwort ist vermutlich »Gold«, d.h. Habsucht, Besitzgier (169).[560]
4. **Herz:** Der Aspirant hat einen »ersten, flüchtigen Eindruck von geistigem Bewusstsein« (151); sein Geist »sieht die individuelle Seele als eine Flamme« (245). »Das Denken des Aspiranten ist

von den drei unteren Zentren abgezogen. Er fühlt das Erwachen göttlichen Bewusstseins und sieht das Licht.« (499)
5. **Kehle:** »Sein Denken wird frei von aller Unwissenheit und Illusion« (151); der Devotee sehnt sich danach, nur über Gott zu sprechen und zu hören.« (499)
6. **Stirn:** »Der Aspirant sieht die Gestalt Gottes«, doch »mit einer kleinen Barriere zwischen dem Devotee und Gott« (500); »es ist wie eine Scheibe aus Glas an einer Laterne, die einen daran hindert, das Licht zu berühren.« (245)
7. **Scheitel:** »Sein Geist verschmilzt in Brahman. Die individuelle Seele und die Höchste Seele werden eins. Der Aspirant geht ins Samadhi ein. Seine Körperwahrnehmung verschwindet. Er verliert das Wissen von der äußeren Welt. Er sieht das Vielfältige nicht mehr. Sein logisches Denken kommt zum Stillstand.« (245)

Dies ist die Matrix, aus der Campbell seine Darstellung der Chakras bezog. Vergleichen Sie die folgende Zusammenstellung von Campbells Sichtweisen nach seinem Vortrag 1958, der in *Lebendiger Mythos* (S. 117–138) abgedruckt ist. Ich habe klärende Elemente von anderen Darstellungen hinzugefügt und verwende die Initialen aus der vorstehenden Liste zur Angabe der verwendeten Quellen. Campbell verwendete die Sanskrit-Namen der Chakras.

1. **Basis:** »geistige Stumpfheit«, »klammert sich voller Gier an die freudlose Existenz« *(MLB [dt. Ausgabe]* 120); behavioristische Psychologie *(PT,* 78); »uninspirierter Materialismus, bestimmt von ›harten Fakten‹« *(TMI,* 341); »Festhalten am Leben, das gar kein Leben ist, weil es darin keine Freude gibt, keine Vitalität, sondern nur trostlose, verbissene Existenz« *(MOL,* 29). [Beachten Sie die Resonanz zwischen »spiritueller Stumpfsinn« und Jungs Bemerkung von dem »schlummernden« Selbst.]
2. **Genital:** »Sex bedeutet ihm alles«, freudsche Psychologie *(MLB [dt. Ausgabe]* 121); Lust *(MOL,* 30) [Beachten Sie die Resonanz mit Jungs Assoziation mit Begehren.]
3. **Nabel:** »Willen zur Macht«, adlersche Psychologie *(MLB [dt. Ausgabe],* 121); »Gewalt« *(TMI,* 350); »konsumiert alles, beherrscht alles, isst alles, verwandelt es in eigene Substanz«, »Erfolgstrieb«,

Sieg und Niederlage, ob militärisch, finanziell oder erotisch« *(MOL,* 30–31) [Beachten Sie die Resonanz mit Jungs Assoziation mit Verdauung. Die adlersche Psychologie geht auf Alfred Adler (1870–1937) zurück und handelt von der Entwicklung der Individualität durch Untersuchen von Themen der Selbstachtung (wie Minderwertigkeitskomplex), Wille und Macht.]

4. **Herz:** »eigentlich menschliche, im Unterschied zu sublimierten tierischen, Ziele und Antriebe werden ins Auge gefasst und wachgerufen«, Kunst, Religion, Philosophie *(MLB [dt. Ausgabe],* 121); »Transzendenz des Selbst und gewöhnlicher menschlicher Emotionen – so dass zum Beispiel Liebe zu Mitgefühl wird, unverbunden und unpersönlich«, jungsche Psychologie *(PT,* 78); »Kräfte der Kunst und des Geistes« *(MOL,* 31) [Beachten Sie die Resonanz mit Jungs Bemerkung über die Geburt des Geistes.]

5. **Kehle:** »Läuterung«, um »alle weltlichen Scheidewände zwischen einem selbst und der Schau Gottes wegzuräumen« *(MLB [dt. Ausgabe],* 125); »spirituelle Bemühung, Askese und der Beginn von geistiger Erfüllung«, wo es der Zweck der Läuterung ist, »die Sinne zu unterwerfen« *(PT,* 78); »asketische, mönchische Jünger«, »Reinigung«, »religiöser Eifer«, »besiegt die eigenen, nach außen gerichteten Neigungen, kehrt alles nach innen« *(MOL,* 35) (Beachten Sie die Resonanz mit Jungs Bemerkung über Entsagung.]

6. **Stirn:** Hier »öffnet sich das geheimnisvolle innere Auge zur Gänze und auch das geheimnisvolle innere Ohr«. »Man erlebt dann mit unmittelbarer Gewalt das Ganze: Gesicht und Stimme des Herrn ... dessen strahlender Glanz erschallt«, »die Seele schaut ihr vollkommenes Objekt: Gott«, Glückseligkeit *(MLB [dt. Ausgabe],* 125); »bedingte Verzückung«« *[savikalpa-samādhi],* deren Zweck es ist, »das höchste Bild Gottes zu schauen ... die himmlische Vision« *(PT,* 78); *saguṇa-brahman,* das bedingte Absolute«, wo Ekstase noch die Wahrnehmung von Ich und Du einschließt *(TMI,* 380–381); »Drittes Auge«, »Inneres Sehen«, »höchste Vision vom Herrn der Welt, jener menschlichen Gestalt des Göttlichen, die über das Menschliche hinausgeht.« *(MOL,* 35) [Beachten Sie die Resonanz mit Jungs Bemerkung über Gott als Objekt.]

7. **Scheitel:** »der absolute, unentzweite Zustand jenseits aller Kategorien, Visionen, Empfindungen und Gefühle«, »die Seele und ihr

Gott, das innere Auge und sein Objekt, sind beide gleichermaßen ausgelöscht. Es gibt jetzt weder ein Objekt noch ein Subjekt noch irgendetwas, das gekannt oder genannt werden könnte« *(MLB [dt. Ausgabe],* 126); »bedingungslose Verzückung« *[nirvikalpa-samādhi]* oder reine Glückseligkeit« *(PT,* 78); *nirguṇa-brahman,* das »bedingungslose Absolute« *(TMI,* 381); »jenseits der Dualität«, »alle Phänomenologie ist überwunden« *(MOL,* 37–38) [Beachten Sie die Resonanz mit Jungs Bemerkung über »kein Gott, kein Objekt, nur Brahman«.]

Campbell verknüpfte das Basis-Chakra oft mit den Drachen aus der westlichen Sagenwelt und ihrer Vorliebe, Gold zu horten und Mädchen in Höhlen gefangen zu halten, und schlug damit eine Brücke zur Kundalini als der Schlangenkraft und Ramakrishnas Kommentaren über Frauen und Gold.[561] Die Eigenschaften Weltlichkeit, Frauen und Gold, die das Ramakrishna/Campbell-System mit den ersten drei Chakras assoziiert, wurden als *Überleben, Sex* und *Macht* in das westliche Chakrasystem übertragen. Die anderen blieben der östlichen Vorstellung treu, dass die Chakras zunehmend erweiterte Bewusstseinszustände repräsentierten, aber verdrängt worden sind.

Ramakrishna war ein Validator, trotz der Unvollständigkeit seiner Beschreibungen, und sein Chakrasystem war empirisch. Campbells Chakrasystem war interpretativ; er selbst war ein Konsolidator der Informationen von Ramakrishna und Jung. Dessen System bietet einen reichen Schatz an möglichen westlichen Bedeutungen für die in *Ṣaṭ-Cakra-Nirūpaṇa* beschriebene Symbolik der Chakras; es war formativ, und Jung selbst war ein Innovator.

KAPITEL 20

Kundalini-Thermalquellen – Esalen-Institut

Es dürfte sowohl zeitgenössische Yoga-Praktiker als auch New-Age-Esoteriker überraschen, dass das westliche Chakrasystem, wie wir es heute kennen – eine bestimmte Liste von Chakra-Eigenschaften, kombiniert mit den sieben Farben des Regenbogens in der Reihenfolge wie im Lichtspektrum – aus der eigentümlichen Mischung von östlicher Mystik, Verhaltenspsychologie und verschiedenen Methoden der Körperarbeit hervorgegangen ist, die in den 1960er und 1970er Jahren im *Esalen-Institut* in Big Sur, Kalifornien, zusammengekommen sind. Diese Einrichtung entwickelte sich aus Seminaren, die von den Gründern Michael Murphy (geb. 1930) und Richard (Dick) Price (1930–1985) organisiert wurden, und besteht seit 1962 auf einem Stück Land aus dem Besitz von Murphys Familie. Zwei Jahre später erhielt es den Namen Esalen Institute nach einem Indianerstamm, der früher in der Gegend heimisch war, nun aber praktisch nicht mehr existierte. Es gab natürliche Thermalquellen auf dem Land und eine Felskuppe mit Blick auf den Pazifik.[562] Einer der Bewohner beschrieb Esalen 1970 als …

> ein empörendes Avantgarde-Zentrum, das sich mit der Erforschung »jener Strömungen der Erziehungswissenschaften, Religion, Philosophie, der Medizin und der Sozialwissenschaften beschäftigt, die die Entwicklungsmöglichkeiten und Werte des menschlichen Seins hervorheben«. Das Institut erhält vieles von seiner farbenprächtigen Dynamik aufgrund seiner Lage inmitten der leidenschaftlich ruhigen Klippen und Wälder der Big-Sur-Küstenlinie unmittelbar südlich von Carmel, Kalifornien.[563]

Esalen war der Geburtsort des Human Potential Movement, einer festen Einrichtung der Gegenkultur der 1960er Jahre und Vorläufer der New-Age-Bewegung in den 1980er Jahren und danach. Laut Kripal, dem führenden Chronisten von Esalens schillernden Persönlichkeiten und Geschichte, wurde der Begriff *human potential* – menschliches Potenzial – 1965 von Michael Murphy und George Leonard, dem Herausgeber der Zeitschrift *Look,* als ein Kontrapunkt zu Aldous Huxleys »Möglichkeiten der Menschen« *(human potentialities)* geprägt. Huxleys *Ewige Philosophie* (1945) war ein früher »Gründungs«-Einfluss in Esalen.[564]

Kripal deutet an, dass Dick Price von »singhalesischem Theravada-Buddhismus, japanischem Zen und chinesischem Taoismus« inspiriert war.[565] Price scheint in der Entwicklung des westlichen Chakrasystems keine Rolle gespielt zu haben. Murphys Rolle hingegen basierte auf seinem Interesse an indischer Mystik und Yoga und war grundlegend.

Michael Murphy und Sri Aurobindo

Im Jahr 1950 besuchte Murphy ein für ihn lebensveränderndes Seminar über vergleichende Religionswissenschaft des deutsch-amerikanischen Indologen Frederic Spiegelberg an der Universität Stanford. Wir sind Spiegelberg schon im vorigen Kapitel im Zusammenhang mit Jungs Kundalini-Yoga-Seminaren in den 1930er Jahren begegnet. Nachdem er seine Professur an der Universität Dresden 1937 verlor, als die Nationalsozialisten die Akademien von jüdischem Lehrkörper und Personal säuberten, floh Spiegelberg in die Vereinigten Staaten und ging 1941 an die Universität Stanford. Kurz vor seiner Begegnung mit Murphy verbrachte Spiegelberg 1949 zwei Wochen im Sri-Aurobindo-Ashram im indischen Pondicherry.[566]

Sri Aurobindo, ein Dichter, Philosoph, Mystiker und Yogi, der als Revolutionär angefangen hatte, der sich für die Freiheit des indischen Volkes von der britischen Herrschaft einsetzte, begründete ein System zur Entwicklung zunehmend erweiterter Bewusstseinszustände in evolutionärer Folge, die durch Meditation zu erlangen sind. Diese Zustände wurden als das höhere Mental, das erleuchtete Mental, das intuitive

Mental, das Übermental und das Supramental bezeichnet. Aurobindo nannte sein System Integraler Yoga und schrieb, dass »es die Essenz und viele Prozesse der alten Yogas übernimmt – seine Neuheit liegt in seinem Ziel, Standpunkt und der Ganzheit seiner Methode«.[567]

Das Ziel des Integralen Yoga war, »das göttliche Bewusstsein und die göttliche Kraft in den Herzen der Menschen zu errichten, nicht nur für eine persönliche Erlösung, sondern für ein göttliches Leben hier«. Die Möglichkeit einer solchen Synthese des Irdischen und des Göttlichen »schien mir der integralen Wahrheit über sie so nah wie möglich, deshalb habe ich das Streben danach als integralen Yoga bezeichnet«.[568]

Nachdem er Sri Aurobindo nicht lange vor dessen Tod kennengelernt hatte, gab Spiegelberg seine Begeisterung für den Integralen Yoga an Murphy weiter, der Aurobindos Abhandlung zum Thema las, *The Life Divine* (dt. Ausgabe: *Das Göttliche Leben*), die ihm zur lebenslangen Inspiration wurde. Laut Kripal »gelobte [Murphy] sowohl sich selbst als auch dem Göttlichen beim Lagunitas-See am 15. Januar 1951, den Rest seines Lebens dieser Vision Aurobindos zu widmen«.[569] Mehrere Jahre nach Aurobindos Tod verbrachte Murphy 1956–1957 sechzehn Monate im Ashram von Pondicherry.[570]

In der Zwischenzeit, 1951, hatte Spiegelberg einen Schüler Aurobindos, Haridas Chaudhuri (1913–1975), eingeladen, als Fakultätsmitglied der von Spiegelberg gerade gegründeten American Academy of Asian Studies (Amerikanische Akademie für Asienwissenschaften) in San Francisco in die Vereinigten Staaten zu kommen. Chaudhuri gründete kurz nach seiner Ankunft in den Staaten die Cultural Integration Fellowship (CIF, Gemeinschaft für kulturelle Integration). 1956, als sich Spiegelbergs Organisation auflöste, übernahm die CIF deren Mission und wurde schließlich zum California Institute for Integral Studies. (Price war zur gleichen Zeit wie Murphy in Stanford gewesen, doch sie hatten sich nicht kennengelernt; sie begegneten sich zum ersten Mal 1960 in der CIF.) Chaudhuri, der mehrere Bücher über Aurobindo schrieb, wurde 1964 eingeladen, in Esalen ein Seminar über den Integralen Yoga zu geben.[571]

Aurobindos Lehren über die Chakras sind über eine Reihe von Briefen an seine Schüler verstreut, die er zwischen 1927 und 1950 geschrieben hatte. Drei kleine Auswahlbände von Briefen über den Yoga wurden in den 1930er Jahren veröffentlicht, eine vierbändige Auswahl von 1947 bis 1951 *(Letters of Sri Aurobindo)*, eine zweibändige Ausgabe 1958 *(On Yoga)*, und eine dreibändige Ausgabe 1970 *(Letters on Yoga*, dt. Ausgabe: *Briefe über den Yoga)*.[572] Auf diese Weise waren jene Lehren in den Jahrzehnten bis zur Gründung von Esalen ständig erhältlich.

Dies ist Aurobindos Kontinuum menschlichen Potenzials:[573]

- **Physisches** – erstes Chakra (Basis): »regiert das physische Bewusstsein und das Unbewusste [d.h. Unter- oder Unbewusste]«; hat mit Nerven und Sinnesempfindungen zu tun[574]
- **Vital** – astrales Bewusstsein[575], unterteilt in:[576]
    1. **niederes Vital** (physisches Vital) –– zweites Chakra (Genital): »regiert die kleinen Begierden, Lüste, Begehren, die kleinen Sinnesregungen«, Antriebe wie »Verlangen nach Essen, sexuelles Verlangen, kleine Vorlieben, Abneigungen, Eitelkeit, Streitigkeiten, Lobsucht, Wut über Tadel, kleine Wünsche«
    2. **mittleres Vital** – drittes Chakra (Nabel): Leidenschaften wie »Ehrgeiz, Stolz, Angst, Ruhmsucht, Anziehungen und Widerwillen«; »regiert die größeren Lebenskräfte und die Leidenschaften und größeren Wunschregungen«
    3. **zentrales/emotionales Vital** – viertes Chakra (Herz): »regiert das höhere emotionale Wesen«, Emotionen wie »Liebe, Freude, Kummer, Hass«
    4. **höheres/mentales Vital** (auch vitales Mental genannt) – fünftes Chakra (Kehle): »regiert Ausdruck und alle Äußerung der Gedankenregungen und mentalen Kräfte« (wie in der Sprache[577]); Denken oder verbaler Ausdruck von »Emotionen, Wünschen, Leidenschaften, Empfindungen«
- **denkendes Mental** – sechstes Chakra (Stirn): »regiert Denken, Willen, Vision«, auch das dritte Auge
- **höheres Mental** – siebtes Chakra (Scheitel – oberhalb des Kopfes): »regiert das höhere Denken und das erleuchtete Mental und reicht nach oben zu Intuition und Übermental«
- **erleuchtetes Mental** – auch in dem siebten Chakra verankert
- **intuitives Mental** – jenseits des siebten Chakras, aber durch dieses vermittelt
- **Übermental** – »eine Art von Abordnung des Supramentals (dies ist nur eine Metapher), die das derzeitige evolutionäre Universum

unterstützt, in welchem wir hier in Materie leben«[578]; jenseits des siebten Chakras, aber durch dieses vermittelt
- **Supramental** – »selbstbestimmende Wahrheit des Göttlichen Bewusstseins«[579], »in dem es keinen Platz für das Prinzip von Teilung und Unwissenheit geben kann«; »ein volles Licht und Wissen, das aller mentalen Substanz oder mentalen Regungen überlegen ist«[580]; korreliert mit *satya-loka* (Welt oder Ebene der Wahrheit), »dem Höchsten in dem Maßstabe, der mit diesem Universum verbunden ist«[581]
- **Höchstes** – *saccidānanda* (Existenz/Bewusstsein/Glückseligkeit); »nicht eine Welt, sondern suprakosmisch«[582]; dem »Göttlichen Bewusstsein« gleichgestellt[583]

Aurobindo lieferte eine Liste mit Farben und Anzahl der Blütenblätter, die mit den Lotosblüten/Chakras assoziiert sind. Diese Blütenblätterzahlen sind traditionell. Doch die Farben scheinen exzentrisch, ohne Bezug zu früheren Systemen von Tantra bis Leadbeater. Sie spielten in der Entwicklung des westlichen Chakrasystems keine Rolle. Doch das Kontinuum des menschlichen Potenzials, das Aurobindos Lehren implizieren, wurde zu einer zentralen Metapher für vieles, das in Esalen und in der weiteren Human-Potential-Bewegung geschah. Diese Metapher war auch die Matrix, aus der das westliche Chakrasystem, wie wir es kennen, geboren wurde.

Damit war Aurobindos Vision des Chakrasystems für Esalen formativ, und er selbst war ein Innovator – trotz der Tatsache, dass das Chakrasystem innerhalb des größeren Kontexts von Aurobindos Integralem Yoga eine relativ untergeordnete Rolle spielte. Die Meditierenden hatten die durch die Chakras repräsentierten Bewusstseinszustände zu überwinden, um das intuitive Mental, das Supramental und das Übermental zu erlangen – Erweiterungen des Bewusstseins, die über das höhere und erleuchtete Mental des siebten Chakras hinausgingen.

Esalen und Energie

Ein anderes zentrales Bild in Esalen war der Begriff *Energie* (die hier selbst im englischen Sprachraum häufig großgeschrieben wurde) – ein schwer zu definierendes Wort, das im New-Age-Diskurs allgegenwärtig wurde. Im wissenschaftlichen Rahmen lernen wir über physikalische Energie und wie sie gespeichert wird (potenzielle Energie) und freigesetzt wird (kinetische Energie). Wir verstehen, dass Energie bei einigen chemischen Reaktionen aufgenommen wird – etwa wenn sich Atome mit Molekülen verbinden –, und bei anderen Vorgängen frei wird – wenn solche Bindungen gelöst werden. Wir sehen freiwerdende Energie im Feuer und begreifen, dass die durch Kernspaltung freigesetzte Energie genutzt werden kann, um elektrischen Strom oder Atombomben herzustellen. Aber wenn wir subtile Energien – wie Kundalini, Chakras, Auren und so weiter – und ihre Wirkungen zu verstehen versuchen, werden die Dinge verschwommen.

Im New-Age-Kontext wird das Wort *Energie* häufig als grundsätzliche Gegebenheit vorausgesetzt und absichtlich vage und unerklärt gelassen – oder von pseudowissenschaftlichen Grafiken und Spekulationen umgeben, die es mit Quantenphysik in Verbindung bringen. Ich war nicht wenig überrascht, als ich das Wort in meinem Wörterbuch, einem *American Heritage College Dictionary* der 4. Ausgabe, nachschlug und die folgende Definition entdeckte, die allen Zwecken zu dienen schien – selbst den Bedürfnissen des New Age: »Die Kapazität zur Arbeit oder kraftvollen Aktivität; Kraftanstrengung, Elan oder Stärke; Vitalität oder Intensität des Ausdrucks.« Mit anderen Worten, Energie ist kein Ding, sondern ein Umstand oder Zustand eines physischen oder nicht physischen Gegenstandes, Systems oder Mittels, ob als organisch oder anorganisch beschrieben, oder als mit oder ohne Bewusstsein.

Weil Esalen versuchte, die Entwicklung des menschlichen *Potenzials* (abgeleitet von dem lateinischen Wort für *kraftvoll*) anzupeilen oder auszulösen, konzentrierte man sich auf die Freisetzung von persönlicher oder Gruppen-Energie, um gesteigerte Vitalität zum Ausdruck zu bringen und größere Erfüllung im Leben zu erlangen – körperlich, sexuell, emotional, gesellschaftlich und spirituell. Esalen, so deutete Kripal an, »glaubt an die Wirklichkeit und Macht der Energie als einer mystischen und erotischen Kraft«.[584] Wie im indischen Tantra, konnte die Erforschung dieser Kraft auf mystischen oder erotischen Wegen verfolgt werden. Erstere führen zu Praktiken vom Pfad der rechten Hand, daher Michael Murphys Betonung auf der »›rechte-Hand‹-Metaphysik der Meditation und Sri Aurobindos Schriften«. Kripal identifiziert Aurobindo als einen »Philosophen des Tantra der rechten Hand«, allerdings aus politischen Gründen; Aurobindo selbst vermied die Identifizierung seines Integralen Yoga mit Tantra.[585] Laut Kripal lässt sich die erotische Seite dieser mystischen Energie in Esalen und in der amerikanischen Gegenkultur »aus ihrer sexuellen Revolution und Psychedelia bis hin zu ihren ausdrücklichen und konsequenten Anleihen aus dem tantrischen Asien – leicht als eine amerikanisch-tantrische Tradition vom Pfad der linken Hand lesen.« Murphy selbst betrachtete sie als solche.[586]

Eine Geschichte der Entwicklung westlicher Vorstellungen über Zweck und Funktionsweise der Kundalini-Energie im Unterschied zu ihren östlichen Pendants entspräche dem gegenwärtigen Stand der Entwicklung des westlichen Chakrasystems. Kripals *Esalen* bietet Hintergrundinformationen über den indischen Kontext und macht den Schwerpunkt der Übermittlung von erotischen und mystischen Interpretationen der Kundalini in der amerikanischen Kultur in Esalen aus. Er befasst sich nicht mit der Schlüsselrolle, die die Theosophische Gesellschaft als frühester Knotenpunkt für diese ost-westliche Überlieferung gut siebzig Jahre vor der Gründung von Esalen innehatte. So definierte zum Beispiel Blavatskys *Theosophical Glossary,* 1892 in London und New York veröffentlicht, die *Kundalini-Shakti* wie folgt:

> Die Kraft des Lebens; eine der Naturkräfte; die Kraft, die ein gewisses Licht in jenen erzeugt, die um geistige und hellsichtige Entwicklung sitzen [meditieren]. Diese Kraft ist nur jenen bekannt, die Konzentration und Yoga praktizieren.«[587]

Klar, dies war die mystische, rechts-händische Interpretation der Kundalini. In früher theosophischer Literatur wurde die sexuelle Deutung nur erwähnt, um sie verächtlich zu machen – zum Beispiel in Leadbeaters *Das innere Leben,* wo das vorzeitige Wecken der Kundalini »höchst unerwünschte Leidenschaften« auslösen soll, die Menschen in »Satyrn, in Ungeheuer [sexueller] Verderbtheit«[588] verwandeln. George

Sydney Arundale (1878–1945), Besants Nachfolger als internationaler Präsident der Theosophischen Gesellschaft, vertrat gut fünfundzwanzig Jahre später eine gemäßigtere Sicht in *Kundalini: An Occult Experience* (1938), wo er die Kundalini als »den weiblichen Aspekt der schöpferischen Kraft der Evolution« beschreibt.[589]

Laut Arundale, dessen Ansichten über Kundalini und Sexualität dadurch modifiziert gewesen sein mögen, dass er mit einer indischen Frau – Rukmini Devi (1904–1986) – verheiratet war, könne die Entwicklung der Kundalini mit dem einhergehen, was zeitgenössische New-Ageler »sacred sexuality« nennen, »heilige Sexualität«.

> Sexuelle Vitalität und Aktivität hängen sehr eng mit der Kundalini zusammen, denn beide sind in ihrem Wesen überaus kreativ, und die Entwicklung der einen wird zwangsläufig die Entwicklung der anderen anregen. Jeglicher Sexualtrieb muss vollkommen beherrscht und dem Willen des Individuums unterworfen werden und in einem Zustand sein, den man Sublimierung nennen mag, das heißt er muss als ein Sakrament erkannt und deshalb in Ehrfurcht und in einem Geist der Hingabe gebraucht werden. Die Geschlechter-Differenzierung mit allen ihren verschiedenen Implikationen ist eines von Gottes frühesten Geschenken an seine Kinder. Es wurde häufig missbraucht und gröblich benutzt – aber nun endlich vermittelt, dass es gilt, sich ihm zu nähern, wie sich der echte Priester dem Altar nähert. Nur jene, die auf diese Weise auf die Göttlichkeit des Sexus zugehen, können gefahrlos mit jenem späteren Geschenk der Kundalini betraut werden, das von dem Erprobten und Treuen allein mit Sicherheit und Gewinn gehandhabt werden kann.[590]

Inzwischen hatte in Amerika seit etwa 1900 der erste im Lande geborene tantrische Yogi, Pierre Bernard (1875–1955), eine auf Kundalini und Sexualität basierende Form des Yoga gelehrt, die sich auf einem schmalen Grat zwischen promiskuitivem Hedonismus und dem evolutiven Aufstieg zum Göttlichen bewegte, und war wiederholt in Schwierigkeiten mit moralischen Autoritäten und dem Gesetz geraten. Einige jener Lehren stammten von einem syrisch-bengalischen Guru, denBernard 1889 in Lincoln, Nebraska, kennengelernt hatte, als Bernard (damals als Perry Baker bekannt) siebzehn war. Bernard lebte und lernte bei diesem Guru achtzehn Jahre lang an verschiedenen Orten. Durch Ida Rolf (1896–1979), die Begründerin der Körperarbeits-Methode Strukturelle Integration oder Rolfing, dürften seine Lehren in die eklektischen Schmelztiegel von Esalen gelangt sein. Rolf war in den 1920er Jahren eine Schülerin Bernards.[591]

Ein weiterer Einfluss auf Esalens Vorstellung von einer mystischen und erotischen, evolutionären Energie war Wilhelm Reich (1897–1957), ein umstrittener österreichisch-amerikanischer Schüler Sigmund Freuds (1856–1939). Reich ging auf Freuds Libido-Begriff näher ein – den instinkthaften Sexualtrieb, der das Begehren motiviert, hinter körperlichen und emotionalen Ausdrucksformen der Liebe steht und in intellektuellen, schöpferischen und geistigen Aktivitäten sublimiert werden kann – in eine kosmische und universelle Kraft, die er Orgon nannte. Obwohl die Funktion des Orgons derjenigen der Kundalini ähnlich ist, war es mir nicht möglich, festzustellen, wie – falls überhaupt – Reich von indischen Lehren über das Thema beeinflusst worden sein mag.

Reich wurde aus mehreren europäischen Psychologen-Verbänden vertrieben und wegen seiner Überzeugungen und Praktiken von amerikanischen Behörden verfolgt, die seine Bücher verbrennen und ihn selbst ins Gefängnis sperren ließen. Er starb hinter Gittern. Doch sein Vermächtnis floss durch seine Schüler Alexander Lowen und John Pierrakos, die Begründer von Bioenergetics (Bioenergetik, bioenergetische Analyse), einer Körperarbeits-Methode, bei der es darum geht, Panzerungen des Körpers aufzubrechen, die das freie Erleben von Lust / den Fluss der Lebenskraft / die sexuelle Energie / die Kundalini hemmen. Reich hatte sieben Zonen körperlicher Panzerung identifiziert – ein Unterfangen, das die Leute in Esalen als eine unabhängige, westliche, wissenschaftliche Validierung der Existenz des östlichen Chakrasystems betrachteten.[592]

Ein weiterer Einfluss auf Esalens Vorstellung von einer mystischen und erotischen evolutionären Energie war der indische kundalini-erfahrene Gopi Krishna (1903–1984). Obwohl bereits George Arundale ein früher Chronist des persönlichen Erlebens beim Erwachen der Kundalini war, veröffentlichte Gopi Krishna detailliert beschreibende und spekulative Darstellungen seines eigenen Kundalini-Erwachens im Zusammenhang mit der Entwicklung von Esalen in Büchern wie *Kunda-*

lini: The Evolutionary Energy in Man (1967, dt. Ausgabe: *Kundalini: Erweckung der geistigen Kraft im Menschen),* dessen zweite Ausgabe (1970) eine Einführung von Spiegelberg enthielt. Wie Kripal feststellt, war dieses Buch ein Klassiker »in der kalifornischen Gegenkultur der 1970er Jahre«.[593]

Die Veröffentlichung von Büchern über tantrische Sexualität – insbesondere Omar Garrisons *Tantra: The Yoga of Sex* (1964; dt. Ausgabe: *Tantra, Yoga des Sexus)* – begann ungefähr um die Zeit von Esalens Gründung und nahm in den 1970er Jahren in Verbindung mit der Verbreitung von Lehren zeitgenössischer tantrischer Gurus aus Indien wie Bhagwan Shree Rajneesh (1931–1990; heute als Osho bekannt) stark zu. Das Resultat war eine Bewegung namens Neo-Tantra, die die sexuelle Befreiung und mystische Erleuchtung auf Pfaden der linken Hand feierte.

Der Psychotherapeut Bernard Gunther, der dreizehn Jahre in Esalen verbrachte und die Esalen-Massage als ein Mittel zum Wecken und Revitalisieren der Sinne begründete und selbst ein Devotee von Rajneesh wurde, schrieb Bücher über die Chakras *(Energy, Ecstasy, and Your Seven Vital Chakras,* 1978) und Neo-Tantra *(Neo-Tantra: Bhagwan Shree Rajneesh on Sex, Love, Prayer, and Transcendence,* 1980).[594] Eine extremere Version des Neo-Tantra auf den Pfaden der linken Hand kam in den Schriften von Jonn Mumford auf, einem Jünger des tantrischen Gurus Satyananda Saraswati und anderen, die in Kapitel 4 erwähnt wurden. Das offenste seiner Bücher ist *Sexual Occultism: The Sorcery of Love in Practice and Theory* (1975, dt. Ausgabe: *Tantrische Sexualmagie, Theorie und Praxis der okkulten Liebe),* die überarbeitete Fassung von 1998 trägt den Titel *Ecstasy through Tantra.*

Wenn es nicht als Vorwand für das Streben nach sinnlicher Befriedigung diente, lehrte das Neo-Tantra die Zügelung der sexuellen Energie zur Erlangung transzendenter Bewusstseinszustände und zur Befreiung von dem gesellschaftlich konditionierten Selbst. Das westliche Chakrasystem, das aus Esalen hervorging, lehrte die Zügelung vitaler Energie – die sich im Sexuellen äußern konnte, aber nicht auf das erotische oder reproduktive Erleben beschränkt war –, zur Erlangung von körperlicher, emotionaler, gesellschaftlicher und spiritueller Befriedigung oder Selbstverwirklichung. Sexualität war ein Teil des Ganzen, wurde aber als ein Ausdruck des menschlichen Potenzials auf der Ebene des zweiten Chakras genossen, statt selbst als höchstes Ziel zu gelten. Somit könnte man sagen, dass die Esalen-Version der Chakras mehr einen Mittelweg darstellte, als eine Tradition ausschließlich linker Hand zu sein, die Sexualität, Seligkeit und Transzendenz gleichsetzte, oder ein ausschließlich rechts-händiger Pfad, der Sexualität durch meditative Praxis sublimierte. Das Schüsselbegriff *Energie* samt seiner erotisch-mystischen Konnotationen stand für diesen mittleren Weg.

KAPITEL 21

Handbücher zum höheren Bewusstsein

»Psychologie war eines der drei zentralen Elemente, die Esalen in den frühen Broschüren ankündigte – neben der Erforschung paranormaler Phänomene und drogen-induzierter Mystik«, stellte Kripal fest. Weiter schreibt er über Esalen: »Was wie ›New Age‹ aussieht, entpuppt sich als eine Synthese von Psychoanalyse und mystischer Philosophie.«[595] Dies gilt auch für die Geburt des westlichen Chakrasystems. In diesem und dem folgenden Kapitel berichte ich über einige der Psychologen/Mystiker, die jene Geburt helfend begleiteten.

Transzendente Bedürfnisse (Abraham Maslow)

Abraham Maslow (1908–1970), der Vater der humanistischen Psychologie, war wohl der Pate von Esalen. Er stieß bereits früh dazu – zufällig, wenn nicht synchronistisch. Den Pacific Coast Highway hinunterfahrend, kam er im Sommer 1962 spät nachts an Big Sur vorbei, und Maslow und seine Frau nahmen die Ausfahrt zu dem, was sie für ein Motel hielten. Es stellte sich heraus, dass es Big Sur Hot Springs war (das Esalen-Institut war noch nicht getauft worden) – und alle Mitarbeiter lasen gerade Maslows kürzlich veröffentlichtes *Toward a Psychology of Being* (1962, dt. Ausgabe: *Psychologie des Seins*).[596]

Ein wesentliches Element von Maslows Beitrag zur amerikanischen Psychologie ist seine »Hierarchie menschlicher Bedürfnisse«; sein Biograf Edward Hoffmann definierte sie als die »angeborene Aufstellung von physiologischen und psychologischen Bedürfnissen, die die *grundlegenden Bedürfnisse* und die *Metabedürfnisse* umfassen. Sowie ein grundlegenderes Bedürfnis in uns erfüllt ist, besteht die Tendenz, dass ein neueres und höheres Bedürfnis hervortritt.« Unter *Metabedürfnissen* – ein von Maslow geprägter Begriff – verstand Hoffmann unsere Motivation, uns selbst zu erfüllen, indem wir nach idealen Objekten wie »Wahrheit, Schönheit und Gerechtigkeit« streben.[597]

Der Psychotherapeut Mark Koltko-Rivera bemerkt, dass viele grundlegende Lehrbücher der Psychologie frühe Beispiele von Maslows Hierarchie der Bedürfnisse aus Veröffentlichungen von 1943 und 1954 zitieren. Diese Hierarchie hat fünf Ebenen, während Artikel, die kurz vor Maslows Tod veröffentlicht wurden, zeigten, dass er die Ergänzung einer sechsten Kategorie erwog.[598] Hier ist Koltko-Riveras »berichtigte« Version von Maslows Hierarchie der Bedürfnisse, basierend auf »The Farther Reaches of Human Nature«, einem 1969 in der ersten Ausgabe des *Journal of Transpersonal Psychology* erschienenen Artikel (in aufsteigender Reihenfolge):

1. physiologische (Überlebens-) Bedürfnisse
2. Sicherheits-Bedürfnisse
3. Bedürfnis nach Zugehörigkeit und Liebe
4. Bedürfnis nach Ansehen
5. Bedürfnis nach Selbstverwirklichung
6. Transzendenz[599]

In einem Artikel im *American Theosophist* von 1979 verglichen die Psychotherapeuten Thomas B. Roberts und Robert H. Hannon Maslows Hierarchie der Bedürfnisse mit dem Chakrasystem. Wenn wir Maslows unterste Ebene in Überlebens- und sexuelle Bedürfnisse aufteilen, so stellten die Autoren fest, haben wir sieben Ebenen und eine ungefähre Korrelation zum Chakrasystem. Auch wenn möglicherweise jeder Versuch, sieben Stufen eines Kontinuums menschlichen Potenzials von materiell zu spirituell motivierten Seinszuständen zu definieren, zu ähnlichen Unterteilungen führen wird, finde ich in dieser Darstellung bemerkenswerte Parallelen zu Blavatskys sieben Prinzipien (in Klammern):

1. **Basis:** biologische Bedürfnisse, Nahrung, Wasser, Behausung, Schmerzfreiheit [Sthula – grobstofflicher Körper]
2. **Genital:** Sex und Fortpflanzung [Linga – feinstofflicher Körper (eine Bedeutung von *liṅga* ist »Phallus«)]
3. **Solarplexus:** Sicherheit durch Macht und Kontrolle [Prana – Lebenskraft]
4. **Herz:** Liebe, Hingabe, Sorgen für andere [Kama – Verlangen]
5. **Kehle:** stimmlicher Ausdruck, verbales Wissen [Manas – Geist]
6. **Drittes Auge:** psychische Visualisierung, Intuition, Vision des Höchsten, innere Ausrichtung und Selbstbezüglichkeit [Buddhi – Intuition, geistige Intelligenz, oder Seele]
7. **Scheitel:** Gipfel- oder Transzendenz-Erlebnis, vereint den Menschen mit dem Unendlichen [Atman – höchstes Selbst][600]

Roberts und Hannons Version des Chakrasystems ähnelt derjenigen, die wir in jüngeren Büchern zum Thema zu sehen gewohnt sind, so sehr, dass es wahrscheinlich wirkt, dass die westliche Liste der Chakra-Eigenschaften bereits vor 1979 zusammengekommen war. Ich glaube nicht, dass Maslow oder seine Hierarchie der Bedürfnisse für die westlichen Chakra-Eigenschaften direkt verantwortlich war. Doch ich habe den Verdacht, dass ein wechselseitiger Einfluss zwischen Maslow und den Leuten in Esalen wirkte. Maslow lieferte ihnen den Begriff *Überleben* für die Funktion des ersten Chakras, während Entwicklungen in Esalen in den 1960er Jahren Maslow ermutigten, die fünfte Ebene seiner ursprünglichen Hierarchie in zwei zu teilen und die Kategorie der (Selbst-) Transzendenz hinzuzufügen.

Ein ähnliches Fortschreiten stellte ich in der Entwicklung des östlichen Chakrasystems in meiner Chronologie fest. Das Fünf-Chakren-System bekam ein sechstes Chakra hinzu, als das unterste Chakra in zwei aufgeteilt wurde, und später, als das höchste Chakra in zwei aufgeteilt wurde, kam noch ein siebtes. Damit will ich nicht sagen, dass Maslows Hierarchie der Bedürfnisse durch die Lektüre über Chakras beeinflusst war. Hoffmann deutet an, dass Maslow bereits 1942 »Bücher über östliche Philosophie, speziell Taoismus« zu lesen begann[601] – ein Jahr, bevor er seine erste Version der Hierarchie menschlicher Bedürfnisse veröffentlichte. Aber ohne eine detaillierte Lektüre-Liste aus jener Zeit ist es zwecklos, Spekulationen anzustellen.

Für die Entwicklung von Esalens Version der Chakras war Maslow ein Innovator, und seine Hierarchie der Bedürfnisse war – wenn auch noch nicht ein Chakrasystem, so doch – formativ.

Alles Leben ist Tanz (Ram Dass)

Eine weitere feste Einrichtung in Esalen war Ram Dass (Richard Alpert, geb. 1931). Der studierte Psychologe unternahm schon früh Selbstversuche mit psychedelischen Drogen, um veränderte und mystische Bewusstseinszustände herbeizuführen. 1967 ging er nach Indien, fand seinen Guru und empfing seinen Namen, kehrte 1969 nach Amerika zurück und wurde ein Guru der Gegenkultur-Bewegung. Kripal bemerkte, dass er bereits 1964 in Esalen präsent war (als er Michael Murphy auf einem LSD-Trip führte) und nach seiner Indien-Reise im Mai 1969 (als Vortragsredner).[602]

Im Jahr 1970 hielt Ram Dass einen Vortrag unter der Schirmherrschaft der Menninger-Stiftung in Topeka, Kansas, in dem er die Chakras beschrieb; in der Folge wurde der Vortrag in zwei Teilen im *Journal of Transpersonal Psychology* 1970 und 1971 sowie 1974 in Buchform veröffentlicht als *The Only Dance There Is* (dt. Ausgabe: *Alles Leben ist Tanz*). Anodea Judith erwähnt es übrigens in *Lebensräder* als »das Buch, in dem ich zum ersten Mal das Wort *Chakra* las. Das Buch, das alles ins Rollen brachte.«[603] Angesichts der Woge von Popularität, die die 1971 erfolgte Veröffentlichung von Ram Dass' Bestseller aus spiritueller Autobiografie und Instruktion *Remember: Be Here Now* (dt. Ausgabe: *Sei jetzt hier*) nach sich zog, könnten viele Leser von damals wahrscheinlich das Gleiche bezeugen.

Ram Dass' Version der Chakras bedeutet eine Klarstellung der Ramakrishna/Campbell-Version. Ich weiß nicht, wie oder wann er mit diesem System in Kontakt gekommen war. Kripal schreibt, dass Campbell erstmals 1966 im Esalen-Institut referierte und im Oktober 1967 im Esalen-Zentrum in San Francisco während dessen erster Saison Seminare unter der Überschrift »Freud, Jung und Kundalini-Yoga« und »Lektionen im Kundalini-Yoga für die westliche Psychologie« gab.[604] Ram Dass war zu letzterem Zeitpunkt wahrscheinlich bereits in Indien. Hier ist seine Liste der Chakra-Eigenschaften:

1. **Basis:** Überleben des Individuums als einzelnes Wesen; Sicherheit
2. **Genital:** sinnliche Befriedigung und sexuelle Wünsche und Fortpflanzung; Verbindung zu Freud
3. **Solarplexus:** Zusammenhang mit Macht, mit Herrschaft, mit Kontrolle durch das Ego; Verbindung zu Adler
4. **Herz:** »Buddhas Mitgefühl«; Verbindung zu Jung, Archetypen, kollektivem Unbewussten; Mit-Fühlen
5. **Kehle:** »tiefer nach innen«; höhere Ebenen von Licht, Energie oder Form; die Wahrnehmungsordnung des Universums wird mit Ideen identifiziert, nicht mit grobstofflichem Körper oder Persönlichkeit
6. **Stirn:** Kausalebene; kosmische Perspektive; Weisheit, Gesetze, Bereich der reinen Ideen
7. **Scheitel:** Verschmelzen, Eintauchen »ins Ozeanische«; »zurück ins Eine« gehen; »Buddha-Zustand«[605]

Ram Dass schreibt, wenn man »die Leiter hochsteigt, gibt es auf jeder neuen Ebene eine neue Möglichkeit, wie man innerhalb des Universums Energie empfangen oder umwandeln kann.«[606] Dieses Bild von der Leiter sowie die Erwähnungen von Freud, Adler und Jung kommen direkt von Campbell. Die Eigenschaften, die für das fünfte und sechste Chakra gelistet sind, spiegeln die zunehmende Ausdehnung des Bewusstseins wider, die in Ramakrishnas Beschreibungen der Chakras impliziert ist, aber spezifischer als Campbells Version sind. Die Erwähnung der Kausalebene in obiger Liste und der Astralebene an einer anderen Stelle in diesem Vortrag zeigen, dass Ram Dass mit theosophischem Gedankengut vertraut war.[607]

Wie Ram Dass etwas von Campbell übernommen hatte, übernahmen spätere Autoren etwas von Ram Dass. Obwohl das breitere Publikum von dieser Liste bis 1974 nichts hörte, verankere ich sie chronologisch im Jahr 1972, als die Zeitschriften-Version veröffentlicht wurde. Die Linie der Übermittlung von Ram Dass' Gedanken über die Chakras dürfte andere Referenten und Mitarbeiter in Esalen erreicht haben, sei es durch diesen Artikel, durch seine Anwesenheit auf dem Campus oder auf andere, nicht dokumentierte Weisen. Ich betrachte Dass als einen Disseminator und seine Beschreibung der Chakras als explanatorisch.

Here Comes Everybody (William Schutz)

Der amerikanische Psychologe William Schutz (1925–2002) war von 1967 bis 1973 Mitglied des Lehrkörpers von Esalen, und er kam gerade an, als sein Buch *Joy: Expanding Human Awareness* (dt. Ausgabe: *Freude: Abschied von der Angst durch Psycho-Training)* erschien. Mit »humorvollem Charme« erklärte er sich prompt zum »ersten Kaiser von Esalen« und richtete den »Fliegenden Zirkus« ein, eine Gruppe von Seminarleitern, die die gruppen-orientierte therapeutische und Selbsterkundungs-Praxis unterstützte, die er »offenes Encounter« nannte, sowohl in Esalen als auch außerhalb. Kripal schreibt: »Diese Formulierung sollte sowohl Aufmerksamkeit anziehen als auch eine gewisse gefährliche Verspieltheit bekennen; es war eine Art von frecher Effekthascherei, vielleicht sogar ein wenig Trickserei.«[608] Die Trickserei war anscheinend therapeutisch, da die Arbeitsmethode der offenen Trainingsgruppensitzung bedeutete, dass jedes verfügbare und vereinbarte Mittel eingesetzt wurde, um gesellschaftliche und persönliche Hemmungen niederzureißen, die der Authentizität sich selbst und anderen gegenüber im Wege standen.

In seinem nächsten Buch *Here Comes Everybody: Bodymind and Encounter Culture* (1971) beschrieb Schutz die Entstehungsgeschichte dieser Methode. Zuerst kam die »T-Gruppe (*T* steht für Training), aus den National Training Laboratories 1947«, konzentriert »in erster Linie auf Gruppenprozesse«. Dann kam »Sensitivity Training« Anfang der 1950er Jahre, mit dem Schwerpunkt auf »individueller Dynamik«. Der Psychologe Carl Rogers (1902–1987), mit dem Schutz in den 1950er Jahren zusammengearbeitet hatte, begann solche »persönlich ausgerichteten« Gruppen als »Encounter-Gruppen« zu bezeichnen. Schutz' eigener Fokus war, was er »open encounter« nannte; es »zielte auf persönliches Wachstum und Verwirklichung von menschlichem Potenzial und lässt ein breites Spektrum anderer Arten von Aktivitäten für das Erleben zu.«. Dazu könnten Aktivitäten gehören wie »dramatisierende Methoden, Fantasien, Hypnose, Nichtverbales, Meditation, Mystik, Massage, Wahrnehmungsübungen und eine breite Vielfalt von Methoden, die den Körper und Energie einbeziehen«.[609]

Um »Offenheit und Ehrlichkeit«[610] zu erreichen, gebrauchten Encounter-Gruppen oft konfrontative Methoden, die als kontrovers galten. Solche Methoden erhielten in den späten 1960er und Anfang der 1970er Jahre viel Aufmerksamkeit in den Medien – auch in dem Film *Bob and Carol and Ted and Alice* (1969), der ausführlich die komödienhaften Wirkungen von den Versuchen zweier Paare mit »ehelicher Ehrlichkeit« beschrieb, nachdem eines von ihnen eine solche Gruppe besucht hatte.[611] Doch der Workshop-Rahmen, der über Jahrzehnte ein primäres Mittel zur Verbreitung von Informationen über das westliche Chakrasystem gewesen ist (und derzeit in Einrichtungen ganzheitlichen Lernens wie dem Omega-Institut in Rhinebeck, New York oder in Yoga-Zentren wie Kripalu Center for Yoga and Health in Lenox, Massachusetts, propagiert wird) hatte seinen Ursprung in den Methoden der Encounter-Gruppen in Esalen. Die konfrontative Schärfe mag nun vorüber sein, aber empirische Selbsthilfe zum Lernen bleibt die Basis.

Schutz beschrieb weiter die Philosophie hinter seinen Methoden: »Die offene Trainingsgruppensitzung basiert auf dem Glauben, dass der Mensch ein einheitliches Wesen ist und auf vielen Ebenen gleichzeitig funktioniert: körperlich, emotional, intellektuell, zwischenmenschlich, sozial und spirituell.« Nicht nur gibt es da »einen Lebensstrom im Menschen auf allen diesen Ebenen«, sondern auch »physische Blockaden. Sie führen zu physischer Erkrankung, emotionale Blockaden zu mentaler Krankheit, intellektuelle Blockaden zu Leistungseinschränkung, soziale Blockaden zu Unverträglichkeit, Krieg und Gewalt, und spirituelle Blockaden zum Aufschub einer Erkenntnis des ganzen Menschen.« Für den Psychologen und Körperarbeiter gilt: »Die therapeutische Aufgabe ist die Beseitigung von Blockaden.«[612]

Das Kontinuum menschlichen Potenzials vom Körperlichen bis zum Geistigen wird in Schutz' Liste der Chakra-Eigenschaften widergespiegelt (ich habe Schlagwörter aus dem ersten Zitat im vorangegangenen Absatz eingefügt, um die Verbindung zu verdeutlichen):

1. **Basis:** großartiges Potenzial; primitive Energie [physisch]
2. **Genital:** sexuelle Energie [physisch]
3. **Solarplexus:** Durchsetzungsvermögen, Wut [emotional]
4. **Herz:** Zuneigung, Liebe [emotional]
5. **Kehle:** Kommunikation, Ausdruck [intellektuell, zwischenmenschlich, sozial]

6. **Stirn:** Intuition [intellektuell/spirituell]
7. **Scheitel:** kosmisches Bewusstsein [spirituell][613]

Die Betonung auf Energieblockaden und ihrer Beseitigung durch therapeutische Methoden ist bei »neo-reichianischen« Techniken der Körperarbeit, die in Esalen praktiziert werden – wie Lowens Bioenergetik – von grundlegender Bedeutung.[614] Obwohl man die Vorstellungen von blockierten und unausgeglichenen Chakras bis zu Bailey zurückverfolgen kann, war es ihre Bestätigung durch die Psychologen und Körperarbeiter an der Frontlinie der Human-Potential-Bewegung, die sie im westlichen Chakrasystem verankerte. Jene Pioniere entwickelten physische und psychologische Methoden zur Feststellung und Beseitigung von Energie-Blockaden, die über die Vorschläge Baileys in *Esoterisches Heilen* hinausgingen (ob sie sich jener Vorschläge bewusst waren oder nicht). Es genügte, dass sie das Prinzip eines Kontinuums menschlichen Potenzials vom Materiellen bis zum Geistigen akzeptierten, um eine fließende Grenze zwischen westlich-psychologischen und östlich-mystischen Anwendungen der Chakras zu garantieren – gleichgültig, ob sich die angewandten Methoden ausdrücklich mit diesen identifizierten. Lowens Bioenergetics identifizierten sich nicht damit, aber jene seines Kollegen John Pierrakos, des Begründers der Core-Energetik, durchaus.

Schutz gestand in seiner Diskussion über Kundalini und die Chakras, in Bezug auf »die Konzepte, die für die geistigen Ebenen des Menschen gebraucht werden«, ein »Neophyt« zu sein.[615] Dies hielt ihn allerdings nicht davon ab, diese Ideen zur Diagnose psychischer Angelegenheiten anzuwenden und Vorgehensweisen zu empfehlen, sie zu heilen:

> Ein Mann in einer Encounter-Gruppe hat Schwierigkeiten, eine Liebesbeziehung (viertes Chakra) mit einer Frau in der Gruppe herzustellen. Sie berichtete, dass sie einige Verlogenheit in seiner Annäherung und Empfindung fühle. Dies führt häufig dazu, dass er ein sexuelles Verlangen (zweites Chakra) nach ihr hat und nicht erkennt, dass dieser Punkt zuerst behandelt werden muss. Oder er empfindet manchmal tiefe Feindseligkeit gegenüber Frauen (drittes Chakra), mit der er auch nicht umgeht. Die Reihenfolge der Chakras unterstützt die Idee, dass man, um die höchste Stufe von Freude und Ekstase oder sogar echte Zunei-

gung zu erlangen, die sexuellen und aggressiven Gefühle zufriedenstellend behandeln muss.[616]

Hier entdecke ich mehrere Denkweisen, die sich in westlichen Lehren über die Chakras bis heute weit verbreitet haben. Die Chakras werden nicht nur auf Symbole oder Spielfiguren reduziert, die auf westlich-psychologische Konstrukte verweisen, sondern sie werden in erster Linie im Sinne von Verhaltensmotivationen gesehen. Eine Blockade der Lebenskraft durch die Chakras bedeutet, dass wir nicht bekommen, was wir wollen. Fluss der Lebenskraft bedeutet, dass wir es bekommen. Damit werden die Chakras von ihren Wurzeln in der östlichen Mystik als Indikatoren von Bewusstseinszuständen praktisch abgetrennt und sind für Psychologie und Meditation zu Schaltpunkten zum Erlangen persönlichen Glücks geworden. Dies ist die Basis für die meisten der folgenden New-Age-Sichtweisen über die Chakras.

Insofern als Schutz hier der Wortführer für einen Zugang zu dem Chakrasystem ist, das in Esalen seinen Ursprung hat und von Esalen aus verkündet wurde, glaube ich, mit Sicherheit sagen zu können, dass das westliche Chakrasystem, wie wir es heute kennen, ohne Esalens radikale Neuinterpretation seiner Struktur, seines Zweckes und seiner Anwendung nicht existieren würde. Kritiker der westlichen Aneignung östlicher Lehren über die Chakras mögen Heerscharen von New-Age-Interpreten, die seit den 1980er Jahren bis in die Gegenwart Bücher über das Thema veröffentlichen, die Schuld geben; aber den eigentlichen Vorwurf – falls es denn eine Schuld gibt – hätte man vielleicht Esalen machen sollen, Ende der 1960er, Anfang der 1970er Jahre.

Wie Ram Dass war Schutz ein Disseminator, und seine Beschreibung der Chakras war explanatorisch.

Das Handbuch zum höheren Bewusstsein (Ken Keyes jr.)

Ken Keyes jr. (1921–1995), ein Mystiker und natürlicher (und eben nicht studierter) Psychologe, erkrankte im Alter von fünfundzwanzig Jahren an Polio. Er wurde Tetraplegiker und war den Rest des Lebens auf einen Rollstuhl angewiesen. Trotzdem wurde er ein wohlhabender Immobilienmogul. Im Jahr 1970, kurz vor seinem fünfzigsten Geburtstag, besuchte er in Esalen einen Workshop, der sein Leben verändern sollte. Spirituelle Forschung, Experimente mit Meskalin und Gemeinschaftsleben, ein spontanes Erleuchtungserlebnis und Bemühungen, Probleme mit Eifersucht und Sexsucht zu lösen, führten zu der Entwicklung seiner »Living Love«-Methode der Selbsthilfe und Selbsterkenntnis, welche er in der Folge in Esalen vermittelte. Diese Methode wurde die Basis für sein *Handbook to Higher Consciousness* (dt. Ausgabe: *Handbuch zum höheren Bewusstsein*), einem millionenfach verkauften Bestseller, dessen Erstausgabe 1972 unter dem Titel *Living Love* erschien.

Die Chakras – synchronisiert in »sieben Zentren des Bewusstseins« – spielten in dem *Handbuch* eine wesentliche Rolle. Die Liste ist nach dem Vorbild der von Esalen aus verbreiteten gestaltet, aber weist einen entscheidenden Unterschied in den Eigenschaften auf, die dem fünften Chakra zugeordnet sind.

1. **Basis:** Sicherheit/Nahrung/Obdach
2. **Genital:** Sinnesempfindung/Sex
3. **Solarplexus:** Macht/Beherrschung/Wohlstand
4. **Herz:** Liebe/Mitgefühl
5. **Kehle:** Überfluss/Wohlbefinden
6. **Stirn:** bewusstes Gewahrsein
7. **Scheitel:** kosmisches Bewusstsein[617]

Wer sich eingehender mit dem östlichen Chakrasystem beschäftigt, dürfte die Funktion von Keyes' fünftem Chakra als die des Hrit genannten Neben-Chakras erkennen, das traditionell zwischen Manipura- (drittem) und Anahata- (viertem) Chakra angesiedelt wird. Nach Goswami enthält Hrit den himmlischen Wunscherfüllungsbaum der Hindu-Mythologie – daher Keyes' Einführung des Wortes *Überfluss* (engl. cornucopia). Keyes könnte von diesem Neben-Chakra aus *Die Schlangenkraft* oder aus Leadbeaters *Die Chakras* erfahren haben; beide Quellen enthalten eine kurze Beschreibung des Hrit-Chakras und erwähnen den Wunschbaum.[618] Trotz seiner weiten Verbreitung wurde Keyes' Liste der Chakra-Eigenschaften nicht zur dominierenden. Doch hin und wieder wird die Qualität »Überfülle« mit dem fünften Chakra assoziiert, sie hat ihren Ursprung wahrscheinlich in dieser Liste.

Wichtiger für die Evolution des westlichen Chakrasystems ist vielleicht Keyes' Fokus auf der Verbesserung der Qualität persönlicher Befriedigung im körperlichen, emotionalen, mentalen und spirituellen Leben durch Überwinden von negativen Aspekten der Chakras, die mit Sucht assoziiert sind und die es durch positive Aspekte zu ersetzen (»umzuprogrammieren«) gelte, die mit Freiheit von Sucht assoziiert sind – eine psychologische Selbsthilfe-Neuinterpretation der ursprünglichen Funktion des Chakrasystems im Tantra als einem Mittel zum Erlangen spiritueller Freiheit. Dies war eine Erweiterung des von Schutz befürworteten Aspekts der persönlichen Zufriedenheit, allerdings in Form einer weithin verbreiteten praktischen Anleitung zum Erlangen solcher Befriedigung. Ohne direkt aus Keyes' Werk zu zitieren, enthalten viele spätere New-Age-Bücher Listen mit negativen und positiven Chakra-Eigenschaften. Damit dürfte dieser Einfluss mehr in der Überlieferung von Prinzipien als von Begriffen bemerkbar sein.

Keyes war ein Pionier der Selbsthilfe-Bewegung, und sein *Handbuch zum höheren Bewusstsein* gehörte zur Pflichtlektüre in der Selbsthilfe-Literatur der 1970er Jahre. Ich betrachte ihn als einen Validator und sein Chakrasystem als empirisch.

Orgasmus (Jack Lee Rosenberg)

Jack Lee Rosenberg (1932–2015) sagte selbst, »dass ich als ›der Zahnarzt, der Sex lehrt‹, bekannt wurde«.[619] Als praktizierender Zahnarzt entdeckte er Esalen 1963 und engagierte sich in zahlreichen Formen für Körperarbeit, Gruppen- und Individual-Therapie, die dort angeboten waren. Er meditierte auch, praktizierte Yoga und wurde später Psychotherapeut. Rosenberg integrierte, was er in Esalen und anderswo lernte, in ein Programm aus Übungen zur Befreiung sexueller Energie bei Individuen und Paaren und veröffentlichte die Ergebnisse 1973 in *Total Orgasm* (dt. Ausgabe: *Orgasmus*).

Rosenberg hörte einmal Campbell über die Chakras sprechen[620], und seine Ausführungen zum Thema ähneln jenen in Campbells *Lebendiger Mythos,* der zwei Jahre früher veröffentlicht wurde. Aber es gibt Material, das jeder Liste einzigartig ist, somit kann man nicht sagen, dass

Rosenberg nur aus jenem Buch etwas bezogen habe. Vielleicht vermittelt er auch, woran er sich aus einem von Campbells Vorträgen in Esalen oder in San Francisco erinnerte:

1. **Basis:** »bewegt sich nicht in die Welt hinaus«; »klammert sich bloß an und existiert«
2. **Genital:** Sex; »das ganze Leben dreht sich um Sex«, freudsche Psychologie
3. **Nabel:** Macht; »Dinge in sich selbst aufnehmen, sie einnehmen«, »an der Spitze sein, alles in der Hand haben, einverleiben, konsumieren, Macht gewinnen, Gewinner sein«; adlersche Psychologie
4. **Herz:** Liebe, Transformation; Vereinigung der Gegensätze; Verlust des Ich-Empfindens oder der Selbstheit; »liebevolles Ausstrecken und Zuwenden«; jungsche Psychologie
5. **Kehle:** Läuterung der unteren Chakras; inneres Licht, innerer Klang; Mönchstum, spirituelle Disziplinen; »der äußeren Welt entsagen und sich nach innen wenden«
6. **Stirn:** drittes Auge; »geistige Macht und Erkenntnis«, »höchste Sphäre innerer Autorität«; »im Angesicht des Bildes der Welt Gottes«
7. **Scheitel:** »jenseits aller Gegensatzpaare und eins mit Gott«[621]

Rosenberg war ein Disseminator, sein System war explanatorisch.

Die in diesem Kapitel gezeigten Listen von Chakra-Qualitäten verdeutlichen die konkurrierenden Strömungen, die in den frühen 1970er Jahren in Esalen vertreten waren: das Ramakrishna/Campbell-System und das Aurobindo/Esalen-System. Im nächsten Kapitel werde ich zeigen, wie diese beiden Listen verschmolzen, um die Reihe der Chakra-Eigenschaften zu bilden, die wir heute gewöhnlich sehen – die ersten drei Chakras von Ramakrishna/Campbell und die übrigen vier von Aurobindo/Esalen.

KAPITEL 22

Die Geburt des westlichen Chakrasystems

Im Jahr 1975 konnte die Theosophische Gesellschaft den hundertsten Jahrestag ihrer Gründung feiern. Fünfundneunzig Jahre waren vergangen, seit die TS unwissentlich die Übermittlung alter tantrischer Lehren über die Chakras vom östlichen Yoga in die westliche Esoterik und Psychologie eingeleitet hatte. Nun fehlten nur noch drei Phasen der langen Tragezeit des westlichen Chakrasystems. Die erste hatte mit einem Schüler Sri Aurobindos zu tun und die zweite handelte vom Zusammenwirken eines in Amerika lebenden indischen Gurus mit zweien seiner Anhänger, im Westen ausgebildeten Psychiatern.

Yoga-Psychologie (Haridas Chaudhuri)

Aurobindos Schüler Chaudhuri lernten wir in Kapitel 20 als den Gründer der Cultural Integration Fellowship, der Gemeinschaft für kulturelle Integration in San Francisco kennen, wo Michael Murphy und Dick Price lebten, bevor sie Esalen gründeten. 1975 schrieb Chaudhuri einen Aufsatz unter der Überschrift »Yoga Psychology« für Charles Tarts Anthologie *Transpersonal Psychologies* (1975; dt. Ausgabe: *Transpersonale Psychologie,* 1978), der eine Darstellung von Aurobindos Chakrasystem enthält. Tart (geb. 1937), der als Parapsychologe Berühmtheit erlangte, war ein regelmäßiger Besucher von Esalen. Hier ist eine Liste von Schlüsselbegriffen aus Chaudhuris Arbeit über die Chakras:

1. **Basis:** materielle Welt
2. **Genital:** vital, instinkthaft, sexuell
3. **Nabel oder Solarplexus:** Macht
4. **Herz:** Seele/selbstlos; bedingungslose Liebe und höhere Werte
5. **Kehle:** Kommunikation; Selbst-Projektion und kreative Inspiration für andere; »das eigene Selbst als einzigartiges Individuum erkennen, als ein in sich wertvolles geistiges Wesen, als ein aktives Zentrum schöpferischer Energie«; erlangt eine »reine und ausgeprägte Wahrnehmung davon, wie Dingen in ihrer Einzigartigkeit oder Soheit sind«, Sitz der Göttin der Rede
6. **Stirn:** Weisheit und göttlicher Befehl (vom höheren Selbst); drittes Auge; spirituelle Erleuchtung, Selbstbeherrschung und kosmisches Bewusstsein (definiert als »synoptische Sicht der Welt als Ganzes«); »Sein ... als Bestimmung oder Ziel des Lebens, frei gewählt aufgrund der Wahrnehmung des eigenen, wahren Selbst in seiner Beziehung zum kosmischen Ganzen«, Selbsterkenntnis »als Gewahrsein des eigenen, wahren Selbst als eines schöpferischen Zentrums des kosmischen Ganzen«
7. **Scheitel:** transzendentales Bewusstsein, definiert als »Erkenntnis der zeitlosen Tiefendimension des Seins«[622]

Chaudhuri war ein Disseminator von Aurobindos Lehren. Auch wenn er seine Version der Chakras klar präsentierte, ist sie lediglich als explanatorisch zu bezeichnen. Mit der Geburt des westlichen Chakrasystems fallen die Zuordnungen der ersten beiden Chakras fort und werden durch Einträge aus der Ramakrishna/Campbell-Liste ersetzt. Wenn wir diese Liste mit Aurobindos Aussagen über die Chakras in Kapitel 20 vergleichen, stellen wir fest, dass die »Macht« von der Ramakrishna/Campbell-Liste bereits an die Stelle von Aurobindos Zuordnung zu »Leidenschaft« getreten ist. Die übrigen Zuordnungen stimmen mit jenen der Aurobindo/Esalen-Listen im vorigen Kapitel überein.

Der Yogi und die Seelenklempner (Swami Rama)

Die vorletzte Phase der Tragezeit in der Entwicklung des westlichen Chakrasystems kam ein Jahr später mit der Veröffentlichung eines populären und einflussreichen Buches, *Yoga and Psychotherapy: The Evolution of Consciousness* (1976) von dem indischen Guru Swami Rama (1925–1996) und zwei westlichen Psychiatern, Rudolph Ballentine (geb. 1941) und Allan Weinstock (geb. 1940; auch bekannt als Swami Ajaya [als Eingeweihter von Swami Rama] und als Dr. Allan Ajaya).

Swami Rama kam 1969 in die Vereinigten Staaten und ließ sich 1970 und 1971 in der Menninger-Klinik in Topeka, Kansas, einer umfangreichen Serie von Tests unterziehen, die seiner yogischen Beherrschung vermeintlich unwillkürlicher Mechanismen im physischen Körper galten. Diese Tests sorgten in den Welten des Yoga und der Psychologie für großes Aufsehen, und ihre Ergebnisse wurden gerühmt, denn sie lieferten die wissenschaftliche Bestätigung für die Existenz von yogischen Kräften. In der Folge gründete Swami Rama in Honesdale, Pennsylvania, das Himalayan Institute für spirituelle Ausbildung, humanitäre Projekte und die Förderung ganzheitlicher Gesundheit. Ballentine, ein Pionier der holistischen Medizin, leitete das Institut zwölf Jahre lang.[623]

Die Wörter in der folgenden Liste habe ich aus einem Kapitel von *Yoga and Psychotherapy* mit der Überschrift »Die sieben Bewusstseinszentren« gesammelt. Es gibt dort für jedes Chakra einen separat überschriebenen Abschnitt; die in diesen Untertiteln verwendeten Wörter habe ich kursiv hervorgehoben.

1. **Basis:** *Angst / Verfolgungswahn /* Überleben
2. **Genital:** *Sinnlichkeit / Sexualität* [Freud wird erwähnt, was Campbells Einfluss erkennen lässt; es steht da auch ein Zitat aus Keyes' *Handbuch zum höheren Bewusstsein* über Süchte in Verbindung mit dem ersten und zweiten Chakra.]
3. **Solarplexus:** *Dominanz / Unterwerfung* [Adler wird erwähnt und die ersten drei Chakras werden instinkthaft genannt, was Campbells Einfluss erkennen lässt; eine Fußnote verweist auf Maslows »Motivations-Hierarchie«, d.h. seine Hierarchie der Bedürfnisse.]
4. **Herz:** *Emotion / Einfühlungsvermögen /* Mitgefühl / selbstlose

Liebe (wird als Übergang zwischen instinkthaftem, niederem und »weiter entwickeltem Bewusstsein« der höheren Chakras bezeichnet) [Ursprünglich wurden Verbindungen zur rogerschen Therapie (sogenannte personen- oder klientenzentrierte Psychotherapie) und der von Erich Fromm (1900–1980) gezogen, möglicherweise in Bezug auf dessen Bestseller von 1956, *The Art of Loving,* dt. Ausgabe: *Die Kunst des Liebens]*

5. **Kehle:** *Hege / Kreativität /* Gnade empfangen [Obwohl das Stichwort »Gnade« exzentrisch anmutet, wird durch die Erwähnung von andächtigem Singen, Chanten, Verbalisieren, Malen und Traumdeutung *Ausdruck* impliziert.]
6. **Stirn:** *intuitives Wissen /* drittes Auge / Innenschau / inneres Sehen / Hellsicht
7. **Scheitel:** *höchster Bewusstseinszustand /* Samadhi[624]

Der Campbell-Einfluss in dieser Liste mag mit der vorausgegangenen Veröffentlichung von *Myths to Live By* (dt. Ausgabe: *Lebendiger Mythos), The Mythic Image* und den Artikel in *Psychology Today* zu erklären sein, den wir in Kapitel 19 besprachen. Der Esalen-Einfluss kommt über Keyes' *Handbuch zum höheren Bewusstsein* (erstes, zweites und viertes Chakra). Die Ähnlichkeit zwischen den Beschreibungen der Funktionen des sechsten Chakras bei Chaudhuri und Rama ist wahrscheinlich durch traditionelle indische Assoziationen zu erklären, nicht durch den Einfluss des Ersteren auf den Letzteren.

Rama, Ballentine und Ajaya waren Konsolidatoren. Ihre Version der Chakras, die die in dem vorausgegangenen Abschnitt gelisteten Quellen zusammenfasst, war interpretativ.

Kind des Körperbewusstseins (Ken Dychtwald)

Die letzte Tragezeit-Phase kam schließlich 1977, ein Jahr später, als die Esalen-Liste der Chakra-Eigenschaften und die Liste der Regenbogenfarben von den Farbtherapeuten schließlich zusammenfanden. Die für diesen Kulminationspunkt verantwortliche Person war sich ihrer historischen Rolle beim Einleiten der Geburt des westlichen Chakrasystems paradoxerweise nicht bewusst – und ist dies wahrscheinlich auch geblieben.

Einen »humanistischen Psychotherapeuten« nannte sich Ken Dychtwald (geb. 1950) in seinem ersten Buch, *Bodymind: A Synthesis of Eastern and Western Ways to Self-Awareness, Health, and Personal Growth* (1977; dt. Ausgabe: *KörperBewußtsein: eine Synthese der östlichen und westlichen Wege zur Selbst-Wahrnehmung, Gesundheit und persönlichem Wachstum*), das auf seinen Erlebnissen während seiner Zeit in Esalen von 1970 bis 1974 basierte. Heutzutage ist er bekannter als Spezialist in der Psychologie, Soziologie und Ökonomie des Alterns. Dychtwalds populäres Buch entwickelte sich aus seiner Doktorarbeit. Es war ein Versuch, die integrierten physiologischen (Körper) und psychologischen (Gemüt) Ansätze zum physischen, emotionalen, mentalen und spirituellen Wohlbefinden in eine umfassende Theorie alles Menschlichen zu fassen, das er *bodymind* nannte, Körperbewusstsein. (Wie wir bei der Besprechung von Schutz gesehen haben, war das Wort in Esalen bereits vor der Veröffentlichung des Buches *Bodymind* in Gebrauch.)

Dychtwald definierte das Körperbewusstsein als »einen evolutionären Speicher für alle Potenziale des Lebens«.[625] Sein Buch beschreibt verschiedene Methoden, die in Esalen zur Erforschung des Körperbewusstseins in theoretischer, praktischer und persönlicher Hinsicht eingesetzt wurden. Er stellt fest:

> Mein eigenes Interesse am Kundalini-Yoga begann, als ich zum ersten Mal erkannte, dass die Kundalini-Perspektive der psychosomatischen Struktur und des psychosomatischen Prozesses bemerkenswerte Ähnlichkeiten mit einigen westlichen Methoden wie Bioenergetik, Reichscher Energetik, Rolfing und Chiropraktik hat.[626]

Wie wir feststellten, vertrat Esalen die Sichtweise, dass sich die östliche Kundalini und die biophysikalische, erotische und mystische Energie, die mit diesen westlichen Formen der Körperarbeit assoziiert werden, gegenseitig bestätigten. Angesichts der Bioenergetik – die sich in ihrer Überlieferungslinie über Reichs Theorie von der Orgon-Energie (laut Kripal ein »Neologismus, abgeleitet von ›Orgasmus‹ und ›Organismus‹«[627]) mit Freuds Libido-Begriff verbunden sah – und Rolfing – das seinen Ursprung zum Teil auf eine Übermittlung östlicher Tantra-Lehren durch Pierre Bernard zurückführt – musste jeder, der einige Zeit in Esalen verbracht hatte, den Eindruck gewinnen, dass sich hier der spirituelle Osten und der wissenschaftlich bewertende Westen begegneten. Laut Kripal verstand Reich das Orgon als …

> eine subtile kosmische Energie, die die empfindungsfähigen und nicht empfindungsfähigen Welten verbindet und sich durch die verschiedenen Medien pulsierender Rhythmen von einfachzelligen Organismen äußert, durch die intensiv lustvollen Kontraktionen des menschlichen Orgasmus, das heilende Charisma von Christus und atmosphärische Wetterlagen. Selbst wenn er nicht ausdrücklich zitiert wird oder vielleicht sogar nur bekannt ist: Reich ist, fast wie sein Orgon-Begriff, irgendwie überall in Esalen präsent.[628]

Diese »strömende, ungemein beseligende kosmische Energie, die im menschlichen Körper wohnt und die es freizusetzen gilt durch verschiedene physische Manipulationen« mit den Techniken der Körperarbeit und psychologischen Methoden, die in Esalen propagiert werden, stellt Kripal neben »die zentralen Kategorien zahlreicher asiatischer Tantra-Yoga-Systeme einschließlich der Shakti oder ›okkulten Energie‹, die während der Initiation und in spiritueller Ekstase durch den Körper des Aspiranten strömt«, sowie der Kundalini, den sieben Chakras (verknüpft mit Reichs sieben Ringen der Körperpanzerung, die entlang der Wirbelsäule aufsteigen) und dem Prana als »Lebensenergie«.[629] Aber die zentrale Metapher, die in Esalen diese westlichen und östlichen Denkströmungen über Energie vereint, nimmt er nicht wahr: Aurobindos Kontinuum des menschlichen Potenzials und seine Liste zugeordneter Chakra-Eigenschaften. Es ist Maslows Aktualisierung dieser Qualitäten, auf die sich die meditativen spirituellen Praktiken des Ostens *und* die physischen und psychologischen Manipulationen der Körperarbeit und offenen Encounter des Westens gleichermaßen zubewegen.

Dychtwald beginnt sein Buch dramatisch und schildert, wie er im Rahmen eines Workshops nackt und umgeben von einer großen Gruppe von Teilnehmern, von John Pierrakos (1921–2001) betrachtet, beobachtet und untersucht wurde. Pierrakos liest Dychtwalds Persönlichkeit aus der Struktur seines Körpers und seiner Haltung sehr detailliert und mit großer Präzision. Pierrakos war ein wichtiger Einfluss auf Barbara Brennan, die Verfasserin von *Hands of Light* (1989, dt. Ausgabe: *Licht-Arbeit*), einem Bestseller über Energiebehandlung, bei der die Chakras eine wichtige Rolle spielen. Ich werde auf Brennans Arbeit im letzten Kapitel zurückkommen.

Dychtwald fährt fort mit Berichten über Rolfing-Sitzungen, offene Encounter-Gruppen und Erlebnisse mit verschiedenen weiteren körperlichen und psychologischen Methoden zur Freisetzung menschlichen Potenzials wie Yoga und Meditation. Diese Darstellungen decken ein Spektrum verschiedener Rollen und Situationen ab, von Klient oder Teilnehmer bis Zeuge oder Vermittler, von persönlichem Experiment und Selbstreflexion bis hin zu privaten Konsultationen und Gruppenprozessen. Obwohl *KörperBewußtsein* genau genommen keine Autobiografie ist, dürfte es einer der enthüllendsten Berichte über das sein, was therapeutisch Anfang der 1970er Jahre in Esalen vor sich ging, vom täglichen Leben über die Praxis und die Theorien hinter allem bis zu dem, was es erreichen sollte.

Die Esalen-Perspektive auf die Chakras, wie sie Schutz in *Here Comes Everybody* beschreibt, dient als Metapher zum Sortieren von Dychtwalds Spekulationen über die Verbindungen zwischen dem menschlichen Körper und unseren Empfindungen über uns selbst und andere, unseren Gedanken, unserem Glauben und unseren Bestrebungen in Richtung Transzendenz. Tatsächlich beobachtete Dychtwald, dass die Position der Chakras »auf einen Pfad deutet, auf dem ein Individuum auf seinem eigenen Wege zur optimalen Gesundheit des Körperbewusstseins und einer vollkommenen Erkenntnis seiner menschlichen Potenziale fortschreiten kann«[630] – und läutet damit Veränderungen an Esalens zentraler Metapher vom Kontinuum menschlichen Potenzials ein, wie es Aurobindos Lehren über Chakras und Bewusstseinszustände implizieren. Selbst der Begriff *Körperbewusstsein* könnte seinen Ursprung in Aurobindos »Briefe über den Yoga« gehabt haben:

> Es gibt auch ein dunkles Bewusstsein des Körpers, ja der Zellen, Moleküle, Korpuskel ... Dieses Körperbewusstsein ist eine sehr greifbare Wahrheit; aufgrund seiner Undeutlichkeit, seinem mechanischen Festhalten an vergangenen Regungen und

dem mühelosen Vergessen und Ablehnen des Neuen finden wir in ihm eines der Haupthindernisse für die Durchdringung durch die Supramental-Kraft und die Transformation des körperlichen Funktionierens. Andererseits wird es, wenn es einmal effektiv umgeformt ist, eines der kostbarsten Instrumente zur Stabilisierung der supramentalen Lichtkraft in der materiellen Natur sein.[631]

Dychtwald impliziert mit dieser Metapher die Idee, dass sich die Chakras dort befinden, wo Körper und Geist zusammentreffen. Diese Vorstellung greift zurück auf die Aussagen Besants und Leadbeaters, dass die Chakras des Ätherkörpers die Verbindungen zwischen dem physischen Körper und den feinstofflichen Körpern darstellen, wobei der Astral-/Emotionalkörper und der Mental- und Kausalkörper für das stehen, was Dychtwald Geist nennt. Leadbeaters *Die Chakras* listet er in seiner Bibliografie – und Leadbeater spricht in jenem Buch spezifisch die Funktion der Ätherkörper-Chakras als Verbindungen zwischen dem physischen und den feinstofflichen Körpern an.

Wenn sich die Chakras dort befinden, wo Körper und Geist zusammentreffen, bedeutet dies, dass sie – wie die menschlichen Möglichkeiten, die sie repräsentieren – eine metaphorische Landkarte des Körperbewusstseins darstellen. Dies erinnert mich an David Gordon Whites Definition der tantrischen Praxis in Asien:

> Eine Anstrengung, Zugang zu der Energie oder dem erleuchteten Bewusstsein der absoluten Gottheit zu erlangen und sie sich anzueignen, die durch das Universum strömt [d.h. Kundalini, Orgon oder Esalens »Energie«] und ihren Geschöpfen Leben und das Potenzial zur Erlösung gibt [Befreiung von psychischer und gesellschaftlicher Konditionierung]. Besonders Menschen [daher menschliches Potenzial] sind ermächtigt, dieses Ziel durch Strategien der Verkörperung [zum Beispiel Körperarbeit] zu realisieren – das heißt Strategien, die bewirken, dass sich göttliche Energie in der einen oder anderen Art von Schablone, Raster oder Mesokosmos konzentriert [die Chakras als Landkarte des Körperbewusstseins], bevor sie sich in dem individuellen Mikrokosmos verinnerlicht oder mit ihm identifiziert.[632]

Nach Whites Verständnis des Tantra verlangen der Makrokosmos Gottheit und der Mikrokosmos Individuum einen vermittelnden Faktor, den er Mesokosmos nennt (whole in the middle). Dieser Mesokosmos ist ein sinnbildliches Verschmelzen von Makro und Mikro, von Universum und Individuum, eine Landkarte von Potenzial, das es zu erfüllen oder zu verwirklichen gilt. Das östliche Chakrasystem ist eine solche mesokosmische Landkarte.

In die Begriffe von Esalens Human-Potential-Bewegung zurück übertragen, ist der Geist (wie ihn Aurobindo als zunehmend erweiterte Bewusstseinszustände vom denkenden Mental bis zum Supramental beschreibt) der Makrokosmos, und der menschliche Körper ist der Mikrokosmos. Das Körperbewusstsein ist der Mesokosmos und die Chakras sind ihm Schablone, Raster oder Landkarte. Sie zeigen die Ebenen und Eigenschaften auf, die zu erreichen sind, um unsere körperliche, emotionale, psychische und spirituelle Befreiung von gesellschaftlicher Konditionierung zu verwirklichen, die den umfassenden Gebrauch und Genuss von Körper *und* Geist behindert.

Dychtwalds Liste der Chakras in *KörperBewußtsein* verfeinert, was wir bei Schutz gesehen haben, wobei die ersten drei Chakras Ramakrishna/Campbell reflektieren und die Chakras vier bis sieben Aurobindo widerspiegeln. Ich habe die Schlüsselbegriffe hervorgehoben, die in spätere Darstellungen des westlichen Chakrasystems übernommen werden:

1. **Basis:** großartiges menschliches Potenzial, primitive Energie, elementare *Überlebens*-Bedürfnisse
2. **Genital:** *sexuelle* Triebe und wichtigste zwischenmenschliche Beziehungen
3. **Solarplexus:** grobe Emotionen, *Macht*-Triebe, gesellschaftliche Identifikation
4. **Herz:** Empfindungen wie Zuneigung, *Liebe,* und Selbstausdruck
5. **Kehle:** *Kommunikation,* Ausdruck, Selbstidentifikation
6. **Stirn:** Geisteskräfte und erhöhte Selbst-Bewusstheit
7. **Scheitel:** Selbstverwirklichung oder *Erleuchtung*[633]

Die Vorstellung von einem Kontinuum menschlichen Potenzials wird beibehalten, doch jetzt ist sie gründlich psychologisiert und spiegelt sowohl Maslows Hierarchie der Bedürfnisse wider als auch einen implizierten Prozess der Individuation, in dessen Verlauf sich Menschen von den Bedürfnissen und Antrieben der ersten drei Chakras entflechten müssen, um eine immer weiter entfaltete Selbstwahrnehmung zu erlangen, die Ausdruck, Identifikation, Gewahrsein und Erkenntnis umfasst.[634] Mit »Geisteskräften« impliziert Dychtwald nicht nur Erkenntnis (Aurobindos denkendes Mental), sondern auch Intuition oder psychische Fähigkeiten (Autobindos höheres Mental), wie seine spätere Aufzählung von Fähigkeiten wie Telepathie, Präkognition und Hellsehen im Zusammenhang mit dem sechsten Chakra zeigt. Er gebraucht sogar den bekannten esoterischen Begriff *drittes Auge,* um dieses Chakra zu bezeichnen. Damit sind die fehlenden Schlüsselbegriffe für das sechste Chakra – *Intuition* und *drittes Auge* – tatsächlich mit seiner Version des Chakrasystems assoziiert, obwohl sie in seiner Liste der Eigenschaften fehlen.[635]

Beim Recherchieren für das vorliegende Buch stellte ich die Hypothese auf, dass jemand, der mit der in Esalen entwickelten Liste der Chakra-Eigenschaften und mit der Assoziation der Chakras mit den Farben des Regenbogens durch die Farbtherapeuten vertraut war, diese Qualitäten und Farben zusammengeführt haben muss, um das westliche Chakrasystem, wie wir es heute kennen, in die Welt zu bringen. Ich glaube, diese Person war Ken Dychtwald. Wir haben die Ähnlichkeit seiner Reihe von Chakra-Eigenschaften mit jener Liste gesehen, die heute am weitesten verbreitet ist. Nun wollen wir betrachten, wie er die Farben mit dieser Liste in Verbindung brachte.

Der Schutzumschlag der Erstausgabe von *Bodymind* vom Juni 1977 zeigt einen antlitzlosen menschlichen Umriss in Meditationshaltung sitzend, die Chakras werden durch farbige Streifen angedeutet, die in der Reihenfolge der Regenbogenfarben übereinander geschichtet sind – möglicherweise ein Hinweis auf einen Zusammenhang zwischen den Chakras und Reichs Ringen der Körperpanzerung. Die spezifischere Lage der Chakras im Körper zeigen psychedelische Schwarz-Weiß-Illustrationen auf der Basis dieser Umrissform im Inneren des Buches. Die Originale dieser Illustrationen waren vermutlich farbig. Seltsamerweise werden die Chakra-Farben im Text nicht erwähnt. Dychtwald mag entschieden – oder geraten bekommen – haben, sie nicht anzugeben, um das Ansehen seines Buches unter seinen psychologischen Fachkollegen zu stärken. Der Grund für diese Vermutung wird gleich klar werden. Der regenbogenfarbige Schutzumschlag wurde in den folgenden Paperback-Ausgaben des Buches durch andere Gestaltungen ersetzt.

Um für sein Buch *Bodymind* zu werben, veröffentlichte Dychtwald einen Artikel in der Juli/August-Ausgabe des *Yoga Journal:* »Bodymind and the Evolution to Cosmic Consciousness«. Hier legte er dar, dass »jedes Chakra mit einer bestimmten Farbschwingung korrespondiert, wobei das unterste Chakra die Farbe Rot und jedes höhere Chakra die jeweils nächste Farbe im Regenbogen vermittelt: Orange, Gelb, Grün, Blau, Indigo und Violett für das siebte Chakra.« Dann listete er die oben angegebenen Chakra-Eigenschaften auf und ergänzte seine Beschreibung des sechsten Chakras um die Worte »erweiterte Geisteskräfte«.[636]

Über das siebte Chakra sagte er, dass es »der höchsten Stufe der menschlichen Entwicklung entspreche: dem Punkt, an dem alle Spannungen und Konflikte des Körperbewusstseins aufgelöst sind und sein gesamtes Potenzial zur Verfügung steht. Um [diesen Punkt] zu erreichen, ist eine vollständige Selbst-Bewusstheit und die Beherrschung aller vorherigen Chakra-Elemente und -Eigenschaften unabdingbar.« Er listete mehrere Namen für diesen Zustand: »Erleuchtung, Samadhi, Nirvana, Gottesbewusstsein und kosmisches Bewusstsein.« Diese Passagen werden fast wörtlich aus *KörperBewußtsein* zitiert[636a] – einschließlich des folgenden Resümees der Beschreibungen von Chakra-Funktionen (die Chakra-Positionen habe ich zur Klarheit ergänzt.):

1. **Basis:** Überleben
2. **Genital:** Sexualität
3. **Solarplexus:** Macht
4. **Herz:** Liebe
5. **Kehle:** Kommunikation
6. **Stirn:** Selbst-Bewusstheit
7. **Scheitel:** Weisheit / Selbstverwirklichung / kosmisches Bewusstsein[637]

Dieser Artikel scheint der erste gedruckte Fall zu sein, in dem die Regenbogenfarben mit den Esalen-Chakra-Eigenschaften verbunden und Begriffe verwendet wurden, die jenen ähnlich sind, denen wir in den meisten späteren Beschreibungen des westlichen Chakrasystems begegnen. Die für die ersten fünf Chakras aufgeführten Eigenschaften werden in diesen Beschreibungen genau reproduziert. Diejenigen für das sechste und siebte Chakra unterscheiden sich geringfügig, haben aber meist ähnliche Konnotationen – wie Einsicht für das sechste Chakra und Erleuchtung für das siebte. Inzwischen war die Verknüpfung des dritten Auges mit dem sechsten Chakra schon so lange in der Welt – seit ihrer Einführung durch die Theosophische Gesellschaft –, dass sie als Eintrag in einer beliebigen Liste von Chakra-Eigenschaften praktisch automatisch und traditionell zu finden war, selbst in Esalen. Somit bietet ihr Fehlen in Dychtwalds Artikel im *Yoga Journal* kaum die Gelegenheit für eine spätere Innovation.

In den Bibliografien von *KörperBewußtsein* und dem Artikel im *Yoga Journal* finden sich keine Bücher von Farbtherapeuten. Gleichwohl nennen beide Quellen einen der frühesten Ratgeber zum Neo-Tantra, der in Amerika veröffentlicht wurde: Omar Garrisons *Tantra: The Yoga of Sex* (1916, dt. Ausgabe: *Tantra, Yoga des Sexus*). Garrison beschreibt das östliche Chakrasystem, wie es in *Die Schlangenkraft* dargestellt wird, und betont dabei besonders die okkulten Kräfte, die mit der Entwicklung jedes einzelnen Chakras assoziiert werden. Er gibt die dazugehörigen endokrinen Drüsen in einer etwas vernünftigeren Reihenfolge als bei Alice Bailey an (Keimdrüsen, Nebennieren, Pankreas, Thymus, Schilddrüse, Hypophyse, Epiphyse), dann bekundet er, dass jedes Chakra »seine charakteristische Farbe« hat; diese Farben »entsprechen den sieben sichtbaren Lichtstrahlen, die das Spektrum bilden, nämlich rot, orange, gelb, grün, blau, indigo und violett.«[638]

Nachdem er Leadbeaters *Die Chakras* zitiert hat, macht sich Garrison auf, dessen Farbsystem zu korrigieren und zu verbessern. Das zweite Chakra wird nicht mehr mit der Milz assoziiert, sondern mit den Genitalien. Doch die Funktion von Leadbeaters zweitem Chakra als Verteiler von Vitalitätsstrahlen durch den ganzen Körper bleibt erhalten. Garrison macht das dritte Chakra gelb und das vierte grün und erzwingt damit die Regenbogen-Reihenfolge, die bei Leadbeater nicht vorhanden war. Doch das erste Chakra macht er orange (bei Leadbeater rotorange), während er Leadbeaters ursprüngliches Rosarot für das zweite Chakra beibehält; damit kehrt er die Reihenfolge von Rot und Orange im Farbspektrum scheinbar um und demonstriert zugleich, was man das Gesetz von Erhaltung und Verwirrung nennen könnte. Zu einem weiteren Beispiel dieser Art kommt es, als Garrison seinen früheren Aussagen über die endokrinen Drüsen und die Chakras widerspricht, indem er den Indigo-Strahl zum Stirn-Chakra und der *Epiphyse* lenkt und den violetten Strahl auf das Scheitel-Chakra und die *Hypophyse* richtet.[639]

Dychtwald war offenbar unbeeindruckt. Er korrigierte stillschweigend beide Punkte in seinem Buch (Drüsen) und Artikel (Drüsen und Farben). Damit war das westliche Chakrasystem geboren, wie wir es heute kennen. Auch wenn man mit größerer Sicherheit sagen kann, dass die Korrelation zwischen den Esalen-Chakra-Eigenschaften und den Regenbogenfarben Mitte der 1970er Jahre eingeführt war, denke ich gerne an den Juni 1977 als den eigentlichen Geburtstag – er entspricht der Veröffentlichung der Originalausgabe von *KörperBewußtsein* und der Zeit, als die Juli/August-Ausgabe des *Yoga Journal*, die diesen Artikel enthielt, an den Zeitungsständen angekommen ist.[640]

Wie bereits erwähnt, führen viele im Internet arbeitende Autoren die Assoziation von Chakras und Regenbogenfarben auf Christopher Hills zurück, der im Jahr 1977 ebenfalls ein Buch veröffentlichte, das die Chakras und die Regenbogenfarben miteinander verband – und auf dem ein dramatisches und einprägsames Umschlagbild prangte, das im Internet allgegenwärtig ist. (Dychtwalds ist dies nicht.) Doch Hills Buch *Nuclear Evolution: Discovery of the Rainbow Body* verwendete eine alternative Liste von Chakra-Eigenschaften, die einen geringeren Einfluss auf spätere Publikationen hatte – ich habe außerhalb von Hills eigenem Umfeld nur ein einziges Beispiel gesehen –, und so kann man nicht sagen, dass es das westliche Chakrasystem darstelle, wie wir es heute kennen. Überdies sind die Danksagungs-Seiten von *Nuclear Evolution* mit »Juli 1977« gezeichnet – was bedeutet, dass *Bodymind* und der Artikel im *Yoga Journal* früher veröffentlicht wurden.

Im Hinblick auf die Chakra-Eigenschaften scheint Dychtwald nur ein Disseminator zu sein. Im Hinblick auf die Zusammenführung der Esalen-Chakra-Eigenschaften mit den Regenbogenfarben der Chromotherapeuten könnte man ihn einen Konsolidator nennen. Doch wenn wir den Fokus seines Werkes *KörperBewußtsein* betrachten, in dem persönliches und Gruppen-Erleben des Chakrasystems als ein Mittel dienen, Wahrnehmungen von innerem Wachstum und dessen Wirkung auf körperlichem, gesellschaftlichem oder zwischenmenschlichem Gebiet zu ordnen, sollten wir Dychtwald vielleicht als einen Validator der Esalen-

Chakras	Maslow (1969)	Ram Dass (1970–71)	Schutz (1973)	Rosenberg (1973)
Scheitel	Transzendenz	Buddha-Status	kosmisches Bewusstsein	eins mit Gott
Stirn	Selbstverwirklichung	Weisheit	Intuition	drittes Auge
Kehle	Geltungsbedürfnisse	tiefer im Inneren	Ausdruck	Läuterung
Herz	Zugehörigkeits- und Liebesbedürfnisse	Mitgefühl	Zuneigung Liebe Kommunikation	Liebe
Solarplexus	Sicherheitsbedürfnisse	Macht Beherrschung Kontrolle durch das Ego	Durchsetzungsvermögen	Macht
Genital	...	sinnliche Befriedigung sexuelle Wünsche Fortpflanzung	Sexualenergie	Sex
Basis	physiologische und Überlebensbedürfnisse	Überleben Sicherheit	großartiges Potenzial primitive Energie	bloßes Existieren

Keyes (1974)	Chaudhuri (1975)	Rama (1976)	Dychtwald (1977)
kosmisches Bewusstsein	transzendentes Bewusstsein	höchstes Bewusstsein Samadhi	Weisheit Selbstverwirklichung Erleuchtung
bewusstes Gewahrsein	Weisheit göttlicher Befehl drittes Auge spirituelle Erleuchtung Selbstbeherrschung kosmisches Bewusstsein	intuitives Wissen drittes Auge Innenschau inneres Sehen Hellsicht	Selbst-Bewusstheit
Überfluss	Kommunikation Selbst-Projektion kreative Inspiration Rede	Hege Kreativität Gnade empfangen	Kommunikation
Liebe	Seele bedingungslose Liebe höhere Werte	Emotion Einfühlungsvermögen selbstlose Liebe	Liebe
Macht	Macht	Dominanz Unterwerfung	Macht
Sinnesempfindung	vital instinkthaft sexuell	Sinnlichkeit Sexualität	Sexualität
Sicherheit	materielle Welt	Angst Verfolgungswahn Überleben	Überleben

Tabelle 20: Evolution der Chakra-Eigenschaften (ca. 1970er Jahre)

Vision von den Chakras als einem Kontinuum menschlichen Potenzials bezeichnen. Damit präsentiert sein Buch ein empirisches Chakrasystem, das durch genaue innere und äußere psychologische Beobachtung, nicht durch Hellsehen validiert wird.

Tabelle 20 zeigt im Überblick die Evolution der Chakra-Eigenschaften in Esalen während der fast zehnjährigen Phase zwischen Maslows Ergänzung der Transzendenz zu seiner Hierarchie der Bedürfnisse 1969 und Dychtwalds Ein-Wort-Versionen der Chakra-Eigenschaften 1977 – einschließlich der Autoren, die in den beiden vorausgegangenen Kapiteln besprochen wurden. Die Ramakrishna/Campbell-Liste habe ich hier nicht mit aufgenommen; sie wird durch die Listen von Ram Dass und Jack Lee Rosenberg repräsentiert, die von ihr abgeleitet waren.

TEIL 6
Lichträder rollen weiter (1980er Jahre und darüber hinaus)

KAPITEL 23

Der Weg des Dodos
– ausgestorbene Systeme

Die Situation in der zweiten Hälfte der 1970er Jahre war nicht unähnlich der Lage in früheren Phasen der menschlichen Evolution, als mehrere Spezies von Hominiden auf dem Planeten lebten, wie Neandertaler und Homo sapiens. In den 1980er Jahren gewann Dychtwalds Version des Chakrasystems evolutionär an Boden, während die in diesem Kapitel beschriebenen Systeme allmählich aus den meisten New-Age-Darstellungen der Chakras verschwanden und ausstarben.

Unter der Kapuze (Peter Rendel)

Der Theosoph und Klangheiler Peter Rendel (1925–2003) schrieb ein viel zitiertes, aber inzwischen vergessenes Buch, *Introduction to the Chakras* (1974; dt. Ausgabe: *Einführung in die Chakras*). Das Buch war mindestens zwanzig Jahre lang eine wichtige Quelle, verkaufte sich in mehr als 100.000 Exemplaren und wurde in neun Sprachen übersetzt. Es wurde von Anodea Judith in ihrer mit Anmerkungen versehenen Bibliografie zu *Lebensräder* als »ein ausgezeichnetes kleines Büchlein über die Chakren!« erwähnt.[641]

Rendel listete seine Quellen nicht auf. Sein Schwerpunkt liegt auf den Elementen und den Tattva-Gezeiten, wie sie in Rāma Prasāds *Nature's Finer Forces* erklärt werden, die er mit Alchemie, Hermetik, dem astrologischen Tierkreis und dem kabbalistischen Lebensbaum verschmolz. Rendel vermittelte auch nur minimale Anleitung über das Entwickeln der Chakras durch Atemtechniken, die er wahrscheinlich von Prasād bezogen hat. Es gibt auch keine Informationen über die Chakra-Farben. Sein bescheidenes Büchlein von fünfundsechzig Seiten (dt. Ausgabe: 93 S.) bot eine vernünftige, wenn auch esoterische Erklärung der Struktur des Chakrasystems, die zur Grundlage für spätere Autoren wurde, die Zusammenstellungen erarbeiteten aus den Esalen-Eigenschaften (von ihren tantrischen Wurzeln nahezu getrennt und gründlich psychologisiert), den Farben der Chromotherapeuten, der westlichen Esoterik und den theosophischen Prinzipien, die ursprünglich für die Übermittlung der alten Chakra-Lehren aus dem Osten in den Westen verantwortlich waren. Rendel präsentierte eine Liste von Chakra-Eigenschaften, die auf einer symbolischen Interpretation der Elemente beruht:

1. **Basis:** Erde (Festigkeit, Sicherheit, Befriedigung)
2. **Kreuzbein:** Wasser (Flüssigkeit, Reife, Glätte)
3. **Solarplexus:** Feuer (Wärme, Ausdehnung, Leutseligkeit)
4. **Herz:** Luft (Leichtigkeit, Freundlichkeit, Beweglichkeit)
5. **Kehle:** Äther (Raum, Klang, Veränderung)
6. **Stirn:** Denken (Gedanken, Überlegung, Zeit)
7. **Scheitel:** Geist (Glückseligkeit, Vereinigung, ewiges Jetzt)[642]

Auch wenn diese Begriffe nicht in spätere Chakrasysteme übernommen wurden, dürfte Rendels Buch für spätere Systeme, die Chakras und Elemente verknüpfen, ebenso verantwortlich sein wie *Die Schlangenkraft* – weil er die Eigenschaften, die mit den Elementen assoziiert werden, beherzt verwestlichte. Ich sehe ihn als einen Konsolidator und sein System als einen interpretativen, verstohlenen Blick unter der Kapuze auf die Gedankengänge, die das westliche Chakrasystem hervorbrachten.

Energie und Ekstase (Bernard Gunther)

Der Psychotherapeut Bernard Gunther (Bernard Gutwillig, 1929–2013) war ein Schüler von Fritz Perls (1893–1970), dem Begründer der Gestalt-Therapie, und ein früher Bewohner und Lehrer in Esalen. Gunther arbeitete von etwa 1964 bis 1970 in Esalen und praktizierte, was er »sensorisches Erwachen« nannte (laut Kripal: Übungen, die »die Sinne wecken und dem Individuum ermöglichen sollen, vollständiger im Hier und Jetzt zu leben«). Gunter kann es sich zum Verdienst anrechnen, die Esalen-Massage entwickelt zu haben – Kripal bezeichnet sie als »vielleicht *die* wichtigste Behandlungsmethode in Esalen, eine kontemplative Ganzkörpermassage« –, die historisch-originalgetreu in der Nähe der heißen Quellen ausgeführt wird, wobei sowohl Behandler als auch Patient nackt sind – »ein weitgehend schweigendes und zutiefst sinnliches Ritual der Erleuchtung des Körpers über dem Ozean«.[643] Gunther war in den 1970er Jahren auch ein Anhänger von Bhagwan Shree Rajneesh und lebte mehrere Jahre im Ashram des Gurus im indischen Poona unter dem Namen Swami Deva Amit Prem.[644]

Gunther brachte seine Version des Chakrasystems ein Jahr nach der Veröffentlichung Dychtwalds heraus. *Energy, Ecstasy, and Your Seven Vital Chakras* (1978) war eine Anleitung zur Chakra-Entwicklung, die bereits lange vor der Flut erschien, die ein Jahrzehnt später folgen sollte. Es enthielt psychedelisch-bunte Illustrationen der Chakras sowie Instruktionen in »verschiedenen Formen von passiver Meditation, symbolischer Visualisierung und sanften Berührungs-Methoden«, die ersonnen waren, um »Ihre Energie, Kreativität, Entspannung, Gesundheit und das spirituelle Wohlbefinden zu steigern«.[645] Seine Tabelle der Entsprechungen könnte man vielleicht als die erste Synthese von Lehren über die Chakras in den 1970er Jahren betrachten, wie Judiths *Lebensräder* diese Funktion für die 1980er Jahre erfüllt. Diese Entsprechungen lauten wie folgt:

- **Namen** – aus Leadbeaters *Die Chakras* (in Gunthers Bibliografie)
- **Funktionen** (Sex, Gesundheit, Kraft, Mitgefühl, Kreativität und Selbstausdruck, paranormale Kräfte, Befreiung) – von verschiedenen Listen aus Esalen[646]
- **endokrine Einflüsse** – aus Baileys *Esoterische Psychologie* (in Gunthers Bibliografie)
- **Farben** – von Leadbeater
- **Symbole** – aus Jack Schwarz' *Voluntary Controls*, das später besprochen werden soll (nicht in Gunthers Bibliografie)
- **Klänge** – aus traditionellen tantrischen Lehren über die Keimsil-

ben (transliteriert auf eine Weise, die den Zusammenhang weniger klar erkennen lässt als in anderen Büchern, z. B. *la* für *laṃ*, *ba* für *vaṃ*, *ra* für *raṃ* und so weiter; *ah* für das Stirn- und *om* für das Scheitel-Chakra, was nicht traditionell ist; möglicherweise wird hier der Klang von AUM über beide Chakras verteilt)
- **Elemente** – aus traditionellen tantrischen Lehren über die Tattvas
- **Sinne** – aus traditionellen tantrischen Lehren über die Tattvas
- **Planeten** – aus einer Andeutung von Rendel (Saturn wird mit dem ersten Chakra verknüpft, gefolgt von den übrigen Planeten in der Reihenfolge ihrer Nähe zur Sonne; Merkur wird mit dem fünften Chakra assoziiert, Sonne und Mond mit dem sechsten, und kein Planet mit dem siebten)[647]
- **positive und negative Emotionen** – aus einer unbekannten Quelle, möglicherweise originär: (1) Leidenschaft bzw. Frustration/Wut; (2) Wohlbefinden bzw. Sorge; (3) Macht/Verlangen bzw. Furcht/Schuld/Zweifel; (4) Freude bzw. Trauer; (5) Inspiration bzw. Hemmung; (6) Ekstase bzw. Obsession; (7) Glückseligkeit
- **physische und mentale Erkrankungen** – aus einer unbekannten Quelle, möglicherweise originär

Die Krankheiten werden meistens mit dem Bereich des Körpers verbunden, in dem das jeweilige Chakra angesiedelt ist. Zum Beispiel werden Hämorrhoiden mit dem Basis-Chakra assoziiert, Gallensteine mit dem Solarplexus-Chakra und Herzbeschwerden mit dem Herz-Chakra.[648] Das Auflisten von positiven und negativen Emotionen und Krankheiten, die mit den Chakras assoziiert werden, ist heute in New-Age-Darstellungen über die Chakras üblich, doch dies war ein frühes Beispiel. Ältere Darstellungen der Chakras – besonders in den Bailey-, Ramakrishna/Campbell- und Keyes-Systemen – neigten dazu, die drei unteren Chakras als problematisch und unsicher zu betrachten und deuteten an, dass deren Gefahren nur durch die Entwicklung der vier höheren Chakras zu überwinden seien. Gunthers System ist gerechter: Die unteren Chakras haben eine Oberseite und die oberen Chakras eine Unterseite bekommen.

Gunthers Buch zeigt auch eine der ersten gedruckten Übungen, die dem Ausgleichen der Chakras dienen sollen – ein Ansatz, dem man in späteren New-Age-Büchern häufig begegnet, besonders da sich die Vorstellung von Chakras in den 1980er Jahren in verschiedene alternative Heilweisen auszubreiten begann.

Energy, Ecstasy, and Your Seven Vital Chakras war populär und wurde bis 1989 mindestens zehn Mal nachgedruckt. Vielleicht weil es auf Leadbeaters Werk gründet – der die ersten beiden Chakras zusammenfasste und das nächste durch das Milz-Chakra ersetzte, was viele Leser verwirrt, die mit dem Genital- oder Kreuzbein-Chakra an der zweiten Position vertraut sind –, scheint Gunters Buch überholt und in Vergessenheit geraten zu sein.

Trotz der offensichtlich innovativen psychedelischen Porträts der Chakras in seinem Buch betrachte ich Gunther als einen Konsolidator, nicht als einen Innovator. Obwohl er Übungen zur Entwicklung der Chakras anbietet und vielleicht als Validator betrachtet werden sollte, der ein empirisches Chakrasystem präsentiert, sind doch die konzeptuelle Basis seines Systems sowie vieles von seiner Bildersprache und Umsetzung in die Praxis nicht seine originäre Leistung. Es handelt sich um einen unerhörten Fall von Quellen-Amnesie – und um Anleihen von Jack Schwarz.

Der Heilige Gral (Jack Schwarz)

Der niederländisch-amerikanische spirituelle und Selbsthilfe-Lehrer Jack Schwarz (Jacob Schwarz, 1924–2000) war in der Menninger-Stiftung an ähnlichen Experimenten beteiligt wie jenen, denen sich Swami Rama unterzogen hat. Obgleich er kein Yogi war, besaß Schwarz die Fähigkeit, seine Gehirnwellen in messbarem Grade zu beeinflussen und vermeintlich unwillkürliche physiologische Vorgänge wie Puls, Blutdruck, periphere Durchblutung, Schmerzempfinden, Neutralisierung von injizierten Giften und rasche Wundheilung zu beherrschen. Der Name für wissenschaftliche Studien solcher Fähigkeiten war *voluntary controls* (»willentliche Kontrolle«), daher lautete der Titel seines zweiten Buches: *Voluntary Controls: Exercises for Creative Meditation and for Activating the Potential of the Chakras* (1978). Schwarz besaß auch die Fähigkeit, die Aura zu sehen.

Schwarz entwickelte ein Programm aus Meditationsübungen, in denen die Atmung und das Visualisieren von Farben und Bildern eine Rolle spielten. Diese Übungsreihe baute er auf Leadbeaters Aussagen über die Chakras auf – einschließlich des Milz-Chakras in der zweiten Position und der Farbenfolge Rotorange, Rosa, Grün, Gelb, Blau, Indigo und Lila. Diese Basis ergänzte Schwarz um Visualisierungen der Symbole, die im östlichen Chakrasystem mit den Yantras der fünf Elemente verbunden werden. Doch er änderte ihre Reihenfolge und nahm zwei weitere hinzu, so dass für jedes Chakra ein Symbol vorhanden war.

Bei der Übung gilt es, jedes Chakra – eines nach dem anderen – durch bewusstes Atmen zu aktivieren, während man sich auf die Farbe und das Symbol des Chakras konzentrierte. In den letzten Phasen werden die Symbole in dem Bild eines Kelchs gesammelt, dem Heiligen Gral – der in manchen Legenden als der Weinkelch gilt, den Christus und seine Jünger beim letzten Abendmahl verwendeten; andere wiederum verehren ihn als das Gefäß, in welches das Blut Christi floss, als seine Seite bei der Kreuzigung von der Lanze eines römischen Soldaten durchstochen wurde. Die Suche nach dem Heiligen Gral ist Gegenstand vieler Erzählungen, wie der von König Artus und seinen Rittern, und soll unsere Suche nach dem Erkennen des Höchsten und Besten in uns symbolisieren. Schwarz' Kelch hat zwei Arme an seinem kreuzförmigen Stiel, und die Schale ähnelt einem Kopf, der nach oben offen ist, um geistige Energie von oben zu empfangen; ein siebenblättriger Lotos, der in der Schale schwimmt, repräsentiert das Scheitel-Chakra. Die ersten drei Chakras bilden den Fuß des Kelchs.

Tabelle 21 zeigt Schwarz' Aussagen über die Chakras. Ich füge eine Spalte für die Yantras des traditionellen östlichen Systems hinzu, um den Vergleich mit den Neuerungen durch Schwarz zu erleichtern.

Schwarz nahm in sein Buch keine Bibliografie auf. Doch die Leser dürften Resonanzen mit mehreren früheren Besprechungen in dem vorliegenden Buch erkennen. Die Kombination von Atemkontrolle und dem Visualisieren von farbigen Symbolen der Elemente (Tattvas) stammt von Rāma Prasād und nahm ihren Weg über die frühen Entwickler der magischen Tradition des Golden Dawn. Das Visualisieren von Farben in Verbindung mit den Chakras, während man sich vorstellt, die Wirbelsäule entlang emporzusteigen, geht auf Blavatskys Kundalini-Übung zurück, wie sie in ihren Esoterischen Instruktionen präsentiert wurde.

Die Funktionen sind einzigartig, nirgends bin ich einer ähnlichen Liste begegnet. Ich vermute, dass diese Liste von Bailey stammt, die das

Chakras	Drüsen	Farben	Funktionen	traditionelle Yantras	Symbole
Scheitel	Epiphyse	Lila	drittes Auge völlige Integration Erleuchtung	[Lotos]	Lotos
Stirn	Hypophyse	Indigo	Synthese schaffend	...	sechszackiger Stern
Kehle	Schilddrüse	Blau	kreativer Ausdruck Willenskraft Wollen	Kreis	Halbmond
Herz	Thymus	Gelb	Umwandlung Integration Läuterung	sechszackiger Stern	Kreuz
Solarplexus	Nebennieren	Grün	lebenserhaltend	Dreieck	Kreis
Milz	Milz Pankreas Leber	Rosa	lebensregulierend	Halbmond	Dreieck
Wurzel	Keimdrüsen	Rotorange	lebensfördernd	Quadrat	Quadrat

Tabelle 21: Das Chakrasystem aus *Voluntary Controls* (1978)[649]

Herz-Chakra mit der Umwandlung von Verlangen in Liebe assoziiert, das Kehl-Chakra mit schöpferischem und künstlerischem Ausdruck und das Stirn-Chakra mit Synthese. In Baileys Schriften handeln die drei unteren Chakras auf verschiedene Weisen von der Lebenskraft, aber die exakten Formulierungen, die Schwarz hier gewählt hat, finde ich nicht.[650]

Die Vorstellung, einen Kelch aufzubauen, der die Schale des Heiligen Grals symbolisiert, die auf einem Kreuz ruht, scheint wie eine größere Innovation – eine Inanspruchnahme des östlich-tantrischen Chakrasystems durch die westlich-christianisierte Esoterik. Doch es gibt einen östlichen Vorläufer. In *Grundlagen tibetischer Mystik* erklärt Lama Anagarika Govinda die Basis für die Meditation über die fünf Chakras des Tibetischen Buddhismus, in welcher »die psychischen Zentren des zum Tempel gewordenen Körpers zu den fünf Stockwerken« des heiligen Tempels werden – einem Chörten. Solche Tempel sind religiöse »Monumentalbauten, die sich aus den indischen *Stūpas*, in denen ursprünglich die Reliquien des Buddha und seiner Hauptjünger aufbewahrt wurden, entwickelt haben.« Das Basis-Chakra (das die ersten beiden Chakras des tantrischen Hinduismus kombiniert) ist das erste Stockwerk, repräsentiert von einem »gelben Quadrat oder Würfel«. Das Nabel-Chakra ist das zweite Stockwerk, repräsentiert von einer »weißen Scheibe oder Kugel«. Das Herz-Zentrum ist das dritte, repräsentiert von einem »roten Dreieck (auch Kegel oder Pyramide)«. Das Kehl-Chakra ist das vierte, repräsentiert von einem grünen, nach oben offenen »halbkugelförmigen Körper«. Und das »Hirn- oder Scheitel-Zentrum« (das Stirn- und Scheitel-Chakras des tantrischen Hinduismus vereinigt), ist das fünfte Stockwerk, repräsentiert von einem »blauen, flammenden Tropfen«.[651]

Abb. 22 illustriert die Chakras des tibetischen Systems und ihre Beziehung zu den Elementen und deren Symbolen. Die Nummerierung der Chakras geht von 1 bis 6, in Klammern wird angedeutet, welche Chakras aus dem Hindu-System zu Basis-und Scheitel-Chakra kombiniert sind. Um Verwirrung zu vermeiden, verwende ich nicht die Hindu- oder tibetischen Namen. Govinda selbst verwendete die hier eingeführten englischen Namen. Das Quadrat, das Dreieck und den Kreis von Abb. 23 sollte man sich als die auf einer horizontalen Ebene liegende Basis für das Kreuz vorstellen.

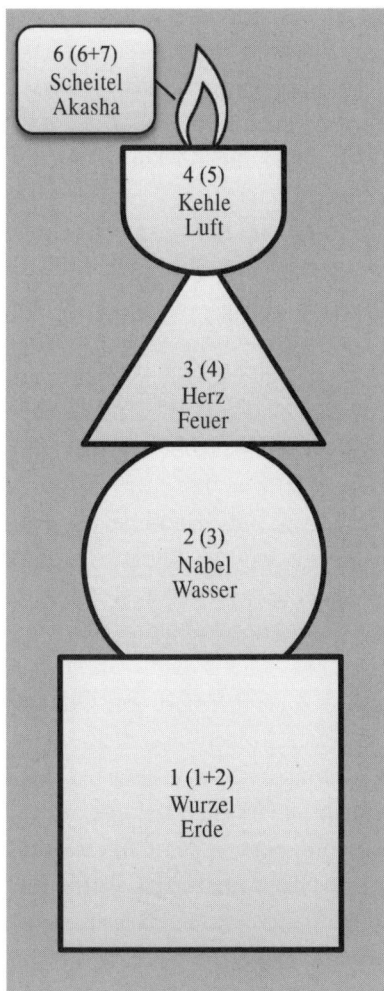 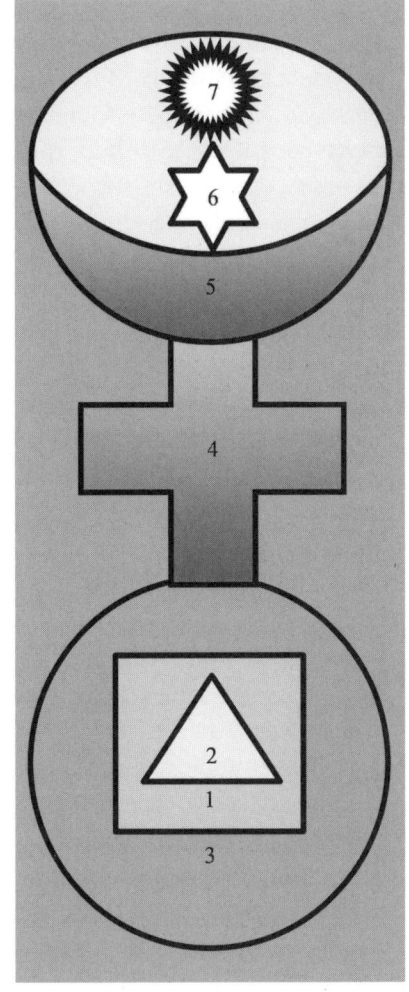

Abb. 22:
Tibetische Chakras als Chörten
(nach Anagarika Govinda, *Grundlagen tibetischer Mystik,* 1969)

Abb. 23:
Westliche Chakras als Heiliger Gral
(nach Jack Schwarz, *Voluntary Controls,* 1978)

Schwarz' Buch kam im April 1978 heraus. Ich vermochte nicht festzustellen, ob seine Veröffentlichung jener von Gunthers *Energy, Ecstasy, and Your Seven Vital Chakras* vorausging oder nach ihr erfolgte. Diese bot eine viel ausführlichere Darstellung der gleichen Übungen, mit Fotografien und Grafiken, die die zu visualisierenden Bilder und

Handlungen abbildeten. Die psychedelischen Gemälde der Chakras in Gunters Buch enthalten die in Schwarz' System vermittelten Symbole und mischen sie mit den Elementen der traditionellen Grafiken aus der *Schlangenkraft*. Obwohl Gunter nicht beansprucht, das System selbst geschaffen zu haben (»Die folgenden symbolischen Chakra-Übungen gehören zu den allerstärksten, die der Autor je erlebt hat«[652]), gibt er ihnen doch deutlich seine eigene Note – und erwähnt Schwarz mit keinem Wort als Urheber.

Wenn ich eine Motivation für Gunthers Quellen-Amnesie in Bezug auf Schwarz' Arbeit zu vermuten hätte, würde ich *eigene Synthese* oder *»vertretbare« Aneignung* wählen – oder beides. Das System der Übungen rund um Gunthers Darstellung von Schwarz' Arbeit war allein Gunthers Werk, wie auch seine sorgfältig durchdachte Tabelle der Chakra-Entsprechungen – für sich eine eigene Synthese von bereits vorhandenen Informationen über die Chakras. Überdies verteidigte Schwarz die Dezentralisierung von spiritueller Autorität mit der Weitergabe eines eklektischen Systems als eigenes:

> Aus jedem dieser Bücher habe ich gelesen, ich habe das Material herausgezogen, das für meine eigenen Bedürfnisse und Perspektiven relevant ist und den Rest außer Acht gelassen. Jedes von ihnen hat mich bestätigt, manchmal mit nur einem Satz. Das ist das Wichtige. Alle meine Gurus haben mich befähigt zu erkennen, dass ich nicht der Einzige bin, der die Welt auf eine bestimmte Weise wahrnimmt. Aber sie haben mir auch geholfen zu verstehen, dass das Modell, das von allen meinen Sichtweisen erschaffen wurde, einzigartig und meines ist. Dieses Modell ist für andere nur wichtig, wenn es sie ermutigt, sich ihre eigenen Modelle zu schaffen.
>
> Was werden Menschen mit dem anfangen, was sie erleben, wenn sie dieses Buch ernst nehmen und die Übungen durchführen? Werden sie sagen: »Das ist die Methode von Jack Schwarz?« Nein. Wenn sie die Anleitungen aufmerksam befolgt haben, werden sie ihre eigenen Methoden entwickeln.[653]

Dies sind großzügige Worte, die Menschen einladen, ihr Eigenes zu erleben und sich der Selbst-Initiation zu unterziehen, statt von der äußeren Autorität eines Gurus oder spirituellen Lehrers abzuhängen. Doch diese Worte sind auch eine Einladung zur »vertretbaren« Aneignung sowie eine Verteidigung für Schwarz' eigene Quellen-Amnesie und wahrscheinlich auch für diejenige zahlreicher New-Age-Autoren. Was die geistigen Eigentumsrechte von Schwarz angeht, mag es letzten Endes keine Rolle gespielt haben – sein Buch wurde, wie das Buch Gunthers, noch zehnmal nachgedruckt und war mindestens bis 1992 im Handel.

Der Schwerpunkt von Schwarz' Chakrasystem war empirisch. Doch in seinem Zugang zu diesem System war er ein Innovator (der Grals-Connection), ein Konsolidator (von Material Leadbeaters und anderer Quellen) und ein hellsichtiger Validator.

Während ich dieses Buch schrieb, erwarb ich in einer New-Age-Buchhandlung eine scheckkarten-kleine Zusammenfassung des Chakrasystems. Schwarz' Symbole für die Chakras sind darauf zu sehen, auch wenn sie den Regenbogen-Farben zugeordnet sind statt den Farben Leadbeaters, wie in Schwarz' Büchern. Freunde von mir haben diese Symbole auf Arbeitsblätter geschrieben, die bei Veranstaltungen über die Chakras ausgeteilt wurden, und sich Gedanken über ihren Ursprung gemacht. Ihre Quelle und ihre Verwendung in Schwarz' Chakrasystem in *Voluntary Controls* sind in Vergessenheit geraten.

Die Geheimnisse der Farben (Christopher Hills)

Christopher Hills (1926–1997), eine faszinierende und extravagante Kombination von unabhängigem, wohlhabendem Selfmade-Unternehmer und visionärem ökonomischen und politischen Philosophen, war auch ein Yogi, Metaphysiker und hellsichtiger Erforscher des Bewusstseins. Der quasi-hagiografische (englische) Wikipedia-Eintrag über Hills dokumentiert gewissenhaft dessen Pionier-Rolle bei der Entdeckung, Entwicklung und weltweiten Vermarktung von Spirulina als Nahrungsergänzung; seine Gespräche mit politischen Giganten wie dem indischen Premierminister Jawaharlal Nehru darüber, was angesichts der Flucht des Dalai Lama aus Tibet 1959 zu unternehmen sei, die Organisation und Leitung einer weltweiten Konferenz über Wissenschaft und Yoga in Indien sowie Einrichtungen von New-Age-Bildungs- und

-Gesinnungsgemeinschaften im Herzen Londons (Centre House) und in der Nähe von Santa Cruz, Kalifornien (University of the Trees).

Dies war offensichtlich ein intellektueller und spiritueller Riese von einem Menschen mit einer großen Vision und einem großen Herzen. Wie Schwarz konnte auch er sogenannte unwillkürliche physiologische Vorgänge mit Willenskraft beherrschen. Er war auch ein meisterhafter Rutengänger, der eine Theorie entwickelte, die er »Supersensonik« nannte und die die Welt der paranormalen Phänomene mit den physischen Gesetzen zu versöhnen suchte.

In *Nuclear Evolution: Discovery of the Rainbow Body* (1968) entwickelte Hills ein System zur Beschreibung von Persönlichkeits-Typen. Er stützte dieses System auf die regenbogenfarbenen Strahlen, die in theosophischen Lehren von Blavatsky bis Bailey und von Farbtherapeuten beschrieben werden. Die Strahlen selbst porträtierte er in Begriffen menschlicher Entwicklungsphasen, die Persönlichkeits- und Gesellschafts-Typen widerspiegelten – eine Idee, die im ersten Band von Baileys *Esoterische Psychologie* (1936) bereits ausgelotet worden war. Wikipedia stellt fest: »Bis 1960 hatte Christopher Hills auf häufigen Reisen zu Samuel Weiser Books in New York eine umfangreiche metaphysische Bibliothek zusammengetragen« – also sollten wir nicht überrascht sein angesichts von Resonanzen zwischen seinen Schriften und jenen früherer Esoteriker, selbst wenn letztere von ihm nicht ausdrücklich als Quellen genannt werden.

Die Persönlichkeits-Typen wurden abgeleitet von dem Lüscher-Farbtest, den der Schweizer Psychotherapeut Max Lüscher (geb. 1923) als ein Mittel entwickelte, Menschen nach farblichen Präferenzen zu typisieren, die, wie er glaubte, universell in Persönlichkeits-Züge geprägt waren. Der Test wurde aus Lüschers Doktorarbeit entwickelt und etwa 1949 erstmals veröffentlicht. In den 1970er Jahren wurde er enorm populär, nachdem Lüscher seine Entdeckungen und eine Version des Tests veröffentlicht hatte, die man selbst anwenden konnte, den *Lüscher-Farbtest*.

Hills ergänzte seine Anwendung der Lüscher-Farben um Schwarz, sortierte jedoch Braun und Grau aus und ersetzte die fehlenden Regenbogenfarben Orange und Indigo. Zu Ehren der Yoga-Praxis, die er seit den 1960er Jahren entwickelt hatte, übernahm Hills auch die traditionellen acht Glieder des Yogas aus den *Yoga-Sūtras* des Patañjali in sein

System. In der Ausgabe 1997 von *Nuclear Evolution* (mit dem Untertitel *The Discovery of the Rainbow Body* [»Die Entdeckung des Regenbogen-Körpers«]) brachte Hills auch die sieben Chakras unter.

Hier ist die Matrix, aus der sich Hills Chakrasystem entwickelte. Die Seitenzahlen beziehen sich auf die Ausgabe 1968 von *Nuclear Evolution*, kursiv und halbfett gesetzte Wörter auf jene, die er für seine endgültige Liste auswählte, und die auf Seite 83 mit den acht Gliedern kombiniert werden:

- **Rot** – Paarungsinstinkt (12–13); ***Sinneseindruck*** (46); Berührungskontakt (83); *Yama* (ethische Grundsätze)
- **Orange** – Herdeninstinkt (13); Erkundung oder ***Ehrgeiz*** (50); sozialer Kontakt (83); *Niyama* (moralische Grundsätze)
- **Gelb** – Liebe zur Veränderung (16–17); ***Denken*** (52); Asana (Haltungsübung)[654]
- **Grün** – Besitzgier (17–20); »Selbstschutz, Selbst-Vermessung, oder Selbstbestätigung und Versicherung« (56); »Zeitmesser« (60); *Vitalkraft* (83); Pranayama (Atemkontrolle)
- **Blau** – Liebe zur Autorität (20–22); »Zeitfestleger«, Erinnerung (60); ***gedankliche Konzepte*** (83); svādhyāya (»Studium« oder »Betrachtung«; ein Ersatz für *pratyāhāra*, »Sinnesrückzug«)
- **Indigo** – »intuitive Sensitivität oder Geschmack« (25–26); ***Intuition*** (63); Dharana (Konzentration)
- **Violett** – Wahrnehmung einer dauerhaften Ordnung (29–31); ***Imagination*** (66); Dhyana (Meditation)
- **Schwarz** – Wille (69); ***Selbsthingabe*** (83); Samadhi (Ekstase)

Die weiter entwickelte Version in der Ausgabe von 1977 erscheint in Tabelle 22. Beachten Sie das hier vorhandene Milz-Chakra; es lässt auf eine Anleihe bei Leadbeater schließen.

Wie in der früheren Version, verwendet Hills auch hier Schwarz für den Willen. Jenseits von Violett steht Schwarz für die Leere, das Absolute. In zeitlichen Begriffen ausgedrückt, bezieht es sich auf eine »Abstraktion des künftigen, unbekannten Selbst«.[657]

Chakra	Farbe	Persönlichkeitstyp	Bewusstsein	Orientierung	Zeitempfinden[656]
Scheitel	Violett	imaginativ	kosmisch	göttliche Ordnung	Zeitlosigkeit
drittes Auge	Indigo	intuitiv	Zukunft	Zukunft	Gegenwart als Zukunft
Kehle	Blau	idealistisch	begrifflich	Erinnerung	Zeitfestleger
Herz	Grün	besitzgierig	Sicherheit	Sicherheit	gemessene Zeit
Solarplexus	Gelb	intellektuell	analytisch	Denken	für die Zukunft planen
Milz	Orange	gesellig	Gruppe	Leute	Gegenwart, auf Zukunft angewandt
Genital	Rot	Sinneseindruck	physisch	Handeln	jetziger Augenblick

Tabelle 22: Chakras nach Christopher Hills (1977)[655]

Trotz der radikal verschiedenen Liste von Chakra-Eigenschaften, die mit Hills' System assoziiert werden, sind andere typische Elemente dessen vorhanden, was ich das westliche Chakrasystem nenne: Namen, Verbindung zu Nervengeflechten und endokrinen Drüsen und die Farben des Regenbogens.[658] Hills' Bestreben, Zeit, Raum, Licht, Bewusstsein und Farbe mit den Chakras und der geistigen Evolution des Menschen – als Individuum wie en masse – zu verknüpfen, ist einzigartig und innovativ. Er kannte die Ramakrishna/Campbell-Liste der Chakra-Eigenschaften, wie sie in *Alles Leben ist Tanz* von Ram Dass übermittelt wird. Hills stellt seine Liste derjenigen von Dass gegenüber und zeigt, dass er Sexualität vom zweiten zum ersten Chakra und Macht vom dritten zum zweiten Chakra verlegt hat.[659]

Im Jahr 1979 veröffentlichte Norah Hills (1916–1995), damals Christophers Ehefrau, eine vereinfachte Darstellung des Chakrasystems aus *Nuclear Evolution* unter dem Titel *You Are a Rainbow* (1979). Das Buch enthielt Interviews mit Hills' Studenten an der University of the Trees darüber, was es für sie bedeutete, ihren Farb- und Chakra-Typ (nach dessen Bestimmung durch Hills) zu kennen. Die Verehrung, die diese jungen Gemeinschaftsmitglieder ihrem guru-gleichen Lehrer entgegenbringen, ist spürbar, aber auch ihr Eifer, das Positive zu entwickeln und die negativen Aspekte ihres Typs aufzuarbeiten.

You Are a Rainbow inspirierte zur anscheinend einzigen Publikation eines Nicht-Schülers von Hills, der Elemente aus dem System in *Nuclear Evolution* (1977) weitertrug: *Seven Mansions of Color* (1982; noch im Handel) von dem kanadischen New-Age-Musiker und Meditations-Lehrer Alex Jones. Jones bringt eine einfache, auf den Chakras basierende Anleitung zum Behandeln mit Farben und zitiert mehrere Autoren und Titel, die uns inzwischen bekannt sind, darunter Woodroffes *Die Schlangenkraft,* Hunts *The Seven Keys to Color Healing,* Leadbeaters *Die Chakras* und Ouseleys *The Power of the Rays* und *The Science of the Aura.*

Kurioserweise bietet *Seven Mansions of Color* eine unabsichtliche Enthüllung der Quellen für die Behandlung der Chakras in *Nuclear Evolution.* Obwohl Alice Bailey weder von Christopher noch von Norah Hills erwähnt wurde, gelangte sie über Ouseleys *The Power of the Rays* in Jones' Buch. In einer Grafik in *Seven Mansions of Color* mit der Überschrift »Schwingungsbeziehungen des Farbenspektrums«

listet Jones Farben, Noten, »Qualitäts-Intelligenz« (vermutlich gemeint: »Qualität/Intelligenz«) und Zentren und übernimmt die Intelligenz-Qualitäten und -Typen von Ouseley bzw. Hills. Beim Zusammenstellen der Tabelle scheint Jones wechselseitig bestätigende Resonanzen zu entdecken – und offenbart damit die Basis von Hills' und Ouseleys Systemen in Baileys Darstellung der Strahlen-Eigenschaften, wie sie mit den Regenbogenfarben von Hunts Lehrerin, Ivah Bergh Whitten, verbunden wurden.[660]

Es gibt in Jones' Buch keine Andeutung darüber, dass der Verfasser die Ramakrishna/Campbell- oder die Aurobindo/Esalen-Liste der Chakra-Eigenschaften kannte. Somit könnte man *Seven Mansions of Color* mit seiner Klarheit und Vollständigkeit sowie seiner Bescheidenheit als den Inbegriff der Ansichten der Farbtherapeuten über die Chakras bezeichnen, wie sie sich in den sechzig Jahren nach der Veröffentlichung von Baileys *Briefe über okkulte Meditation* entwickelt hatten, sowie als eine persönliche Synthese von Informationen über das Chakrasystem nach der Vorlage von Hills' Version.

Hills' System könnte man als einen Kandidaten britischer Provenienz für den Titel des westlichen Chakrasystems bezeichnen. Doch aus Mangel an Fürsprache seitens späterer Autoren (mit Ausnahme von Jones) verschwand dieses System aus dem Blickfeld. Angesichts der heutigen Vorherrschaft des Systems, das in Dychtwalds *KörperBewußtsein* und seinem Artikel im *Yoga Journal* vorgestellt wird, erscheint Hills' Präsentation trotz seiner Brillanz exzentrisch. Doch sie dürfte einen Wert besitzen über das Faktum hinaus, dass es lediglich eine historische Verzweigung in der Evolution des westlichen Chakrasystems war, die in eine Sackgasse mündete.

Wenn wir *Nuclear Evolution* aus der Perspektive betrachten wollen, die von Besant und Leadbeater vertreten wird – dass nämlich jeder feinstoffliche Körper sein eigenes Chakrasystem besitzt –, könnten wir vielleicht Hills' System, das die individuellen und gesellschaftlichen Intelligenz-Typen betont, mit dem Mentalkörper assoziieren. Damit könnte *Nuclear Evolution* eine Abhandlung über die Existenz und Evolution von Mentalkörper-Chakras sein, während die lifestyle-orientierten Beschreibungen des Chakrasystems, die wir heute in New-Age-Büchern finden und die aus Esalen kommen, als Darstellungen der Chakras des Ätherkörpers zu betrachten wären. Im Ätherkörper geht es um Vitalität und Lebenskraft; die aus Esalen hervorgegangenen Systeme handeln, wie gesagt, direkt von solcher Energie.

Auch wenn es mehrere längst vergriffene Bücher über Hills' Chakrasystem und die »Theorie der nuklearen Evolution« von seinen Schülern, Devotees und Kollegen an der University of the Trees gibt, ist *Nuclear Evolution* überraschenderweise immer noch vom Verlag erhältlich. Vielleicht verdient sein System eine neue Evaluierung im Sinne einer Mehrfach-Körper-Sichtweise auf die Chakras, die im letzten Kapitel des vorliegenden Buches zu besprechen sein wird.

Ich würde Hills als einen innovativen Konsolidator und Validator eines Chakrasystems bezeichnen, das empirisch sein sollte statt lediglich interpretativ. Doch in *Nuclear Evolution* (1977) überwog das Theoretisieren über mögliche Anwendungen die Übungsanleitungen, und so sitzt das Buch zwischen den Stühlen des Interpretierenden und des Empirischen. Es ist klar: Jones war bloß ein explanatorischer Disseminator dieses Systems – zusammen mit Norah Hills und anderen in der Universität-der-Bäume-Gemeinschaft, die darüber geschrieben haben.

KAPITEL 24

Die große Chakra-Kontroverse

Dychtwalds Verbindung der Regenbogenfarben aus der Welt der Farbtherapeuten mit den Chakra-Qualitäten aus Esalen begann sich bald in die alternativen Behandlungsmethoden auch außerhalb des in Esalen vermittelten Spektrums zu verbreiten. So veröffentlichte zum Beispiel 1982, fünf Jahre nach der Publikation von *KörperBewußtsein*, Maruti Seidman (geb. 1948) in einer Anleitung zur Polarity-Therapie folgende Liste, die nahezu identisch mit Dychtwalds Zusammenstellung ist:

1. **Basis:** Rot; materielle und Überlebens-Bedürfnisse
2. **Genital:** Orange; Kreativität, Verlangen, Sinnlichkeit, Begierde
3. **Nabel:** Gelb; Willenskraft, »wie wir uns selbst sehen«
4. **Herz:** Grün; Liebe, Mitgefühl, Selbstausdruck
5. **Kehle:** Blau; Sprache, Selbstausdruck, Kommunikation
6. **Drittes Auge:** Indigo; Intuition, Wahrnehmung, Hingabe, höheres Gewahrsein
7. **Scheitel:** Violett; kosmisches Bewusstsein, Gottes-Erkenntnis[661]

Polarity konzentriert sich auf die fünf Elemente, die im Ayurveda gelehrt werden. Die Schriften von Dr. Randolph Stone (1890–1981; geboren als Rudolf Bautsch), dem Gründer dieser Therapie, zeigen seine Vertrautheit mit den Chakras, die mit diesen Elementen assoziiert werden.[662] Doch noch 1976 wurden die beiden obersten Chakras von Behandlern, die in Polarity ausgebildet wurden, nicht einbezogen.[663] Seidman ergänzte diese Chakras nicht nur in seinen Lehr- und Behandlungsmethoden, sondern lieferte auch ein frühes veröffentlichtes Beispiel für eine Technik zum Ausgleichen der Chakras, einem zentralen Element vieler alternativer Behandlungsmethoden.[664]

Trotz ihrer zunehmenden Vorherrschaft war Dychtwalds Liste nicht ohne Konkurrenz. Im Jahr 1985 veröffentlichte die freie Schriftstellerin, Gastgeberin einer Hörfunksendung und Leiterin der Literaturseite des *Yoga Journal,* Dio Urmilla Neff (geb. 1946), einen Artikel, dessen Überschrift den Entwicklungsstand des westlichen Chakrasystems in den 1980er Jahren perfekt zum Ausdruck brachte: »Die große Chakra-Kontroverse«.[665] Ich zitiere aus ihren Fragen und Antworten:

- *Wie viele Chakras gibt es?* (Beliebig viele zwischen drei, laut dem russischen Mystiker Gurdjieff, und dreiundzwanzig, laut dem taoistischen spirituellen Lehrer Mantak Chia.)[666]
- *Wo befinden sie sich?* (Besonders das dritte Chakra, das im Osten in der Nabelgegend und im Westen im Solarplexus liegen soll.)
- *Was ist mit dem Milz-Chakra der Theosophen?* (Infolge der viktorianischen Prüderie über das Genital-Chakra einfach abgesetzt.)
- *Wie werden sie wahrgenommen?* (Von Yogis, Hellsichtigen, Medien und aufgeschlossenen Ärzten und Wissenschaftlern, die ungewöhnliche Testgeräte verwenden, vom Kristallpendel bis hin zu elektrischen Sensoren.)
- *Wie sehen sie aus?* (Glühende Energie-Wirbel mit Wellen, die den in alten Texten beschriebenen Blütenblättern entsprechen – nach Leadbeaters Wahrnehmung, doch Neffs Quelle ist Arthur Powell.)
- *Was bedeuten die Unterschiede in den Ansichten über diese Dinge?* (Möglicherweise Anzeichen der evolutionären Stufe des Betrachters – oder der Person oder Gesellschaft, die betrachtet wird.)[667]

Die Chakra-Farben behandelte Neff nicht. Doch in gespielter Verzweiflung bemerkte sie:

> Die Funktionen, die dem Basis-Chakra und dem zweiten Chakra gewöhnlich zugeschrieben werden, sind – zusammen mit den Drüsen, die mit diesen Chakras zusammenhängen sollen – oft umgestellt und ausgetauscht worden.
>
> Warum all diese rätselhaften Ungereimtheiten? Warum stimmen nicht alle »Chakra-Landkarten« überein?[668]

Vielleicht der erstaunlichste Aspekt des Artikels ist, dass Neff eine Seitenleiste mit einer Aufzählung der »Funktionen der Haupt-Chakras (traditionell)« präsentierte. Wieder einmal schlug das Gesetz von Erhaltung und Verwirrung zu: Neff brachte ein Nabel/Solarplexus-Chakra *und* ein Milz-Chakra, platzierte das Herz-Chakra an die Position des Kehl-Chakras und ließ dieses weg – während sie die üblichen Funktionen des Herz-Chakras der Milz und die Kehl-Chakra-Funktionen dem Herzen zuschob. Ich nahm an, es handelte sich um einen Druckfehler – die Milz sollte das Herz und das Herz die Kehle gewesen sein –, bis ich bemerkte, dass Neff den transpersonalen Punkt übernommen hatte, den wir im Kapitel 4 in Zusammenhang mit dem System erwähnten, das Brugh Joy in *Der Weg der Erfüllung* publiziert hatte. Dieses System enthält ein Nabel- und ein Milz-Chakra, übergeht das Herz-Chakra zu Gunsten eines Chakras am Rücken zwischen den Schulterblättern (das Neff nicht zeigt) und fügt den transpersonalen Punkt hinzu.

Eine korrigierte Liste dieser »traditionellen« Chakra-Eigenschaften folgt. Beachten Sie den neuen Faktor, die negativen Emotionen als Folge einer Blockierung des jeweiligen Chakras:

1. **Basis** – physisches Überleben, emotionale und physische Sicherheit versus Angst vor dem Tod, Furcht vor Verlassensein
2. **Genital** (hier einfach »zweites« genannt) – sexuelle Energie, Liebesspiel versus Eifersucht, Perversion
3. **Solarplexus** – soziale Identität, Vertrauen, persönliche/transpersonale Kraft versus Dominanz, Unterwerfung, Furcht
4. **Herz** – Energie, Mitgefühl, Verbundenheit mit anderen Wesen versus Hass, Herzlosigkeit, Empfinden, isoliert zu sein
5. **Kehle** – Liebe [sollte wahrscheinlich zum Herzen verschoben werden], Selbstausdruck, verbale Kommunikation versus blockierter Selbstausdruck, Unfähigkeit zu kommunizieren
6. **Stirn** – Intuition, Hellsichtigkeit, Fähigkeit zu meditieren versus Mangel intuitiver Wahrnehmung, Unfähigkeit zu meditieren
7. **Scheitel** – spirituelle Erleuchtung versus unerleuchteter Zustand[669]

Das Grundkonzept dieser Liste von Chakra-Eigenschaften (nach Entfernen der Assoziationen mit den Chakra-Positionen aus *Der Weg der Erfüllung*) war die Verschmelzung von Ramakrishna (untere drei

Chakras) und Aurobindo (obere vier Chakras), die in Esalen bereits zehn bis fünfzehn Jahre früher entwickelt worden war. Doch diese Liste einschließlich der Positionen aus *Der Weg der Erfüllung*, die nur sechs Jahre früher veröffentlicht wurden, gilt nun schon als »traditionell«! Neffs Quellen-Amnesie ist das Resultat von entweder unabsichtlicher Ungenauigkeit oder unterbrochener Überlieferung.

Räder, Farben und Kristalle
(Anodea Judith und Joy Gardner)

Es war eindeutig an der Zeit, Ordnung in das Chaos zu bringen. Und genau dies tat Anodea Judith (geb. 1952) mit ihrem 1987 erschienenen Buch *Wheels of Life* (dt. Ausgabe: *Lebensräder),* der ersten formellen Festschreibung des westlichen Chakrasystems einschließlich Namen, Positionen, endokrinen Drüsen, Regenbogenfarben und den an Esalen orientierten Chakra-Funktionen – und vielen weiteren Entsprechungen, über die in den Veröffentlichungen späterer Autoren weniger Übereinstimmung herrscht, darunter Nahrungsmittel, Edelsteine, Räucherwerk, Metalle, Planeten und Sefirot.[670]

Die in *Lebensräder* deutlich werdende Tendenz zur Synthese lag in der Luft. Ein Jahr später veröffentlichte die ganzheitlich arbeitende Heilerin Joy Gardner (geb. 1944) ein konkurrierendes Buch, *Color and Crystals: A Journey through the Chakras.*[671] Wieder einmal sehen wir das heute vertraute westliche Chakrasystem mit Namen, Positionen und den zugeordneten endokrinen Drüsen, Regenbogenfarben und Chakra-Funktionen – auch wenn die Funktionen deutlich erweitert sind und Informationen über ausgeglichene, überreichliche und mangelnde Energie enthalten, die in jedem Chakra zum Ausdruck kommen sollen. Wieder gibt es eine variable Liste von Entsprechungen, die sich vor allem auf Edelsteine und »Tarot-Archetypen« konzentriert.

Diese Bücher dienen zahlreichen Publikationen späterer Autoren als Orientierung, *Lebensräder* als ein Handbuch für Selbstentwicklung und spirituelles Erwachen mit Hilfe der Chakras und *Color and Crystals* als Anleitung zum Behandeln durch Ausgleichen der Chakras. Beide Bücher sind in ihrer Zusammenstellung von bereits vorhandenen Informationen auf aufschlussreiche, neue Weise sowohl empirisch als auch interpretativ, ihre Autorinnen kann man als validierende Konsolidatorinnen bezeichnen.

Chakra-Wissenschaft (Hiroshi Motoyama und andere)

Die zusammenführende Tendenz der 1980er Jahre war in anderen Ländern stark. Satyananda Saraswatis *Kundalini-Tantra* (1981) erwähnte ich bereits als eine Synthese von traditionellem Wissen über das östliche Chakrasystem und theosophischen Ideen. Das Buch enthielt auch eine Reihe von auf Yoga basierenden Übungen zur Entwicklung der Chakras sowie wissenschaftliche Daten, die deren Existenz bekräftigen. Sie stammten von einem japanischen Schüler Satyanandas, Hiroshi Motoyama (geb. 1925), der ein Gerät zur Messung elektrischer Ladungen erfand, die in den Bereichen des physischen Körpers freigesetzt werden, die den Positionen der Chakras und der Akupunkturpunkte im feinstofflichen Körper entsprechen.

Motoyama brachte in den 1970er Jahren mehrere Veröffentlichungen über seine Forschungen heraus, die das Fundament für weitere Bücher legten, in denen die südasiatischen Nadis und Chakras mit den südostasiatischen Akupunktur-Meridianen und -Punkten in Verbindung gebracht werden. Er veröffentlichte auch *Theories of the Chakras: Bridge to Higher Consciousness* (1981), in dem er neben seinen wissenschaftlichen Daten Vergleiche zwischen alten und zeitgenössischen Aussagen über die Chakras präsentiert, darunter eine Auswahl aus den Yoga-Upanischaden, dem *Ṣaṭ-Cakra-Nirūpaṇa*, Leadbeaters *Die Chakras* und Satyanandas Lehren. Motoyama bot auch eine Chakra-für-Chakra-Darstellung seines eigenen Erlebens beim Erwachen der Kundalini – ein seltenes persönliches Zeugnis von jemandem, der gleichermaßen mit östlichen und westlichen Chakrasystemen vertraut und in der persönlichen Beobachtung von höheren Bewusstseinszuständen und im Konzipieren wissenschaftlicher Tests zur objektiven Bewertung erfahren ist.

Satyanandas Chakrasystem ist empirisch. Wenn wir seinen Status als verwirklichter spiritueller Meister akzeptieren, ist sein Zugang trotz des Mangels an persönlichen Aussagen in *Kundalini-Tantra* der eines konsolidierenden Validators. Motoyamas Absicht beim Schreiben seines Buchs war auch, Satyanandas System zu verbreiten. Deshalb können wir ihn als disseminierenden Validator bezeichnen.

Motoyama war einer von mehreren Forschern, die in den 1960er und 1970er Jahren in der wissenschaftlichen Untersuchung der Chakras aktiv engagiert waren. Unter den anderen waren David Tansley und Valerie Hunt (die beide später besprochen werden) sowie Shafica Karagulla (1914–1986), eine türkisch-amerikanische Psychiaterin, die mit der holländisch-amerikanischen Theosophin und Hellsichtigen Dora van Gelder Kunz (1904–1999) zusammenarbeitete, um die Brauchbarkeit hellsichtiger Wahrnehmung der Chakras als Mittel zur Diagnose physischer und mentaler Erkrankung zu bestimmen. Als junges Mädchen war Kunz von Leadbeater ausgebildet worden, ihre angeborene hellsichtige Gabe zu entwickeln, und so überrascht es nicht, dass sie auf dem System, das er in *Die Chakras* darlegte, aufbaute und es erweiterte. In *Breakthrough to Creativity: Your Higher Sense Perception* (1967) schrieb Karagulla erstmals über Kunz, die sie in ihrem Buch Diane und DV nannte. Gemeinsam verfassten Karagulla und Kunz *The Chakras and the Human Energy Fields,* (1989; dt. Ausgabe: *Die Chakras und die feinstofflichen Körper des Menschen)*, eine der letzten seriösen Abhandlungen über Leadbeaters System in der westlichen Chakra-Literatur. Kunz ist als hellsichtige Validatorin zu klassifizieren.[672]

Deutsche Entwicklungen (Klausbernd Vollmar und andere)

In Deutschland wurde in den 1980er Jahren das Fundament für eine Literatur über die Chakras und alternative Heilweisen gelegt, mit der nur diejenige in den Vereinigten Staaten konkurrieren kann. Nach der 1927 erschienenen deutschen Übersetzung von Leadbeaters *The Chakras* kam die Pionier-Veröffentlichung, die auf *Die Schlangenkraft* basierte, von Werner Bohm (1896–1959): *Chakras: Lebenskräfte und Bewusstseinszentren im Menschen* (1953).[673] Dieses Buch war danach (unter wechselnden Titeln und in mehreren Sprachen, auch in englischer Übersetzung) gut vierzig Jahre lang ständig im Handel.

Die erste einheimische Synthese war offenbar der *Fahrplan durch die Chakren* (1985; engl. Ausgabe: *Journey through the Chakras: Exercises for Healing and Internal Balancing)* von Klausbernd Vollmar (geb. 1946). Das Buch präsentiert eine Version des westlichen Chakrasystems, die noch nicht ganz von den Ramakrishna/Aurobindo/Esalen-Chakra-Eigenschaften durchdrungen ist. Doch es verwendet die vertrauten Namen, Positionen, Assoziationen mit endokrinen Drüsen (von Bailey abgeleitet) und Farben, kombiniert mit östlichem Chakra-Wissen wie den Sanskrit-Namen, Keimsilben-Mantras und Elementen. Es übernimmt auch Informationen aus Rendels *Einführung in die Chakras*, einschließlich – und zum ersten Mal in Tabellenform – der Verknüpfungen Rendels zwischen den Chakras und den vier Temperamenten der mittelalterlichen Medizin (phlegmatisch, cholerisch, sanguinisch, melancholisch).[674]

Es gibt auch Entsprechungen zu astrologischen Zeichen und Planeten, Tarotkarten und Bach-Blütenessenzen, einer in Europa beliebten Form homöopathischer Heilmittel, die auf pflanzlichen Essenzen basieren. Die Korrelation mit den vierundzwanzig Großen Arkana des Tarot (ohne den Narren) ist einzigartig insofern, als sie sieben Karten mit je einer der drei wichtigsten Kundalini-Bahnen Ida, Pingala und Sushumna assoziiert. Das Werk versteht sich als ein Übungsbuch zur Chakrenarbeit, einem Selbsterkennungs- und Heilungsweg. Hier ist die Liste der Chakra-Eigenschaften (beachten Sie »Dienen« im Herzen – ein Anzeichen für Baileys Einfluss):

1. **Basis** – Loslassen, Erdung, Überwindung von Freudlosigkeit (phlegmatisch)
2. **Kreuzbein** – Hingabe, Einlassen, Ausscheiden, was nicht verdaut werden kann (cholerisch)
3. **Nabel** – Wünsche, Verlangen und Macht, Ehrgeiz zu beherrschen (sanguinisch)
4. **Herz** – Dienen, Überwindung von Distanz, Hass, Unruhe (melancholisch)
5. **Kehle** – reine Kommunikation, Verbindung, Fühlen & Denken, Abbau von Hast (geistig erwacht)
6. **Drittes Auge** – Intuition, Überwinden des Nihilismus (erleuchtet)
7. **Scheitel** – Verbindung höheres und niederes Selbst (Meister)[675]

Vollmar lebte und arbeitete in der Findhorn Community in Schottland, während er das Buch schrieb, und dürfte seine Version des Chakrasystems in Workshops in England vermittelt haben.[676] Die Findhorn-Gemeinschaft, berühmt durch ihr selbstversorgendes New-Age-Zentrum, hatte sich aus und nach den von ihren Gründern und Anhängern innerlich empfangenen Weisungen entwickelt (einschließlich Informationen darüber, wie auf offensichtlich kargem Boden reichlich Lebensmittel hervorzubringen sind). William Irwin Thompson hatte sie in *Passages about Earth* (1973; dt. Ausgabe: *Am Tor der Zukunft*) auf die Landkarte amerikanischer spirituell Suchender gesetzt. Thompson war auch mit dem Esalen-Institut vertraut und gründete seine eigene Gesinnungsgemeinschaft Lindisfarne auf Long Island als eine Fusion der Ideale, die von Esalen und Findhorn repräsentiert wurden.[677]

Weitere Forschungen werden die Findhorn-Gemeinschaft wahrscheinlich als einen wichtigen Knotenpunkt für die Übermittlung von New-Age-Ideen zwischen Amerika und Europa identifizieren – dem Ideen-Transfer in beide Richtungen. So verbrachte zum Beispiel der deutsche Reiki-Behandler Bodo Baginski (1952–2012) einige Zeit in Findhorn, bevor er *Reiki: Universale Lebensenergie zur ganzheitlichen Selbstheilung* (1985; engl. Ausg.: *Journey Reiki: Universal Life Energy*) veröffentlichte, das erste Buch, in dem das Chakrasystem mit der Energiebehandlungsmethode verbunden wurde, die 1922 von Mikao Usui (1865–1926), einem japanischen Buddhisten, begründet worden war.[678] Dies war eine bemerkenswerte und kontroverse Innovation von Baginski und seiner Koautorin und Partnerin, Shalila Sharamon (geb. 1948).[679] In den Reiki-Lehren Usuis, die durch dessen Schüler von Japan in den Westen übermittelt wurden, fanden Chakras keinerlei Erwähnung. Reiki-Puristen leugnen, dass es eine solche Verbindung gebe. Doch seit Mitte der 1990er Jahre haben viele Bücher über die Chakras und Reiki Verbindungen zwischen den Lehren und Praktiken beider so populär gemacht, dass auch diese Zusammenhänge nun wohl auf dem Weg sind, »traditionell« zu werden.

Baginskis und Sharamons Version des westlichen Chakrasystems enthält die bekannten Namen, Positionen und Zuordnungen endokriner Drüsen (basierend auf Bailey), aber nicht die Farben. Die Chakra-Eigenschaften sind mit jenen in der Ramakrishna/Aurobindo-Esalen-Liste identisch, was belegt, dass diese Liste im Jahr 1985 bereits nach Europa überliefert worden war.[680]

Bohm war ein Disseminator des *östlichen* Chakrasystems, der *Die Schlangenkraft* in deutscher Sprache erklärte, wie es Evola in italienischer und Guénon in französischer Sprache geleistet hatten. Vollmar produzierte ein empirisches System, das auf der Konsolidierung von Material aus vielen Quellen beruhte. Daher würde ich ihn als einen konsolidierenden Validator bezeichnen. Baginski und Sharamon waren Innovatoren, da Reiki und die Chakras nie zuvor zusammengeführt worden waren. Ihr empirisches System war für viele spätere Bücher über diese Mischform der Energiebehandlung formativ. Vielleicht sind sie am besten als innovative Validatoren zu klassifizieren.

Wiedersehen mit Bailey
(David Tansley und Zachary Lansdowne)

Ein weiterer Trend der 1980er Jahre war das Bemühen, Baileys Aussagen über die Chakras zu konsolidieren und besonders für Heiler festzuschreiben. Dieser Trend gipfelte in der Veröffentlichung von David V. Tansleys *The Raiment of Light: A Study of the Human Aura* (1984, dt. Ausgabe: *Die Aura des Menschen)* auf britischem Boden und von Zachary F. Lansdownes *The Chakras and Esoteric Healing* (1986) in den Vereinigten Staaten.

David V. Tansley (1934–1988) hatte Pionierarbeit geleistet in der Erforschung des Bailey-Systems mithilfe der Radionik, »einer Methode zur Diagnose und Therapie, bei welcher es in erster Linie um die Nutzung der subtilen Kraftfelder und Energien geht, um die Ursachen von Krankheiten zu untersuchen und zu bekämpfen, die die Menschheit und andere Bereiche der Natur heimsuchen«.[681] Die Radionik war eine Form dessen, was heute Schwingungs- oder Energiemedizin genannt wird, und suchte Mittel zur Fernbehandlung (des abwesenden Patienten) zu entwickeln und wissenschaftlich zu validieren. Tansleys erste Publikation war *Radionics and the Subtle Anatomy of Man* (1972, dt. Ausgabe: *Der feinstoffliche Mensch: Radionik und energetische Behandlung)*. Er schrieb noch mehrere weitere hochtechnische Bücher über das Thema. *Die Aura des Menschen* bietet dem technisch nicht fachkundigen Leser eine glänzende Einführung in diese Arbeit und Informationen über die Entwicklung der Radionik.

Zachary Lansdowne (geb. 1944), ein studierter Ingenieur und Psychologe, der einige Zeit in der Theosophischen Gesellschaft in Boston aktiv war, schrieb den für viele Jahre wohl prägnantesten Leitfaden zum Chakra-Behandeln auf der Basis von Baileys Lehren.[682] Er verarbeitete Tansleys Werk und bot nützliche Vergleiche, die zeigen, wie verschiedene Autoren (außer Bailey) die endokrinen Drüsen zuordneten. Er stützte sich sogar auf wissenschaftliche Forschungen eines Schülers von Christopher Hills (Victor Beasley, *Subtle-Body-Healing*, 1979).

Leser, die mit dem westlichen Chakrasystem vertraut sind, werden in Lansdownes Buch keine Hinweise auf Farben oder die Chakra-Eigenschaften aus Esalen finden – nur die Namen, Positionen und Drüsen-Zuordnungen. Es hat den Anschein, dass spätere Autoren Baileys Werk oft nach Qualitäten durchsucht haben, die sie mit den Chakras verbinden konnten, und die auf Esalen basierende Liste – Überleben, Sexualität, Macht, Liebe, Kommunikation, Illumination und Erleuchtung – einfach um Wörter erweitert haben, die sie für relevant hielten (und so zum Beispiel die Darstellung des Kehl-Chakras durch *Kreativität* ergänzten). Somit könnte man Lansdownes Buch als eine Weiterentwicklung eines Seitenzweiges von einer früheren Entwicklungsstufe des westlichen Systems bezeichnen.

Tansley wäre ein konsolidierender Validator, der wissenschaftliches Instrumentarium gebrauchte, nicht Erfahrung aus innerem Gespür. Lansdowne wäre ein konsolidierender Disseminator.

Prana-Heilen (Choa Kok Sui)

Meister Choa Kok Sui (1952–2007) wurde auf den Philippinen als Sohn einer Familie chinesischer Geschäftsleute geboren. Sein Vater war protestantischer Christ, seine Mutter Buddhistin. Er besuchte römisch-katholische Schulen, erhielt einen Abschluss in Chemie-Ingenieurswesen und gründete sein eigenes Geschäft. Ab dem Alter von zwölf Jahren las er gierig auf allen Gebieten der Mystik und des Okkulten, in den Zwanzigern entwickelte er selbst hellsichtige Fähigkeiten. Das System des Pranaheilens, das er aufbaute, war eine meisterhafte Synthese des Gelesenen und stützte sich auf theosophische Aussagen über feinstoffliche

Körper, Ebenen und Chakras von Arthur Powell und Alice Bailey. Er behauptete, Leadbeaters hellsichtige Beobachtungen der Chakras durch die Arbeit mit Hellsichtigen verifiziert zu haben, die er Mang Mike und Mang Nenet nannte. Aspekte von Akupunktur und Qigong fanden beim Pranaheilen ebenfalls einen Platz. Einige Aspekte des Systems wurden von einem inneren Lehrer gechannelt, den Sui »Lord Mahaguru Mei Ling« nennt und mit früheren Inkarnationen als Gottmensch Rama der Hindu-Mythologie und dem legendären Gründer des Tibetischen Buddhismus, Padmasambhava, identifiziert.[683]

Das System debütierte in einem 1987 veröffentlichten Buch, *The Ancient Science and Art of Pranic Healing: Practical Manual on Paranormal Healing*, das 1990 mit dem Titel *Pranic Healing* in den Vereinigten Staaten erstmals erschien). Es wurde in mehr als dreißig Sprachen übersetzt (dt. Ausgabe: *Durch kosmische Energie heilen*) und löste eine internationale Bewegung aus, die auch nach Suis vorzeitigem Tod weiterhin wächst und sich entwickelt.[684] Das Pranaheilen-Chakrasystem umfasst folgende zwölf Chakras:[685]

1. **Basis** – gewöhnliches erstes Chakra, an der Basis der Wirbelsäule
2. **Sex** – gewöhnliches zweites Chakra, im Bereich der Genitalien
3. **Meng-Mein** – chinesisch »Tor des Lebens«, an der Rückseite des Nabels[686]
4. **Nabel** – alternativer Name und Ort für das dritte Chakra
5. **Solarplexus** – alternativer Name und Ort für das dritte Chakra
6. **Milz** – Leadbeaters drittes Chakra
7. **Herz** – gewöhnliches viertes Chakra
8. **Hals** – gewöhnliches fünftes Chakra
9. **Ajna** – tantrischer Name für das sechste Chakra, Lage jedoch mitten im Kopf
10. **Stirn** – gewöhnliche Position des sechsten Chakras
11. **Scheitel** – gewöhnlicher Name für das siebte Chakra, auf dem Scheitel gelegen
12. **Seelenstern** – alternative Position für das siebte Chakra, oberhalb des Kopfes[687]

Damit löste Sui die große Chakra-Kontroverse auf, indem er die rätselhaften Varianten früherer Systeme absorbierte. Nun gibt es ein Sex-

Chakra *und* ein Milz-Chakra; damit sind Leadbeater, das *Ṣaṭ-Cakra-Nirūpaṇa* und das System, das aus Esalen hervorging, miteinander versöhnt. Jetzt gibt es ein Solarplexus-Chakra *und* ein Nabel-Chakra, wie in Brugh Joys System; damit sind die vielen westlichen Systeme vereint, die entweder das eine oder das andere zeigten. Das Herz-Chakra, das in Joys System fehlte, ist wieder an seinem Platz. In manchen Schriften aus dem Osten war es unklar, ob es ein sechstes Chakra in der Mitte des Kopfes oder zwischen den Augenbrauen gab – Suis System hat beide. Ähnlich war nicht klar, ob sich das siebte Chakra auf dem Scheitel oder oberhalb des Kopfes befindet. Suis System besitzt nicht nur je ein Chakra an beiden Stellen, sondern es hat auch den von Joy beschriebenen transpersonalen Punkt untergebracht und umbenannt.

Abgesehen vom Synkretismus, der Zusammenstellung verschiedener Lehren zu einem neuen System, besteht die bedeutendste Innovation hier in der Hinzufügung des *Meng-Mein-Chakras*, das in keinem westlichen oder östlichen, alten oder modernen System zu finden ist. Man fragt sich, ob es ein Neben-Chakra war (Sui bemerkt, dass es »nur ein Drittel bis die Hälfte von der Größe der anderen Hauptchakras aufweise«[688]), das hier ergänzt wurde, um die mystische Zahl von zwölf Chakras zu erreichen. Im Zusammenhang mit dem zwölften Chakra zitiert Sui zwei Verse aus der Johannes-Offenbarung, in welchen eine Stadt mit zwölf Toren und ein Baum mit zwölferlei Früchten erwähnt werden (Offb 21,12; 22,2).[689]

Eine weitere Innovation ist, dass sich Milz-, Solarplexus- und Herz-Chakra in zwei Formen präsentieren, einmal an der Vorderseite, einmal an der Rückseite des Körpers. Das Meng-Mein zeigt sich nur am Rücken und das Basis-Chakra erscheint auch an der Rückseite, wie in Leadbeaters *Die Chakras*. Damit haben wir sieben Vorderseiten-Chakras und fünf Rückseiten-Chakras, ein Chakra mitten im Kopf, eines auf dem Scheitel und eines oberhalb des Kopfes.[690]

Wie bemerkt, fand der erste Auftritt eines hellsichtig wahrgenommenen Chakras, das sich an der Rückseite des Körpers öffnete, in Leadbeaters *Die Chakras* statt. Zwei Jahre danach wurde in Geoffrey Hodsons *Science of Seership* ein weiteres »Rücken-Chakra« festgestellt – und als Milz ausgewiesen. (siehe Abb. 24)

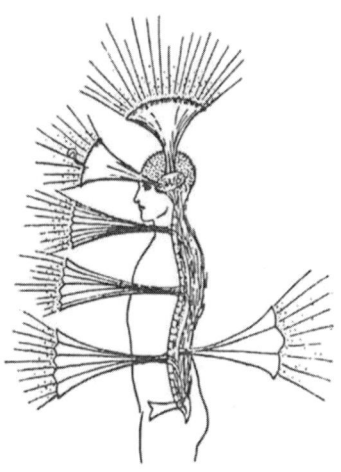

Abb. 24: Vorder- und Rückseiten-Chakras
(aus Geoffrey Hodson, *Science of Seership*, 1929)

Die Wahrnehmung von Rücken-Chakras scheint für die folgenden fünfzig Jahre in den Hintergrund getreten zu sein, bis Joy 1979 ein Chakra zwischen den Schulterblättern bemerkte, das sich nach hinten öffnete – anstelle eines Herz-Chakras an der Vorderseite des Körpers.[691] Außer Sui nahmen zwei weitere Autoren aus der Mitte der 1980er Jahre, nämlich John Pierrakos und Barbara Brennan, Vorder- und Rückseiten-Manifestationen von fünf Chakras wahr – Sexual-, Solarplexus-, Herz-, Kehl- und Stirn-Chakra.

Obgleich Sui allen Chakras Farben zuweist, handelt es sich um Mischungen verschiedener Farben, nicht um die einzelnen Farbtöne des westlichen Systems. Es gibt auch keine spektral sortierte Aufeinanderfolge. Vielmehr beruhen die Farben auf den Bewegungen des Pranas und orientieren sich an den sechs Farben, die den sogenannten weißen Prana ausmachen (die Farben des Spektrums, ohne Indigo). Leadbeater identifizierte und illustrierte in *Die Chakras* fünf Farben des Pranas – Orangerot, Rosa, Grün, Gelb und Blauviolett. *Pranic Healing* spaltet die orangeroten und blauvioletten Pranas in je zwei Pranas auf und lässt Leadbeaters rosafarbenes Prana fort.[692]

Suis farbige Illustrationen der hellsichtig wahrgenommenen Chakras basieren auf Leadbeaters, doch sie zeigen mehr Details. Man könnte sagen, sie sind feiner und subtiler – vielleicht »dreidimensionaler« (oder vieldimensional). Und es gibt fünf mehr von ihnen.

Im Pranabehandlungs-System gibt es keine Chakra-Eigenschaften. Die Chakras werden nur im Hinblick auf Gesundheit oder Krankheit der Teile des Körpers betrachtet, für deren Versorgung sie zuständig sind. Damit ist Pranaheilen nicht ein System zur Selbstentwicklung oder zum spirituellen Erwachen, außer insofern, als es eine Anleitung bietet, wie man die hellsichtigen Fähigkeiten entwickelt, die notwendig sind, um ein effektiver Behandler zu sein. Es vermittelt Techniken, den Prana-Strom durch die Chakras zu lenken, um Heilung zu fördern, und macht dazu genaue Angaben über Chakras, Farben, Meditationen und Gesten für Hunderte von körperlichen und mentalen Gesundheitsproblemen. Doch Pranaheilen steht in enger Verbindung mit Techniken Suis zur Selbstentwicklung und zum spirituellem Erwachen, die er »Arhatic Yoga« nennt. *Arhat* ist ein Sanskrit-Wort für »Adept« und wird vorwiegend im Buddhismus verwendet.

Weitere Beschreibungen der Pranabehandlung oder des Arhatic-Yoga würden den Zweck dieses Buches verfehlen.[693] Es genügt zu sagen, dass beide Systeme zeigen, dass die Vereinigten Staaten nicht das einzige Land sind, in dem innovative Lehren über die Chakras entwickelt wurden und von hier aus in die ganze Welt exportiert werden. Wenn das im vorliegenden Buch beschriebene westliche Chakrasystem ein Resultat vom Abbau vorhandener Lagerstätten, von Neu-Interpretieren und Zusammenführen östlicher Lehren über die Chakras mit westlicher Esoterik ist, dann scheinen sich Pranaheilen und Arhatic-Yoga nun zu revanchieren. In Suis Werk sind westliche Lehren ähnlich genau ausgelotet, neu interpretiert und zu einer Synthese geführt worden, jedoch im Hinblick auf östliche Lehren wie Akupunktur und Qigong. Sui wäre ein Beispiel eines innovativen, konsolidierenden Validators.

Die Reise nach innen (Shirley MacLaine)

Im Jahr 1984 veröffentlichte die Schauspielerin Shirley MacLaine (geb. 1934) mit ihrem autobiografischen Buch *Out on a Limb* (dt. Ausgabe: *Zwischenleben)* einen Bestseller, in dem sie detailliert über ihre Beschäftigung mit Reinkarnation, Channeling und anderen spirituellen und New-Age-Themen des Lebens berichtete. 1987 unterrichtete sie bereits Workshops über die Chakras und hatte eine Produktlinie chakrakompatibler Schmuckstücke entworfen, wozu sie Steine verwendete, die zu der Reihe der Regenbogenfarben passten. 1989 gab sie ein Selbsthilfe-Buch über die Chakra-Workshops heraus, es trug den Titel *Going Within: A Guide for Inner Transformation* (dt. Ausgabe: *Die Reise nach innen: mein Weg zu spirituellem Bewusstsein*).[694] Hier ist MacLaines Aufstellung der Chakras:

1. **Basis** – rot, Nebennieren; Erdung, Überleben, unser »Verständnis der physischen Dimension«
2. **Sexual** – orange; Eierstöcke, Hoden; unsere »Kreativität auf dem Gebiet der Beziehungen, Sexualität und Fortpflanzung«
3. **Solarplexus** – gelb; Pankreas, Milz; »Verrechnungsstelle für emotionale Empfindlichkeiten und persönliche Machtprobleme«; »emotionale Integration«
4. **Herz** – grün; Thymus; Liebe, »Annehmen der anderen und Annehmen der Liebe in einem selbst«
5. **Kehle** – blau; Schilddrüse; »individueller Selbstausdruck *ohne* Urteilen« [Hervorhebung des Originals]
6. **Drittes Auge** – indigo; Hypophyse; »Idealismus und Imagination«, »innere Vision« und »Ausdruck dieser inneren Vision im Äußeren«
7. **Scheitel** – »*violett,* manchmal auch *weiß*« [Hervorhebung des Originals]; Epiphyse; »unbegrenztes Bewusstsein und Bereich des Göttlichen«, »schließlich erreicht man das Bewusstsein des Einsseins mit Gott«[695]

Die Assoziationen endokriner Drüsen stammen von Bailey. Später in ihrer Besprechung der Chakras erwähnt MacLaine auch Verbindungen zwischen den Chakras und siebenjährigen Entwicklungszyklen – eine weitere Vorstellung, die von Bailey abgeleitet ist.[696]

Wir sahen, dass Ella Adelia Fletcher mit dem höchsten von Blavatskys sieben Prinzipien (Atman) Weiß verband, und dass sich das westliche Chakrasystem aus der Matrix dieser Prinzipien entwickelte, die Weiß mit dem siebten Chakra verbinden würde. Gleichwohl übernehmen die meisten westlichen Systeme die sieben Farben, in die das sogenannte weiße Licht durch ein Prisma gebrochen wird, wie es Isaac Newton 1671 demonstrierte. Newton teilte das Kontinuum sichtbaren Lichtes von Rot bis Violett in sieben Abschnitte, um es mit den sieben Planeten der Astrologie, den Tagen der Woche und so weiter in Übereinstimmung zu bringen. Spätere Wissenschaftler legten fest, dass es nur sechs Primär- und Sekundärfarben gibt (kein Indigo).[697] Wenn nun alle Farben vom weißen Licht abstammen, dann müssen sich die Farben der sechs unteren Chakras (wenn wir das sechste Chakra mit Violett assoziieren) zum weißen Licht des siebten Chakras addieren. Doch so einleuchtend diese Reihe von Assoziationen auch erscheint, bleibt sie innerhalb der Veröffentlichungen über das westliche System eine Minderheiten-Meinung.

Man könnte sagen, dass MacLaines Version des Chakrasystems die große Chakra-Kontroverse auflöst – sie ist ein prägnanter Ausdruck von allen Elementen des westlichen Chakrasystems mit einem Minimum an okkulten Entsprechungen; sie ist für die Arbeit an einem selbst konzipiert und kehrt die Zuordnung der Epiphyse zum sechsten und der Hypophyse zum siebten Chakra in Judiths *Lebensräder* um. MacLaines Assoziation wird zum Standard in späteren Büchern über die Chakras, und Judiths Auswahl bleibt kontrovers. (Interessanterweise ordnete Gardner die Hypophyse und die Epiphyse sowohl dem sechsten als auch dem siebten Chakra zu – eine Auflösung dieses Streitpunkts, der, wie gesagt, bis zu Hodsons *The Science of Seership* zurückverfolgt werden kann.[698]

Am 4. Oktober 1990 erschien Shirley MacLaine in der *Tonight-Show,* die Millionen Fernsehzuschauer in Amerika verfolgen. Während sie von dem skeptischen Gastgeber und Moderator Johnny Carson interviewt wurde, befestigte MacLaine mit Klettband haftende, regenbogenfarbige Scheiben, die die Chakras darstellten, an Johnny Carsons Kleidung und Kopf, während sich dieser darüber mokierte, wie der Clown Bozo auszusehen.[699] Wie ich die Geburt des westlichen Chakrasystems dem Monat Juni 1977 zuordne, betrachte ich das Datum von jenem Auftritt MacLaines im Fernsehen als den Moment, in welchem das System Teil des Mainstreams wurde, trotz – oder vielleicht wegen – Carsons Hänseleien und MacLaines wohlgelauntem Widerreden.

MacLaine war eine disseminierende Validatorin. Das Ergebnis ihres TV-Auftritts war eine Explosion von Büchern über die Chakras in engli-

Nummern	Namen	Lage[701]	Drüsen[700]	Farben	Eigenschaften[702]
siebtes	Scheitel	vordere Fontanelle	Epiphyse oder Hypophyse	Violett / Weiß	Erleuchtung, kosmisches Bewusstsein
sechstes	Stirn drittes Auge	Plexus cavernosus	Hypophyse oder Epiphyse	Indigo / Violett	Intuition Imagination
fünftes	Kehle	Kehlkopf- oder Rachen-Plexus	Schilddrüse	Blau	Kommunikation Kreativität
viertes	Herz	Plexus cardiacus	Thymus	Grün	Liebe Mitgefühl
drittes	Solarplexus / Nabel	Plexus solaris	Pankreas Milz	Gelb	Wille Macht
zweites	Genital / Kreuzbein	Prostata- oder Vaginal-Plexus	Keimdrüsen Nebennieren	Orange	Sexualität Sinnlichkeit
erstes	Wurzel	Kreuzbein-Plexus	Nebennieren Keimdrüsen	Rot	Überleben Erdung

Tabelle 23: Das westliche Chakrasystem (ca. 1990)

scher Sprache, die in den Vereinigten Staaten veröffentlicht und überall in der Welt übersetzt wurden, sowie Büchern, die in anderen westlichen Ländern geschrieben und publiziert wurden.

Diese Entwicklungen zu verfolgen – besonders die Kreuzung und Vermischungen des westlichen Chakrasystems mit alternativen Behandlungsmethoden wie Akupunktur, Massage, Schamanismus und anderen – liegt jenseits des Spektrums dieses Buches. Nachdem wir die Evolution des westlichen Chakrasystems von den Zeiten Madame Blavatskys bis in die Zeit von Shirley MacLaine verfolgt haben – die Resultate werden in Tabelle 23 gezeigt –, gibt es noch eine weitere Komponente zu besprechen – einen esoterischen Subtext, der auf diesen Seiten hin und wieder zutage getreten ist und möglicherweise das letzte Stadium in dieser Evolution darstellt.

KAPITEL 25

Der multidimensionale Regenbogenkörper

Wir haben gesehen, wie nach und nach die Namen, die Positionen (im Sinne von Verbindungen zu Nervenganglien), die Assoziationen zu endokrinen Drüsen, Farben und Chakra-Eigenschaften auf- und hinzukamen, während die Vorstellung von den Chakras vom Osten in den Westen wanderte. Wir haben gesehen, wie die Chakra-Eigenschaften aus dem Einfluss der östlichen Yogis Ramakrishna und Aurobindo auf westliche Psychologen und Gelehrte abgeleitet wurden. Die Liste der Qualitäten und Eigenschaften, die aus Esalen kam, war ein Kontinuum menschlichen Potenzials, das vom Physischen und Emotionalen bis hin zum Mentalen und Spirituellen reichte. Den meisten Lehrern, Schülern, Autoren, Lesern und Nutzern der Chakras würde der psychologische Ansatz der Human-Potential-Bewegung als Landkarte zur Orientierung bei der eigenen Entwicklung und bei der Heilbehandlung von sich selbst und anderen genügen.

Aber es gab auch eine esoterische Dimension, die dem ursprünglichen östlichen Zugang zu den Chakras entsprach, nicht als ein Kontinuum menschlichen Potenzials, sondern als eine Landkarte eigenständiger Bewusstseinszustände oder Welten, Bereiche oder Ebenen. Wie wir bereits feststellten, zählten Hindu-Schriften sieben solcher Ebenen auf, von *Bhu-Loka* (der irdischen Welt oder physischen Ebene) bis *Satya-Loka* (der erleuchteten oder befreiten Ebene der höchsten Wahrheit). Die am weitesten entwickelte Form der Verbindung zwischen Chakras und Bereichen fanden wir in der Radhasoami-Tradition in Indien. Diese Zuordnungen wurde von Blavatsky in die theosophischen Traditionen eingeführt, in erster Linie in ihren *Esoterischen Instruktionen*, die Prinzipien und Bewusstseinsebenen mit der Aura verknüpften und Verbindungen zu den Chakras implizierten, ohne sie allerdings ausdrücklich zu benennen.

Anhand von Andeutungen und Hinweisen in den Schriften Blavatskys entwickelte Besant nach deren Tod eine Reihe von Begriffen und Definitionen für Körper und Ebenen, die auf den sieben Prinzipien basierten. Jeder Körper existierte zuerst als unentwickelte Hülle (Kosha), dann als teilweise entwickelter Körper, der auf einer bestimmten Ebene wahrnehmen konnte, und schließlich als voll entwickelter Träger des Bewusstseins, der in der Lage war, sich auf dieser Ebene frei zu bewegen.[703] Leadbeater unternahm die hellsichtige Untersuchung der Beziehungen zwischen Auras, Körpern und Ebenen. Doch er stellte keine direkte Verbindung zwischen bestimmten Chakras, Körpern oder Ebenen her. Er nahm an, dass jeder Körper ein Chakrasystem besitzt, und listete die Funktionen der Chakras oder Zentren des Ätherkörpers und des Astralkörpers auf. Diese Listen sind so ähnlich, dass vieles dafür spricht, dass ähnliche Funktionen auch in den Chakrasystemen der höheren feinstofflichen Körper zu finden sind.[704]

Auf der Grundlage von Baileys *Initiation, menschliche und solare Einweihung* verknüpfte Vera Stanley Alder die Chakras mit Ebenen und Unterebenen und mit Haupt- und untergeordneten Einweihungen (Erweiterungen des Bewusstseins). Die Beherrschung jedes Chakras in einem bestimmen Körper ist eine untergeordnete Einweihung. Wenn sie alle errungen sind, erfolgt eine Haupt-Einweihung, die den Ort des Lernens und Wachsens auf die nächsthöhere Ebene, in den nächsthöheren Körper überträgt.[705] Dieser Bezugsrahmen geht einen Schritt weiter als Leadbeater und impliziert, dass die Chakra-Funktionen, die dieser für den Äther- und den Astralkörper skizzierte, tatsächlich ein Fahrplan für die Eroberung jener Körper ist – Zentrum für Zentrum, Unterebene für Unterebene – und dass sich ein solcher Fahrplan in jedem weiteren, höheren Körper wiederholt.

Seit Alders Buch 1939 herauskam, sind nach und nach, wenn auch selten, verschiedenste Entsprechungen zwischen Chakras, Schichten der Aura, Körpern und Ebenen zum Vorschein gekommen. In Oshos *In Search of the Miraculous* zum Beispiel, einem Buch, das aus Vorträgen besteht, die er 1970 in Indien gehalten hatte (als er noch als Bhagwan Shree Rajneesh bekannt war), handelten mehrere Vorträge von der Verbindung zwischen Chakras und Körpern. Darüber hinaus waren diese Aussagen mit Information darüber verbunden, wie sich die Körper in siebenjährigen Zyklen entwickeln und mit Evolutionsstufen der menschlichen Kultur in Beziehung gesetzt werden können. Die Einzelheiten brauchen uns nicht aufzuhalten; sie haben ihren Ursprung bei Bailey, auch wenn die Namen der Körper etwas verändert sind. Es genügt zu sagen, dass dies ein Fall von Quellen-Amnesie war. Der wichtige Punkt ist, dass in Oshos Darstellung jedes Chakra mit einem Körper assoziiert war. Es gab kein Anzeichen dafür, dass sich die Körper in Schichten der Aura befinden oder jeder Körper sein eigenes Chakrasystem besitzt.[706]

In Amerika tauchte die Verbindung zwischen Chakras und Schichten der Aura in den 1980er Jahren wieder auf in *Opening Up to Your Psychic Self* (1982; dt. Ausgabe: *Entdecken Sie Ihre übersinnlichen Fähigkeiten*) von Petey Stevens, der Gründerin (1976) des Heartsong Center for Expanded Perception in der Nähe der Bucht von San Francisco. Stevens erweiterte auch die Anzahl der Chakras auf zwölf.

Die fortgeschrittenste Korrelation zwischen Chakras, Aura-Schichten, Körpern und Ebenen, die ich bisher gesehen habe, findet sich in den Büchern von Barbara Ann Brennan (geb. 1939). Man könnte darüber streiten, ob ihre Zuordnungen das letzte Wort in der Evolution des westlichen Chakrasystems sind, quasi eine Festschreibung ihrer esoterischen Dimension. Allerdings gibt es Probleme mit ihrer Nomenklatur. Eine Revision, die die ursprünglichen theosophischen Begriffe für die Körper und Ebenen wiederherstellt, mag in Auftrag sein; damit würde die Entwicklung des westlichen Chakrasystems wieder an ihren Ausgangspunkt zurückkehren, zurück zu ihren Wurzeln in dem Ost-West-Transfer, der ab 1880 im geistigen Raum der Theosophischen Gesellschaft in Indien begann.

Hände oder Räder (Brennan und Bruyere)

Wenn der psychologische Zugang zum Chakrasystem, der sich in Esalen entwickelte, seine Wurzeln in Jungs Kundalini-Yoga-Seminaren hatte, wie er von Heinrich Zimmer bis Joseph Campbell und von Frederic Spiegelberg bis zu Michael Murphy übermittelt wurde, dann geht die

Überlieferungslinie, die Barbara Brennans Version hervorbrachte, überraschenderweise auf Freud zurück. Diese Linie ging von Reich, einem Freud-Schüler, über Alexander Lowen und John Pierrakos, den Begründern der Bioenergetik, bis zu Brennan, die mit Pierrakos arbeitete, nachdem sich dieser von Lowen getrennt hatte, um Core-Energetik zu entwickeln.

Wie weit und tief dieser Einfluss wirkte, ist an der Ähnlichkeit des Materials wahrzunehmen, das in Pierrakos' *Core-Energetik: Zentrum deiner Lebenskraft* (Erstveröffentlichung in Deutschland 1986) und Brennans *Hands of Light* (Selbstverlag 1987, kommerziell verlegt ab 1988; dt. Ausgabe: *Licht-Arbeit*) besprochen wird. Beide Bücher handeln von freudschen bzw. reichschen Charaktertypen (oral, masochistisch, schizoid, psychopathisch/aggressiv und starr), wie sie hellsichtig in Hinblick auf die Aura und Chakras wahrzunehmen sind.[707] Beide Werke postulieren auch die Existenz von Chakras an Körpervorder- und -rückseite, wie Choa Kok Sui in *Durch kosmische Energie heilen*. Brennans System stellt die am weitesten entwickelte Formulierung dieser Idee dar.[708] Es ist wahrscheinlich, dass Sui und Pierrakos unabhängig voneinander zu ihren Schlüssen gelangten; Brennan baute auf Pierrakos' Werk.

Doch Brennans Buch ist mehr als eine popularisierende Neuformulierung von *Core-Energetik*. Andere Elemente, die in *Licht-Arbeit* einfließen, sind Brennans naturgegebener Hellsichtigkeit zu verdanken, die sie als Kind erstmals erlebte und später im Phoenicia Pathwork Center in Phoenicia, New York, unter der Leitung des Channel-Mediums Eva Pierrakos (Johns Ehefrau) ausbildete, sowie Brennans wissenschaftlicher Ausbildung (»Diplom in atmosphärischer Physik«) und »sechs Jahren im Goddard Space Flight Center der NASA« in den 1960er Jahren.[709]

Eine dritte Strömung hatte ihren Ursprung in den Lehren der hellsichtigen Rosalyn Bruyere (geb. 1946), der Autorin von *Wheels of Light: A Study of the Chakras* (Selbstverlag 1989, kommerziell verlegt ab 1994; dt. Ausgabe: *Das Geheimnis der Chakras: unsere Licht- und Energiezentren*).[710] In den 1970er Jahren wurde Bruyere gebeten, an einer wissenschaftlichen Studie von Valerie Hunt (1916–2014, Psychologin an der Universität von Kalifornien in Los Angeles), teilzunehmen. Zweck der Studie war, die energetische Wirkung der Rolfing-Behandlung auf die Chakras zu bestimmen, wie sie hellsichtig (von Bruyere) wahrgenommen und von wissenschaftlichen Instrumenten registriert wurde, die dafür konzipiert waren, Informationen über Schwankungen der elektrischen Ladungen in der Haut in solchen Bereichen zu sammeln, wo sich die Chakras befinden. Die Wahrnehmungen und Messungen wurden vor, während und nach der Rolfing-Behandlung in der Reihe von zehn Sitzungen dokumentiert, die Rolf in ihrem Programm zur strukturellen Integration spezifizierte.[711]

Bruyere entwickelte ihre eigene Vision des Chakrasystems, die dem hier präsentierten westlichen System in mehreren Punkten widerspricht. Die Farben bei den ersten sechs Chakras sind Rot bis Violett, dem siebten ist Weiß zugeordnet (Indigo kommt nicht vor). Die Epiphyse findet sich in der sechsten Position, die Hypophyse in der siebten. Das zweite Chakra wird mit den Peyer-Plaques (im Dünndarm, vor allem im Krummdarm) des lymphatischen Systems assoziiert. Die Elemente erscheinen in einer Reihenfolge, die von allen anderen östlichen und westlichen Systemen abweicht. Um die Sache noch verwirrender zu machen, werden die Chakras als Ebenen identifiziert, deren Namen ebenfalls im Widerspruch zu früheren Lehren stehen.[712] Tabelle 24 vergleicht Bruyeres System mit östlichen und theosophischen Ideen – nicht um Korrelationen zu finden, sondern um die Unterschiede aufzuzeigen.

Bruyere pfropfte Aspekte aus der indianischen Mythologie auf das Chakrasystem, was die Reihenfolge der ersten vier Elemente erklärt, die aus den Lehren der Hopi stammen. Die Abweichungen in den Namen der Ebenen sind schwieriger auszuloten – mit Ausnahme von ketherisch, was von Kether (»Krone«) abgeleitet ist, der höchsten Sefira in der Kabbala.[714]

Ein interessanter und nützlicher Beitrag Bruyeres war, dass sie Beziehungen mit den Chakras verband. Über das Basis- oder Wurzel-Chakra verbinden wir uns mit den Eltern und Großeltern; sie sind unsere Wurzeln. Über den emotionalen Aspekt des zweiten Chakras verbinden wir uns mit den Kindern und Partnern. Über das dritte Chakra, das mit dem Denken assoziiert wird, erleben wir Freunde, Klassenkameraden, Intellektuelle und Politiker. Über das vierte oder Herz-Chakra verbinden wir uns mit den »Herzchakra-Lehrern« wie Jesus, Yogananda und Mutter Teresa. Im fünften Chakra begegnen wir religiösen Gestalten und geistlichen Führern wie dem Papst, dem Dalai Lama oder dem Karmapa (ein anderer hoher tibetischer Lama). Im sechsten Chakra begegnen wir

Chakras	Farben	Elemente bei Bruyere	Elemente im östlichen System	Ebenen bei Bruyere	Ebenen in der Theosophie
siebtes	Weiß	Magnetum[713]	…	ketherisch	göttlich
sechstes	Violett	Radium	Geist	himmlisch	monadisch
fünftes	Blau	Äther	Äther	ätherisch	Nirvana
viertes	Grün	Erde	Luft	astral	Buddha
drittes	Gelb	Luft	Feuer	mental	mental
zweites	Orange	Wasser	Wasser	emotional	astral/emotional
erstes	Rot	Feuer	Erde	physisch	physisch/ätherisch

Tabelle 24: Chakras nach Rosalyn Bruyere (1988)

geistigen Lehrern und spirituellen Freunden, und im siebten Propheten, Gurus und Heiligen.[715]

Es hat den Anschein, dass Bruyeres Version der Chakras nicht kontinuierlich ist. Wie das östliche (und im Unterschied zum westlichen) System ist es nicht ein fortschreitendes evolutionäres Kontinuum. Jedes Chakra repräsentiert einen eigenständigen Bewusstseinszustand, und die Chakras sind nicht übereinander gestapelt, wie nach Größe sortiert. Somit wird die Funktion jedes Chakras in Bruyeres System auf der Basis dessen bestimmt, was man horizontale, nicht vertikale Assoziationen nennen könnte. Daher bezieht sich das Herz-Chakra in Bruyeres System auf herzbestimmte, spirituelle Lehren. Aber ist der Papst, der Stellvertreter Christi auf Erden (fünftes Chakra), höher und weiter entwickelt als Jesus, der Sohn Gottes (viertes Chakra)? Wäre Mutter Teresa geschmeichelt, wenn sie herausfände, dass ihr spiritueller Entwicklungsstand dem Status Jesu gleich war (beide über das vierte Chakra zu erreichen)?

Eine progressive oder evolutionäre (vertikale) Deutung der Chakras würde festlegen, dass die Wesen, die mit dem fünften Chakra assoziiert werden, weiter entwickelt waren als jene, die mit dem vierten assoziiert wurden, und dass alle, die mit dem vierten assoziiert werden, den gleichen Entwicklungsstand haben. Eine horizontale Deutung bedingt keine solche Progression. Wir erreichen die Wesen jeder Ebene, indem wir über eine Chakra-Eigenschaft mit ihnen in Kontakt treten, die zum Ausdruck bringt, welcher Art unsere Beziehung zu ihnen ist und was wir von ihnen lernen können – und nicht, wer oder was sie in evolutionären Begriffen sind.

Bruyere ist eine validierende Innovatorin in dem Sinne, dass sie auf der Basis persönlicher Forschungen ihr eigenes Chakrasystem aufgebaut hat und es später validierte, als sie Resonanzen mit anderen spirituellen Lehren entdeckte. Damit ist ihr System sowohl formativ als auch (in ihren beliebten Workshops) empirisch. Es hat die gleiche Schattenseite, die wir in den formativen Systemen von Blavatsky und Bailey gesehen haben: Es ist durcheinander und chaotisch und bedarf eines Konsolidators. Brennan übernahm diese Rolle für Bruyere in *Licht-Arbeit*.

Ich würde Brennan als eine innovative, konsolidierende Validatorin bezeichnen. Ihr System wurde aufgebaut, indem sie die Beobachtungen anderer durch ihre eigenen validierte. Danach konsolidierte sie diese Beobachtungen mittels ihrer eigenen Intuition, was zu einer innovativen

Synthese führte. Auf persönlichem Zeugnis beruhend und an Leser und Schüler weitervermittelt, ist Brennans System ein empirisches. Zudem notierte sie gewissenhaft ihre Quellen und dankte ihnen. Auch wenn Brennan Bruyeres Begriffe auslieh (und diese Schuld anerkannte), führte sie diese Information zu einer Synthese mit Material aus anderen Quellen, zum Beispiel Jack Schwarz' *Human Energy Systems* (1980; das Buch, das auf *Voluntary Controls* folgte).[716]

In *Licht-Arbeit* begegnen wir den bekannten Namen und Positionen der Chakras. Die Chakra-Farben sind die gleichen wie bei Bruyere. Die Assoziationen mit endokrinen Drüsen stammen aus Baileys *Esoterisches Heilen* (in der Bibliografie zitiert), die Hypophyse ist an der sechsten und die Epiphyse an der siebten Position.[717] Doch Brennans Liste der Chakra-Eigenschaften weicht signifikant von der des westlichen Systems ab, wie es im vorliegenden Buch dargestellt wird. Diese Eigenschaften liegen in mancher Hinsicht näher bei denen der von Besant beschriebenen Körper und Ebenen, als diese Bruyeres Terminologie ähnlich sind.[718] Ich habe in Klammern meine eigenen Spekulationen darüber hinzugefügt, welchen theosophischen Begriffen Brennans Zuordnungen entsprechen könnten:[719]

1. **Basis** (Wurzel) – »physisches Funktionieren und physische Empfindung – Empfinden von Schmerz und Lust« [physischer/ätherischer Körper und physische Ebene]
2. **Kreuzbein** (Genital) – »emotionales Leben und Empfinden« [astraler/emotionaler Körper und astrale Ebene]
3. **Solarplexus** – »mentales Leben«, »lineares Denken« [Mentalkörper und untere Mental-Ebene]
4. **Herz** – Liebe »nicht nur zu unseren Nächsten, sondern zur gesamten Menschheit« [Astralkörper (Liebe zum Partner); Buddha-Liebe (Liebe zur Menschheit) und Buddha-Ebene]
5. **Kehle** – »der höhere Wille, der mit dem göttlichen Willen in Beziehung steht«, »Kraft des Wortes«, »Schaffen durch das Wort, aber auch das Zuhören und die Übernahme von Verantwortung für unser Handeln« [Atman- oder Nirvana-Körper und -Ebene – von *Atman*, der in der theosophischen Literatur häufig als Ausdruck des göttlichen Willens verstanden wird.]

6. **Stirn** – »himmlische Liebe, ... die den Bereich der menschlichen Liebe überschreitet und alles Leben umfasst« [sollte monadischer Körper/monadische Ebene sein, doch die Beschreibung passt zur Buddha-Ebene]
7. **Scheitel** – »höheres Bewusstsein«, »die Ebene der Erkenntnis und Integration unserer spirituellen und körperlichen Verfasstheit als Mensch« [sollte göttlicher Körper/göttliche Ebene sein, aber die Beschreibung passt zum Kausalkörper und zur höheren Mental-Ebene.]

Diese Nebeneinanderstellung von Brennan und Besant zeigt, dass es bei der stetigen Progression von Evolutionsstufen von einem Chakra/Körper/Ebene zum nächsten Probleme gibt. Ich könnte erwarten, in der vierten Position den Kausalkörper zu sehen, der auf den Mentalkörper folgt, doch stattdessen finde ich ihn heimatvertrieben in der siebten Position. Aspekte von Astral- und Buddha-Körper bzw. Ebene werden auf anderen Ebenen dupliziert. Lassen Sie uns diese Korrelationen etwas genauer untersuchen:

Auren, Körper und Ebenen

Nach Brennans Darstellung von Bruyeres Methode zur Identifizierung der Auraschichten entspricht die physische Ebene den ersten drei Chakras und dem Äther-, Emotional- und Mentalkörper. Das vierte Chakra korrespondiert mit Astral-Ebene und -Körper und stellt eine Brücke zwischen der physischen und der spirituellen Ebene dar. Danach wiederholt sich die Folge von ätherisch, emotional und mental in den Chakras fünf bis sieben und korrespondiert mit der geistigen Ebene.[720]

Bei Besant ist die erste Ebene die physische, deren höhere Stufen ätherisch genannt werden. Die zweite Ebene ist astral/emotional, und die dritte Ebene ist mental. Wie es zwei Körper auf der physischen Ebene gibt – den physischen Körper und den Ätherleib –, gibt es auch zwei Körper auf der Mental-Ebene, den Mentalkörper und den Kausalkörper. Der Übergang zwischen den niederen und den höheren Körpern befindet sich in der Mitte der Mental-Ebene. Die *Persönlichkeit* wird mit dem physischen, Astral/Emotional- und Mentalkörper assoziiert, die *Individualität* oder Seele mit dem Kausalkörper. Jenseits der Kausal-Stufe der Mental-Ebene sind die Buddha-Ebene und die Nirvana-Ebene – die höchste manifestierte Ebene in unserem Wirklichkeits- und Lernsystem. Sie werden zuweilen geistige Ebenen genannt.[721]

Auf den ersten Blick scheint zwischen Brennan und Besant nur wenig Korrelation zu bestehen. Doch die ersten drei Chakras und Körper bei Brennan korrespondieren mit der Persönlichkeit bei Besant – die physisch/ätherischen, astralen und mentalen Körper. Der Astralkörper-Wendepunkt bei Brennan hat eine ähnliche Funktion wie das, was Blavatsky die psychische Ebene nannte, eine Kombination der oberen Astral- und der niederen Mental-Ebenen, wie bei Besant beschrieben.[722] Jenseits der psychischen Ebene beginnen bei Blavatsky die geistigen Ebenen – wie sie bei Brennan jenseits ihrer Astral-Ebene anfangen. Während sich die Nomenklaturen unterscheiden, sind die Funktionen doch die gleichen.

Brennan bezeichnet die fünfte Schicht der Aura als ätherischen Negativkörper oder ätherische Blaupause (physischer Aspekt), »weil sie in einer Art Blaupause alle Formen der physischen Ebene enthält«. Sie erklärt, dass der Ätherkörper nicht mit der ätherischen Blaupausen-Schicht der Aura verwechselt werden darf.[723] In der theosophischen Literatur wird die Blaupause für eine *spezifische* physische Gestalt – einschließlich des menschlichen Körpers – mit dem Ätherkörper assoziiert. Die Seins-Ebene, auf der die Blaupausen *aller* physischen Formen zu finden sind, ist die Kausal-Ebene – die obere Mental-Ebene, wo die Archetypen zu Hause sind.[724]

Brennans himmlischer Körper, den sie mit dem sechsten Chakra assoziiert, spiegelt den emotionalen Aspekt der geistigen Ebene wider. Wie angedeutet, korreliert Brennan diese Schicht der Aura mit »einer Liebe, … die den Bereich der menschlichen Liebe überschreitet und alles Leben umfasst«. In theosophischen Lehren wird solche Liebe mit dem Einheits-Bewusstsein der Buddha-Ebene assoziiert.

Bei Brennan wird der ketherische Negativkörper oder Kausalkörper als »der mentale Aspekt der Geistebene« definiert, wo wir Einssein »mit dem Schöpfer« erleben können. Diese Schicht der Aura ist eiförmig und birgt alle anderen in sich. Brennan spricht von »Spuren vergangener Leben«, die »als farbige Lichtbänder … über die Oberfläche des Eies laufen«, das auch »den Lebensplan enthält« für die gegenwärtige Inkarnation.[725]

In der theosophischen Literatur trägt der Kausalkörper diesen Namen, weil er die karmischen Ursachen für jedes Menschenleben trägt. Die Kausal-Ebene in der Aura entspricht unserem Zugang zu Informationen über jene Ursachen für das gegenwärtige Leben – man könnte es den Gesamtplan der Seele für dieses Leben nennen. Doch der Zugang zur Kausal-Ebene (dem oberen Bereich der Mental-Ebene) ermöglicht uns auch, die Akasha-Aufzeichnungen zu lesen, in denen die Geschichte aller unserer früheren Inkarnationen gespeichert ist.[726]

Blavatsky lehrte, dass wir von einem Aura-Ei umgeben sind, das mit dem assoziiert ist, was sie als das siebte Prinzip oder Atman bezeichnete (höchstes Selbst – in gewissem Sinne unser Schöpfer).[727] Besant lehrte, dass sich die Nirvana-Ebene, die sie auch die Atman-Ebene nannte, auf das Selbst bezieht, das die Saat für das Wachstum enthält, das auf den physischen, astralen, mentalen, Buddha- und Nirvana-Ebenen des Daseins während der ganzen Dauer unseres Wirklichkeits- und Lernsystems zu entfalten ist. Man könnte also sagen, dass die Atman-Ebene den Gesamtplan für unser Wachstum enthält – nicht nur als Menschenwesen, sondern auch in den mineralischen, pflanzlichen und tierischen Stadien, die wir (nach theosophischer Lehre) passierten, bevor wie die menschliche Phase in diesem Wirklichkeits- und Lernsystem erlangten. Die Buddha- und Nirvana-Ebene repräsentieren unser übermenschliches Wachstum. Die Nirvana- oder Atman-Ebene des Seins zu erreichen, bedeutet, Meister zu werden, was die niedrigeren Ebenen betrifft.[728]

Der von Brennan beschriebene ketherische Negativkörper der Aura dürfte Informationen über diesen höheren Gesamtplan bergen. Somit würde er die Ursachen für alle unsere vormenschlichen, menschlichen und übermenschlichen Lebenszeiten in Vergangenheit, Gegenwart und Zukunft enthalten. Diese Ebene als Kausal-Ebene zu bezeichnen, mag deshalb in rein funktioneller Hinsicht berechtigt sein, auch wenn es bei denjenigen zu Verwirrung führen könnte, die mit dem theosophischen System von Körpern und Ebenen vertraut sind, in dem der Begriff für eine individuelle menschliche Seele steht.

Brennan schreibt über zwei weitere Schichten der Aura, die mit einer »kosmischen Ebene« assoziiert werden. Nur wenig ist über sie bekannt. In Besants Lehren gibt es jenseits der zwei Nirvana-Ebenen, die jedoch in unserem Wirklichkeits- und Lernsystem nicht manifestiert sind, die monadische und die göttliche Ebene.[729] Aus Brennans Sicht besitzen diese Schichten »eine kristalline, sehr feine Struktur« und beziehen sich auf das, »was wir jenseits unserer Inkarnationen sind«.[730] Es mag korrekter sein zu sagen, dass sie sich auf das beziehen, was wir selbst jenseits unserer übermenschlichen Lebenszeiten sind. Man könnte sagen, dass die monadische Ebene des Seins den göttlichen Plan für *jeden* Aspekt unserer Evolution enthält – vom Getrenntsein vom Ursprung zu Anbeginn der Schöpfung bis zum letztendlichen Eingehen in jenen Ursprung, vielleicht nachdem wir durch eine Vielfalt von Wirklichkeits- und Lernsystemen gezogen sind. In gewissem Sinne würde sie also noch einen weiteren – den höchsten – Kausalkörper darstellen.

Tabelle 25 (Seite 422f.)fasst diese Abschnitte zusammen und stellt Brennans Systeme und Besants Lehren nebeneinander. Ich habe eine Spalte hinzugefügt, um meine eigenen Spekulationen über die Ebenen des Plans einzutragen, die dieses Material impliziert, insbesondere die drei immer umfassenderen Interpretationen des Begriffs *Kausalkörper*. Brennans System korreliert Ebenen, Aura-Schichten, Körper und Chakras; Besants Lehren korrelieren Ebenen, Aura-Schichten und Körper, aber keine Chakras.

Mehrfach-Körper und -Systeme

Warum unterscheidet sich Brennans System so stark von anderen, die wir betrachtet haben? Wenn wir die Vorstellung akzeptieren, dass jeder feinstoffliche Körper sein eigenes Chakrasystem besitzt, dann ist es kein allzu weiter Schritt zu der Erkenntnis, dass Unterschiede in den Chakrasystemen Unterschiede in dem jeweils beschriebenen Körper widerspiegeln könnten. Doch die meisten Lehrer, Schüler, Autoren und Leser gehen davon aus, dass es nur *ein* Chakrasystem gibt, und reagieren mit Verwirrung, wenn Unterschiede bei hellsichtigen Beobachtungen, Terminologie und Schilderungen auftreten. Selbst die Formulierer solcher Systeme erkennen möglicherweise nicht, dass sie vielleicht einen Teil oder das Ganze von dem Chakrasystem eines bestimmten feinstofflichen Körpers beschreiben – oder einer Mischung von mehr als einem. Damit mag Brennans Platzierung des Kausalkörpers zum Scheitel ihres Chakrasystems anzeigen, dass ihr System die Chakras des Kausalkörpers kartiert, wie er in den theosophischen Lehren definiert wurde, und niedrigere und höhere Körper aus dieser Perspektive wahrgenommen werden.

Das in diesem Buch beschriebene westliche Chakrasystem ist an die Ganglien und Drüsen des physischen Körpers gebunden. Hier geht es um Heilbehandlung und Selbstentfaltung im Sinne persönlichen Glückes. In den theosophischen Lehren ist der Ätherkörper unsere Quelle der Lebenskraft und Gesundheit. Die Chakras im westlichen System beschreiben, was wir mit jener Lebenskraft anfangen, um uns selbst zu heilen und glücklich zu machen. Folglich spiegelt die aus Esalen überkommene Liste der Chakra-Eigenschaften ein Chakrasystem des Ätherkörpers.

Ein Chakrasystem des Astralkörpers würde in erster Linie davon handeln, dass wir uns selbst als emotionale Wesen heilend behandeln, wie wir unsere emotionale Energie auf uns selbst und auf andere richten und wie wir mit dieser Energie umgehen, wenn sie auf uns gerichtet ist. Solche Themen sind der Schwerpunkt von Karla McLarens Buch *Your Aura and Your Chakras: The Owner's Manual* (1997).

Ich habe bereits darauf hingewiesen, dass die soziale Dimension von Christopher Hills' Chakrasystem die Chakras des Mentalkörpers reflektiert. Das Chakrasystem, das ich in *Music and the Soul: A Listener's Guide to Achieving Transcendent Musical Experiences* entwickelte, ist ebenfalls ein Mentalkörper-System. Die ersten zwei Chakras gebrauchen den denkenden Geist, um den physischen Körper durch Trance *(Rhythmus)* und die sinnliche Eigenschaft des Klanges *(Harmonie)* zu beeinflussen. Das dritte und vierte Chakra gebraucht den Geist, um den Emotional-Körper durch Hervorrufen von Ärger-Intensität *(Lautstärke/ Dissonanz)* oder das Herz öffnende Liebe *(Melodie)* zu beeinflussen. Das fünfte und sechste Chakra gebraucht den Geist, um den Mentalkörper selbst zu beeinflussen, durch entspannte oder forsche Lebensweise oder Kontaktpflege *(Tempo)* einschließlich Tanzmusik, und expressive, clevere oder fantastische Höhenflüge der Fantasie *(Form)*. In gewissem Sinne kommt alle Musik vom sechsten Chakra – dem Mentalkörper-*Befehl* (Ajna, der Sanskrit-Name für das sechste Chakra) des Komponisten und Musikers, in einem Zuhörer eine Reaktion hervorzurufen. Das siebte Chakra, mit erweitertem Bewusstsein assoziiert, steht für die Musik der Seele – und eine noch höhere Musik, die kosmisches Bewusstsein

Ebene (Brennan)	Auraschicht (Brennan)	Körper/Chakra (Brennan)
kosmisch II	neunte	kristallin wenig bekannt wer wir jenseits dieses Lebens sind
kosmisch I	achte	kristallin wenig bekannt wer wir jenseits dieses Lebens sind
spirituell III: mentaler Aspekt	siebte	ketherischer Negativkörper Kausal-Körper Aura-Ei höheres Denken
spirituell II: emotionaler Aspekt	sechste	himmlisch höhere Liebe Glückseligkeit
spirituell I: physischer Aspekt	fünfte	ätherischer Negativkörper höherer Wille Blaupausen der Formen
astral (physisch-geistiger Übergangspunkt)	vierte	astral Liebe
physisch III: mentaler Aspekt	dritte	mental Gedanken
physisch II: emotionaler Aspekt	zweite	emotional Gefühle
physisch I: physischer Aspekt	erste	physisch/ätherisch Sinnesempfindungen physische Blaupausen

Ebene/Prinzip (Besant)		Körper/ Aura-schicht (Besant)	Plan (Leland)
göttlich nicht manifestiert (Brahman)		göttlich hypothetisch	...
monadisch nicht manifestiert (Paramatman)		monadisch hypothetisch	kausal III: unser Erleben in allen Wirklichkeits- und Lernsystemen zwischen der Trennung vom und der Rückkehr zum Ursprung
Nirvana/Atman	I N D I V I D U A L I T Ä T	Nirvana/geistig Blavatskys Aura-Ei Meisterung	kausal II: unser mineralisches, pflanzliches, tierisches, menschliches und übermenschliches Erleben in diesem Wirklichkeits- und Lernsystem
Buddha (Buddhi)		Buddha/intuitiv Einheit Glückseligkeit	...
obere mentale (Buddhi-Manas)		kausal/Seele abstrakte Gedanken Ideale Archetypen	kausal I: Gesamtplan unserer Seele für ein einzelnes Leben und unsere ganze Reihe von Menschenleben auf diesem Planeten Archetypen-Blaupausen
form/formlos-Übergangspunkt			
untere mentale / obere psychische (Kama-Manas)	P E R S Ö N L I C H K E I T	mental konkrete Gedanken Ideen	...
astrale / untere psychische (Kama)		astral Empfindungen Emotionen	...
obere physische (Prana-Linga)		ätherisch Vitalität physische Blaupause	physische Blaupausen
untere physische (Sthula)		grobstofflich Handeln	...

Tabelle 25: Brennans und Besants Ebenen

porträtiert, wird mit einem achten Chakra assoziiert und dem Erlangen des Einsseins mit dem Göttlichen.

Nach der Veröffentlichung des Buches erkannte ich, dass das siebte Chakra durch sieben Phasen ging; jede von ihnen ist mit einem anderen Typus spiritueller Musik verbunden. Ich hatte die Entwicklung des Kausalkörpers in das siebte Chakra gepackt! Daraus lernte ich, dass Autoren, die Chakras oberhalb und jenseits des Scheitels hinzufügen, möglicherweise die Chakras des *nächsthöheren* Körpers wahrnehmen. Anscheinend sortieren sich unsere hellsichtigen Wahrnehmungen manchmal selbst im Sinne von mehrfachen Auraschichten, Körpern und Chakras, die sich um einen zentralen Kern formieren und zuweilen als vollständige oder partielle Chakrasysteme oberhalb des Scheitel-Chakras, als stellte der nächsthöhere Körper das nächsthöhere Stockwerk eines Gebäudes dar, oder einen schemenhaften Nebenregenbogen ober- und außerhalb des Hauptregenbogens.

In Brennans System waren alle die niedrigeren und höheren Körper und Ebenen in die Perspektive des Kausalkörpers einbezogen, daher kam es zu den scheinbaren Störungen von Ebene zu Ebene – und die achte und neunte Schicht waren wie ein Nebenregenbogen, der Aspekte der Buddha- und Nirvana-Ebenen duplizierte. In *Music and the Soul* lag das Hauptgewicht auf dem sechsten Chakra als einem Ausdruck des Mentalkörpers. Die niedrigeren Körper waren darunter angeordnet – zwei Chakras pro Körper –, während der gesamte Kausalkörper in das Scheitel-Chakra gequetscht war und der Buddha-Körper von einem einzigen Chakra oberhalb des Kopfes repräsentiert wurde, das ich als achtes bezeichnete. Es ist wahrscheinlich, dass die vier Chakras oberhalb des Scheitels in Petey Stevens' Buch ebenfalls von höheren Körpern und Ebenen stammten.

Die Verzerrungen in Brennans System und meinem eigenen erinnern mich an konkave oder konvexe Wände im Spiegelkabinett oder an Fotos, die mit Fischauge-Objektiven aufgenommen wurden. In jedem dieser Fälle ist das Bild eines normalen menschlichen Körpers verzerrt, abhängig von den jeweiligen Proportionen von Körper und Spiegel oder von Körper, Objektiv und Brennpunkt. Da ist es kein Wunder, dass ätherische, astrale, mentale und kausale Versionen des Chakrasystems als solche vielleicht nicht zu erkennen sind, wenn man sie vergleicht. Selbst die Unterschiede zwischen östlichen und westlichen Systemen könnten von einem ähnlichen Problem verzerrter Perspektiven herrühren. Wenn der Fokus des westlichen Systems auf Gesundheit und Wohlbefinden den Ätherkörper widerspiegelt, könnte der Fokus des östlichen Systems auf Befreiung durch Transzendenz eine andere Version eines Kausalkörper-Systems sein – oder sogar des Systems eines Buddha-, Nirvana- oder monadischen Körpers, je nachdem, ob das Ziel die Befreiung von der persönlichen, menschlichen oder übermenschlichen (gottgleichen) Perspektive darin besteht, Einheit mit Atman, Paramatman oder Brahman zu erlangen.

Mehrdimensionale Chakras

Das ideale westliche Chakrasystem wäre nicht auf solche Weise verzerrt. Es wäre multidimensional. Die Körper und Ebenen würden sich in einem Entwicklungs- oder evolutionären Kontinuum aufeinander beziehen. Jeder Körper hätte seine eigene Reihe von sieben Chakras. Jedes Chakra stünde in Wechselbeziehung mit einer Unterebene des jeweiligen Körpers. Hellsichtige, die ein solches System nutzten, wären imstande, die Chakras multidimensional wahrzunehmen. Sie könnten ihr Bewusstsein auf das Chakrasystem eines bestimmten Körpers oder auf ein bestimmtes Chakra einstellen, das sich durch alle Körper Ausdruck verleiht.

Brennans *Licht-Arbeit* formuliert einige Grundprinzipien der Hellsichtigkeit, die ein solches System unterstützen könnten:

- »Jede Auraschicht hat ihre eigenen sieben Chakras in derselben Anordnung wie im physischen Körper.«
- »Jedes der sieben Chakras hat sieben, den Auraschichten entsprechende Ebenen.«
- »Diese scheinen ineinander gesteckt zu sein wie ineinander gestellte Gläser.«
- »Jede höhere Schicht durchdringt alle niedrigeren Schichten, auch den physischen Körper.« (Der physische Körper zählt nicht als eine der sieben Schichten.)
- »Das Chakra der nächsthöheren Ebene erstreckt sich weiter ins Au-

rafeld hinaus ... und ist etwas breiter als das vorhergehende Chakra.«[731]

Zwei Konzepte aus Brennans zweitem Buch, *Light Emerging: The Process of Personal Healing* (dt. Ausgabe: *Licht-Heilung*) dürften bei der Erschaffung eines idealen westlichen Chakrasystems ebenfalls von Nutzen sein: die *Hara-Linie* und der *Seelenstern*.

Brennan definiert vier Ebenen der Wirklichkeit; jede von ihnen bildet die grundlegende Stütze, auf der die nächste gebaut ist. Damit wird die Ebene des physischen Körpers von dem menschlichen Energiefeld (Aura) unterstützt, welches wiederum von der Hara-Ebene unterstützt wird (die mit dem Lebensziel und Absichten zu tun hat), welche wiederum von der Ebene des göttlichen Kerns (oder des Seelensterns) unterstützt wird (»der Dimension der zentralen Liebe unseres Wesens«).[732] Vielleicht sind die Hara- und Wesenskern-Ebenen höhere Ausdrücke des Kausalkörpers. Die Aura-Ebene wird von dem Aura-Ei des Kausalkörpers repräsentiert, dem Ort der Ursachen für das gegenwärtige Leben. Die Hara-Ebene mag von dem Nirvana-Körper repräsentiert werden, dem Ort eines umfassenderen Kreises von Ursachen, nämlich der Ursachen für *alle* unsere Leben – vormenschlich, menschlich und übermenschlich. Die Wesenskern-Ebene würde den monadischen Körper als den Ort des umfangreichsten Ursachenspeichers repräsentieren – aller Ursachen, die auf jeder Ebene der Entwicklung wirken, durch die wir auf unserer Reise zurück in die Einheit mit dem Ursprung gehen. (Diese Ebenen werden in der »Plan«-Spalte von Tabelle 25 als »kausal I, II und III« bezeichnet.)

Die Hara-Linie ist eine personalisierte Weiterentwicklung der Hara-Ebene. Sie ist »eine laserartige Linie« aus Energie, sie verläuft von einem »Individuationspunkt« aus (der sich »etwa einen Meter über dem Kopf« befindet) durch einen »Seelensitz« (einen »Punkt in der oberen Brust«) durch die Körpermitte nach unten und »setzt sich nach unten zum *Tan Tien* [Quelle der Lebenskraft oder Vitalität, in asiatischen Kampf- und Heilkünsten] im Unterleib fort«, etwa »sechs Zentimeter unter dem Nabel«, und von dort »weiter nach unten bis tief in den Mittelpunkt der Erde«.[733] In der Theosophie wird das Konzept des *Sutratman*, der Faden-Seele, mit einer ähnlichen Funktion assoziiert. Alle unsere Lebenszeiten sind an dieser Faden-Seele wie Perlen auf einer

Schnur aufgereiht. Nach meinem Verständnis geht die Faden-Seele aus dem Ursprung hervor und erstreckt sich bis in den Kern der Erde; die Chakras und Körper formieren sich an ihr entlang.

Die Begriffe *Hara* und *Tan Mien* sind Anleihen aus dem Reich der asiatischen Kampf- und Heilkünste, wo sie sich auf ein Reservoir von Lebenskraft im Bauch sowie auf einen der drei Kraftpunkte im Verlauf der Mittellinie beziehen, die von diesen Punkten aus nach oben und unten führt.[734]

Der Wesensstern ist »die Ebene unserer inneren Quelle oder der lokalisierten Göttlichkeit in uns. Aus dieser inneren Quelle entspringt alle Kreativität.«[735] Brennan verortet diesen Wesensstern »ungefähr vier Zentimeter über dem Nabel« – in der Körpermitte – und verbindet ihn mit dem »individuellen Göttlichen in Ihnen«.[736]

Wie gesagt, ein ähnliches Konzept erscheint in Leadbeaters *Masters and the Path* (dt. Ausgabe: *Die Meister und der Pfad)* als der »Stern des Bewusstseins«, der ein Ausdruck der Monade ist, unseres höchsten Selbst. Laut Leadbeater ist dieser Stern nicht räumlich fixiert; wir können »diesen Stern des Bewusstseins bewahren«, wo wir wollen, das heißt »in jedem der sieben Hauptzentren des Körpers«.[737] Er ist nicht auf das Zentrum des Körpers beschränkt wie Brennans Wesensstern. Wohin wir ihn platzieren, bestimmt unsere ganze Lebensauffassung, unseren primären Bewusstseinszustand. Ivah Bergh Whitten notierte, dass die meisten Menschen ihren Bewusstseinsstern in der Stirn bewahren (sechstes Chakra) oder im Solarplexus (drittes Chakra) – letzteres ist allerdings sehr nahe dem Ort, wo Brennan den Wesensstern verortet. Das Verlagern des Sterns von einem Zentrum zu anderen würde, wie Leadbeater andeutet, eine radikale Veränderung in unserer Wahrnehmung der Welt nach sich ziehen.

Die neue Astral-Projektion

Bis hierher habe ich mich auf die Vorteile eines mehrdimensionalen Chakrasystems für Hellsichtige konzentriert, die mit der Aura arbeiten. Es gibt auch Vorteile für außerkörperlich Reisende, die die Astralprojektion praktizieren (vorausgesetzt, wir betrachten das Wort *astral* als einen allgemeinen Begriff für jeden feinstofflichen Körper – beziehen ihn also nicht nur auf den Astralkörper – als Träger des Bewusstseins zur Erkundung von anderen Ebenen oder Dimensionen des Daseins).

Hier ist ein Vergleich der Chakra-Funktionen, die Leadbeater für den Äther- und Astralkörper beschrieb, neben meiner »Hochrechnung« passender Begriffe, die für alle Körper gelten würden. Die Wörter in halbfettem Kursivsatz sind meine Ein-Wort-Beschreibungen; die kursiven Wörter in Klammern zeigen die Beziehung meiner Begriffe zu den Funktionen des westlichen Chakrasystems. Ich habe Leadbeaters Beschreibungen des zweiten und dritten Chakras übersprungen, da er das Nabel-Chakra in *The Inner Life* ursprünglich als zweites Zentrum bezeichnete und seine Funktion nicht verlagerte, als er es in *Die Chakras* an die dritte Position versetzte:

1. **Basis** – »Erwachen« der Schlangenkraft »auf der Astralebene« [Empfinden, in einem neuen feinstofflichen Körper zu sein, aber ohne fähig zu sein, die Ebene wahrzunehmen, auf welcher er operiert; **Einkörperung** (bezogen auf *Überleben*)]
2. **Genital** – Gespür für astrale »Einflüsse, aber noch ohne jenes klare Verständnis, das durch das Sehen und Hören erlangt wird« [sinnliches Gewahren der Anwesenheit auf einer Ebene; über die inneren Sinne, z. B. Berührung, mit dem Kontakt aufnehmen, was da vorhanden ist; **Sinnlichkeit** (bezogen auf den Lust-Aspekt der *Sexualität*)]
3. **Solarplexus** – bewusstes Reisen; »wenn auch noch bloß mit einer ganz vagen Vorstellung dessen, was einem auf diesen Reisen begegnet« [Reisen innerhalb einer Ebene; Aktivierung der willentlichen Bewegungskraft eines Körpers; **Antrieb** (bezogen auf *Kraft*)]
4. **Herz** – »die Fähigkeit, die Schwingungen anderer astraler Wesenheiten so weit zu erfassen und mit ihnen zu empfinden, dass [man] ihre Gefühle wenigstens zum Teil instinktiv verstehen konnte«, [Mitgefühl; Verständnis als Mittel, um die Bewohner einer Ebene zu erkennen und zu identifizieren; **Empathie** (bezogen auf *Liebe*)]
5. **Kehle** – »die Befähigung, in der Astralwelt zu hören« [Informationsaustausch mit den Bewohnern einer Ebene; **Hellhören** (bezogen auf *Kommunikation*)]

6. **Stirn** – »astrales Sehen«, die Kraft, »die Gestalt und Beschaffenheit astraler Gegenstände deutlich wahrzunehmen, statt nur vage deren Gegenwart zu fühlen« [Fähigkeit, alle inneren Sinneseindrücke einer Ebene zu einem zusammenhängenden Ganzen zu vereinen; Synthese; **Hellsehen** (bezogen auf *drittes Auge)]*
7. **Scheitel** – »Abrundung und Vervollständigung des Lebens im Astralen« und »Vollendung seiner Fähigkeiten« [Beherrschung eines Körpers und einer Ebene; Hintersichlassen der Einseitigkeiten der Wahrnehmung, die in einem Körper / auf einer Ebene wirken, als Vorbereitung für das Lernen und Wachsen in dem nächsthöheren Körper / Ebene; *Transzendenz* (bezogen auf *Erleuchtung* oder *Befreiung* von jenem Körper und jener Ebene)][738]

Dieses System kann eine Vielzahl von Problemen erklären, die ich in Internet-Foren gesehen habe, wo Anfänger ihre astralen Abenteuer schildern. Probleme und Situationen wie die folgenden können einem in jedem höheren Körper / Ebene begegnen:

- Das Erlebnis, sich im Astralkörper zu befinden, ohne fühlen, sich bewegen, hören oder sehen zu können, zeigt an, dass nur das erste Chakra jenes Körpers aktiv ist.
- Das Erlebnis zu wissen, dass man irgendwo anders ist, ohne wahrnehmen oder sich bewegen zu können, zeigt an, dass das erste und zweite Chakra aktiv sind.
- Viele Anfänger unter den Astralreisenden können auf der Astral-Ebene wahrnehmen und sich bewegen, aber ihre Reisen sind einsam; sie begegnen keinen astralen Wesen. Dies bedeutet, dass die ersten drei Chakras aktiv sind, jedoch nicht das vierte.
- Manche Astral-Reisende werden frustriert, wenn sie Fragen an eine astrale Wesenheit richten (gewöhnlich als mental geäußerte Worte) und keine Antwort oder eine verstümmelte Antwort erhalten. Dies bedeutet, dass ihr fünftes Chakra nicht genügend entwickelt ist.
- Eine instabile astrale Umgebung, die ständig ihre Erscheinung ändert, bedeutet, dass das sechste Chakra nicht ordentlich arbeitet.
- Wenn man den Wunsch hat, die Akasha-Chronik zu besuchen, dabei aber ständig umgeleitet wird oder an eine undurchdringliche oder unüberwindbare Grenze gelangt, zeigt dies an, dass das siebte Cha-

kra noch nicht beherrscht wird; ein Besuch der Akasha-Chronik auf der oberen Mental-Ebene würde den Kausalkörper erfordern, wenn weder der Astral- noch der Mentalkörper gemeistert sind.

Chakras der Zukunft

Ziehen wir die Spekulationen in Betracht, die in diesem Kapitel über eine letzte Phase in der Evolution des westlichen Chakrasystem angestellt wurden, enthielte mein Idealsystem der Zukunft folgende Elemente:

- freie Bewegung zwischen den Schichten des Energiefeldes und den Körpern, die sie repräsentieren
- klare Wahrnehmung der Chakras in jedem Körper, separat von den anderen
- multidimensionale Wahrnehmung jedes Chakras im Verlauf der Faden-Seele in seinem Ausdruck in jedem Energie-Körper
- Erkennen, wo in irgendeinem Chakra in irgendeinem feinstofflichen Körper Heil- oder Entwicklungsarbeit nötig sein könnte
- freie Bewegung des Bewusstseinsterns zwischen den Chakras im Verlauf der Faden-Seele, um die radikal unterschiedlichen Bewusstseinszustände zu erleben, die von jedem Chakra, jedem Körper und jeder Ebene repräsentiert werden, wenn man sie aus der Perspektive unseres höchsten Selbst, der Monade, betrachtet
- Entwicklung der Körperhüllen in voll funktionierende Träger des Bewusstseins auf jeder einzelnen Ebene durch Aktivierung und Meisterung der Chakras in dem jeweiligen Körper und ihrer zugeordneten Unterebenen
- stetiges Weiterschreiten durch die sieben untergeordneten Einweihungen, die mit den Chakras jedes Körpers assoziiert werden, und den sieben Haupt-Einweihungen, die die Leiter von Körpern und Ebenen bilden, bis wir schließlich ins Einssein mit dem Ursprung allen Seins zurückgekehrt sind.

Das Ziel dieser vollendeten Version des westlichen Chakrasystems wäre das gleiche wie das des östlichen Systems – das Zurücklassen aller Hindernisse zur Verwirklichung des Gottesbewusstseins. Die Methoden und Wege mögen unterschiedlich sein: Die Erfüllung aller Möglichkeiten der menschlichen Entwicklung, um sie hinter sich zu lassen versus die Umkehrung des Schöpfungsprozesses durch die schrittweise Auflösung von Illusionen, die die höchste Seinsheit, Wahrheit, Wirklichkeit verschleiern. Doch die tantrische Intention, Befreiung innerhalb des Körpers zu erlangen, wäre identisch. Vielleicht wäre nur der Fokus anders – ein äußerer Fokus auf Körpern und den Ebenen, wie sie vermittels Hellsichtigkeit und Astralreisen wahrzunehmen sind (westlich) versus innerer Fokus auf das Auflösen aller solcher Schleier der Illusion, die unsere Wahrnehmung der höchsten Wirklichkeit verdunkeln, und unser Einssein mit dem Göttlichen durch Meditation (östlich).

Den Pfad der Meisterung der Körper und Ebenen nannte Besant den Weg des Esoterikers und den Pfad ihrer Auflösung als Schleier der Illusion den Weg des Mystikers.[739] Jeder dieser Wege ist eine erhabene und schwierige Arbeit. Wahrscheinlich gibt es beide in gleichem Maße unter östlichen und westlichen spirituell Suchenden und in einer Vielzahl gleichermaßen valider Methoden. Selbst die verwässerte Version des Chakrasystems, die in so vielen westlichen Büchern über Selbsthilfe und Steigerung des Glücksgefühls durch Erfüllung dank Lifestyles präsentiert wird, hat ihren Platz – als ein Ausdruck der Ätherkörper-Stufe jener Leiter, die zum Einssein mit dem Ursprung aufsteigt.

Was mich zu dem aromatherapeutischen Chakra-Ausgleichs-Deoroller von Aura Cacia zurückbringt. Es ist vorstellbar, dass Menschen eine spirituelle Praxis entwickeln könnten, indem sie diese pflanzlichen Mischungen ätherischer Öle anwenden, um höhere Bewusstseinszustände zu erlangen. Ein Monat des Meditierens über eine der Chakra-Eigenschaften, während man den zugedachten Deoroller anwendet, würde eine starke assoziative Verbindung zwischen ihnen aufbauen, vielleicht da man alle Handlungen, Empfindungen, Gedanken und spirituellen Bestrebungen der Entwicklung jener Eigenschaft widmet. Sieben Monate auf diese Weise zu meditieren, würde eine volle Durchquerung des Kontinuums menschlichen Potenzials ermöglichen, das die Chakra-Eigenschaften aus Esalen implizieren.

Danach könnten Erinnerungen mit Assoziationen zur Meditationspraxis jedes Monats – und vielleicht ein damit verbundener Bewusstseinszustand oder zumindest das Zurück-Empfinden in jenen Abschnitt des Lebens – durch Anwendung des erforderlichen Deorollers in den Sinn gerufen werden. Man weiß schon lange, dass Düfte starke Auslöser von Erinnerungen sind.

Man könnte weitere Experimente unternehmen und dabei Bewusstseinszustände mischen, indem man jede Kombination von zwei, drei, vier, fünf oder sechs Deorollern ausprobiert und schließlich alle sieben auf einmal. Die Konzentration der Intention, bestimmte, erwünschte Ergebnisse zu erzielen – sagen wir Sinnlichkeit des zweiten Chakras, Liebe und Mitgefühl des vierten und Kommunikation des fünften Chakras, um eine ideale, liebevolle Beziehung zu erschaffen –, könnten durch Vermischung der geeigneten Deoroller verstärkt werden und in einem auf Düften beruhenden Sympathie-Zauber resultieren.

Was ist schließlich der Unterschied zwischen einer Keimsilbe des östlichen Systems und einem chakra-ausgleichenden Deoroller? Bewusstseinszustände sind schwer zu fassen, nach Belieben aufzurufen oder abzuschalten. Warum sollte man nicht nach jeder brauchbaren Türklinke greifen? Den Farben des Regenbogens, den Noten der Tonleiter, den Klängen einer Keimsilbe oder den Düften eines aromatherapeutischen Deodorants? Es gilt, ein vollständiger Mensch zu werden und das evolutionäre Potenzial zu erlangen, das die Chakra-Eigenschaften implizieren – was Esalen Körperbewusstsein nannte, und was ich als den multidimensionalen Regenbogen-Körper sehe.

Anmerkungen und Quellen

»p.« (lat. *pagina)* steht vor der Seitenzahl einer englischsprachigen Quelle, »pp.« (lat. *paginae)* bezieht sich auf mehrere Seitenzahlen, »S.« steht vor der Seitenzahl einer deutschsprachigen Quelle.
»p. 113n« bedeutet: Anmerkung auf p. 113, »p. 304n4« bedeutet: Anmerkung 4 auf p. 304, »S. 302–304a8« bedeutet: Anmerkung 8 auf Seiten 302–304, »5:324« bedeutet: Band 5, Seite 324, »pt. 2« bedeutet: Teil 2, »vol. 3« bedeutet: Band 3.
Die Hinweise auf das Online-Nachschlagewerk Wikipedia beziehen sich, falls nicht anders angegeben, auf dessen englische Version https://en.wikipedia.org
»s.v.« (lat. *sub verbum)* bedeutet »unter dem Suchbegriff«, »s.vv.« *(sub verba)* bedeutet »unter den Suchbegriffen«.
In den deutschen Ausgaben der Werke Alice Baileys sind die Seitenanfänge der engl. Originalausgabe am linken Rand des Textblocks zur Orientierung angegeben, damit Textstellen anhand ihrer Seitenangabe auch in der Übersetzung rasch zu finden sind.
Für alle in diesem Teil angegebenen Internetadressen (URLs) gilt: Abruf am 31.08.2016

Einführung

1 siehe z. B. White, *Kiss of the Yoginī, Tantric Sex in Its South Asian Context,* pp. xii–xv, 271–272

Chronologie

2 Im Interesse der Einheitlichkeit habe ich Daten hauptsächlich aus *The Alchemical Body: Siddha Traditions in Medieval India; Kiss of the Yoginī; Sinister Yogis; The »Yoga Sutra of Patanjali«: A Biography,* und *»Tantra in Practice: Mapping a Tradition«,* alle von David Gordon White, bezogen. Anmerkungen in diesem Teil der Chronologie beziehen sich auf spezifische Punkte, die in Whites Forschung oder Meinungen einzigartig sein dürften. Informationen über Sāṃkhya

stammen aus Flood, *An Introduction to Hinduism,* pp. 232–234. Die meisten biografischen Daten (soweit bekannt) stammen aus Wikipedia.

3   Es gibt drei weitere Erwähnungen von *nāḍī* in späteren Upanischaden: *Kaṭha* (6.16), fast identisch mit jener in *Chāndogya, Muṇḍaka* (2.2.6) und *Praśna* (3.6.7).

4   White, *Kiss of the Yoginī,* pp. 224–225. White führt eine Erwähnung in der (späteren) *Bhāgavata-Purāṇa* auf die (frühere) *Caraka-Saṃhitā* zurück.

5   Feuerstein, *Encyclopedia of Yoga and Tantra,* s.v. »Shiva«

6   Erwähnt wird ferner die Konzentration auf die Brust, Flanken und Organe zum Sehen, Berühren und Riechen (White, *Sinister Yogis,* pp. 171–172).

7   White schreibt: »Hinweise auf den feinstofflichen Körper, Gefäße/Bahnen *(nāḍī)* und Energiezentren *(cakra)* fehlen in diesem Werk völlig.« *(Kiss of the Yoginī,* p. 220). Doch *Yoga-Sūtra* 3.27–28 empfiehlt Meditation über Sonne, Mond und Polarstern – was Hinweise auf die solaren und lunaren Kanäle sein könnten, wobei das zentrale Gefäß für den Pol steht, um den sich innere und äußere Universen drehen; 3.30 erwähnt ein Nabel-Chakra, traditionell das dritte; 3.31 erwähnt die Kehle, den Ort des fünften Chakras; 3.33 spricht von Meditation über ein »Licht im Kopf« *(mūrdhan),* die Position des sechsten und siebten Chakras; schließlich erwähnt 3:35 die Meditation über das Herz, traditionell das vierte Chakra. In Anbetracht der Tatsache, dass sich die Vier-Chakren-Systeme, die im 8. Jahrhundert im buddhistischen Tantra entstanden, auf Nabel, Herz, Kehle und Kopf konzentrierten, erscheint es plausibel, dass diese Verse aus dem *Yoga-Sūtra* zumindest eine Vorstufe zu einem Chakrasystem repräsentieren.

8   *Śūraṅgama Sūtra: A New Translation, with Excerpts from the Commentary by the Venerable Master Hsüan Hua* (siehe Bibliografie, unter Titel), pp. 196–201

9   Bereiche des Universums sind: Erde *(bhū-loka),* Atmosphäre *(bhuvar-loka),* Himmlisches *(svar-loka,* manchmal als »Himmel« übersetzt), Heilige *(mahar-loka),* Erzeugung *(jana-loka;* Wohnsitz der Ahnen), Entsagung *(tapar-loka;* Wohnsitz der Asketen), Wahrheit *(satya-loka;* Wohnsitz Brahmas). Übersetzungen aus Gupta, »The Worship of Kali according to the *Ṭoḍala Tantra«,* p. 480. Das Sanskrit-Wort *loka* wird zuweilen als »Ebene« übersetzt.

10   Ein poetischer Text, der gewöhnlich Śaṅkara zugeschrieben wird, die *Saundarya-Laharī* (»Wellen der Schönheit«, manchmal auch *Ānanda-Laharī* (»Wellen der Seligkeit«) genannt, erwähnt sieben Chakras mit Standardnamen und enthält auch einen Hinweis auf *kuṇḍalinī.* Die Urheberschaft dieses Textes ist allerdings umstritten. Stammte er tatsächlich von Śaṅkara und wäre dessen Lebenszeit im 8. bis 9. Jahrhundert korrekt, würde der Text den Ursprung des Sieben-Chakren-Systems widerspiegeln; damit wäre die Evolution des Systems von

vier über fünf bis zu sechs Chakras über die nächsten Jahrhunderte widerlegt. Handelte es sich um ein späteres Werk, das auf eine bereits existierende Überlieferung von sieben Chakras mit den Standardnamen zurückgreift, dann wäre es wahrscheinlich nicht vor dem 12. Jahrhundert entstanden. Dies stelle ich aufgrund dessen fest, was die Chronologie nahelegt, nicht kraft akademischer Autorität.

11 Das *Hevajra-Tantra* verwendet alternative Namen für das rechte, linke und mittlere Gefäß: *lalanā* (Zunge), *rasanā* (Frau) und *avadhūti* (alles durchdringende Mutter) anstelle von *iḍā, piṅgalā* und *suṣumṇā* (Banerji, *A Companion to Tantra,* p. 238; Übersetzungen von Dowman, *Masters of Mahāmudrā: Songs and Histories of the Eighty-Four Buddhist Siddhas,* p. 426).

12 White, *Kiss of the Yoginī,* p. 227

13 In meinen Anmerkungen zu Leadbeaters *The Chakras: An Authoritative Edition of the Groundbreaking Classic* (p. xi; dt. Ausgabe: *Die Chakras* (2014), S. 8), legte ich das *Garuḍa-Purāṇa* in das 10. Jahrhundert und folgte damit Feuersteins *The Yoga Tradition: Its History, Literature, Philosophy, and Practice,* p. 298. Leadbeater zitiert eine Passage aus dem *Garuḍa-Purāṇa* (102), welches das Sechs-Chakren-System und die vertrauten Chakra-Namen verwendet. Weitere Forschungen ergaben, dass die Entstehungszeit des *Garuḍa-Purāṇa* problematisch ist und Teile davon in späteren Jahrhunderten ergänzt worden sein könnten. Wie die vorliegende Chronologie anzeigt, repräsentiert der Text, den Leadbeater zitiert, eine spätere Phase in der Entstehung des östlichen Chakrasystems und könnte nicht weiter zurückreichen als ins 12. Jahrhundert.

14 White, *Kiss of the Yoginī,* p. 232

15 Für eine Übersetzung von *Gorakṣa Paddhati,* siehe Feuerstein, *Yoga Tradition,* pp. 400–420 (dt. Ausgabe: *Die Yoga-Tradition).* Die *Siddha-Siddhanta-Paddhati,* ebenfalls Gorakṣanātha zugeschrieben, erklärt ein System von neun Chakras, darunter den sieben, mit denen wir unter ihren gewöhnlichen Namen vertraut sind (abgesehen davon, dass das *sahasrāra* hier *nirvāṇa-cakra* genannt wird). Doch die zeitliche Einordnung des Textes ist problematisch, deshalb habe ich ihn nicht in diese Chronologie aufgenommen. White datiert ihn auf die Zeit zwischen dem 12. und dem 16. Jahrhundert *(Sinister Yogis,* p. 175).

16 Das *Śāradā-Tilaka-Tantra* wurde vollständig übersetzt (siehe Bibliografie, unter Titel); eine gekürzte Übersetzung des Teiles, der die Chakras beschreibt, erscheint jedoch in Goswamis *Layayoga: The Definitive Guide to the Chakras and Kundalini,* p. 180. Das *Rudrayāmala* ist noch nicht übersetzt, doch eine gekürzte Übersetzung des Teiles, der die Chakras beschreibt, erscheint in Goswami, p. 178. Diese Texte gehören zu der Tradition des Kaschmir-Shivaismus.

17 White zitiert das 13. Jahrhundert als eine »wahrscheinliche« Entstehungszeit des *Ṭoḍala-Tantra (Alchemical Body,* p. 164). Gupta datiert

es in das 14. Jahrhundert (»*Worship of Kali*«, p. 464). Guptas Arbeit enthält eine Übersetzung des *Ṭoḍala-Tantra* (pp. 478–499).

18 White, *Kiss of the Yoginī*, p. 224. Im Hindu-Tantra ist das sogenannte siebte (Scheitel-) Chakra nicht ein Rad *(cakra)*, sondern ein Lotos *(padma)*.

19 Ruff erklärt, dass es zwei Kanons von Yoga-Upanischaden gibt: Einen nördlichen, aus der Zeit zwischen 800 und 1300, und einen südlichen, der zwischen 1300 und 1750 entstand (»Yoga in the *Yoga Upaniṣads: Disciplines of the Mystical OM Sound*«, p. 106). Zwanzig der südlichen Kanon-Texte erscheinen in *The Yoga-Upaniṣads: Translated into English on the Basis of the Commentary of Śrī Upaniṣad-Brahma-Yogin*, hrsg. von Śāstrī – meiner Hauptquelle in diesem Buch (daher ihre spätere Einordnung in die Chronologie). Einige New-Age-Autoren (besonders im Internet) vermuten, dass die Bezeichnung Upanischad automatisch mit einer in weitere Vergangenheit zurückreichenden Ahnentafel daherkommt und ordnen solche Texte den ersten Upanischaden zu, die über zweitausend Jahre früher entstanden. Auf diese Weise wird das ausgefeilte Chakrasystem der Yoga-Upanischaden in eine Zeit vordatiert, als nur einer ihrer Bestandteile – die Nadis – überhaupt thematisiert wurden.

20 spekulative Zeitangabe von Mallinson, *The Shiva Samhita: A Critical Edition and an English Translation*, p. x

21 Goswami listet separate Farben für jedes Element eines Chakra-Mandalas: Blütenblätter, Phoneme, den Bereich innerhalb des *Tattva*-Symbols, das *bīja*-Phonem, der Gott und die Göttin, und das *liṅgam* (falls vorhanden). Siehe *Layayoga*, pp. 276–284. Die Zuordnung von Tieren zu den Elementen mag eine der letzten Entwicklungen in der Entstehungsgeschichte des östlichen Chakrasystems sein. Goswami nennt nur zwei Quellenbelege für die Tiere: *Ṣaṭ-Cakra-Nirūpaṇa* (1577) und »*Mridanitantra*, zitiert in *Amarasaṅggraha* MS.« Banerji schreibt, dass *Amara-Saṃgraha* aus 1843 datiert *(Companion to Tantra*, p. 121). Den Hinweis auf *Mṛḍānītantra* vermochte ich nicht zurückzuverfolgen.

22 Wann diese Verbindung eingeführt wurde, konnte ich nicht feststellen. Wie bemerkt, waren die Lingams im Wurzel- und im Herz-Chakra im 13. oder 14. Jahrhundert bereits bekannt, aber das *Rudrayāmala* (meine Quelle für jene Zuordnungen) erwähnt kein *itara-liṅga* im sechsten Chakra.

Kapitel 1

23 Gewöhnlich werden die Chakras als Lotosblüten mit unterschiedlich vielen Blütenblättern dargestellt – und das sechste Chakra hat zwei, nicht acht solche Blütenblätter.

24 Shom, »Physical Errors of Hinduism«, in: *Calcutta Review*, p. 441. Der

Artikel wurde anonym veröffentlicht. Zur Quelle des Autorennamens siehe Anm. 27

25 In den Abb. 1 und 2 habe ich Grafiken aus dem Jahre 1853 anstelle der Originale aus dem Artikel in der *Calcutta Review* von 1849 wiedergegeben, weil letztere als dreiteilige, ausfaltbare Tafeln gedruckt waren. 1853 wurden diese Zeichnungen für eine Regierungs-Veröffentlichung namens *The Sessional Papers* neu geschnitten, damit sie auf eine einzige Seite passten, was die Wiederhabe hier erleichterte.

26 lt. Wikipedia: »Scottish Church College« (D), »Alexander Duff« (E)

27 Ausbildung lt. Anmerkung des Herausgebers in Shom, »Physical Errors of Hinduism«, in: *Calcutta Review*, p. 397; Name, Anstellung und Religionszugehörigkeit lt. Anmerkung des Herausgebers in Shom, »Physical Errors of Hinduism«, in: *The Sessional Papers Printed by Order of the House of Lords, or Presented by Royal Command, in the Session 1852–53,* p. 453; Kaste lt. Shom, *Calcutta Review*, 1853. Im Folgenden zitiere ich die erste Veröffentlichung dieser Arbeit als *Calcutta Review* und die zweite als *Sessional Papers.*

28 Es ist möglich, dass grafische Darstellungen des Chakrasystems schon früher in Verbindung mit Untersuchungen veröffentlicht worden waren, die von der im frühen 17. Jahrhundert gegründeten Ostindien-Kompanie angestellt wurden, oder in wissenschaftlichen Studien und Übersetzungen aus dem Sanskrit seit dem späten 18. Jahrhundert. Ältere Beispiele solcher Darstellungen existieren in Museums-Sammlungen überall auf der Welt, aber die Stiche von Shoms Zeichnungen sind mindestens ein halbes Jahrhundert älter als ihre Reproduktionen. Soweit ich weiß, wurden diese Zeichnungen seit ihrer ersten Veröffentlichung 1849 bzw. 1853 nicht nachgedruckt. Doch ohne die Originale ist es unmöglich festzustellen, wie viel während des Druckvorgangs geändert wurde. (Man beachte die Hinzufügung von englischen Buchstaben zur Bezeichnung der Chakras zur Erleichterung der Bezugnahme darauf im Text von Shoms Artikel.)

29 Shom, *Calcutta Review*, p. 444. Ich habe Shoms Darstellung im Interesse der Lesbarkeit überarbeitet, die Großschreibung technischer Begriffe [im engl. Text] rückgängig gemacht, unbrauchbare Transliterationen korrigiert und die Verwendung kursiver Schrift für Sanskrit-Wörter konsequenter verfolgt.

30 a.a.O., p. 402

31 Feuerstein, *Encyclopedia of Yoga and Tantra,* s.vv. »mantra«, »tantra«

32 ebd., s.vv. »panca-ma-kāra«, »maithunā«, »vāma-mārga«

33 Shom, *Calcutta Review*, p. 438

34 Lorenzen, »Early Evidence for Tantra Religion«, p. 33; Feuerstein, *Encyclopedia of Yoga and Tantra*, s.v. »Nātha cult«

35 Shom, *Calcutta Review*, p. 437

36 ebd.

37 a.a.O., p. 438
38 Ich habe noch etwas ältere Erwähnungen der Chakras in einem wissenschaftlichen Werk aus dem Jahre 1843 gefunden, *The Dabistān or School of Manners*, einem persischen Text aus dem 17. Jahrhundert, übersetzt von David Shea (1777-1836) und Anthony Troyer (1775-1865), veröffentlicht in drei Bänden in Paris. Der zweite Band enthält drei Listen mit Chakras: Eine von Troyer (dem Herausgeber des Werkes) in einer erklärenden Fußnote (vol. 2, p. 213), die anderen von dem ursprünglichen Verfasser, vermutlich einem Zarathustrier, der durch Nordindien reiste und Informationen über religiöse Bräuche der Hindus, Moslems und anderer Sekten sammelte (vol. 2, pp. 131–132, 150–151). Alle drei Listen sind fehlerhaft, enthalten sowohl korrekte als auch abwegige Namen und Ortsangaben für die Chakras. Das Buch erwähnt auch »*Kundeli,* ›eine Schlange‹« – eine der frühesten (wenn nicht die erste) Erwähnungen der Kundalini in englischer Sprache (vol. 2, p. 134).
Obwohl der Herausgeber Troyer erwähnt, dass die sechs Chakras »in den besten Abhandlungen der Hindu-Philosophen« beschrieben seien und man ihnen »allerlei Fähigkeiten und Zusammenhänge mit Gottheiten und physischen Elementen« zuordne, scheint seine Kenntnis des Systems eher oberflächlich gewesen zu sein (vol. 2, p. 131). Troyer war ab 1835 Sekretär der staatlichen Sanskrit-Hochschule in Benares (heute Varanasi). Shea starb, bevor die Übersetzung von *Dabistān* abgeschlossen war, und so sprang Troyer ein, um das Werk zu vollenden und herauszugeben.
In Anbetracht der Unzuverlässigkeit der Informationen über die Chakras in *Dabistān* und der relativen Unzugänglichkeit der Übersetzung, bis eine einbändige, gekürzte Ausgabe 1901 herauskam, glaube ich, das Shoms Darstellung in »Physical Errors of Hinduism« drei signifikante Neuheiten darstellt: 1) die Einführung akkurater Informationen über die Chakras im Hinblick auf Namen und Ortsangaben; 2) die Präsentation durch einen einheimischen Hindu für ein Englisch sprechendes Publikum; und 3) die Publikation in einem allgemein zugänglichen, nichtwissenschaftlichen öffentlichen Forum.
Informationen über *Dabistān* und Shea: siehe Wikipedia, s.v. »Dabestān-e Mazāheb«, »David Shea«. Informationen über Anthony Troyer: siehe Gabriele Zeller und Heidrun Brückner (Hrsg.): *Otto Böthlingk an Rudolf Roth: Briefe zum Petersburger Wörterbuch 1852-1885*, S. 369.
39 Shom, *Calcutta Review*, pp. 438–440. Man beachte, dass der Gebrauch des Wortes *wir* in dem zitierten Abschnitt problematisch ist. Die Leser der *Calcutta Review* waren höchstwahrscheinlich weiße britische Bürger, die in Indien lebten oder geboren wurden. Wir sollen also das Wörtchen *wir* als *Abendländer* oder *Europäer* verstehen, die wiederum den Verfasser des Aufsatzes aufgrund der bestehenden Rassen-

vorurteile wahrscheinlich nicht zu Ihresgleichen zählten. Die meisten Hindus seinerzeit hätten einen Leichnam als physisch und spirituell unrein betrachtet und niemals eine Sektion an ihm durchgeführt, wie Shom bemerkte (pp. 436–437).
40 a.a.O., p. 440
41 Kipling, »Die Ballade von Ost und West«
42 Kakar, *Shamans, Mystics and Doctors: A Psychological Inquiry into India and Its Healing Traditions*, p. 272 (zitiert aus dt. Ausg., S. 281)

Kapitel 2

43 Govinda, *Grundlagen tibetischer Mystik,* S. 118–119
44 White, »Tantra in Practice: Mapping a Tradition«, p. 9
45 White, *Alchemical Body,* pp. 143–144
46 siehe White, *Kiss of the Yoginī,* pp. xii–xv
47 Kathleen Taylor, *Sir John Woodroffe, Tantra, and Bengal: »An Indian Soul in a European Body?«,* pp. 3, 152, 202
48 Der tantrische Buddhismus verwendet ebenfalls ein Chakrasystem, doch es umfasst nur fünf Chakras – die ersten beiden Chakras des Hindu-Systems werden als ein einziges Zentrum betrachtet, so auch das sechste und siebte. Dieses System blieb seit der zweiten Hälfte des ersten Jahrtausends stabil. Es hatte wenig Einfluss auf die Evolution des westlichen Chakrasystems und wird nicht weiter behandelt werden, auch wenn Einzelheiten seiner Entwicklung in der Chronologie Erwähnung finden. In Govinda, *Grundlagen tibetischer Mystik,* S. 160–266, findet sich ein aufschlussreicher Vergleich der Hindu- und buddhistischen Chakrasysteme. Siehe auch Abb. 22 im vorliegenden Buch mit einer Grafik des tibetisch-buddhistischen Chakrasystems.
49 Feuerstein, Encyclopedia of Yoga and Tantra, s.v. »īḍā-nāḍī«
50 a.a.O., s.v. »piṅgalā-nāḍī«
51 Ein 1894 im *Theosophist* veröffentlichter Artikel erklärt: »Beim gewöhnlichen Menschen liegt die ›Schlangenkraft‹ aufgerollt im *mūlādhāra,* aber wenn sie einmal geweckt ist, kehrt sie nie mehr dorthin zurück, sondern geht zu dem Chakra darüber, nämlich *svādhiṣṭhāna,* welches in der Folge der Ruheplatz der Kundalini ist.« Somit ist die Übersetzung von *svādhiṣṭhāna* als »ihr liebster Aufenthaltsort« erklärt – da die *kuṇḍalinī-śakti* (Schlangenkraft) als weiblich gilt. Die Quelle des Verfassers scheint Vers 10 des *Saundarya-Laharī* (zitiert als *Ānanda-Laharī*) zu sein. Siehe Shastry, »Some Notes on Kundalini«, pp. 279, 282
52 *Yoga-Cūḍāmaṇi-Upaniṣad,* 11
53 siehe Feuerstein, *Tantra: The Path of Ecstasy,* pp. 129–130, mit einer Erklärung von *pīṭha* im Sinne von äußeren und inneren Pilgerstätten. Der Verfasser einiger Anmerkungen zu einem 1896 erschienenen Artikel im *Theosophist* unter der Überschrift »The Legend of Dwārakā«, der von den sieben heiligen Zentren des Hindu-Pilgerweges handelt,

verbindet diese mit den »sieben Lebenszentren im Menschen« wie folgt [Narayansami, »Notes to ›The Legend of Dwārakā'‹, p. 218]:
- *Mūlādhāra* – Dwārakā (heute Dwarka)
- *Svādhiṣṭhāna* – Avantikā (Oujjen; heute Ujjain)
- *Maṇipūra* – Kāñcipura (Conjeveram; heute Kanchipuram)
- *Anāhata* – Kāśī (Benares; heute Varanasi)
- *Viśuddha* – Māyā (Hardwar; heute Haridwar)
- *Ājñā* – Mathurā
- *Sahasrāra* – Ayodhyā (Oudh; heute Awadh)

54 Woodroffe, *The Serpent Power...*, p. 383 (dt. Ausg.: S. 232)
55 Satyananda Saraswati, *Kundalini Tantra*, p. 132

Kapitel 3

56 Diese Darstellung von sechsunddreißig Tattvas basiert auf Flood, *The Tantric Body: The Secret Tradition of Hindu Religion,* p. 128, und bezieht sich auf die Tradition des kaschmirischen Shivaismus. Die vertrauteren (und früheren) Sāṃkhya- und Yoga-Systeme listen fünfundzwanzig Tattvas, von denen zwanzig mit den beiden Gruppen von Sinnen und den fein- und grobstofflichen Elementen korrespondieren und den ersten fünf Chakras zugeordnet werden. Siehe auch Feuerstein, *Tantra,* p. 63, mit einer schematischen Grafik der sechsunddreißig Tattvas.
57 White, *Alchemical Body,* pp. 292–293 (Absorption); *Kiss of the Yoginī,* p. 181 (Implosion). Siehe auch *Śiva-Saṃhitā* 2.78
58 White, *Kiss of the Yoginī,* pp. 8–14
59 King, *Tantra, The Way of Action: A Practical Guide to Its Teachings and Techniques,* p. 15
60 Shom, *Calcutta Review,* pp. 439f.
61 Feuerstein, *Encyclopedia of Yoga and Tantra,* s.v. »hatha-yoga«
62 siehe Singleton, *Yoga Body: The Origins of Modern Postural Practice*
63 Feuerstein, *Encyclopedia of Yoga and Tantra,* s.v. »mantra«
64 Zu diesen Kräften *(siddhi)* gehören Hellsichtigkeit, Vorauswissen, Levitation, Astralprojektion, Allwissenheit, Allmacht und andere. Die feinstofflichen Körper werden abwechselnd *kośa* (Hülle), *śarīra* (Körper), *deha* (Form), *upādhi* (Stütze, Phantom) und *vahana* (Träger, Gefährt) genannt. Die höheren Bereiche werden *loka* genannt, die niederen Bereiche *tala.*
65 Im Tantra gibt es traditionell »sechs Aktionen« *(ṣaṭ-karman),* die mit Macht über andere in der Welt der Phänomene einhergehen: *Besänftigung* (»Heilen von Krankheiten«), *Unterwerfung* (»eine Person unter die Kontrolle des Übenden bringen, besonders eine Frau gegen ihren Willen zu verführen«), *Unbeweglichmachen* (»die Aktivität einer Person stoppen«), *Feindseligkeit* (»Zwietracht oder Abneigung zwischen zwei Personen erzeugen, die einander zugetan sind«), *Entwurzelung*

(»eine Person ihres Platzes berauben, gewöhnlich in Bezug auf Zerbrechen eines Objekts oder das Entfernen von jemanden von einem Ort«), *Liquidierung* (»das Leben nehmen«) (siehe Bühnemann, »The Six Rites of Magic«, p. 448). Diese sechs Aktionen gelten gewöhnlich als die Domäne der tantrischen Zauberer, Anhänger des Pfades der linken Hand.

66 Wie gesagt, ist der Sanskrit-Begriff für die Befreiung zu Lebzeiten *jīvanmukta,* das Sanskrit-Wort für die Befreiung von der Wiedergeburt nach dem Tode lautet *videhamukti.*

67 siehe King, *Tantra,* pp. 77–85 und 114–115 mit Verbindungen zwischen Tantra, dem Golden Dawn, Mantra und westlicher ritueller Magie

68 Satyananda Saraswati, *Kundalini Tantra,* p. 132

69 Sukul, *Yoga and Self-Culture: A Scientific and Practical Survey of Yoga Philosophy for the Layman and the Aspirant on the Path,* p. 134

70 siehe Padoux, *Vāc: The Concept of the Word in Selected Hindu Tantras,* pp. 235–304 mit einer eingehenden Besprechung der metaphysischen Bedeutungen von Sanskrit-Vokalen und Konsonanten und ihren Verbindungen zu den sechsunddreißig Tattvas des kaschmirischen Shivaismus

71 Ein *tanmātra* wird gewöhnlich als eine *Befähigung* oder Möglichkeit beschrieben, Ton, Tastempfindung, Anblick, Geschmack oder Geruch wahrzunehmen (siehe z. B. Feuerstein, *Tantra,* p. 65). Ein *jñānendriya* stellt eine höhere Tattva-Stufe dar und ist ein *Organ* zur Wahrnehmung oder Erkennung, wie das Hören, Berühren, Sehen, Schmecken oder Riechen. Doch der Unterschied scheint zwischen den *physischen* Sinnen (Tanmatras) und den *mentalen* Fähigkeiten zur Wahrnehmung (Jnanendriyas) zu liegen. Die Vorstellung von grobstofflichen Elementen, feinstofflichen Elementen und Sinnesorganen deutet an, dass die Tanmatras irgendwie *zwischen* äußeren Sinnesobjekten und inneren Sinnesorganen liegen, deshalb verwende ich Wörter wie *Riechbares,* die eine Zwischen- oder vermittelnde Phase zwischen den Eigenschaften von Objekten (*mahā-bhūta,* »grobstoffliche Elemente«) und deren Wahrnehmbarkeit durch die Jnanendriyas andeuten sollen. Die Tanmatras befinden sich somit in dem Augenblick, in dem Äußeres verinnerlicht wird, während das Suffix *-bares* die Vorstellung von Potenzialität vermittelt – das Potenzial eines Objekts, wahrgenommen zu werden, und das Potenzial eines Individuums, es wahrzunehmen.

72 Bei dieser Darstellung war mir Feuersteins Besprechung der sechsunddreißig Tattvas in *Tantra,* pp. 62–66, eine Hilfe.

Kapitel 4

73 Joy, *Joy's Way: A Map for the Transformational Journey,* Grafik der Chakras auf pp. 165–166 (dt. Ausg., S. 189–195). Siehe auch Anm. 140 zur weiteren Information

74 a.a.O., p. 196 (zitiert aus dt. Ausg., S. 222)
75 Hammer, *Claiming Knowledge: Strategies of Epistemology from Theosophy to the New Age*, pp. 180–181
76 a.a.O., pp. 188–189
77 Swedenborg, *Himmel und Hölle* (zitiert aus dt. Ausg.), §106. Die Abschnitt-Nummern (§) sind vereinheitlicht, was das Nachschlagen und Vergleichen der fraglichen Textstellen über unterschiedliche Ausgaben und Übersetzungen hinweg erleichtert.
78 a.a.O., §104
79 a.a.O., §105
80 a.a.O., §97, §99
81 a.a.O., §110
82 a.a.O., §112; die alternative Version steht in einer anderen englischen Übersetzung.
83 a.a.O., §112
84 Beispiele dieses Glaubens, welcher sich gleichermaßen auf den Geburtsvorgang und den nachtodlichen Prozess bezieht (in dem die während des Abstiegs durch die Sphären erworbenen Qualitäten preisgegeben oder transzendiert werden müssen, wenn man wieder aufsteigen soll), sind zu finden in Ciceros »Traum des Scipio« im 6. Buch seines Werkes *De re publica* (»Über das Gemeinwesen«, 1. Jahrhundert v.u.Z.), in dem hermetischen Text *Poimandres* (2. oder 3. Jahrhundert) und in dem neuplatonischen Kommentar zu Ciceros *Somnium Scipionis* von Macrobius aus dem 5. Jahrhundert.
85 siehe Albanese, *A Republic of Mind and Spirit: A Cultural History of American Metaphysical Religion*, pp. 13–16 mit einer Erklärung der Wirkung der Vorstellung von okkulten Entsprechungen auf religiöse und metaphysische Glaubensüberzeugungen im Amerika des 19. und 20. Jahrhunderts; siehe pp. 34–35 über Agrippa und pp. 140–142 über Swedenborg und dessen Einfluss auf das Amerika des 19. Jahrhunderts.
86 Corbin, *The Man of Light in Iranian Sufism*, pp. 121-131
87 Shah, *The Sufis*, pp. 430–431. Der Verfasser weist darauf hin, dass die *lataif* eine »dem Chakrasystem der Yogis analoge und oft damit verwechselte Methodologie der Sufis« und »reine Brennpunkte der Konzentration« sind. (zitiert aus dt. Ausg., S. 300–301)
88 Evola, *The Yoga of Power: Tantra, Shakti, and the Secret Way*, p. 9
89 Satyananda Saraswati, *Kundalini Tantra*, pp. 363–365

Kapitel 5

90 Wenn nicht anders angegeben, stammt historisches Material in diesem Kapitel bis zu der Besprechung der ersten Artikel über Tantra im *Theosophist* aus Ransom, *A Short History of the Theosophical Society*, insbesondere dem Kapitel »In India: 1879–1884«, pp. 123–188

91 Cranston, *H.P.B: The Extraordinary Life and Influence of Helena Blavatsky*, p. 158
92 Diese drei Zielsetzungen der Theosophischen Gesellschaft wurden am 17. Februar 1881 in Bombay formuliert. (Ransom, *A Short History of the Theosophical Society*, p. 155)
93 siehe »Namastae!« [sic], der erste Leitartikel in der ersten Ausgabe des *Theosophist* in: Blavatsky, *The Collected Writings of H. P. Blavatsky*, 2:84–86
94 Biografisches Material über Blavatsky und Olcott und historisches Material über die frühen Jahre der Theosophischen Gesellschaft wurde zusammengefasst aus Cranston, *H.P.B.*, und aus den Chronologien des Herausgebers Boris de Zirkoff in *The Collected Writings of H. P. Blavatsky*, 1:liii–lxvi und 2:xxv–xxxvi. Eine Reihe von theosophischen Organisationen führen ihre Wurzeln auf die sogenannte Muttergesellschaft zurück, die vor Blavatskys Tod bestand. Erwähnungen der Theosophischen Gesellschaft (TS) in diesem Buch beziehen sich stets auf die Organisation mit ihrem Hauptquartier in Adyar, Chennai, Indien, und ihre Literatur.
95 »The Dream of Ravan: A Mystery«, pt. 4, p. 463; Truth Seeker, »Yoga Philosophy«, p. 86
96 Baier, »Mesmeric Yoga and the Development of Meditation within the Theosophical Society«, p. 155
97 Wahrheitssucher, »Yoga Philosophy«, p. 87
98 Baier, »Mesmeric Yoga«, p. 155
99 Bücher: auf der Webseite der Indischen Nationalbibliothek (http://www.nationallibrary.gov.in; Suchbegriff: Baradkanta Majumdar); Zeitschrift (*Shishu*): Battacharya, *A Guide to the Hitesranjan Sanyal Memorial Collection at Center for Studies in Social Sciences, Calcutta*, entry 114, http://www.iisg.nl/csssc/guide.pdf
100 Avalon (Hrsg.): *Principles of Tantra: The Tantratattva of Shrīyukta Shiva Chandra Vidyārṇava Bhattāchāryya Mahodaya*, p. 539. Laut Titelseite lautet der Name Baradā Kānta Majumdār.
101 Majumdar, »Tantric Philosophy«, p. 173
102 ebd.
103 ebd.
104 Avalon, *The Serpent Power: The Secrets of Tantric and Shaktic Yoga*, p. 1 (dt. Ausgabe: S. 9)
105 Anmerkung des Herausgebers zu Majumdars »A Glimpse of Tantric Occultism«, p. 244
106 siehe z. B. Blavatsky, *Foundations of Esoteric Philosophy: From the Writings of H. P. Blavatsky*, eine Zusammenstellung von Auszügen aus *Isis entschleiert* (dessen Veröffentlichung im Jahre 1877 derjenigen von Majumdars Artikel vorausging) und *The Secret Doctrine: The Synthesis of Science, Religion, and Philosophy* (dessen Veröffentlichung ihm 1888 folgte).

107 Blavatsky, *Collected Writings*, 4:164–165
108 Singleton, *Yoga Body*, p. 50. Vollständiger Name, Geburts- und Sterbedatum aus: https://www.worldcat.org/identities/lccn-n82115364/. Weitere biografische Details von Baman Das Basu in: Bose, *Life of Sris Chandra Basu*, pp. 136–138
109 B. B. (Baman Das Basu), »Die Anatomie der Tantras«, p. 371n. Baman Das Basu wäre mit diesen Begriffen aus Sri Chandra Basus Übersetzung der *Śiva-Saṃhitā* vertraut, die 1887 unter dem Titel *The Esoteric Philosophy and Science of the Tantras: Shiva Sanhita* [sic] veröffentlicht wurde. Sri Chandra Basu (1861–1918; manchmal auch Vasu genannt; Sterbedatum bestätigt in Bose, *Life of Sri Chandra Basu*, p. 229) war der ältere Bruder von Baman Das Basu (Bose, *Life of Sris Chandra Basu*, pp. 28, 136)
110 englische Übersetzungen dieser Begriffe aus Feuerstein, *Encyclopedia of Yoga and Tantra*, unter den jeweiligen Sanskrit-Wörtern
111 *Citra* wird gewöhnlich als *citriṇī* bezeichnet und ähnlich übersetzt. Woodroffe bemerkt, dass sich innerhalb der Sushumna eine Nadi namens *vajrā* (»Diamant«, in Basus Artikel nicht erwähnt) befinde, und innerhalb des Vajra ist Citrini. Eine weitere Nadi namens Brahma (»Absolutes«, in Basus Artikel ebenfalls nicht erwähnt) befindet sich innerhalb von Citrini (Avalon, *Serpent Power*, p. 159; dt. Ausgabe: S. 98–99)
112 Basu verwechselte *brahmarandhra* (vordere Fontanelle, ein Punkt an der höchsten Stelle des Kopfes, durch den die Seele beim Tode austrete) mit *brahmadaṇḍa* (Wirbelsäule). Siehe »Anatomy of the Tantras«, p. 371
113 *Triveṇi* ist die Stelle innerhalb des Kopfes, an der sich linkes, rechtes und mittleres Gefäß vereinigen. Sie wird häufig mit einer heiligen Pilgerstätte in Allahabad verglichen, wo drei Flüsse zusammenströmen: Ganges, Yamunā und der unsichtbare Sarasvatī. siehe Avalon, *Serpent Power*, pp. 111–112 (dt. Ausgabe: S. 71)
114 Kailāsa (»eisig« oder »kristallin«) ist ein heiliger Berg in Tibet, der von Hindus und Buddhisten gleichermaßen verehrt wird.
115 Ein weibliches Äquivalent wird nicht angegeben, eventuell der Plexus vaginalis
116 Leadbeater, *Die Chakras* (2014), Tabelle II (S. 52)
117 Rele, *The Mysterious Kundalini: The Physical Basis of the »Kundali (Hatha) Yoga« according to Our Present Knowledge of Physical Anatomy*, pp. 20–29
118 Judith, *Wheels of Life: A User's Guide to the Chakra System* (1999), p. 12

Kapitel 6

119 Angesichts der komplizierten Publikationsgeschichte dieser Instruktionen und der Vielfalt von Formaten, in welchen sie herausgebracht wurden (Broschüren, Bücher, Faksimiles usw.) sowie der Bezeichnungen, mit denen sie bedacht wurden (Instruktionen, Papiere, E.S.- oder E.S.T.-Instruktionen etc.) habe ich mich dafür entschieden, sie einfach »Esoterische Instruktionen« zu nennen und mit arabischen Ziffern zu nummerieren.

120 Weitere Informationen über diese Kontroversen finden sich bei Zirkoff, »*The Secret Doctrine* – vol. 3, as published in 1897: A Survey of Its Contents and Authenticity«, pp. xxv–xliv. Nachdem der erste Band der *Geheimlehre* den Titel *Kosmogenesis* trug und der zweite *Anthropogenesis* genannt wurde, kam der dritte Band unter dem Titel *Okkultismus* heraus.

121 Der dritte Band der *Geheimlehre* aus dem Jahre 1897 wurde als fünfter Band einer sechsbändigen Ausgabe, der sogenannten Adyar-Edition, 1938 erneut gedruckt. Original-Übertragungen von Mitschriften mehrerer Teilnehmer der Inneren Gruppe wurden in theosophischen Zeitschriften im 20. Jahrhundert veröffentlicht und stellten die Authentizität von Auswahl, Ordnung und Redaktion der Version Besants infrage. Zeitweilig war der fünfte Band der Adyar-Ausgabe als separates Buch mit dem Titel *The Esoteric Writings of Helena Petrovna Blavatsky: A Synthesis of Science, Religion, and Philosophy* erhältlich. Zwei Ausgaben der Original-Mitschriften wurden als *The Inner Group Teachings of H. P. Blavatsky to Her Personal Pupils (1890–91)* von Henk J. Spierenburg herausgegeben. Diese Quellen sind mittlerweile vergriffen. Band 12 von *The Collected Writings of H. P. Blavatsky* enthält überarbeitete Versionen der ersten fünf Esoterischen Instruktionen. Eine Zusammenstellung von Daniel Caldwell mit dem Titel *The Esoteric Papers of Madame Blavatsky* enthält Faksimiles von Originaldokumenten über die Esoterische Schule einschließlich vollständiger Versionen von sechs Instruktionen, einige davon in mehrfachen Ausgaben, und eine Mitschrift von Unterweisungen in der Inneren Gruppe. Eine neue Ausgabe der Esoterischen Instruktionen (unter diesem Titel) wurde von Michael Gomes kürzlich für Schüler der esoterischen Philosophie vorbereitet und veröffentlicht. Um solche Studien zu erleichtern, habe ich sowohl die *Collected Writings*-Ausgabe als auch die Gomes-Edition *Esoteric Instructions* zitiert, wo es angebracht war (ungeachtet variierender Lesarten).

122 Der Original-Kontext dieser Passagen, die in ihrer ursprünglichen Reihenfolge wiedergegeben werden, findet sich in: Blavatsky, *Collected Writings,* 12:616–621 *(Esoteric Instructions,* pp. 135–146)

123 Namen der Prinzipien: Blavatsky, *The Key to Theosophy,* pp. 91–92; Zuordnung zu Hierarchien und Aura-Schichten: *Collected Writings,* 12:567; Zuordnung zu Daseinsebenen: 12:660 *(Esoteric Instructions,* pp. 96, 222)
124 Eine solche Reihe von Zuordnungen erscheint als Tabelle in der Esoterischen Instruktion Nr. 3 (Blavatsky, *Collected Writings,* 12:614 *[Esoteric Instructions,* ausfaltbare Seite neben p. 130]).
125 Blavatsky, *Collected Writings,* 12:604n *(Esoteric Instructions,* pp. 112–113n)
126 Den Begriff *devākṣa* konnte ich nicht identifizieren, er scheint eine Prägung aus *deva* (Gott) und *akṣi* (Auge) zu sein – möglicherweise *divya-cakṣus* (göttliches Auge; übernatürliches Sehvermögen). Devaksha (HPBs Schreibweise) kommt im Internet als ein ungewöhnlicher männlicher Name in Hindi vor, übersetzt als »mit Augen wie eines Gottes«.
127 Blavatsky, *Secret Doctrine,* hrsg. von Boris de Zirkoff, *Collected Writings,* 1888, 2:289–306
128 a.a.O., 2:295
129 »Descartes and the Pineal Gland« (»Descartes und die Zirbeldrüse«), in: *Stanford Encyclopedia of Philosophy,* http://plato.stanford.edu/entries/pineal-gland/. Dieser Artikel zitiert den gerade besprochenen Abschnitt aus Blavatskys *Geheimlehre* als den Ursprung der Verbindung »drittes Auge/Epiphyse«
130 Blavatsky, *Secret Doctrine,* hrsg. von Boris de Zirkoff, 2:298
131 Blavatsky, *Secret Doctrine,* Adyar ed., 5:508. Diese Bemerkung, mit »H.C.« gezeichnet, wurde von Herbert Coryn (1863–1927) vorbereitet, einem von Blavatskys Schülern in der Inneren Gruppe, und vermutlich von ihr genehmigt (a.a.O., p. 506n, p. 509). In späteren Ausgaben der Esoterischen Instruktionen wurde sie weggelassen.
132 Feuerstein, *Encyclopedia of Yoga and Tantra,* s.vv. »shabda«, »shabda-brahman«
133 Avalon, *Serpent Power,* pp. 151–152 (dt. Ausgabe: S. 94–95)
134 Goswami, *Layayoga,* pp. 276–284
135 Juergensmeyer, *Radhasoami Reality: The Logic of a Modern Faith,* p. 205. Information und Details über den Radhasoami-Glauben und seine Gurus in den folgenden Abschnitten stammen aus: Lawrence A. Babb, *Redemptive Encounters: Three Modern Styles in the Hindu Tradition,* pp. 20–24, 29–31
136 Soami Ji, *Sar Bachan: The Yoga of the Sound Current,* pp. 9–15, 20–21. Juergensmeyer fand Ähnlichkeiten der Beschreibungen subtiler Klänge im *Sar Bachan* und von Blavatsky in *Die Stimme der Stille* (engl. Ausg. p. 10) und schreibt, dass »Nath-Yoga-Texte« Blavatskys Quelle haben könnten.
(Juergensmeyer, *Radhasoami Reality,* p. 205 und Anmerkung). Tatsächlich werden diese Töne in dem Abschnitt über *Nāda*-Yoga in

Haṭha-Yoga-Pradīpikā, 4.65–114, beschrieben, besonders die Liste der subtilen Töne auf 4.85–86. Sie erscheinen auch in *Śiva Saṃhitā* 5.27.

137 Juergensmeyer, *Radhasoami Reality*, p. 205

138 *The Mahatma Letters to A. P. Sinnett from the Mahatmas M. and K.H.* (hrsg. von A. Trevor Barker), p. 255. Johnson bringt diesen Brief in *Initiates of the Theosophical Masters*, pp. 64–65, mit Saligram in Verbindung. Doch er hat den Text des Briefes verändert, indem er »Suby Ram« durch »Salig Ram« ersetzte.

139 Sinnett, *The Occult World*, p. 219

140 »Babuji Maharaj beobachtete, dass Frau Annie Besant und Oberst Alcot [sic], der einmal Herausgeber von *the Pioneer* [sic] war, während der August-Präsenz von Huzur Maharaj kamen und große Wertschätzung für Sant Mat zum Ausdruck brachten, aber ihre Reisebegleiter überredeten sie und führten sie in die Irre. Sie blieben Anhänger der Theosophie und kamen nie wieder zum Satsang.« (Maheshwari [Übs.], *Discourses of Babuji Maharaj*, 4:51) Olcott war der Herausgeber des *Theosophist*. Besant zeigte ihre Vertrautheit mit den Radhasoami-Lehren in undatierten Bemerkungen, die in *Talks on the Path of Occultism*, Bd. 2: *The Voice of the Silence*, p. 126 veröffentlicht wurden: »In Indien gibt es eine Schule, die von einem Mann aufgebaut wurde, von dem die Meister in den höchsten Tönen sprachen [Saligram].« Sie erwähnte die Praxis, bei der man Töne (»ganz deutlich im Gehirn«) hörte, und deutete an, dass sie von Menschen im Norden Indiens, wo die Radhasoami-Bewegung ihren Ursprung hat, häufig nach diesen Tönen gefragt wurde.

141 Olcott, *Old Diary Leaves* 5:114–118

142 Mukherji, »The Radhaswami [sic] Society of Agra«, p. 571. Die Anmerkung könnte von Olcott stammen.

143 Mishra, *Discourses on Radhasoami Faith*, pp. 307–309. Der Verfasser nennt die Chakras »Ganglien« oder »Nervenzentren«. Sie befinden sich am Rektum, Fortpflanzungsorgan, Nabel, Solarplexus (anstelle des Herzens), Hals und Stirn/Epiphyse (p. 314); die Verbindung zwischen Stirn und Epiphyse wird auf p. 308 erwähnt. Joys Chakrasystem *(Der Weg der Erfüllung)* basierte offensichtlich auf dem des Radhasoami-Glaubens. Es postulierte ebenfalls sowohl ein Nabel- als auch ein Solarplexus-Chakra, ließ das Herz-Chakra aus und platzierte den tausendblättrigen Lotos über den Kopf (und fügte je zwei Chakras in Füßen, Knien, Ellbogen und Händen sowie eines zwischen den Schultern hinzu, was eine Summe von sechzehn Chakras ergibt).

144 Leadbeater, *Die Chakras* (2014), S. 32

145 »Der Sitz oder Brennpunkt des Geistes ist die Epiphyse.« (Mishra, *Discourses*, p. 314)

146 So erwähnt zum Beispiel Blavatskys *Die Stimme der Stille* mehrmals Kundalini (pp. 9 und 12, Anmerkungen 24, 25, 31 auf pp. 76–78) und deutet an, wenn Kundalini vom Herzen in den Bereich der Stirn auf-

steigt, werde es möglich, die Stimme des Meisters zu vernehmen und »ein Himmelswanderer« (d.h. vermutlich fähig zur Astralprojektion) zu werden.
147 Subba Row, »The Idyll of the White Lotus«, pt. 2, p. 706
148 Wikipedia, s.v. »khagan«
149 Blavatsky, *Secret Doctrine* (de Zirkoff), 2:191n (zitiert aus dt. Ausgabe [Couvreur o.J.]); Einschübe in Klammern stammen von Blavatsky. Ich habe die ungenauen Buch- und Liednummern in den *Ṛg Veda*-Verweisen korrigiert.
150 Das früheste Vorkommen der Vorstellung von Koshas findet sich in der *Taittirīya-Upaniṣad* 2.2–5 aus dem 4.–3. Jahrhundert v.u.Z.
151 Möglicherweise nimmt eine Passage in einer der Yoga-Upanischaden *(Maṇḍala-Brāhmaṇa 1.2)*, die eine Praxis der Meditation über farbige Räume in bestimmten Abständen von der Nase beschreibt, welche in Fingerbreiten angegeben werden – vier (blau), sechs (indigo-schwarz), acht (rot), zehn (gelb) und zwölf (orangerot) –, Bezug auf farbige Schichten der Aura; manche Theosophen haben diese Passage so gedeutet. Siehe Marques, *The Human Aura: A Study,* p. 38n
152 siehe z. B. Sui, *The Ancient Science and Art of Pranic Healing: Practical Manual on Paranormal Healing*

Kapitel 7

153 Blavatsky, *Collected Writings*, 12:620 *(Esoteric Instructions*, pp. 142–43)
154 Blavatsky, *Collected Writings*, 12:534–535 *(Esoteric Instructions,* p. 36)
155 Spierenburg, *Inner Group Teachings,* p. 21
156 siehe Blavatsky, *Collected Writings*, Bd. 12, ausfaltbare Seite neben p. 532 (Abb. 5 im vorliegenden Buch), Illustration auf p. 614 und ausfaltbare Seite neben p. 660 *(Esoteric Instructions,* ausfaltbare Seite neben pp. 40, 130 und 260)
157 Blavatsky, *Collected Writings*, 12:561 *(Esoteric Instructions*, p. 85)
158 Blavatsky, *Collected Writings*, 12:567 *(Esoteric Instructions*, pp. 95–96)
159 Feuerstein, *Encyclopedia of Yoga and Tantra,* s.v. »nyāsa«
160 White, *Tantra in Practice,* p. 630
161 Spierenburg, *Inner Group Teachings,* pp. 10, 19; Blavatsky, *Collected Writings*, 12:516–520, 534 *(Esoteric Instructions*, pp. 4–3, 35–36)
162 siehe Blavatsky, *Collected Writings*, 12:600, 604–606 *(Esoteric Instructions,* pp. 105, 113–116) mit einer Erklärung für die Gründe für esoterisches Blendwerk
163 siehe Blavatsky, *Collected Writings*, 12:608–610 *(Esoteric Instructions,* pp. 119–123) mit einer eingehenden Erklärung von Aura-Ei oder -Hülle.

164 Aus den Unterweisungen in der Inneren Gruppe geht nicht klar hervor, wie die psychischen, geistigen und göttlichen Ebenen den sieben Haupt-Chakras im Gehirn zuzuordnen sind. Spätere Zusammenkünfte widmete man dem Demonstrieren der Verbindungen zwischen den sieben Prinzipien, die mikrokosmisch im menschlichen Bewusstsein und makrokosmisch im »Kosmos-Bewusstsein« [im Original: kosmic consciousness] zu erleben sind (Spierenburg, *Inner Group Teachings,* pp. 28–40). Eine mögliche Deutung ist, dass die sieben Stationen entlang der Wirbelsäule das mikrokosmische, menschliche Bewusstsein repräsentieren und die sieben Stufen im Gehirn das makrokosmische Kosmos-Bewusstsein.

165 Wie beschrieben, zeigt Blavatskys *Voice of the Silence,* pp. 9–10, eine Liste von sieben Tönen, die eine mystische Leiter darstellen, die mit dem Aufstieg der Kundalini zum Stirn-Chakra – und vielleicht darüber hinaus, zum Scheitel-Chakra – assoziiert ist: Nachtigall, Silberzimbel, Muschelschale, Vina (ein geschwungenes, gezupftes Saiteninstrument), Bambusflöte, Trompete und Donner. Die ähnliche Liste von Tönen in der *Haṭha-Yoga-Pradīpikā* 4.85–86 wird mit dem vierten Chakra assoziiert. Die Radhasoami-Lehren assoziieren feine Töne mit überirdischen Bereichen, die durch Meditation über das sechste Chakra zugänglich sind, wie in *Voice of the Silence.* Siehe Mukherji, »The Radhaswami [sic] Society of Agra«, p. 710, wo das sechste Chakra *til* genannt wird.

166 Spierenburg, *Inner Group Teachings,* p. 4. »Akasha-gefüllter Schädel«, siehe Blavatsky, *Collected Writings,* 12:698–699 (nicht in *Esoteric Instructions)*

167 Blavatsky wies die Schüler der Inneren Gruppe an, die Konzentration »an dem Wirbel, wo das Rückenmark anfängt«, zu beginnen, da es zu schwarzer Magie führen könnte, wenn man sich auf die Steißbein-Region konzentriert, »die große Demarkationslinie zwischen dem Tier und dem Menschen« (Spierenburg, *Inner Group Teachings,* p. 17). Diese Anweisung zeigt, dass die bevorzugte Form der Übung darin bestand, mit der Linga-Ebene statt auf der Sthula-Ebene zu beginnen. Das würde bedeuten, mit der blauen Aura-Ei-Stufe aufzuhören, welche offenbar mit einem »heiligen siebten« Nervengeflecht in der Nähe des Atlas korrespondiert, das der Wissenschaft nicht bekannt ist und von Yogis aufgrund seiner Heiligkeit nicht erwähnt wird (p. 21).

168 Der Inhalt dieser Spalte ist spekulativ. Nur die Reihenfolge und Nummerierung von Hypophyse, Drittem Ventrikel, Epiphyse und »das Ganze« kommen in den *Inner Group Teachings* (p. 77) vor, obwohl auch eine Korrelation zwischen dem Kleinhirn und *kāma* erwähnt wird (ebd.), was es ermöglichte, sie in die Reihe aufzunehmen. Eine Grafik in der Esoterischen Instruktion Nr. 4 assoziiert die Epiphyse mit *buddhi* und der Farbe Gelb, und das siebte Prinzip mit dem

449

»Akasha, das den Schädel füllt« und den Spektralfarben / Blau – eine Platzierung, die ich hier übernommen habe (Blavatsky, *Collected Writings*, Bd. 12, ausfaltbare Seite neben p. 660 *[Esoteric Instructions,* ausfaltbare Seite neben p. 260]). Die ersten drei Elemente in der Reihe sind unbekannt. Die Originalversion der Esoterischen Instruktion Nr. 3 enthält eine Zeichnung des Gehirns, die in allen späteren Ausgaben weggelassen, jedoch in Caldwells *Esoteric Papers,* p. 443, wiedergegeben wurde. Zwölf Teile des Gehirns werden mit Nummern und Bezeichnungen versehen. Da die Grafik mitten in der Abhandlung über die Chakras erscheint, die im vorigen Kapitel zitiert wurde, muss sie etwas mit den sieben Haupt-Chakras im Gehirn zu tun haben. Blavatsky erwähnt die Medulla oblongata, die in dieser Grafik eingezeichnet ist, als »eines der heiligen Zentren« *(Inner Group Teachings,* p. 21). Sie bildet einen plausiblen Anfang für die Reihe der Haupt-Chakras, doch es gibt keinen klaren Hinweis in diese Richtung. Ein zweiter Kandidat aus dieser Grafik ist der Pons, direkt oberhalb der Medulla gelegen. Ich habe diese Spekulationen in Klammern gesetzt.

Eine weitere Passage aus den *Inner Group Teachings* erwähnt die *Corpora quadrigemina* in Verbindung mit *kāma-manas* (niederes Denken) und stellt die Hypophyse zwischen diese und *buddhi-manas* (höheres Denken). Die Hypophyse wird *manas-antaḥkaraṇa* zugeordnet, einem sogenannten Prinzip, das niederes und höheres Denken verbindet. Diese Gegebenheiten scheinen nur vorzuliegen, wenn die Epiphyse durch Kundalini aktiviert wurde (p. 25). Ich habe auch diese Information in Klammern hinzugefügt.

Die Wiederholung von »Atlas/Foramen magnum« von der obersten Position in Spalte drei am Fuße der Spalte vier verweist schließlich auf die Kontinuität der sieben Nervengeflechte im Körper und der sieben Haupt-Chakras im Gehirn an diesem wichtigen Verbindungspunkt, über den Blavatsky sagte: »Sie selbst verwendete die Farben nicht oberhalb des Atlas; als sie dort angekommen war, ging sie ›nach Hause‹, wie sie es ausdrückte.« *(Inner Group Teachings,* p. 17)

169   Die theosophische Hellsichtige Phoebe Payne assoziiert die Corpora quadrigemina mit dem Kehl-Chakra und der Fähigkeit des Hellhörens, besonders von »überphysischer Musik« und bemerkt, dass dieser Teil des Gehirns »unmittelbar unterhalb der Epiphyse« liege und »eine Verbindung mit den Hörnerven der Ohren besitze« *(Man's Latent Powers,* pp. 154, 152). Als solche könnten die Corpora quadrigemina vielleicht eines der Haupt-Chakras sein, das dem höheren *manas* und dem Kehlplexus-Chakra im physischen Körper zuzuordnen ist.

170   Spierenburg, *Inner Group Teachings,* pp. 54–55; Blavatsky, *Collected Writings*, 12, ausfaltbare Seite neben p. 660 *(Esoteric Instructions,* ausfaltbare Seite neben pp 40, 130 und 260)

171   White, *Kiss of the Yoginī,* p. 224

172 Satyananda Saraswati, *Kundalini Tantra*, p. 157
173 Bailey, *Esoteric Healing*, p. 45
174 »Wie die sechs höheren oder himmlischen Regionen vom *Sat Lok* [Blavatskys und des *Viṣṇu Purāṇa*'s *Satyaloka* (Bereich der Wahrheit)] hinunter zum *Sahasdal Kamal* [»tausendblättriger Lotos« auf dem Scheitel], gibt es sechs niedere oder physische Regionen im *Pind* [Körper], welche in Wirklichkeit Widerspiegelungen der himmlischen Regionen sind« (Soami Ji, *Sar Bachan*, p. 13). Blavatsky: »Die Lokas und Talas sind Widerspiegelungen voneinander« *(Inner Group Teachings,* p. 57; *Collected Writings,* 12:669; *Esoteric Instructions,* pp. 256–257).
175 Solches Material findet sich verstreut über die *Geheimlehre* und Blavatskys Zeitschriftenartikel in den *Collected Writings.* Siehe Barborka, *The Divine Plane, Written in the Form of a Commentary on »The Secret Doctrine«,* pp. 43–76 (»The Doctrine of Hierarchies«) und pp. 383–424 (»The After-Death States«) mit detaillierten Ausführungen über diese Lehren, die aus beiden Quellen ausgewählt wurden. Siehe auch pp. 158–201 (»The Septenary Law« mit weiteren Informationen über Prinzipien, Lokas und Talas.

Kapitel 8

176 Es war mir nicht möglich, die Erstausgabe 1890 von *A Working Glossary* zu konsultieren. Ich vermute, dass der 44-seitige Textteil der dritten Ausgabe von 1892 den originalen ersten und zweiten Ausgaben entspricht und der Anhang in der dritten Ausgabe hinzukam, der das Werk auf 62 Seiten erweiterte. Laut worldcat.org hatte die erste Ausgabe von 1890 vierundvierzig Seiten.
177 biografische Information zusammengefasst aus Nethercot, *The First Five Lives of Annie Besant.*
178 Details zusammengefasst aus Jinarājadāsa, *Occult Investigations: A Description of the Work of Annie Besant and C. W. Leadbeater.* Laut Jinarājadāsa lernten sich Besant und Leadbeater 1894 kennen (p. 8); laut Besants Biografen Nethercot äußerten sowohl Besant als auch Leadbeater, dass sie sich 1890 kennengelernt hatten. *(First Five Lives of Annie Besant,* p. 324).
179 Quellen der Information in Tabelle 5: Besant, *The Seven Principles of Man,* p. 113, und *Theosophy,* p. 25; Leland, *Unsichtbare Sphären: die Wirklichkeit der höheren Welten,* S. 240
180 nach dem Substantiv *ātman,* das in den 1890er Jahren zuweilen als Synonym für Nirvana-Ebene und -Körper verwendet wurde (wie in Besants *The Ancient Wisdom* von 1896).
181 In *The Seven Principles of Man,* p. 113, schreibt Besant *prāṇa* statt *liṅga* in Bezug auf das ätherische Doppel, vielleicht weil sich das Sanskrit-Wort *liṅga* auf »feinstofflicher Körper«, aber auch auf »Phallus« bezieht. Wie ich in *Unsichtbare Sphären,* S. 288–291a7, erklärte,

stellen sich die Prinzipien und Körper nicht in einer geraden Reihe auf, weil ein Körper ein Gefüge von zwei oder mehr Prinzipien ist. Wie der Kausalkörper Buddhi-Manas ist, so sollte der Ätherleib *prāṇa-liṅga* sein.

182 Besant, *Seven Principles of Man,* pp. 16, 25. Siehe auch Leland, *Unsichtbare Sphären,* S. 316–317a4 und S. 332–333a3 mit detaillierteren Informationen über die Unterscheidung zwischen Sinneszentren und Sinnesorganen und über Verbindungen zwischen Blavatskys Unterweisungen in der Inneren Gruppe und Besants Erklärungen zum Thema.

183 siehe Besant, *Man and His Bodies,* pp. 150–154 mit weiteren Informationen über diese Verbindungen zwischen den Körpern. Besants Beschreibung der Empfindungs-Zentren im Unterschied zu den Sinnesorganen in verschiedenen Körpern vermittelt den Eindruck von zwei verschiedenen Systemen, welche die Körper verbinden. Aber, wie ich in *Unsichtbare Sphären* erarbeitete: »Ein Sinneszentrum ist ein tätiges, aber unentwickeltes Chakra, das für die Wahrnehmungsfähigkeit auf einer *niedrigen* Ebene sorgt. Ein Sinnesorgan ist ein voll entwickeltes Chakra, das Wahrnehmung auf *derselben* Ebene ermöglicht.« (S. 332a3); Hervorhebungen des Originals)

184 Besant, *Man and His Bodies,* pp. 68–70

185 Powell, *The Causal Body and the Ego,* p. 102

186 siehe Blavatsky, *The Letters of H. P. Blavatsky,* vol. 1, pp. 310–312; Devaney, *Astral Projection or Liberation of the Double and the Work of the Early Theosophical Society*

187 Olcott, *Old Diary Leaves,* 2:258–259

188 Olcott, *A Collection of Lectures on Theosophy and Archaic Religions Delivered in India and Ceylon,* pp. 178–179. Olcott bezog sich auf *Om: A Treatise on Vedantic Raj Yoga Philosophy,* hrsg. von Basu, veröffentlicht in Lahore 1880 (Nachdruck 1977 als *Vedantic Raj Yoga: Ancient Yoga of Rishies* [sic]). Tafel 2 ist vermutlich die Illustration, die Olcott erklärte.

189 Olcott, *Collection of Lectures,* p. 179

190 ebd.

191 meine eigene Formulierung für einzelne Sanskrit-Wörter, wie in der Übersetzung von Taimni in *The Science of Yoga: The Yoga-Sūtras of Patañjali in Sanskrit with Transliteration in Roman, Translation and Commentary in English,* p. 348

192 Satyananda Saraswati, *Kundalini Tantra,* p. 143

193 a.a.O., pp. 132–133

194 a.a.O., pp. 131–132

195 Estep, *Esoteric Cosmic Yogi Science, or Works of the World Teacher,* pp. 94–95 (acht Glieder des Yogas). Esteps Buch ist eine einbändige Bearbeitung von Sabhapaty Swamis zweibändiger Publikation *Om:*

The Cosmic Psychological Spiritual Philosophy (1883–1890) ohne das umfangreiche Material des Original-Autors in Sanskrit und Tamil. Esteps Behauptung, bei Sabhapaty studiert zu haben, ist fragwürdig. Von der Zeit, als sein Buch veröffentlicht wurde, bis zu seinem Tode war Estep häufig des pseudowissenschaftlichen und religiösen Betrugs überführt und mit Gefängnis bestraft worden. (http://hatch.kookscience.com/wiki/William_McKinley_Estep)

196 Baier, »Theosophical Orientalism and the Structures of Intercultural Transfer«, pp. 328–330

197 Sabhapaty Swami, *Om: A Treatise on Vedantic Raj Yoga Philosophy,* pp. 11–19 (siehe auch Faksimile-Nachdruck von 1977: *Vedantic Raj Yoga: Ancient Yoga of Rishies);* Sanskritnamen für die Chakras aus Estep, *Esoteric Cosmic Yogi Science,* pp. 137–146. Dank an Keith Cantú für die Hilfe beim Entschlüsseln dieser häufig verstümmelten Namen (E-Mail vom 11.12.2015). *Bindu, nāda, kalā,* und *dvadaśānta* werden in einigen traditionellen tantrischen Chakrasystemen belegt. Siehe Goswami, *Layayoga,* pp. 243–275 mit schriftlichen Hinweisen auf diese Chakras.

198 siehe Estep, *Esoteric Cosmic Yogi Science,* pp. 137–146, mit Beschreibungen der beteiligten Übungen

199 Eine deutsche Übersetzung von *Om: A Treatise on Vedantic Raj Yoga Philosophy* (neuer Titel von: *The Philosophy and Science of Vedanta and Raja Yoga),* einschließlich einer biografischen Skizze ihres Verfassers wurde 1908 in vier Folgen der theosophischen Zeitschrift *Neue Lotusblüten* abgedruckt und 1909 in Buchfom veröffentlicht. Dank Karl Baiers konnte ich eine Ablichtung eines Nachdrucks von 1926 studieren, in dem eine Schwarz-Weiß-Version der Tafel 2 des vorliegenden Buches erscheint. Falls diese schwarz-weiße Illustration auch in der Artikelserie von 1908 und dem Buch von 1909 erschien, könnte sie die erste grafische Darstellung des Chakrasystems in einer deutschsprachigen Publikation sein. Siehe Sabhapatti Svami, *Die Philosophie und Wissenschaft des Vedānta und Rāja-Yoga, oder Das Eingehen in Gott,* S. 5

200 Leadbeater, *Invisible Helpers,* pp. 30–32, 130–33

Kapitel 9

201 Biografisches Material zusammengefasst aus Wikipedia, s.v. »Rudolf Steiner«

202 Steiner, *Autobiography: Chapters in the Course of My Life (1861–1907),* p. 333n599. Im vorliegenden Buch beziehe ich mich auf die siebte bis elfte Folge von »Wie erlangt man Erkenntnisse der höheren Welten?«, veröffentlicht in den Ausgaben 20–24 der *Lucifer-Gnosis* (Januar – Mai 1905), welche die Basis für den zweiten Teil der Buch-

ausgabe *Wie erlangt man Erkenntnisse der höheren Welten?* bilden. Der Einfachheit halber werden jene Artikel hier mit dem Artikel-Titel und den Seitennummern zitiert.

203 Steiner, »Wie erlangt man Erkenntnisse der höheren Welten?«, S. 226, 290
204 Steiner, *Initiation and Its Results,* pp. 14, 36–37, 57–58
205 Goswami listet die *vṛtti* in seiner umfassenden Darstellung des Dreizehn-Chakren-Systems in *Layayoga,* pp. 276–284, nach Namen. Ich weiß nicht, ob Steiner sich der tantrischen Tradition bewusst war, den Blütenblättern geistige Qualitäten zuzuordnen. Doch der Übersetzer von Sabhapaty Swamis *Philosophy and Science of Vedanta and Raja Yoga,* Franz Hartmann (1838–1912), lebte im Hauptquartier der Theosophischen Gesellschaft in Adyar, Indien, als der Swami vermutlich im nahen Madras weilte (ausgehend vom Verlagsort seiner wichtigsten Werke in Tamil und Englisch); er kam im Dezember 1883 an (Blavatsky, *Collected Writings,* 6:xxiv) und kehrte 1885 nach Europa zurück (a.a.O., p. xlii). Hartmann und Steiner trafen sich 1889 in Wien (Steiner, *Autobiography,* pp. xix, 79–80, 290nn243–244. Steiners Artikel über die Chakras in *Lucifer-Gnosis* kamen Hartmanns Zeitschriften-Publikation seiner Übersetzung um mehrere Jahre zuvor. Es ist vorstellbar, dass Steiners Erwähnung der Vorstellung von Vrittis von Sabhapaty abgeleitet ist, sei es über Hartmann oder gemeinsame Kollegen wie den deutschen Theosophen Wilhelm Hübbe-Schleiden (1847–1916; a.a.O., pp. xxi, 215, 324n541, 331–332n587).
206 Steiner, *Initiation and Its Results*, p. 13–14
207 Steiner, »Wie erlangt man Erkenntnisse der höheren Welten?«, S. 226
208 ebd.
209 a.a.O., S. 227–229
210 a.a.O., S. 259; Steiner spricht auch von *Seelentätigkeiten* in Verbindung mit diesen sechs Eigenschaften (a.a.O., S. 257)
211 Steiner, *Initiation and Its Results*, p. 26–29
212 siehe Besant, *The Ancient Wisdom,* pp. 328–333 mit weiteren Informationen über die sechs mentalen Eigenschaften: Gedankenkontrolle, Kontrolle der Handlungen, Beharrlichkeit, Duldsamkeit, Glaube und Gleichmut
213 Steiner, *Initiation and Its Results*, p. 30–35
214 Steiner, »Wie erlangt man Erkenntnisse der höheren Welten?«, S. 260–261
215 siehe Leland, *Unsichtbare Sphären,* S. 113–114
216 Steiner, »Wie erlangt man Erkenntnisse der höheren Welten?«, S. 323
217 Besant, *Thought Power*, p. 95
218 a.a.O., p. 76 (Hervorhebung im Original)
219 a.a.O., p. 77
220 Steiner, »Wie erlangt man Erkenntnisse der höheren Welten?«, S. 292; Besant erklärte diese Qualitäten in *The Ancient Wisdom,* pp. 327–333,

221 wo sie die erste als »Unterscheidung zwischen dem Wirklichen und dem Unwirklichen« bezeichnete, die zweite als »Gleichgültigkeit gegenüber dem Unwirklichen, dem Vergänglichen«, die dritte wie in Anmerkung 212, und die vierte als »Verlangen nach Befreiung« (p. 333) Florin Lowndes hat eine andere Interpretation. Er bemerkt, dass Steiner einen Lotos mit acht Blütenblättern erwähnt – der das $hṛt$-Chakra sein könnte, das Neben-Chakra zwischen dem Nabel- und dem Herz-Chakra. Steiners Verbindung von Entwicklungs-Übungen mit der Hälfte der Blütenblätter in jedem Chakra folgend, verknüpft Lowndes die Verwirklichung der vier Voraussetzungen, die ich hier bespreche, mit dem achtblättrigen Lotos. Die Lage dieses traditionellen Chakras ist ähnlich der eines »vorläufigen« oder »vorübergehenden« Zentrums im Bereich des Herzens, über das Steiner in »Wie erlangt man Erkenntnisse der höheren Welten?«, S. 291ff. sprach. Ich werde auf dieses temporäre Zentrum später noch eingehen. Siehe Lowndes, *Enlivening the Chakra of the Heart*, p. 34

222 Auch Radhasoamis Schriften neigen dazu, die Chakras von oben nach unten zu zählen. Es ist bemerkenswert, dass Steiners Kollege in der deutschen Theosophischen Gesellschaft, Wilhelm Hübbe-Schleiden, während seiner Indienreise 1894–1896 einige Zeit im Radhasoami-Satsang in Agra verbrachte, wie er in *Indisches Tagebuch 1894/96* auf S. 173 und 207–208 schilderte, und offenbar die Tonstrom-Meditation praktizierte, die dort gelehrt wird (S. 267). Radhasoami legt besonderen Wert auf die Meditation über das sechste Chakra (»Til« genannt), um höhere Ebenen wahrzunehmen einschließlich jener, die von Heiligen verschiedener Grade erreicht worden sind (Mukherji, »Radhaswami [sic] Society of Agra«, pp. 709–710, 713–714 [August 1895]). Vergleichen Sie die zuvor zitierte Passage über das sechste Chakra aus *Initiation and Its Results*, p. 57–58, in der Steiner von »[Verbindung mit] übergeordneten geistigen Wesenheiten« und »Strömungen« spricht, die »die geistigen Dinge der höheren Welten« offenbaren.

223 siehe Leland, *Unsichtbare Sphären*, S. 172
224 Steiner, »Wie erlangt man Erkenntnisse der höheren Welten?«, S. 291
225 ebd.
226 ebd.227 Steiner, *Initiation and Its Results*, p. 42
228 Steiner, »Wie erlangt man Erkenntnisse der höheren Welten?«, S. 355
229 a.a.O., S. 355
230 ebd.; später löschte Steiner jedoch das Wort Kundalini aus *Wie erlangt man Erkenntnisse der höheren Welten?*. An dieser Stelle wurde es durch »charakterisiertes Wahrnehmungsorgan« ersetzt.

Kapitel 10

231 Blavatsky, *Collected Writings*, 3:281
232 Olcott, *Old Diary Leaves*, 3:34

233　*The Theosophical Congress Held by the Theosophical Society at the Parliament of Religions, ... Report of Proceedings and Documents,* p. 11
234　Singleton, *Yoga Body,* p. 5, zitiert Melton, *New Age Encyclopedia: A Guide to the ... New Global movement toward Spiritual Development, Health, and Healing. Higher Consciousness, and Related Subjects,* p. 502 (Hervorhebungen des Originals). Der Verweis bezieht sich auf die Ausgabe von 1890. Sowohl Singleton als auch Melton scheinen sich der Publikation Prasāds von 1884 nicht bewusst gewesen zu sein. Karl Baiers Pionierarbeit in der Erforschung von Sabhapaty Swamis Schriften zeigt, dass *Om: A Treatise on Vedantic Raj Yoga Philosophy* (1880) ein besserer Kandidat für das erste Yoga-Handbuch in englischer Sprache ist. Siehe Baier, *Meditation und Moderne: zur Genese eines Kernbereichs moderner Spiritualität in der Wechselwirkung zwischen Westeuropa, Nordamerika und Asien,* 1:363–369
235　Prasād, *The Science of Breath and the Philosophy of the Tattwas,* pp. 185, 248. Zitierte Passagen aus diesem Buch erscheinen unter dem Titel *Science of Breath;* andere Quellenverweise unter dem traditionellen Kurztitel *Nature's Finer Forces.*
236　Eine jüngere, vollständige Übersetzung mit Kommentar bietet Swami Muktibhodananda in *Swara Yoga.*
237　Prasād, *Science of Breath: Farben und Formen,* pp. 58–60 (Aufsätze); Farben, p. 211 (Vers 151); Farben und Formen, pp. 213–214 (Verse 166–169). »In der Praxis« bezieht sich auf die Tattva-Karten, die später in diesem Kapitel im Zusammenhang mit dem magischen System des Golden Dawn besprochen werden. Siehe King, *Tantra,* p. 57
238　1904 bezeichnet Olcott *Nature's Finer Forces* als das Werk, das Prasād bekannt gemacht hat bei »der ganzen theosophischen Leserschaft überall auf der Welt«. *(Old Diary Leaves,* 3:34)
239　biografische Informationen aus Wikipedia, s.v. »Swami Vivekananda«
240　Zum Beispiel der Aufsatz »Swami Vivekananda and the Mainstreaming of the *Yoga Sutra*« in White, *The Yoga Sutra of Patanjali,* pp. 116-142
241　Syman, *The Subtle Body: The Story of Yoga in America,* p. 56
242　In der revidierten Ausgabe von *Raja-Yoga,* die in die Bibliografie aufgenommen wurde, erscheint diese Zeichnung auf p. 51 mit der folgenden Legende: »Symbolische Darstellung der Kundalini, die durch die verschiedenen Zentren in der Sushumna zu dem tausendblättrigen Lotous im Gehirn aufsteigt.«
243　Swami Vivekananda, *Raja-Yoga,* pp. 34–64. Sabhapaty Swamis *Om: A Treatise on Vedantic Raj Yoga Philosophy* war offenbar das erste auf die Chakras konzentrierte Handbuch tantrischer Übungen eines indischen Lehrers, das in englischer Sprache publiziert wurde, fünfzehn Jahre früher als *Raja-Yoga.* Doch es war keine Anleitung zur Chakra-Entwicklung, da es dem Zweck diente, die in den Chakras repräsentierten Kräfte aufzulösen, um sie zu transzendieren.

244 Blavatsky, *Collected Writings*, vol. 12, ausfaltbare Seite neben p. 580, Tafel II *(Esoteric Instructions,* ausfaltbare Seite neben p. 90)
245 Blavatsky, *Collected Writings*, vol. 12, ausfaltbare Seite neben p. 580 (Rückseite), Tafel III *(Esoteric Instructions,* ausfaltbare Seite neben p. 94)
246 Sinnett, *The Human Aura, Transactions of the London Lodge*, no. 18
247 Blavatsky contra Sinnett: *Collected Writings*, 12:526, 562 *(Esoteric Instructions,* pp. 24–26; 87. Sinnett contra Blavatsky: *The Growth of the Soul: A Sequel of »Esoteric Buddhism«*, pp. 155–158. Prinzipien als Schichten der Aura: Sinnett, *Growth of the Soul*, pp. 166–174. Blavatsky über die wechselnde Reihenfolge der Prinzipien in der Aura: *Collected Writings*, 12:543, 546–547 *(Esoteric Instructions,* pp. 46, 54–55)
248 Leadbeater und die Loge London und gemeinsame Untersuchungen Besants und Leadbeaters: Jinarājadāsa, *Occult Investigations,* pp. 8–9
249 siehe Besant, *Man and His Bodies,* pp. 122–127
250 Ein Ausschnitt dieser Illustration, des ursprünglichen Titelbildes von Marques' *The Human Aura,* erscheint auf dem Umschlag des [Originals des] vorliegenden Buches. In digitalisierten Versionen des Buches fehlt sie, vielleicht weil die Seite auszufalten war.
251 Dies ist die erste Veröffentlichung von Geburts- und Sterbejahr Fletchers. Trotz ihrer brillanten Karriere gibt es keine foto- oder biografische Information über sie im Internet in Verbindung mit einem der Namen, unter denen sie schrieb: E. A. Fletcher, Ella A. Fletcher und Ella Adelia Fletcher. Eine Notiz in einer hawaiianischen Zeitung meldete Fletchers Ankunft in Honolulu 1909 und erwähnte, dass »die Autorin philosophischer Bücher« ihre Schwester, Frau L. E. (Fannie) Thayer, besuche (siehe *Hawaiian Star* [Honolulu, HI), 05.08.1909). Fletchers dauerhafter Wohnsitz in Honolulu wurde durch Daten aus Ancestry.com einschließlich Volkszählungsunterlagen und Straßenverzeichnis bestätigt; eine Fundstelle auf findagrave.com mit einem Foto von Fletchers Grab mit Geburts- und Sterbedatum; andere Einträge zeigten, dass sie in Ohio geboren wurde, in Galveston, Texas, aufgewachsen war und längere Zeit bei ihren Eltern in Jackson, Michigan, lebte, bevor sie ihre Redaktionsarbeit in der Stadt New York aufnahm (an welchem Punkt sie, abgesehen von ihren Publikationen, aus der öffentlichen Datenwelt praktisch verschwand). Die Volkszählung von 1930 in den Vereinigten Staaten stellte als Rassenzugehörigkeit Fletchers und ihrer Schwester »octoroon« fest, was bedeutet, dass eine Person unter ihren Urgroßeltern schwarzer Hautfarbe war. Ich frage mich, in welchem Grade das Fehlen von Informationen über Fletcher ein Resultat von Selbstzensur im Zusammenhang mit zeitgenössischen Rasse-, Geschlechts- oder sogar Sexualitäts-Fragen war.
252 unsignierte Rezension von Fletchers *The Woman Beautiful,* »New Books«, in: *Washington Post,* 19.03.1900

253 Wikipedia, s.v. »William Jennings Demorest«
254 Towne, »*Nautilus Jews: A New Contributor*«, p. 1
255 Fletcher, *The Law of Rhythmic Breath: Teaching the Generation, Conservation, and Control of Vital Force*, p. 191 (Muladhara); pp. 130, 337 (tausendblättriger Lotos)
256 a.a.O., pp. 291–303. Diese Liste scheint eine Neuinterpretation einer zweiteiligen Grafik in der Esoterischen Instruktion Nr. 2 zu sein. Siehe Blavatsky, *Collected Writings*, 12:564 *(Esoteric Instructions*, pp. 88–89)
257 siehe Fliegende Schriftrollen Nr. 11, 25, 26 und 30 in: King, *Ritual Magic of the Golden Dawn: Works by S. L. MacGregor Mathers and Others*, pp. 75–94. Eine einleitende Anmerkung auf pp. 65–69 erklärt die Prozedur.
258 Eine Zusammenfassung und Erklärung von Mathers' Aufsatz »On the Tattwas of the Eastern School« findet sich in King, *Tantra*, pp. 77–85.
259 Rückseite von Regardie, *A Garden of Pomegranates: An Outline of the Qabalah*
260 King, *Tantra*, p. 71
261 Marques, *Human Aura*, ausfaltbare Seite neben p. 16. Leider ist diese ausfaltbare Seite in den digitalisierten Versionen und jüngeren Nachdrucken des Buches nicht enthalten. Marques verband die ersten drei Sefirot (Kether, Chokmah, Binah) mit der Monade *(ātma-buddhimanas)*. Die übrigen sieben wurden mit den Prinzipien verbunden, wie sie im menschlichen Erleben und den Schichten der Aura verkörpert sind: Atman (Chesed), Buddhi (Geburah), höheres Manas (Tipheret), niederes Manas (Netzach), Kama (Hod), Prana (Yesod) und Sthula (Malkuth)
262 Crowley, *777 and Other Quabalistic Writings of Aleister Crowley, Including Gematria and Sephir Sephiroth*, p. vii–viii. Crowley war 1902 und 1905 in Indien (http://www.lashtal.com/wiki/Aleister_Crowley_Timeline). Doch es war unmöglich festzustellen, ob der Swami zu jener Zeit noch am Leben war. Die Hinweise auf ihn häufen sich in den 1880er Jahren und werden dann bis 1900 immer weniger. Sein Todesdatum bleibt unbekannt.
263 Blavatsky deutet an, dass Sthula, der grobstoffliche Körper, für esoterische Zwecke nicht ein Prinzip sei, sondern die Basis der anderen sieben *(Collected Writings*, 12:526 *[Esoteric Instructions*, p. 24]) – daher die übliche Aufteilung von »Manas in höheres (Buddhi-Manas) und niederes (Kama-Manas), um die vollständige Ergänzung der sieben Prinzipien zu ermöglichen.
264 a.a.O., Spalten CXVII und CXVIII
265 Crowley überarbeitete diese Liste ein Jahr später in »The Temple of Solomon the King«, p. 87n. Malkuth wird dem ersten Chakra zugeordnet, Yesod dem zweiten, der Pfad zwischen Netzach und Hod dem dritten, Tiphereth dem vierten, der Pfad zwischen Chesed und Geburah dem fünften, Daath dem sechsten und Kether dem siebten Chakra.

Der Pfad zwischen der zweiten und dritten Sefira, Chokmah und Binah, wird ausgelassen (oder möglicherweise in Daath mit aufgenommen). Damit bleibt Crowley bei der mittleren Säule des Lebensbaums.
266 erste englische Übersetzung: Bose, *Life of Sris Chandra Basu*, pp. 131–312
267 Chakras: Crowley, »The Temple of Solomon the King«, pp. 86–91, http://babel.hathitrust.org/cgi/pt?id=mdp.39015088371391;view=1up;seq=98; Diagramm: a.a.O., neben p. 90.

Crowley schrieb später Randbemerkungen neben dieses Diagramm, die die sieben »Man of Earth«-Grade in seinem Bruderschaftsorden der Ritualmagie, der Ordo Templi Orientis (O.T.O.), mit den sieben Chakras gleichsetzte. Bei den Recherchen zu diesem Buch sah ich mehrere Hinweise auf einen Zusammenhang zwischen den Chakras und den Einweihungsgraden in der Golden-Dawn-Tradition. Obwohl Crowley aus dieser Tradition hervorging, scheint dies seine Neuerung zu sein, und spätere Gruppen in der Golden-Dawn-Tradition scheinen seinem Beispiel zu folgen. Ich habe keinen Beleg für eine solche Korrelation während des relativ kurzen Bestehens des ursprünglichen »Hermetischen Ordens der Goldenen Dämmerung« (1888–1901) gesehen. Siehe Baphomet XI°, »The Man of Earth Degrees and the Hindu Chakras«, p. 193. Baphomet XI° war eines von Crowleys Pseudonymen in den 1910er Jahren.
268 Regardie, *Garden of Pomegranates*, p. 93
269 siehe Fortune, *The Mystical Qabalah*, pp. 71–76 mit ihrer Erklärung der Korrelationen zwischen den Chakras und den Sephirot. Fortune fährt folgendermaßen fort, besetzt dabei nur die mittlere Säule: (1) Malkuth, (2) Yesod, (3) Tiphereth, (4) Tiphereth, (5) Daath, (6) Daath, (7) Kether.
270 Die Übersetzungen der hebräischen Begriffe für die Sefirot und für die zitierten Anmerkungen verdanke ich Kings, *Tantra*, pp. 38–39
271 Diese Anordnung wurde in einer Serie von Artikeln vorgeschlagen, die von Fortune in den Jahren 1939–1940 in der Zeitschrift ihrer Organisation, der Society of Inner Light, veröffentlicht und posthum in Buchform als *The Circuit of Force: Occult Dynamics of the Etheric Vehicle* (Dion Fortune und Gareth Knight, 1998) publiziert wurde. Hier präsentierte Fortune eine wohl durchdachte Reihe von Korrelationen zwischen den Chakras und den Sefirot einschließlich Daaths, welche ihre frühere kurze Erwähnung in *The Mystical Qabalah* erweiterte und ersetzte. Sie legte dar, dass die Knoten, wo die Pfade, die einander gegenüberliegende Sefirot auf der linken und rechten Säule des Lebensbaums verbinden, die mittlere Säule schneiden, nicht nur bestimmte Chakras repräsentierten, sondern auch das Gleichgewicht dieser gegensätzlichen Kräfte (p. 66). Gareth Knight (Basil Wilby) hingegen, der Herausgeber von *The Circuit of Force*, deutet an, wenn wir die fünf Chakras des tibetischen Systems anstelle der sieben Cha-

kras der Hindus verwendeten, bestehe keine Notwendigkeit, über die mittlere Säule des Lebensbaums hinauszugehen, welche fünf Sefirot hat, wenn man Daath einbezieht (p. 90).

Kapitel 11

272 Singleton, *Yoga Body,* pp. 148–149 (Schwarz-Weiß-Illustration auf p. 149; das Original ist in Farbe, siehe Tafel 8 des vorliegenden Buches)
273 biografische Information aus Blavatsky, *Collected Writings,* 12:761–765
274 Pryse, *The Apocalypse Unsealed: Being an Interpretation of the Initiation of Ioannes, Commonly Called the Revelation of St. John, with a New Translation,* Untertitel des engl. Originals (meine Hervorhebung)
275 Pryse, *Apokalypse entschleiert,* S. 37
276 a.a.O., S. 27–30
277 a.a.O., S. 30, 50
278 a.a.O., S. 47–49
279 a.a.O., S. 55–59
280 a.a.O., S. 34–35
281 Alice Bailey erwähnte dieses Kreuz in *Esoterisches Heilen* und verband die beiden horizontalen Arme mit den beiden Blütenblättern des Ajna-Chakras (pp. 149–150).
282 siehe Leland, *Unsichtbare Sphären,* S. 288–291a7, mit einer detaillierten Erklärung dieser Begriffe und einer Erläuterung der Beziehung zwischen Körpern und Prinzipien
283 Pryse, *Apokalypse entschleiert,* S. 35. Blavatskys *Voice of the Silence,* pp. 12 und 77, nimmt ebenfalls Bezug auf die Tötung des Mondkörpers, den sie mit der Persönlichkeit (vermutlich der niederen Vierheit Kama-Prana-Linga-Sthula) identifiziert, sowie auf das Lähmen jenes Teils der Individualität, den sie mit dem Mentalkörper (Kama-Manas) identifiziert, bevor der Aufstieg der Kundalini »aus dir einen Gott machen kann« – vermutlich Pryses unvergänglichen Sonnenkörper (Bewusstsein, identifiziert mit der höheren Triade Atma-Buddhi-Manas, der Monade). Wie White in *Alchemical Body* zeigt, ist ein Ziel des Yogas und anderer indischer spiritueller Traditionen einschließlich des Tantras, einen unsterblichen Körper zu erzeugen (pp. 1–14).
284 Spierenburg, *Inner Group Teachings,* p. 4
285 a.a.O., Grafiken auf pp. 68, 71 und 73 und Text auf pp. 14, 70 und 72. Man beachte, dass Pryse den Kosmos (Ebenen) auf eine Weise in den Körper zeichnet, die impliziert, dass die spirituelle Ebene mit den Chakras sechs und sieben verbunden ist, die psychische Welt mit den Chakras vier und fünf, die »Geisterwelt« [»die Region der Phantome, bösen Geister und des psychischen Unrats ganz allgemein«, Pryse, S. 22] mit Chakra drei und die physische Welt mit Chakras eins und zwei – wie in Abb. 11 im vorliegenden Buch.

286 Blavatsky, *Collected Writings,* 12:695 *(Esoteric Instructions,* pp. 208, 239) (Unterschiedliche Formulierung, ich folge letzterer.)
287 Blavatsky, *Collected Writings,* 12:619 *(Esoteric Instructions,* p. 142)
288 Blavatsky, *Collected Writings,* 12:526 *(Esoteric Instructions,* p. 24)
289 Blavatsky, *The Theosophical Glossary,* s.v. »antahkarana«
290 Die Prinzipien-Liste, die der hier wiedergegebenen am nächsten kommt, erscheint in der Mitschrift der ersten Zusammenkunft von Blavatskys Innerer Gruppe (Spierenburg, *Inner Group Teachings,* p. 4).

Kapitel 12

291 biografische Details zusammengefasst aus Tillett, *The Elder Brother: A Biography of Charles Webster Leadbeater,* pp. 19–40
292 Leadbeater, *How Theosophy Came to Me,* pp. 149–153. Eine deutlich knappere Version der Geschichte erscheint auch in *The Inner Life,* p. 208, und *Die Chakras* (2014), S. 93–94
293 Blavatsky, *Collected Writings,* 5:269
294 Olcott, *Old Diary Leaves,* 3:394. Angesichts der Tatsache, dass Subba Row aus Madras war und Sabhapaty Swami ebenfalls dort lebte, frage ich mich, ob letzterer Subba Rows tantrischer Guru war.
295 Blavatsky, *Collected Writings,* 5:269
296 Leadbeater, *How Theosophy Came to Me,* pp. 141, 153
297 Leadbeater, »The Aura«, in: *Theosophist* 17:140 (Dezember 1895). Broschüre: *The Aura: An Enquiry into the Nature and Functions of the Luminous Mist Seen about Human and Other Bodies* (1897)
298 Leadbeater, *Der sichtbare und der unsichtbare Mensch,* S. 73
299 in Corbett, *Extracts from the Vahan, Including Answers by Annie Besant, A. P. Sinnett, G. R. S. Mead, C. W. Leadbeater, Bertram Keightley, Dr. A. A. Wells, and Others,* p. 527. Diese Passage erscheint wortgetreu in Leadbeater, *Clairvoyance* (1899), pp. 16–17 (zitiert aus dt. Ausgabe *Hellsehen,* S. 18–19)
300 In *Man's Latent Powers* (1938) pp. 48–59, schrieb die Theosophin und Hellsichtige Phoebe Payne, jedes Chakra »wirke wie ein Wirbel von Energie, der Materie seiner eigenen feinstofflichen Qualität in einer Strömung durch seine wirbelnde Tätigkeit hereinzieht und damit einen Kraftstrom durch den Stiel des Wirbels in den physischen Körper stößt. Es gibt auch eine umgekehrte Tätigkeit ...« In einem späteren Buch, das sie gemeinsam mit ihrem Ehemann, Laurence J. Bendit, schrieb, wird diese umgekehrte Aktivität so erklärt: Die vom Chakra zum Zentrum hereinfließende Energie entspricht den Organen der Erkenntnis oder Wahrnehmung (Jnanendriyas), die vom Zentrum zum Chakra hinausfließende Energie entspricht den Organen des Handelns (Karmendriyas). Damit ermöglicht uns die hereinfließende Energie, die astrale Ebene wahrzunehmen, und die hinausfließende astrale

Energie erlaubt uns, auf der astralen Ebene zu handeln. Siehe Payne/ Bendit, *The Psychic Sense*, pp. 82–89. Vieles, was in den Schriften Besants und Leadbeaters über Zentren und Chakras nebulös ist, wird durch diese Bücher geklärt, die innerhalb von zehn Jahren nach deren Tod veröffentlicht wurden.

301 Jinarājadāsa, *Occult Investigations*, pp. 13, 32–34, 41–47, 66–71
302 Besant, »Thought-Forms«, mit Farbtafeln. Siehe Nethercot, *The Last Four Lives of Annie Besant*, pp. 58–61, mit einem Bericht über die Amerika-Tournee 1897 und die Verwendung von Lichtbildern.
303 Biografische Details zusammengefasst aus Tillett, *The Elder Brother*, pp. 77–102
304 Leadbeater, *Inner Life*, p. xvi
305 a.a.O., pp. 196–198
306 a.a.O., p. 207
307 a.a.O., pp. 209–210
308 Einige Jahre später behandelte Bailey diese Gewebe detailliert in *Eine Abhandlung über Weiße Magie* (1934), pp. 590–593.
309 Leadbeater, *Inner Life*, p. 196
310 a.a.O., p. 199
311 Pryse, *Apokalypse entschleiert*, S. 15; Leadbeater, »Force-Centers and the Serpent-Fire«, pp. 1075–1094
312 Diese Farben-Liste basiert auf der Tabelle in Blavatskys *Collected Writings*, 12:614, mit abweichenden Farben aus der ausfaltbaren Seite neben p. 532 (Abb. 5 im vorliegenden Buch) *(Esoteric Instructions*, ausfaltbare Seiten neben pp. 130 und 40)
313 Leadbeater, *Der Alltag aus spiritueller Sicht*, S. 37–49
314 Vasu, *The Siva Samhita*, p. 62–73
315 siehe Wallace/Henkin, *The Psychic Healing Book: How to Develop Your Psychic Potential Safely, Simply, Effectively*, pp. 27–30. Dieses Buch ist seit mehr als fünfunddreißig Jahren ständig im Handel.
316 Die *Amṛta-Nāda-Upaniṣad* 34–37 listet Namen, Positionen und Farben. Die *Dhyāna-Bindu-Upaniṣad* 94–96 listet Namen, Positionen, Farben, Bijas und Elemente.
317 Blavatsky, *Collected Writings*, 12:699 *(Esoteric Instructions*, pp. 199–200) (unterschiedliche Formulierung)
318 Leadbeater, *Die Chakras (2014)*, S. 69. James Mallinson datiert die *Gheraṇḍa-Saṃhitā* auf ca. 1700 *(The Gheranda Samhita: The Original Sanskrit and an English Translation*, xiv)

Kapitel 13

319 Informationen in diesem und dem vorangegangenen Abschnitt aus der Wikipedia und aus Feuerstein, *Encyclopedia of Yoga and Tantra*, s.v. »Sir John Woodroffe«
320 Taylor, *Sir John Woodroffe, Tantra, and Bengal*, p. 148

321 siehe z. B. Bailey, *Die Seele und ihr Mechanismus*, pp. 94–95 *(Die Schlangenkraft)*, und *Briefe über okkulte Meditation*, pp. 77–78 *(Das innere Leben)*
322 Avalon, *Die Schlangenkraft*, S. 13
323 a.a.O., S. 303a38
324 White, *Kiss of the Yoginī*, pp. 8–14
325 siehe Bühnemann, »The Six Rites of Magic«, pp. 447–448
325a Avalon, *Die Schlangenkraft*, S. 302a24
326 a.a.O., S. 19–20
327 Leadbeater, *The Hidden Life in Freemasonry*, p. 275; *Die Chakras* (2014), S. 45
328 Bei einer Präsentation von Verkaufsstatistiken für Quest Books am 19. Juli 2015 stellte die Redaktionsleiterin von Quest Books, Sharron Dorr, fest, dass von der Quest-Ausgabe von *The Chakras* (erstmals veröffentlicht 1972) mehr als 200.000 Exemplare verkauft wurden. Das Buch war damals bereits seit fünfundvierzig Jahren auf dem Markt. Es ist in mehr als ein Dutzend Sprachen übersetzt worden. Bis 2012 – als ich gebeten wurde, eine neue Ausgabe herauszugeben – dürften die Verkäufe weltweit 600.000 Exemplare erreicht haben, einschließlich jener, die von Quest Books selbst verkauft wurden (Telefonat mit Sharron Dorr am 08.08.2012; Bestätigung per E-Mail am 11.02.2016 durch Pat Griebeler vom Theosophical Publishing House, Wheaton, IL).
329 Weitere Einzelheiten über den Herausgebevorgang sind nachzulesen in Leland, »*The Chakras:* An Editorial Report«. Der Artikel enthält mehrere Passagen und eine Illustration, die nach der Erstausgabe gestrichen wurden. Wäre mir dies bekannt gewesen, hätte ich das Material in den Anhang der Ausgabe von 2013 aufgenommen.
330 biografische Information zusammengefasst aus Wood, *Is This Theosophy...?*
331 a.a.O., p. 297. Die fragliche Passage lautet wie folgt: »Da sich die Ströme der Kundalini und der primären Kraft [d.h. Vitalität oder Prana] in entgegengesetzter Richtung drehen, reiben sie hier [in den Zentren entlang der Wirbelsäule] aneinander, und so entsteht ein bedeutender Druck.« (Leadbeater, *Die Chakras* (2014), S. 47)
332 Der tatsächliche Titel von Gichtels Buch lautete *Eine kurze Eröffnung und Anweisung der dreyen Principien und Welten im Menschen*. Die irrtümliche Namensgebung *Theosophia practica* beruht laut Arthur Versluis auf dem Fehler eines Verlegers, der den Titel eines anderen Werkes Gichtels auf dieses Buch bezog. (Versluis, *Wisdom's Children: A Christian Esoteric Tradition*, p. 34). Versluis veröffentlichte eine englische Übersetzung von Gichtels Werk unter dem Titel *Awakening to Divine Wisdom: Christian Initiation into Three Worlds*, die eine Reproduktion der deutschen Originalversion von Tafel 5 enthält. Diese ist auch zu sehen auf: https://books.google.at/books?id=8hA-

333 AAAAcAAJ&lpg=PA127&ots=cD-H2Fsxqw&dq=Gichtel%20 eine%20kurze%20er%C3%B6ffnung&hl=de&pg=PA13#v=onepage& q=Gichtel%20eine%20kurze%20er%C3%B6ffnung&f=false a.a.O., pp. 177, 180–182. In *Llewellyn's Complete Book of Chakras: Your Definitive Source of Energy Center Knowledge for Health, Happiness, and Spiritual Evolution* widmet Cyndi Dale mehrere Seiten (pp. 695–698) einer alchemistischen Deutung des in Gichtels Tafeln illustrierten Regenerationsvorgangs und bietet eine etwas überzeugendere Verbindung zwischen den Chakras und Gichtels Planeten, Zentren, Organen und Elementen.

334 Ransom, *Short History of the Theosophical Society*, pp. 441, 452

335 Diese Farben-Liste beruht auf der Tabelle in Blavatsky, *Collected Writings*, 12:614, mit Abweichungen gegenüber der ausfaltbaren Seite neben p. 532 (Abb. 5 im vorliegenden Buch) *(Esoteric Instructions*, ausfaltbare Seite neben pp. 130 und 40)

336 Blavatsky, *Collected Writings*, 12:699 *(Esoteric Instructions*, pp. 199–200) (unterschiedliche Formulierung)

337 Doch es mag noch einen weiteren Grund gegeben haben, der mit den Lehren von Sabhapaty Swami zu tun hat. In *A Collection of Lectures on Theosophy and Archaic Religions* listet Olcott die Positionen der Chakras in einer Illustration von Sabhapaty wie folgt:»Nasenhöhle, Mund, Wurzel der Kehle, Herz, Nabel etc.« (p. 178). In einer späteren Ausgabe unter dem Titel *Theosophy, Religion, and Occult Science* (1885) ersetzte Olcott das Wort *etc.* durch *Milz* (p. 152). Auf Tafel 2 des vorliegenden Buches hat es den Anschein, als sei das *svādhiṣṭhāna-cakra* eliminiert worden, doch die Schriften des Swamis zeigen, dass es in Wirklichkeit nach oben, in die Nabelgegend verlegt wurde (Estep, *Esoteric Cosmic Yogi Science*, p. 138). Dieses offenkundige Auslassen des Svadhishthana und Ersetzung durch die Milz ist genau das, was Leadbeater in seiner Beschreibung der Chakras präsentierte.

338 Leadbeater, *Die Chakras* (2014), S. 67

339 a.a.O., S. 64

340 Eine dieser Grafiken (Blavatsky, *Collected Writings*, 12, ausfaltbare Seite neben p. 532 [Abb. 5 im vorliegenden Buch]) verbindet die Farben und Prinzipien. Zwei andere, mit leicht abweichenden Farb-Korrespondenzen, verbinden die Farben und Prinzipien mit Teilen des Körpers (12:614, 630–631). Siehe auch *Esoteric Instructions*, ausfaltbare Seite neben pp. 40, 130 und 260.

341 Leadbeater, *Die Chakras* (2014), S. 103

342 Wood, *Is This Theosophy...?*, p. 126

343 Gherwal, *Kundalini, the Mother of the Universe: The Piercing of the Six Chakras*, pp. 146, 152. Rishi Singh Gherwals ursprünglicher Vorname war Rakha. Obwohl er unter dem Namen Gherwal veröffentlichte, verwenden die meisten staatlichen Archive den Nachnamen Grewel. Geburts- und Todesdatum von Ancestry.com.

344 Man vergleiche zum Beispiel Chinmoy, *Kundalini: The Mother Power* (dt. Ausgabe: *Kundalini, die Kraft der göttlichen Mutter)*, eine Sammlung von Vorträgen, die 1974 an der Universität New York gehalten wurden, pp. 6–24, mit Leadbeater, *Die Chakras* (2014), S. 27–30. Chinmoy übernahm Leadbeaters Milz-Chakra (in tantrischen Lehren nicht vorhanden), Farben und die revidierte Anzahl von Blütenblättern im sechsten Chakra (96 statt 2) und siebten Chakra (960 statt 1000). Zu Satyanandas Bezugnahmen auf von Leadbeater skizzierte psychische Fähigkeiten, siehe Anmerkung 348
345 siehe Grafik in Bailey, *Esoteric Healing*, p. 715
346 Jenny McFarlane, *Concerning the Spiritual: The Influence of the Theosophical Society on Australian Artists 1890–1934*, p. 116
347 Rosalyn Bruyere lokalisiert die Chakras »entlang einer Zentralachse, die parallel zur Wirbelsäule des physischen Körpers verläuft« (*Geheimnis der Chakras*, S. 61); siehe auch Judith, *Lebensräder*, S. 43)
348 Anzeichen für Leadbeaters Einfluss auf Satyananda Saraswati, siehe *Kundalini Tantra*, pp. 133–134 (Ajna); 143–145 (Muladhara); 154–155 (Svadhishthana); 160–161 (Manipura); 171-172 (Anahata); 178–179 (Vishuddha)

Kapitel 14

349 biografische Information über Alice Bailey aus Bailey: *Die unvollendete Autobiographie*, ergänzt durch Wikipedia, s.v. »Alice Bailey«
350 Bailey, *Initiation: menschliche und solare Einweihung*, S. 164–165
351 Alder, *The Initiation of the World*, pp. 85–86. Informationen über Einweihungen in Verbindung mit den Unterebenen erscheinen in etwas anderer Form in Bailey, *Initiation: menschliche und solare Einweihung*, S. 179–180
352 Blavatsky, *Collected Writings*, Bd. 12, ausfaltbare Seite neben p. 660 *(Esoteric Instructions*, ausfaltbare Seite neben p. 260)
353 Bailey, *Briefe über okkulte Meditation*, pp. 212–213
354 a.a.O., p. 358
355 a.a.O., p. 359
356 Bailey, *Briefe über okkulte Meditation*, p. 19
357 Bailey, *Esoterische Psychologie 1*, pp. 142, 401–403
358 a.a.O., pp. 404–406
359 Spätere Bücher anderer Autoren bezeichnen das erste Chakra manchmal als »Sakral-«. Bailey nennt es »das Zentrum an der Basis der Wirbelsäule« oder »Basis-Zentrum«. Siehe z. B. Bailey, *Esoterisches Heilen*, S. 176–183, mit Besprechungen dieser Zentren. Eine Liste der Nebenzentren oder Chakras findet sich in *Esoterisches Heilen,*S. 72–73
360 Bailey, *Briefe über okkulte Meditation*, p. 71
361 Bailey, *Der Yoga-Pfad: Patanjalis Lehrsprüche*, S. 309

362 Bailey, *Die Seele und ihr Mechanismus*, S. 120
363 Judith, *Lebensräder*, S. 48 (Grafik) und S. 72–74 (Tabelle)
364 Bailey, *Esoterisches Heilen*, S. 142. Diese Liste wurde seit ihrem ersten Erscheinen in *Yoga-Pfad* nicht verändert.
365 aus Bailey, *Esoterische Psychologie 1*, S. 261. In Band 2 dieses Werks wird eine geringfügig abweichende Zuordnung von Strahlen und Zentren gezeigt: Der siebte Strahl wurde zum ersten Chakra verlegt, der fünfte Strahl zum zweiten und der vierte Strahl zum sechsten Chakra. Die anderen Strahlen blieben unverändert (S. 521). Bailey gibt keinen Grund für diese Veränderungen an. Doch ebenso wie die Nummerierung, die ich in dieser Tabelle zeige, nur für den »durchschnittlichen Aspiranten« gelte, dürfte diese veränderte Version für den weniger fortgeschrittenen »durchschnittlichen Menschen« zutreffend sein.
366 Bailey, *Esoterische Psychologie 1*, S. 418–420 (die »esoterischen Farben« der Liste)
367 aus Bailey, *Esoterisches Heilen* (in absteigender Reihenfolge): S. 145, 148–149, 153–154, 158–159, 171–172, 177. Diese Liste von Eigenschaften scheint sich von Buch zu Buch durch Hinzunehmen und Aussortieren von Material über die Zentren allmählich entwickelt zu haben. Eine frühere Version ohne das sechste und siebte Chakra findet sich in *Esoterische Psychologie 2*, S. 523, veröffentlicht 1942. Eine weitere, frühere Version, die einige Elemente mit der Auflistung in dieser Tabelle gemeinsam hat, steht in *Esoterische Astrologie* (1951), S. 455–456. Die Version aus *Esoterisches Heilen* ist die klarste und prägnanteste dieser Listen und hat deshalb den größten Einfluss auf die spätere Evolution des Chakrasystems gehabt.
368 Bailey, *Esoterische Psychologie 1*, S. 26, 268, 261–262
369 Bailey, *Esoterische Psychologie 1*, S. 268–307
370 Bailey, *Esoterisches Heilen*, S. 83, 170–172
371 siehe z. B. die Behandlung von geweckten oder ungeweckten Chakras und von überreizten oder zu wenig stimulierten Chakras in *Esoterisches Heilen*, S. 73–88. Die Vorstellung von »Blockaden« in den Chakras wird auf Seite 74 und die von unausgeglichenen Chakras auf Seite 84 eingeführt. Der früheste Hinweis im Bailey-Werk auf das Ausgleichen von Chakras findet sich in *Eine Abhandlung über weiße Magie* (1934) auf Seite 595.
372 Bailey, *Telepathie und der Ätherkörper*, S. 136

Kapitel 15

373 Rubin, *Your Mysterious Glands: How Your Glands Control Your Mental and Physical Development and Moral Welfare*, pp. 34, 59
374 a.a.O., neben p. 90
375 Singleton, *Yoga Body*, p. 148

376 Marc-Alain Descamps, Verfasser der *Histoire du Hatha-Yoga en France, passé et présent*, schreibt auf einer Webseite unter der Überschrift «L'histoire surprenante de l'arrivée du Hatha-Yoga en France» (»Die erstaunliche Geschichte der Ankunft des Hatha-Yogas in Frankreich«), dass Cajzoran Ali am 13.12.1903 in Memphis, Tennessee, geboren wurde und 1975 starb. (http://europsy.org/marc-alain/histyog. html) Diese Information breitet sich im Internet stark aus – obwohl beide Daten fast zehn Jahre zu spät sind, der Monat falsch ist und der tatsächliche Ort etwa 1200 Kilometer entfernt lag.

377 Die Volkszählung von 1900 auf Ancestry.com nennt »Januar 1894« und »Pocahontas County«. Vier Passagierlisten aus New York aus den 1930er Jahren, ebenfalls auf Ancestry.com, nennen entweder Havelock, Iowa (im County Pocahontas), oder den Verwaltungsbezirk selbst als Wohnort sowie das genauere Datum hier.

378 »Wie man hier von Verwandten erfuhr, ist Fräulein Amber Steen, die in einem Spital in Sioux Falls lag und vier Operationen unterzogen wurde, nach Hause in Harrisburg [South Dakota] gebracht worden, ohne jede Hoffnung auf Genesung. Sie leidet an Tuberkulose.« »Havelock News« im *Pocahontas (IA) Record* vom 07.12.1916. Die Erkrankung wurde erstmals gemeldet unter »County Correspondents: Havelock« im *Pocahontas Record* vom 26.10.1916; letzte Erwähnung unter »Arrowettes« im *Pocahontas Record* vom 26.04.1917.

379 »Self-Mastery Saves Life Where Nine Operations Fail« (»Selbstbeherrschung rettet Leben, nachdem neun Operationen scheiterten«), in: *San Antonio Express*, 05.08.1928

380 »Note for Leonard Walter McGilvra, 20 FEB 1897–17 NOV 1856«, http://freepages.genealogy.rootsweb.ancestry.com/~fuma/ghtout/np19. htm; »Cult Leader's Nationality Puzzles New Yorkers; Claim Man a Fakir« (»Sektenführer: Nationalität stellt New Yorker vor Rätsel, angeblich Fakir«) in: *Norfolk (VA) Journal and Guide*, 03.08.1929. Information über Scheich Alis Geburtsjahr ebenfalls aus dieser Quelle.

381 Aus der Recherche in Werbeanzeigen in verschiedenen digitalisierten Zeitungen habe ich Daten, Orte und viele Titel für ungefähr 140 Vorträge von Hazrat Ismet Ali von 1926 bis 1929 in Buffalo, Chicago, Cleveland, Hartford, Milwaukee, New Haven, New York, Pittsburgh und Syracuse dokumentiert, einschließlich zweier Rundfunk-Auftritte in New York; ich konnte auch ein Dutzend Vorträge von Cajzoran Ali dokumentieren (zwischen 1927 und 1930, beschränkt auf Buffalo und New York).

382 Temple of Supreme Consciousness: Hartmann, *Hartmann's Who's Who in Occult, Psychic, and Spiritual Realms in the United States and Foreign Countries*, p. 175

383 »Ali's Mysticism Didn't Foretell Prison Term« (»Alis Mystik: Gefängnisstrafe nicht vorausgesagt«) in: *Chicago Defender*, landesweite Ausgabe, 18.01.1930; »Prosecutor to Bring Fugitive from West Indies«

467

(»Staatsanwalt: Flüchtigen aus der Karibik überstellen«) in: *Chicago Daily Tribune*, 25.10.1930; »Law Takes Sheikh in Native Trinidad« (»Justiz fasst Scheich in Geburtsland Trinidad«) in: *Decatur (IL) Review*, 26.10.1930

384   New Yorker Passagierlisten auf Ancestry.com zeigen, dass Steen aus Frankreich in die Vereinigten Staaten zurückkehrte, und zwar am 19.04.1931 unter dem Namen Ann Williams, am 31.05.1934 als Ann Stein Williams, am 01.04.1936 als Ann Williams und am 03.07.1939 als Anne Amber Williams. Die im Zusammenhang mit diesen Einträgen angegebenen Adressen entsprechen denen von Verwandten in Chicago oder Denver.

385   Wikipedia, s.v. »Otoman Zar-Adusht Ha'nish«. Der Geburtstag Hanishs ist strittig, als Geburtsjahr wird 1844 oder 1854 angegeben. Das hier genannte Datum stammt aus einem Reisepass-Antrag aus dem Jahr 1911 für Otto Z. Hanish, zusammen mit seinem Geburtsort (ebenfalls strittig, mancherorts als Russland oder Teheran angegeben) Stuhm, Preußen (heute Sztum, Polen). Bestätigende Details auf Ancestry.com (Suchname: Otto Z. Hanish, Geburtsjahr: 1866)

386   Falls Steens Reise nach und Einweihung in Indien nicht bloß astraler Natur waren, ist es möglich, dass sie eine Einweihung in einem Radhasoami-Satsang erhielt, etwa in Beas. Dies war eine der wenigen spirituellen Organisationen zu jener Zeit, die mit der Führung durch einen lebenden Meister warben und eine sofortige Initiation für Abendländer anboten. Siehe Juergensmeyer, *Radhasoami Reality*, pp. 203–206, mit Informationen über die Attraktivität des Radhasoami für Westler.

387   siehe Wenger, *François Brousse: l'Enlumineur des mondes; biographie*, pp. 94–106

388   »Sie unternahm die Reise zur Weltausstellung in New York mit ihrer langjährigen Freundin Amber Rahanii Steen, nun Frau Ekberg, die selbst den größten Teil ihres Besitzes in ihrem Studio in Paris verloren hatte.« (»Princess Olga Sherinsky [sic] Honor Guest at Tea Given by Mrs. H. A. Ekberg«, in: *Homestead (FL) Leader-Enterprise*, 10.03.1950). Die Fürstin kam nicht auf dem gleichen Schiff wie Steen. Laut Ancestry.com landete sie am 26.07.1939. Steen war bereits drei Wochen früher eingetroffen.

389   »Amber Ekberg« und »Hjalmer Ekberg« laut statistischem Bundesamt 1940 auf Ancestry.com

390   »Princess Olga Sherinsky [sic] Honor Guest at Tea Given by Mrs. H. A. Ekberg«, in: *Homestead (FL) Leader-Enterprise*, 10.03.1950

391   Steens Leben in den 1940er und frühen 1950er Jahren einschließlich ihrer Kunstvereins-Aktivitäten und Reisen lässt sich nachverfolgen mittels eines digitalisierten Durchlaufs im *Homestead (FL) Leader-Enterprise* von der Universität Florida auf http://ufdc.ufl.edu/UF00087294/allvolumes (1931–44); und *Homestead (FL) Leader* (1944–50) auf http://ufdc.ufl.edu/UF00087295/00153/allvolumes

392 Kalyanii (Dr. Kevon Arthurs), http://yogibuzz.com/kalyanii/
393 Bragdon, *Yoga for You*, Titelbild und pp. 81–85. Das Titelbild scheint von einer Grafik in Yogi Wassan, *Secrets of the Himalaya Mountain Masters and Ladder to Cosmic Consciousness* (1927) kopiert zu sein, wo es als »Opana Yama Health and Beauty Chart« abgedruckt ist. Wassan Singh (1882–1942) wurde im Punjab geboren, wanderte 1907 in die Vereinigten Staaten aus und schien jahrelang die Yogi-Vorlesungs-Runde gemacht zu haben. Seine sorgfältig urheberrechts-geschützten Lehren und Grafiken über die Chakras sind eklektisch und exzentrisch – und halten weiteren Untersuchungen im Hinblick auf Quellen und Einflüsse stand (biografische Informationen von Ancestry.com, einschließlich US-Einbürgerungsdaten und Stammbaum der Familie Wassan).
394 Bragdon, *Yoga for You*, p. xi. Bragdons Geschichte, wie er die Frau kennenlernte, die die Quelle der Mitteilungen des Braunen Bruders war, bezieht sich wahrscheinlich auf Rahanii/Steen. Bragdon sagt, dass diese Frau »aus einer fernen Stadt im Süden ... im Juni 1942« nach New York gekommen sei (a.a.O., p. v). Zeitungsmeldungen lassen darauf schließen, dass Steen zu jener Zeit in New York war; siehe »In and Around Homestead«, in: *Homestead (FL) Leader–Enterprise.* »Leaves soon for an extended visit in New York« (»Baldige Abreise zu einem ausgedehnten Besuch in New York«) am 24.04.1942; »Visiting in New York« (»zu Besuch in New York«) am 26.06.1942; »spent summer in New York« (»verbrachte den Sommer in New York«) am 16.10.1942
395 Verschiedene Einzelheiten in diesem Abschnitt aus »Mrs Olga Shirinsky, Ex-Russian Princess«, Obituary, *Miami (FL) News*, 23.02.1963. Der Artikel bezeichnet Frau Ekberg als die Nichte der Fürstin.
396 »Amber Ann Ekberg« im *Florida Death Index 1877–1998*, auf Ancestry.com
397 Shea/Troyer, *Dabistān* 1:404–405. Siehe Anmerkung 38 mit Hintergrund-Information über *Dabistān*.
398 Ali, *Divine Posture: Influence upon Endocrine Glands*, p. 99
399 Shea/Troyer, *The Dabistān or School of Manners: The Religious Beliefs, Observances, Philosophic Opinions, and Social Customs of the Nations of the East* (1901), p. 250. Der Verfasser des Buches, dem Glauben nach ein persischer Parse (Zarathustrier), mag Steen als ein Beispiel ihres eigenen neo-zarathustrischen Glaubens angesprochen haben.
400 siehe Blavatsky, *Collected Writings*, Bd. 12, ausfaltbare Seite neben p. 532 (Abb. 5 im vorliegenden Buch), *(Esoteric Instructions*, ausfaltbare Seite neben p. 40)
401 Schmidt, *Heaven's Bride: The Unprintable Life of Ida C. Craddock, American Mystic, Scholar, Sexologist, Martyr, and Madwoman*, p. 132. Die Seiten 131–133 vermitteln eine grundsätzliche Vorstellung von Mazdaznan und seinem Gründer.

Kapitel 16

402 biografische Information aus: Association for Research and Enlightenment (ARE), *The Official Edgar Cayce Readings,* Chronologien im Anhang zu Reading 254-1 vom 13.02.1911. In dem Indexierungssystem der ARE steht die erste Zahl für die Reihe von Readings, die für eine Einzelperson oder Gruppe gegeben wurden, und die zweite Zahl für die laufende Nummer des Readings innerhalb der Reihe. Die Serie 254 handelt von Cayces Werk und dies war das erste Reading in jener Serie.

403 Einzelheiten in diesem Abschnitt aus Johnson, *Edgar Cayce in Context: The Readings: Truth and Fiction* – außer der Bemerkung über Spiritualismus; sie spiegelt meine eigene Ansicht wider.

404 ARE, *The Official Edgar Cayce Readings;* der Traum wurde in Reading 294-127 vom 15.09.1931 geschildert und gedeutet.

405 a.a.O., Bericht im Anhang zum Reading 281-17 vom 14.05.1933 zitiert den Vortrag von Gladys Davis (Stenografin der Cayce-Readings) am 18.06.1933 beim zweiten Jahreskongress der ARE. Die Nummer 281 bezeichnet die Reading-Serie für die Glad Helpers.

406 In meinem Nachwort zu Leadbeaters *Die Chakras* (2014), S. 127–128, gab ich an, dass Ivah Bergh Whitten für das Verknüpfen der Regenbogenfarben mit den Chakras verantwortlich war durch ein Buch, das von ihrem Schüler Robert Hunt 1940 veröffentlicht wurde. Anscheinend war die Cayce-Vereinigung jedoch Whitten zuvorgekommen. Ich nehme dieses Thema im nächsten Kapitel des vorliegenden Buches wieder auf und liefere Indizien dafür, dass die Chakra/Regenbogen-Verbindung von Whitten zumindest bis 1932 zurückreicht.

407 ARE, *The Official Edgar Cayce Readings;* Bericht im Anhang zum Reading 281-10 vom 17.08.1932, in welchem Gladys Davis die 1909 erschienene Ausgabe von Pryses Übersetzung des Johannes-Evangeliums aus dem Griechischen erwähnt, *The Magical Message according to Ioannes.* Ich habe die Bestätigung von der ARE-Archivarin Claire Gardner und der Bibliothekarin Laura Hoff, dass sowohl dieses Buch als auch Pryses *Apocalypse Unsealed* in der ARE-Bibliothek vorhanden sind.

408 Johnson, *Edgar Cayce in Context,* p. 124

409 Der Beiname *master gland* (»Meisterdrüse«) dürfte von Dr. Harvey Williams Cushing (1869–1939), einem Pionier der Neurochirurgie, geprägt worden sein, der 1912 die erste Forschung über die Auswirkungen einer Hypophysen-Fehlfunktion auf andere endokrine Drüsen veröffentlichte. Im Rückblick auf diese Forschung sagte Cushing 1932, dass bereits damals »der starke Verdacht bestand, dass dieses zentral platzierte und gut geschützte Organ aller Wahrscheinlichkeit nach die *master-gland* des endokrinen Systems darstellte«. (»The Basophil Adenomas of the Pituitary and Their Clinical Manifestation«, in: *Bulletin*

of Johns Hopkins Hospital 50:137) Dieser Beiname ist in der englischsprachigen Welt inzwischen Allgemeingut geworden. In Rubins *Your Mysterious Glands* von 1925 taucht er nicht auf, deshalb vermute ich, dass die Veröffentlichung 1932 sein erstes Erscheinen darstellt – etwa fünf Jahre vor der Entwicklung von Cayces Version des Chakrasystems.

Die Debatte darüber, ob die Hypophyse als »Meisterdrüse« dem Scheitel-Chakra oder dem dritten Auge zugeordnet werden sollte, hielt bis mindestens Ende des Jahrhunderts an. 1999 präsentierte Naomi Ozaniec vielleicht die cleverste Lösung des Dilemmas, indem sie darauf hinwies, dass der Sanskrit-Name des sechsten Chakras *(ajna)* »Befehl« bedeutet – und damit scheint die Hypophyse als »master gland« für die Zuordnung zum sechsten Chakra durchaus geeignet. Zudem hatte die Wissenschaft herausgefunden, dass die Epiphyse lichtempfindlich ist; deshalb sollte sie mit dem geistigen Licht des siebten Chakras korrespondieren. Für Ozaniec schien die Tatsache, dass die Hypophyse zwei Teile besitzt und die traditionelle Darstellung des sechsten Chakras zwei Blütenblätter aufweist, den Fall zu entscheiden. (Ozaniec, *The Chakras. A Beginner's Guide,* p. 57)

410 Diem-Lane, *The Guru in America: The Influence of Radhasoami on New American Religions*, p. 50, zitiert Kirpal Singh. Andere biografische Informationen in diesem Kapitel von der Webseite von David Thind, http://www.bhagatsinghthind.com/about_thind.php

411 Thind, *Master Course in the Teachings of the Sikh Saviors: Sixty Free Lectures on Divine Realization*

412 Display ads (gestaltete Werbeanzeigen), *New York Times,* 22.10.1927, und 05.11.1927

413 Display ads (gestaltete Werbeanzeigen), *New York Times,* 01.10.1927

414 »Other Services«, in: *New York Times,* 29.10.1927

415 Es ist möglich, dass ein Merkblatt von Bhagat Singh Thind mit dem Titel *Science of Breathing and Glands: All Life on Earth Is Breath; All Else on Earth is Death,* 2004 verlegt von Thinds Sohn, ein Nachdruck des Merkblatts ist, das sich in jener Broschüre gelistet fand. Es wird eine Anzahl von Atemzügen zur Anregung der Drüsen (Geschlechtsdrüsen, Nebennieren, Milz, Solarplexus, Schilddrüse, Hypophyse und Epiphyse) angegeben, aber nicht in dieser Reihenfolge und ohne Erwähnung der Chakras.

416 Thind, *Sikh Saviors* (1934). Ich habe das Jahr angegeben anhand der Wochentage und Daten, für welche die einzelnen Vorträge angekündigt waren.

417 ARE, *The Official Edgar Cayce Readings;* Bericht im Anhang zum Reading 255-5 vom 10.01.1931, zitiert den Brief des Reading-Empfängers vom 16.03.1933

418 a.a.O., Programm des Kongresses im Anhang zum Bericht zum Reading 254-87 vom 30.06.1935; Reading 5747-2 vom 28.06.1935

419 a.a.O., Reading 294-141 vom 23.04.1932
420 Johnsons Besprechung von Cayces Version des Vaterunsers (*Edgar Cayce in Context*, pp. 123–124) stützt sich auf mehrere spätere Quellen, die Jahrzehnte nach Cayces Tod veröffentlicht wurden. Die hier wiedergegebene Fassung spiegelt die erste Erwähnung in Original-Quellenmaterial wider (Reading 281-29).
421 Puryear und Thurston ergänzten diese Zeilen 1975 in *Meditation and the Mind of Man (based on the Edgar Cayce Readings)*, p. 39.
422 Biografische Informationen aus Wikipedia, s.v.»Max Heindel«. Die erste Ausgabe von Heindels *The Rosicrucian Cosmo-Conception, or Christian Occult Science: An Elementary Treatise upon Man's Past Evolution, Present Constitution, and Future Development* ist mit herzlichen Worten Rudolf Steiner gewidmet, den Heindel 1907 in Berlin kennenlernte. Diese Widmung wurde in späteren Ausgaben fallengelassen. Einiges von Heindels Terminologie, wie die Namen der Körper (die in diesem Kapitel besprochen werden) und der vier Äther (die in Kapitel 18 behandelt werden) sind englische Angleichungen von Begriffen, die Steiner in den Jahren verwendete, als er innerhalb der TS Vorträge hielt.
423 Bestätigt durch Korrespondenz mit der ARE-Archivarin Claire Gardner, die mir im März 2015 eine Fotokopie der Original-Liste der Freudigen Helfer zukommen ließ.
424 Reed, *Das Erwachen der sechsten Kraft: Edgar Cayces Offenbarung des neuen Zeitalters*, S. 237–244 (Grafik auf S. 239). Reed verwendet den Begriff *Wasser-Chakra* für das Element, das mit dem zweiten Chakra assoziiert wird. Es ist möglich, dass dieser Begriff – der auch in Puryears *Reflections on the Path (based on the Edgar Cayce Readings)*, p. 108, erscheint – gewählt wurde, damit der gewöhnliche Name (Sexual- oder Genital-Chakra) nicht zu Verwirrung führte, da im Cayce-System sowohl die Keimdrüsen (erstes Chakra) als auch die Leydigschen Zwischenzellen (zweites Chakra) mit den Genitalien assoziiert werden.
425 Reed, *Über das höhere Selbst: die verborgene Kraft der menschlichen Seele*, S. 126–131 (Grafik auf S. 129)
426 Reed, *Das Erwachen der sechsten Kraft*, S. 237
427 Reed, *Über das höhere Selbst*, S. 126
428 a.a.O., S. 127–128
429 a.a.O., S. 128
430 Rubin, *Mysterious Glands*, p. 183 (interstitielle Zellen), p. 184 (Leydigsche Zellen)
431 a.a.O., pp. 43, 57
432 Mishra, *Discourses*, p. 308. Die anderen Zentren, beginnend beim höchsten,»dem Sitz oder Brennpunkt des Geistes«, sind Hals, Solarplexus, Nabel, Genital und Rektal – es gibt kein Herz-Zentrum (p. 314).

433 Baker, *Meditation: A Step Beyond with Edgar Cayce*, p. 69
434 Puryear, *Reflections on the Path*, pp. 103–114
435 van Auken, *Toward a Deeper Meditation: Rejuvenating the Body, Illuminating the Mind, Experiencing the Spirit*, p. 204
436 Hodson, *The Science of Seership: A Study of the Faculty of Clairvoyance, Its Development and Use, Together with Examples of Clairvoyant Research*, pp. 209–218 (besonders pp. 211–212, 216) Siehe auch seine Frontispiz-Illustration. Das Buch handelt nicht von weiteren Chakra-/Endokrinum-Entsprechungen.
437 a.a.O., p. 209

Kapitel 17

438 Dies zeigt z. B. die Besprechung von Hills' Buch *Nuclear Evolution: Discovery of the Rainbow Body* (1977) auf der Website von M. Alan Kezlev: http://www.kheper.net/topics/chakras/books.html
439 Melton, *New Age Encyclopedia*, s.v. »chromotherapy«. Pleasontons Daten aus Wikipedia. Theosophische Assoziationen aus Blavatsky, *Collected Writings*, 1:520–521 (Pancoast), und E-Mail von Janet Kerschner, Archivarin der Theosophical Society in America, vom 27.10.2014 (Ghadiali); weitere biografische Information über Ghadiali von http://www.soul-guidance.com/health/colorhealing.htm
440 Bailey, *Briefe über okkulte Meditation*, p. 246 (Hervorhebungen des Originals)
441 Über die Mahatma-Briefe, die Ursprünge der Theosophischen Gesellschaft und die kontroverse Kritik der Society for Psychical Research, siehe Cranston, *H.P.B.*, pp. 221–226 und 265–277; und Ransom, *Short History of the Theosophical Society*, pp. 50 und 209–216
442 Vielleicht die klarste Darstellung dieser Phasen der Evolution und der zuständigen Meister der Strahlen findet sich in Ransom, *Short History of the Theosophical Society*, pp. 42–56
443 Blavatsky, *Collected Writings*, 12:492 *(Esoteric Instructions,* pp. 343–344)
444 siehe z. B. Esoterische Instruktionen Nr. 2, Blavatsky, *Collected Writings*, 12:542–580, besonders pp. 561–569 und Abb. 5 im vorliegenden Buch *(Esoteric Instructions,* pp. 44–102, besonders pp. 85–99)
445 Leonard (Hrsg.), *Who's Who in New York City and State: Containing Authentic Biographies of New Yorkers Who Are Leaders and Representatives in Various Departments of Worthy Human Achievement* (1907), s.v. »Ivah de Chipenham Richardson«
446 Whitten erwähnt in *What Color Means to You and the Meaning of Your Aura*, p. 13, »Notizen aus achtundzwanzig Jahren«, in denen sie persönliche Reaktionen auf Farben beobachtete. Das Buch wurde 1932 veröffentlicht, daher ist der Beginn ihres Interesses auf 1904 zu datieren.

447 »Church Workers« in: *New York Globe and Commercial Advertiser*, 09.04.1904
448 Melton, *Encyclopedia of Occultism and Parapsychology*, s.v. »chromotherapy«. In meinem Nachwort zu Leadbeaters *Die Chakras* (2014) hatte ich diese Quelle versehentlich außer Acht gelassen.
449 Motter (Hrsg.), *The International Who's Who: Who's Who in the World* (1912), s.v. »Louis de Coppet Bergh«, nennt den 19.06.1904 als Hochzeitstag. Doch die Scheidung von Berghs erster Ehefrau dauerte bis 1906 (»Bergh Divorce Suit in Court« [»Berghs Scheidungsklage vor Gericht«], in: *New York Sun*, 03.07.1906), und ein New Yorker Adressbuch von 1906 führt immer noch eine Adresse für Ivah C. Richardson, wie über Ancestry.com zu erfahren. Der Name Ivah Bergh erscheint erstmals in Zeitungsartikeln aus dem Jahr 1908.
450 »Doings of Women from Day to Day: Musings of Mollie« (»Was Frauen so tun von Tag zu Tag: Nachdenkereien von Mollie«), in: *Trenton (NJ) Evening Times*, 27.03.1908
451 »Think in Curves and Be Beautiful. Angular, Scrawny Women to Be Transformed into Junos by New Method. Teacher Tells You How. Esthetic Physical Culture is Brought to Chicago by Miss Ivah Chipenham« (»Denke in Kurven und sei schön. Eckige, dürre Frauen werden durch neue Methode zu Junos. Lehrerin sagt, wie es geht. Ästhetische Körperkultur, nach Chicago gebracht von Miss Ivah Chipenham«), in: *Chicago Tribune*, 23.10.1907; »Fair Exponent of ›Curved Thoughts‹ Says Young Wives Will Follow Her« (»Faire Repräsentantin des ›Kurvigen Denkens‹ sagt, junge Ehefrauen werden ihr folgen«), in: *Chicago Tribune*, 24.10.1907. Der zweite Artikel zeigt die einzige Fotografie Whittens, die mir vor Augen kam.
452 Melton, *Encyclopedia of Occultism and Parapsychology*, s.v. »chromotherapy«
453 »Louis Bergh Dies of Heart Failure« (»Louis Bergh stirbt an Herzversagen«), in: *Washington Post*, 28.01.1913
454 Cranston, *H.P.B.*, pp. 320–321
455 Melton, *Encyclopedia of Occultism and Parapsychology*, s.v. »chromotherapy«
456 persönliche E-Mail von Janet Kerschner, Archivarin der Theosophical Society in America, vom 22.02.2013
457 Janet Kerschner, E-Mail vom 23.02.2013. Bei Ancestry.com sind die früheren Eheschließungen Aaron Whittens dokumentiert.
458 Eva Kathryn Harris, »Society, Women's Interests, Club News«, in: *Amarillo (TX) Globe*, 18.05.1924
459 US-Volkszählung 1930 auf Ancestry.com
460 http://www.roerich.org/roerich-biography.php. Es erscheint zweifelhaft, dass die Organisation jemals Amica Master Institute of Color Awareness hieß, wie Melton angibt – trotz meiner Spekulation im Nachwort zu *Die Chakras,* dass *Amica* ein Spiel mit dem lateinischen Wort für Freundin sein könnte.

461 Melton, *Encyclopedia of Occultism and Parapsychology*, s.v. »chromotherapy«
462 ebd.
463 Whitten, *The Initial Course in Color Awareness*, p. 1
464 Leadbeater, *Die Chakras* (2014), S. 127–128
465 Ich untersuchte ein Exemplar von Whittens *Initial Course* aus dem Bestand der Universitätsbibliothek von Stanford. Die Postfachnummer, die darin für AMICA angegeben wurde, ist identisch mit derjenigen, die vor Whittens Tod 1947 ausgegeben wurde. Die Adresse hatte sich 1959 geändert, als Roland Hunt den AMICA Temple of Radiance gründete (der im folgenden Kapitel besprochen wird). Somit muss das Buch in der Zeit zwischen diesen beiden Ereignissen veröffentlicht worden sein.
466 Abb. 19 beruht auf einer weniger kunstvollen Illustration in Whittens *Initial Course*, p. 8. Roland Hunt, der Illustrator, nennt als seine Quelle Baileys *Initiation, menschliche und solare Einweihung* (Hunt, *Fragrant and Radiant Symphony: An Enquiry into the Wondrous Correlation of the Healing Virtues of Color, Sound, and Perfume ...*, p. 68). Die wirkliche Quelle ist jedoch eine Grafik in Baileys *Eine Abhandlung über Kosmisches Feuer*, S. 344
467 Whitten, *Initial Course*, pp. 12–13
468 Hunts *The Eighth Key to Color: Self-Analysis and Clarification through Color* brachte solche numerologischen Analysen, allerdings nur von Eigennamen (pp. 18–27)
469 Whitten, *Initial Course*, p. 29
470 ebd.
471 Leadbeater, *The Masters and the Path*, p. 189 (Ausgabe von 2002)
472 Whitten, *Initial Course*, p. 10
473 a.a.O., p. 37 (Hervorhebungen des Originals)
474 Leadbeater, *The Masters and the Path*, p. 157 (Ausgabe 1925, nicht in der Ausgabe von 2002; zitiert aus dt. Ausgabe, S. 133)
474a Leadbeater, *Die Meister und der Pfad*, S. 148
475 Leadbeater, *The Masters and the Path*, p. 173 (Ausgabe 2002)
476 Whitten versäumte, diesem Strahl eine Rolle zuzuteilen. Auf der Grundlage zeitgenössischer Lehren über die sieben Strahlen schlage ich die Rolle des Lehrers als Möglichkeit vor. Wenn man von einem gleichseitigen Dreieck die Spitze abschneidet, bleibt ein »60°-Trapez«; zwischen Grundlinie und Schenkeln sind 60-Grad-Winkel.
477 Leadbeaters Liste in *Die Meister und der Pfad*, S. 221, enthält Einträge, die von Whitten nicht erwähnt wurden. Bei Leadbeater wird Lapislazuli mit dem zweiten Strahl assoziiert, Aquamarin und Malachit mit dem dritten, Chalzedon mit dem vierten, Speckstein (aber nicht Saphir) mit dem fünften, und Turmalin, Granat, Karneol und Karfunkel mit dem sechsten. Perle wird nicht erwähnt. Die Liste wurde ursprünglich 1920 in Leadbeater, *The Science of the Sacraments*, p. 459, veröffentlicht.

478 Whitten, *Initial Course*, p. 30. Man beachte, dass Rubins Grafik des endokrinen Systems (Abb. 14 im vorliegenden Buch) die »Milchdrüse« (der Frau) auf der Höhe des Herzens zeigt und damit eine Verbindung zwischen dem Herz-Chakra und den Brust-Drüsen plausibel macht. Ich habe keine anderen Autoren gefunden, die diese Verbindung herstellen.
479 Blavatsky, *Collected Writings*, 12, ausfaltbare Seite neben p. 532 (Abb. 5 im vorliegenden Buch), (*Esoteric Instructions*, ausfaltbare Seite neben p. 40)
480 Whitten, *Initial Course*, p. 31
481 a.a.O., pp. 32, 39–40
482 Leadbeater, *The Science of the Sacraments*, pp. 90–91. Wohlgeordneter Dienst: »Zeremonie, die Engelhilfe anruft« (p. 91), Liste auch zitiert in Leadbeater, *The Masters and the Path*, p. 241 (Ausgabe 2002), *Die Meister und der Pfad*, S. 227–228
483 Leadbeater, *Die Chakras*, S. 40-43; Leadbeater, *Die Chakras* (2014), S. 64–68
484 aus Bailey, *Initiation, menschliche und solare Einweihung*, S. 224, auch zitiert in *Briefe über okkulte Meditation*, S. 358–359
485 Bailey, *Briefe über okkulte Meditation*, S. 213
486 a.a.O., p. 214
487 a.a.O., p. 207
488 a.a.O., pp. 358–359
489 Blavatsky, *Collected Writings*, Bd. 12, ausfaltbare Seite neben p. 532 (Abb. 5 im vorliegenden Buch), (*Esoteric Instructions*, ausfaltbare Seite neben p. 40)
490 Blavatsky, *Collected Writings*, 12:543, 546–547 (*Esoteric Instructions*, pp. 46, 54)
491 Lewis, *The Encyclopedia of Cults, Sects, and New Religions*, s.vv. »The I AM Religious Activity«, »Ascended Master Teaching Foundation« (Bridge to Freedom), und »Church Universal and Triumphant«
492 Brücke zur Freiheit: Farben aus http://www.iamfree.co.za/chakra%20centres%20in%20the%20body.htm. Basierend auf Luk (Alice Schutz), *Law of Life*, 2:406ff. Summit Lighthouse-Farben aus Elizabeth Clare Prophet, *Intermediate Studies of the Human Aura*, Tafeln 2–8 (zwischen pp. 78 und 79). Alice Schutz wirkte als Sekretärin für die Ballards und Innocente.

Kapitel 18

493 siehe Hunt, *Fragrant and Radiant Symphony*, pp. 17–64, mit seiner Version der wissenschaftlichen und metaphysischen Begründung dieser Ideen. Die Vorstellung von Oktaven des Klanges und der Farbe unter Verweis auf den sechsten und siebten Sinn (einschließlich Listen der Frequenzbereiche) entspringt einer Bemerkung von Herbert Coryn

in Besants Ausgabe des dritten Bandes der *Geheimlehre* (1897). Siehe Anmerkung 131 des vorliegenden Buches mit Einzelheiten.
494 Kleinanzeige in *Chimes,* vol. 20, no. 12 (Dezember 1961), p. 32, http://www.ehbritten.org/docs/chimes_december_1961.pdf
495 Die Informationen in diesen Abschnitten wurden aus den folgenden Quellen gesammelt: Hunt, *Complete Color Prescription for Rebuilding Our Bodies and Cities,* p. 8 und Umschlagrückseite; *Lighting-Therapy and Color Harmony* mit Beschreibungen und Bildern von Hunts Leuchten sowie einer Fotografie, die ihn mit dem georgisch-amerikanischen Parfümhersteller Prince Georges V. Matchabelli zeigt (neben p. 59); und Wikipedia, s.v. »Vera Stanley Alder«
496 New Yorker Passagierlisten vom 04.06.1923 auf Ancestry.com
497 Hunt, *The Finding of Rainbow's End, and Other Mystical Experiences in the »Mother Lode« Country during 1930,* pp. 35–45
498 Hunt, *Fragrant and Radiant Symphony,* p. 105
499 a.a.O., p. 198n
500 a.a.O., p. 188
501 Besant/Leadbeater: *Man: Whence, How, and Whither,* pp. 375–411
502 Hunt, *The Seven Keys to Color Healing: A Complete Outline to the Practice of Color Healing,* p. 127
503 a.a.O., pp. 210–211
504 Hunt, *Fragrant and Radiant Symphony,* p. 123
505 Leadbeater, *Die Chakras* (2014), nach S. 160: Tafel 8 »Die Ströme der Vitalität«; ebd., Tafel »Die Chakras und das Nervensystem«. Siehe Tafeln 6 und 7 im vorliegenden Buch.
506 Albanese, *A Republic of Mind and Spirit,* p. 432
507 Leadbeater, *Man Visible,* Tafel 2 »The Planes of Nature« neben p. 22
508 Whitten, *What Color Means to You,* p. 16
509 siehe die beiden Paola Hugh zugeschriebenen Bände *I Will Arise!* (1972)
510 Ouseley, *A Guide to Telepathy and Psychometry: The Laws of Thought Projection and the Scientific and Practical Aspects of Psychometry,* p. 89. Ouseleys Geburts- und Todesdatum sind bis heute nicht recherchiert und veröffentlicht worden. Sie wurden anhand von Dokumenten bei Ancestry.com bestimmt.
511 a.a.O., p. 87
512 Ouseley, *The Power of the Rays: The Science of Color-Healing,* p. 4
513 Biografische Informationen über Ouseley und seinen Vater aus verschiedenen Quellen bei Ancestry.com
514 Die Geschichte entfaltete sich in anonym veröffentlichten Artikeln unter folgenden Schlagzeilen: »›Ex-Mönch‹ Stephen Ouseley: Seine ›vier Jahre‹ Gefangenschaft«, in: *Tablet,* 08.08.1931; »›Für ehrliche Protestanten‹: der Harrison-Trust«, in: *Tablet,* 15.08.1931; »L'Affaire Limbrick-Ouseley«, in: *Tablet,* 19.09.1931; »Limbrick-Ouseley«, in: *Tablet* (London), 24.10.1931; »Lüge oder Spion«, in: *Tablet,* 14.11.1931;

»Brief eines ›Ex-Mönchs‹«, in: *Tablet,* 02.01.1932; »Stephen Ouseley: endlich entlarvt«, in: *Tablet,* 27.02.1932

515 Dass Ouseley Theosoph war, wissen wir aufgrund seines einmaligen Erscheinens im *Theosophist,* der die Ergänzung »Englische Sektion« in Verbindung mit seinem Namen in der Namenszeile druckte. Ouseley, »The Garden of Enchantment«, pp. 70–71

516 Ouseley, *Color Meditations, with Guide to Color Healing: A Course of Instructions and Exercises in Developing Color Consciousness,* pp. 50–51

517 Ouseley, *Power of the Rays,* pp. 55–56, 60–62

518 Heindel, *Die Weltanschauung der Rosenkreuzer,* S. 34–38. Siehe Leland, *Unsichtbare Sphären,* S. 324–325a3 mit Information über Besants Verwendung des Begriffs *Äther*

519 Ouseley, *Power of the Rays,* pp. 40–41

520 a.a.O., pp. 90–91 (Hervorhebungen des Originals)

521 Die Funktionen, Auren und Eigenschaften in dieser Tabelle stammen aus Ouseley, *The Science of the Aura: An Introduction to the Study of the Human Aura,* pp. 17–23; die Elemente, Ebenen, Chakras und Drüsen stammen aus Ouseley, *Power of the Rays,* pp. 23–30, 45, 54–57. Ich habe die Prinzipien hinzugefügt, um die Verbindung zwischen Ebenen und Auren zu verdeutlichen, deren Bezeichnungen von denen im Besant/Leadbeater-System abzuweichen scheinen.
Ouseley breitet – wie bereits Besant – die sieben Prinzipien über fünf Ebenen aus. Somit ist die von ihm so genannte göttliche oder absolute Ebene mit dem Prinzip Atman assoziiert und würde Besants Atman- oder Nirvana-Ebene entsprechen, der höchsten manifestierten Ebene in unserem Wirklichkeits- und Lern-System. Bei Besant wird der Kausalkörper mit der höheren Mentalebene assoziiert. Ouseley verortet ihn zwischen der höheren Mentalebene und der Buddha-Ebene – auf der Schwelle sozusagen.
Wie gesagt, sprach Blavatsky manchmal von der *antaḥkaraṇa* (»inneres Instrument«) als einer Brücke zwischen niederem Denken und höherem Denken. Alice Bailey griff diese Vorstellung auf und brachte eine beträchtliche Menge an gechanneltem Material über die Entwicklung der Antahkarana hervor (z. B. in *Esoterisches Heilen*). Nun hat Ouseley anscheinend einen Raum zwischen der niederen und der höheren Mentalebene für die Antahkarana aufgetan, die er das Seelenprinzip nannte.

522 siehe Bailey, *Briefe über okkulte Meditation,* S. 204–216, wo Indigo als die Basis-Farbe verwendet wird.

523 Blavatskys *Collected Writings,* 12:567 und Grafik auf p. 568 (Abb. 21 im vorliegenden Buch) *(Esoteric Instructions,* pp. 95 und 97 [Grafik])

524 Hunt, *Fragrant and Radiant Symphony,* p. 66

525 Blavatsky, *Theosophical Glossary,* s.v. »sutratman«

526 Ouseley, *Power of the Rays*, p. 56
527 Hunt, *Seven Keys*, pp. 92, 106
528 Ouseley, *Color Meditations*, pp. 56–61; Besant/Leadbeater, *Man: Whence, How, and Whither*, pp. 379–386. Besant und Leadbeater beschreiben vier Farbtempel: Karminrot, Blau, Gelb und Grün. Ouseley beschreibt nur einen mit vier Abteilungen und stellt ihn auf die Astral-Ebene. Ich vermute, dass Ouseleys Farbtempel das »Hauptquartier« beschrieben haben dürfte, dessen Adresse von Bergh und Hunts AMICA nur ihren Fördermitglieder geben würde.
529 Kleinanzeige in *Chimes*, vol. 20, no. 12 (Dezember 1961), p. 32. Geburts- und Sterbedatum aus Quellen auf Ancestry.com; Organisations-Daten von http://california.14thstory.com/aquarian-cosmic-colour-fellowship.html

Kapitel 19

530 Evola, *Yoga of Power*, p. xiii–xiv
531 Guénon, *Studies in Hinduism*, pp. 26–28. Guénon glaubte, die Korrelation zwischen dem Lebensbaum und den Chakras sei »nie zuvor irgendwo anders festgestellt« worden (p. 26). Wie wir bereits sahen, waren ihm Crowley (1909) und Regardie (1932) zuvorgekommen. Interessanterweise schlägt Guénon eine Vertauschung der Positionen von Yesod (Fundament) und Malkuth (Königreich) vor, denn die Funktion des Muladhara-Chakras sei fundamental (der Sanskrit-Name bedeutet »Wurzel-Unterstützung«), und die des Svadhishthana sei die »eigene Stätte« (oder das Königreich) der Kundalini-Shakti (p. 28). Ansonsten geht seine Version denjenigen von Judith *(Lebensräder*, S. 72–74) und Myss (*Geistkörper-Anatomie* [1997]) mehr als fünfzig Jahre voraus (siehe linke Seite von Abb. 8 im vorliegenden Buch).
532 Hayman, *A Life of Jung*, p. 212
533 ebd.
534 ebd. (Jung-Zitat)
535 ebd.
536 siehe Jung, *Das Rote Buch – Liber novus*, S. 54, 71, 109, 111, 129 und 135 mit Beispielen von kundalini-ähnlicher Schlangen-Bildsprache in Jungs handgemalten Illustrationen von Träumen und Visionen während seiner psychischen Krise.
537 Jung, *Die Psychologie des Kundalini-Yoga: nach Aufzeichnungen des Seminars 1932*, S. 25a36
538 a.a.O., S. 181–182
539 Vortragstitel und Daten in diesem Abschnitt aus Jung, *Die Psychologie des Kundalini-Yoga*, S. 34–36
540 a.a.O., S. 32 (Zitat Heinrich Zimmers)
541 biografische Information aus Wikipedia, s.v. »Jakob Wilhelm Hauer«

542 Vortragstitel und Daten in diesem Abschnitt aus Jung, *Die Psychologie des Kundalini-Yoga,* S. 32, 34
543 a.a.O., S. 38
544 a.a.O., S. 13
545 a.a.O., S. 7
546 a.a.O., S. 9–10
547 a.a.O., S. 130
548 In seinen Briefen über Kundalini-Yoga spekulierte Jung über die Verbindung zwischen den Elementen und physiologischen oder psychologischen Zuständen – deshalb wird das Feuer des Nabel-Chakras mit der Küche assoziiert, mit Alchemie und Verdauung (a.a.O., S. 107) und der Äther des Kehl-Chakras mit dem unbekannten Raum jenseits der dünnen Luft der Stratosphäre (S. 111).
549 Alice Bailey unterschied ebenfalls zwischen den Chakras unterhalb und oberhalb des Zwerchfells, aber für sie waren die ersten drei »beim Durchschnittsmenschen« erwacht, während das vierte und sechste noch schliefen und das fünfte gerade im Begriff war, sich zu regen (*Die Seele und ihr Mechanismus,* pp. 119–120).
550 Lewis, *Encyclopedia of Cults, Sects, and New Religions,* s.v. »Hindu Yoga Society«. Geburtsjahr von Ancestry.com
551 Hereward Carrington, *Higher Psychical Development (Yoga Philosophy): An Outline of the Secret Hindu Teachings,* neben p. 146
552 Gründungsdatum aus: E. L. Gardner, »The Theosophical Research Centre (England)«, p. 3
553 Stephen Larsen und Robyn Larsen, *A Fire in the Mind: The Life of Joseph Campbell,* p. 319
554 a.a.O., pp. 325–326
555 Kripal, *Esalen: America and the Religion of No Religion,* p. 189
556 Wikipedia, s.vv. »Swami Nikhilananda«, »Sri Ramakrishna«, »Mahendranath Gupta«
557 Larsen, *A Fire in the Mind,* p. 283
558 Kripal, *Esalen,* p. 190
559 Larsen, *A Fire in the Mind,* pp. 362–391, 433
560 Ich gebrauche das Wort *vermutlich,* weil Ramakrishna keine direkte Verbindung zwischen diesen Schlüsselwörtern und den assoziierten Chakras oder Bewusstseinsebenen herstellt. Campbell scheint die folgende Passage als Aussage über die korrekten Assoziationen von Chakras und Eigenschaften zu verstehen: »Wo hält sich das Denken des Menschen normalerweise auf? In den ersten drei Ebenen [d.h. Chakras]. Diese sind an den Organen der Entleerung und Fortpflanzung und am Nabel. Dann ist das Denken eingetaucht in Weltlichkeit und haftet an ›Frauen und Gold‹.« (Swami Nikhilananda, *The Gospel of Sri Ramakrishna,* p. 169)
561 siehe z. B. Campbell, *Myths of Light: Eastern Metaphors of the Eternal,* p. 29

Kapitel 20

562 Information in diesem Abschnitt aus Kripal, *Esalen,* p. 27–31, 75, 99, 105 (nicht Reihenfolge der zitierten Fakten)
563 Dychtwald, *Bodymind: A Synthesis of Eastern and Western Ways to Self-Awareness, Health, and Personal Growth,* p. 11 (zitiert aus dt. Ausg.: *KörperBewußtsein,* S. 25). Dychtwald merkt an, dass die Passage in Anführungszeichen aus dem Esalen-Katalog für Frühjahr 1976 stammt (*KörperBewußtsein,* S. 277)
564 Kripal, *Esalen,* pp. 28, 86–87, 202
565 a.a.O., p. 75
566 a.a.O., pp. 48, 55, 57
567 Aurobindo, *Letters on Yoga,* 1:99
568 a.a.O., 1:122
569 Kripal, *Esalen,* p. 58
570 a.a.O., pp. 47, 57, 60–62
571 a.a.O., pp. 59, 82, 105
572 Bibliografische Information aus der »Anmerkung des Verlegers« in Aurobindo, *Letters on Yoga I: Foundations of the Integral Yoga, The Complete Works of Sri Aurobindo,* Bd. 28 (unbedrucktes Vorsatzpapier). Diese Ausgabe von 2012 ordnet das Material des Nachdrucks von 2004 der im vorliegenden Buch zitierten Ausgabe von 1970 völlig neu. Ein herunterladbares PDF der Ausgabe 2012 ist erhältlich über http://www.sriaurobindoashram.org/ashram/sriauro/writings.php. Das detaillierte Inhaltsverzeichnis sollte den Nutzern dieser Ausgabe ermöglichen, weitere Informationen über Begriffe in meiner Zusammenfassung von Aurobindos Lehren über Chakras und Bewusstseinszustände zu finden.
573 Wenn nicht anders angegeben, stammen die Informationen über die Funktionen der Chakras aus Aurobindo, *Letters on Yoga,* 1:364–366
574 Aurobindo, *Letters on Yoga,* 1:344
575 a.a.O., 1:76. Die Identifikation von vitalem und astralem Bewusstsein impliziert, dass sich – in theosophischen Begriffen – das erste Chakra auf den physischen Körper bezieht, das zweite bis fünfte Chakra auf den Astralkörper, das sechste Chakra auf den Mentalkörper und das siebte Chakra (einschließlich höherem Mental und erleuchtetem Mental) auf den Kausalkörper. Das intuitive Mental würde sich auf den Buddha-Körper und das Übermental auf Atman und den Atman-/Nirvana-Körper beziehen. Das Supramental wäre das Paramatman (höchstes Selbst) und der monadische Körper; das Höchste wäre Brahman und der göttliche Körper.
576 a.a.O., 1:334
577 ebd.
578 a.a.O., 1:243
579 a.a.O., 1:239
580 a.a.O., 1:257

581 a.a.O., 1:252
582 ebd.
583 ebd.
584 Kripal, *Esalen*, p. 195
585 a.a.O., pp. 21, 63, 237
586 a.a.O., pp. 21, 237
587 Blavatsky, *Theosophical Glossary*, s.v. »kundalini-sakti«
588 Leadbeater, *The Inner Life*, p. 205
589 Arundale, *Kundalini: An Occult Experience*, p. 4
590 a.a.O., p. 21–22
591 Love, *The Great Oom: The Mysterious Origins of America's First Yogi*, pp. 1–14, 29–66, 286–287
592 Kripal, *Esalen*, pp. 231–235; Dychtwald, *KörperBewußtsein*, S. 23–25, 114–117
593 Kripal, *Esalen*, p. 264
594 Gunther, *Energy, Ecstasy, and Your Seven Vital Chakras*, Umschlagrückseite (nur Erstausgabe)

Kapitel 21

595 Kripal, *Esalen*, pp. 142, 143. In dem zweiten Zitat vergleicht Kripal Esalen und den *Kurs in Wundern* (1975), der von Psychologen angeregt, gechannelt und herausgegeben wurde.
596 Hoffmann, *The Right to Be Human: A Biography of Abraham Maslow*, p. 272
597 a.a.O., pp. 338, 339
598 Koltko-Rivera, »Rediscovering the Later Version of Maslow's Hierarchy of Needs: Self-Transcendence and Opportunities for Theory, Research, and Unification«, p. 302
599 a.a.O., p. 303. Trotz dieser Ähnlichkeit des Titels (und Kripals gegenteiliger Aussage) erscheint dieser Artikel nicht in Maslows posthumem Buch *Farther Reaches of Human Nature* (1971). Kripal deutet an, dass ein Vortrag mit dem gleichen Titel am 6. Februar 1966 in San Francisco im Zusammenhang mit einem im Entstehen begriffenen Esalen-Zentrum gehalten wurde, das dort im September 1967 eröffnet werden sollte (*Esalen*, pp. 186–187).
600 Roberts/Hannon, »A Holistic Meeting of Transpersonal Psychology and Theosophy: Chakras, Needs, and Moral Development«, p. 369, Abb. 3
601 Hoffmann, *The Right to Be Human*, pp. 92–93
602 Kripal, *Esalen*, p. 126–127. Andere biografische Details aus Wikipedia.
603 Judith, *Lebensräder*, S. 500
604 Kripal, *Esalen*, pp. 189–190
605 Ram Dass, *The Only Dance There Is: Talks Given at the Menninger Foundation, Topeka, Kansas, 1970, and at Spring Grove, Maryland,*

1972, pp. 28–32, 82–86 (zitiert aus der dt. Ausgabe: *Alles Leben ist Tanz*, S. 27–28, 66–67)
606 a.a.O., pp. 83-84 (*Alles Leben ist Tanz*, S. 67)
607 a.a.O., p. 158 (*Alles Leben ist Tanz*, S. 125–126) (erwähnt astrale Ebenen und Leadbeater)
608 Kripal, *Esalen*, pp. 166–168
609 Schutz, *Here Comes Everybody: Bodymind and Encounter Culture*, p. xiv. Biografische Einzelheiten aus Wikipedia, s.v.»William Schutz«
610 Schutz, *Here Comes Everybody*, p. xv
611 a.a.O., p. 39 (Besprechung des Filmes)
612 a.a.O., p. xvii
613 a.a.O., p. 64
614 Mann, *Orgone, Reich, and Eros: Wilhelm Reich's Theory of Life Energy*, p. 60
615 Schutz, *Here Comes Everybody*, p. 64
616 a.a.O., p. 65
617 Keyes, *Handbook to Higher Consciousness: The Science of Happiness*, pp. 48–82. Die Liste basiert auf der Grafik auf pp. 48–49. Biografische Informationen von Wikipedia, s.v.»Ken Keyes, Jr.«
618 siehe Goswami, *Layayoga*, pp. 212–217 und 278 mit weiteren Informationen über das Hrit-Chakra. Siehe auch Avalon, *Schlangenkraft*, S. 231, und Leadbeater, *Chakras* (2014), S. 116–118. Tafel 10 in Goswami zeigt eine bildliche Darstellung des Hrit-Chakras mit dem Wunschbaum.
619 Rosenberg, *Total Orgasm*, p. 212 (zitiert aus der dt. Ausgabe: *Orgasmus*, S. 162)
620 a.a.O., p. 201 (dt. Ausgabe: S. 155)
621 a.a.O., p. 201–205 (dt. Ausgabe: S. 155–158)

Kapitel 22

622 Chaudhuri,»Yoga Psychology«, pp. 267–268
623 Wikipedia, s.v.»Swami Rama«, Ballentine: http://www.thisisawar.com/AuthorsRudolph.htm
624 Swami Rama, Rudolph Ballentine und Swami Ajaya, *Yoga and Psychotherapy: The Evolution of Consciousness*, pp. 226–272
625 Dychtwald, *KörperBewußtsein*, S. 275
626 a.a.O., S. 100. Dychtwalds Nebeneinanderstellung von Kundalini und Chiropraktik stützte sich wahrscheinlich auf deren Grundannahme, dass Blockaden der Vitalkraft (durch »Subluxation«), die durch die Nerven der Wirbelsäule fließt, für körperliche Einschränkungen und Krankheit verantwortlich sind. (Wikipedia, s.v.»chiropractic«)
627 Kripal, *Esalen*, p. 234
628 a.a.O., p. 231
629 a.a.O., p. 235

630 Dychtwald, *KörperBewußtsein*, S. 103
631 Aurobindo, *Letters on Yoga*, 1:340
632 White, *Tantra in Practice*, pp. 8–9
633 Dychtwald, *KörperBewußtsein*, S. 103
634 Dieser Weg von Selbst-Ausdruck zu Selbst-Identifikation, Selbst-Wahrnehmung und Selbst-Erkenntnis mag Dychtwalds ursprüngliche Synthese von früheren psychologischen Vorstellungen über die Chakra-Eigenschaften sein, die auf seiner Lektüre eines neu aufgelegten Klassikers basierte, der in den 1960er und 1970er Jahren sehr verbreitet war, *Cosmic Consciousness: A Study in the Evolution of the Human Mind* (1901, dt. Ausgabe: *Kosmisches Bewusstsein: eine Studie zur Evolution des menschlichen Geistes*) von dem kanadischen Arzt Richard Maurice Bucke (1837–1902). Siehe Dychtwald, *KörperBewußtsein*, S. 272–274
635 Dychtwald, *KörperBewußtsein*, S. 250–253
636 Dychtwald, »Bodymind and the Evolution to Cosmic Consciousness«, p. 23
636a Dychtwald, *KörperBewußtsein*, S. 268–270
637 a.a.O., S. 272
638 Garrison, *Tantra: Yoga des Sexus*, S. 57–69 (Chakras); S. 90 (Farben)
639 a.a.O., S. 94 (Rot/Orange- und Grün/Gelb-Auswechslungen); S. 94–95 (Hypophyse/Epiphyse-Auswechslung – vergleiche S. 68)
640 In einem telefonischen Interview am 22. November 2015 teilte mir Ken Dychtwald mit, dass er gehofft habe, *Bodymind* werde etwas persönlich und gesellschaftlich Verwandelndes in die Kultur bringen. Doch jenes *Etwas* war nicht das Chakrasystem an sich, das er in erster Linie als ein Mittel verwendet hatte, um dem Buch Struktur zu geben. Er erläuterte, dass die psychedelischen Illustrationen der Chakras von dem Künstler Jad Kind stammten, der farbige Umschlag jedoch im Verlag produziert worden sei, von einem unbekannten Illustrator des Hauses (der sich der Entsprechungen zwischen Chakras und Regenbogenfarben bewusst gewesen zu sein scheint). Dychtwald sprach noch von einem weiteren Einfluss, der ihn bewegte, die Chakras mit den Regenbogenfarben zu verbinden, und den ich nicht hätte wahrnehmen können: Es war die Musik des New-Age-Komponisten Steven Halpern (geb. 1947), eines persönlichen Freundes. Halperns Schallplatte *Spectrum Suite* (1975; inzwischen in *Chakra Suite* umbenannt) war auf den Markt gekommen, während Dychtwald an *Bodymind* schrieb. Die sieben Sätze der Suite basierten auf den Chakras, den Farben des Regenbogens und den sieben Noten der diatonischen Tonleiter. Halpern war der Erste, der die Vorstellung von den Chakras als Grundlage für musikalische Kompositionen verwandte – heute ein Standard-Ausgangsmaterial von Klangheilungs-Therapien und dem Genre New-Age-Musik.

Kapitel 23

641 Judith, *Lebensräder*, S. 507, Geburtsdatum Rendel aus Nachruf in *Insight* 45:29–31 (Sommer 2004)
642 Rendel, *Einführung in die Chakras*, S. 21 (Grafik), 37–42, 47–55
643 Kripal, *Esalen*, pp. 244, 246 (Hervorhebungen des Originals)
644 Gunthers Geburtsdatum von Ancestry.com (unter »Bernard Gutwillig«); biografische Information aus Gunther, *Energy, Ecstasy*, Umschlagrückseite (nur Erstausgabe)
645 ebd. (alle Ausgaben)
646 Die Eigenschaften des dritten bis siebten Chakras sind mit denjenigen anderer Listen identisch, die aus Esalen kommen, wenn wir »paranormale Kräfte« im Stirn-Chakra als eine Alternative für »drittes Auge« akzeptieren. Der Unterschied bei den ersten beiden Chakras dürfte durch Gunthers Verwendung von Leadbeaters System als Muster zu erklären sein. In jenem System sind das Basis- und das Sexual-Chakra zu einem verschmolzen, und das Milz-Chakra in der zweiten Position wurde der Funktion Gesundheit zugeordnet, weil die Milz das Immunsystem des Körpers regelt.
647 Rendel, *Einführung in die Chakras*, S. 91: »Es scheint, dass man beim In-Verbindung-Setzen von Planeten und Chakras einer bestimmten logischen Folge entsprechen sollte, wie ihrem Abstand zur Erde oder ihrer relativen Geschwindigkeit.« Gunther entschied sich für Ersteres.
648 Eine nicht ganz offensichtliche Assoziation verbindet die Nierenerkrankung mit dem Stirn-Chakra. Ich vermute, dass sich Gunther auf die medizinische Tatsache stützte, dass Funktionsstörungen der Hypophyse manchmal mit Nierenerkrankungen einhergehen – und Gunther verknüpfte die Hypophyse mit dem Stirn-Chakra.
649 siehe Schwarz, *Voluntary Controls: Exercises for Creative Meditation and for Activating the Potential of the Chakras*, pp. 90–95
650 Bailey, *Esoterisches Heilen*, pp. 144–183
651 Govinda, *Grundlagen tibetischer Mystik*, S. 230–234. Vergleichen Sie die Umschlag-Illustration des Chakra-Kelches für Schwarz' *Voluntary Controls* mit der Körper-Tempel-Grafik bei Govinda (S. 233), um zu sehen, wie dieser jenen inspirierte (auch Abb. 22 und 23 im vorliegenden Buch).
652 Gunther, *Energy, Ecstasy*, p. 47
653 Schwarz, *Voluntary Controls*, p. 19
654 Denken und *āsana* mögen wie eine seltsame Paarung anmuten. Falls sie einer Rechtfertigung bedarf, würde ich vorschlagen, dass sich *Haltung* zu Patañjalis Zeit in erster Linie auf die Haltung in der Meditation bezog und das Erreichen einer ruhigen Haltung zu einem ruhigen Geist führte.
655 Basierend auf den Grafiken auf Seiten 36 und 43 von Christopher Hills, *Nuclear Evolution* (1977)

656 Die Quellen-Seitenzahlen für diese Eigenschaften in Hills, *Nuclear Evolution* (1977) sind wie folgt (von oben nach unten): pp. 356, 339, 327, 312, 292, 277, 257
657 a.a.O., pp. 383, 385
658 a.a.O., Grafiken aus p. 56 und 58, letztere basierend auf der Tafel »Die Chakras und das Nervensystem« in Leadbeater, *Die Chakras* (2014), nach S. 160, welche die Positionen der Chakras in einer Seitenansicht des menschlichen Torsos zeigt (Tafel 7 im vorliegenden Buch), ergänzt durch die Regenbogenfarben.
659 Hills, *Nuclear Evolution* (1977), p. 53
660 Jones, *The Seven Mansions of Color,* p. 76

Kapitel 24

661 Seidman, *Like a Hollow Flute: A Guide to Polarity Therapy,* pp. 31–32 (Man beachte das Fehlen endokriner Drüsen.) Seidman gab das Buch unter dem Titel *A Guide to Polarity Therapy* 1986, 1991 und 2000 neu heraus. Geburtsdatum von Ancestry.com (unter Martin S. Seidman)
662 Zu Stones Vertrautheit mit den Chakras mag es gekommen sein, weil er seit einem Besuch in Indien 1945 lebenslang dem Radhasoami-Glauben angehörte. Biografische Daten aus Juergensmeyer, *Radhasoami Reality,* p. 203n, und http://energyschool.com/about-dr-randolph-stone/dr-randolph-stone-chronology/
663 »Das sechste und das siebte Chakra sind die spirituellen Zentren des Körpers. In Polarity arbeiten wir mit ihnen nicht direkt.« (Sharon und Jefferson Campbell, Hrsg., *Notes on Energy Balancing at the Polarity Health Institute,* p. 13)
664 Seidman, *Like a Hollow Flute,* p. 33–34. Siehe auch Seidmans buch-umfängliche Abhandlung über das Thema, *Balancing the Chakras* (2000)
665 Neff Geburtsdatum von Ancestry.com
666 Der Hinweis auf den in Thailand geborenen chinesischen Taoisten Meister Mantak Chia (geb. 1944) bezieht sich wahrscheinlich auf dessen Buch *Awaken Healing Energy through the Tao: The Taoist Secret of Circulating Internal Power* (1983, dt. Ausgabe: *Tao-Yoga: praktisches Lehrbuch zur Erweckung der heilenden Urkraft Chi),* das eine Liste von vierundzwanzig »Energiezentren« (darunter die sieben Chakras, S. 194–195) enthält, die in erster Linie mit Akupunkturpunkten in Beziehung gesetzt werden, sekundär mit den bekannten Sanskrit-Namen, den Regenbogenfarben und den endokrinen Drüsen. Dass Neff von dreiundzwanzig solcher Zentren schrieb, scheint auf einem Irrtum zu beruhen.
Ich habe mehrere Hinweise auf Lehren des russischen Mystikers George Ivanovich Gurdjieff (1866, 1872 oder 1877–1949; das Geburtsdatum ist strittig) und die Chakras gesehen, aber nur wenige Versuche, diese Verbindung zu begründen oder zu erklären. Eine nützliche

Erläuterung erscheint in Vaysse, *Toward Awakening: An Approach to the Teaching Left by Gurdjieff* (frz. Original 1973, engl. Übs. 1979, dt. Ausg.: *Unterwegs zum Selbst,* 1985). In einem klar geschriebenen Kapitel über »Zentren und Funktionen« (pp. 67–109) werden sieben Zentren beschrieben, nicht drei. Obwohl das Wort *Chakra* nicht auftaucht, wäre es einfach, die Namen von Gurdjieffs Zentren in eine Reihenfolge zu bringen, die leicht eine Parallele zu dem Kontinuum menschlichen Potenzials aufweist, das die Chakra-Eigenschaften in Esalen andeuten: (1) instinkthaft, (2) sexuell, (3) bewegend, (4) emotional, (5) höher emotional, (6) intellektuell, (7) höher intellektuell.

667 Neff, »The Great Chakra Controversy«, pp. 42–45, 50, 52–53
668 a.a.O., p. 50
669 a.a.O., p. 44
670 Judith Geburtsdatum von Wikipedia, s.v. »Anodea Judith«
671 Gardner Geburtsdatum von https://en.wikipedia.org/wiki/User:JoyGardner
672 Karagulla Geburtsdatum aus Melton, *Encyclopedia of Occultism and Parapsychology,* s.v. »Shafica Karagulla«; Sterbedatum von Ancestry.com. Kunz Geburts- und Sterbedaten von Wikipedia, s.v. »Dora Kunz«. Weitere biografische Informationen über Kunz in: van Gelder/Chesley, *Mit den inneren Augen schauen. Die einzigartigen Erkenntnisse der Hellsichtigen und Heilerin Dora van Gelder Kunz*
673 Bohm Daten von id.loc.gov/authorities/names/n86137157.html
674 Rendel, *Einführung in die Chakras,* S. 44
675 Vollmar, *Fahrplan durch die Chakren,* S. 61–64 (Tabelle)
676 a.a.O., S. 9; auch Wikipedia, s.v. »Klausbernd Vollmar«; http://www.kbvollmar.de/sonstige/biografie.html
677 Thompson, *Passages about Earth: An Exploration of the New Planetary Culture,* pp. 150–184 (Findhorn; pp. 187–191 (Lindisfarne). In dem Aufsatz »Of Physics and Tantra Yoga« (pp. 84–118) werden auch die Chakras besprochen in einer Melange aus Interviews mit dem Physiker Werner Heisenberg und dem Kundalini-Erfahrenen Gopi Krishna, zusammen mit Erklärungen von Sri Aurobindos Lehren, tantrischer Sexualität und Okkultismus (einschließlich der Verbindung zwischen Chakras und Offenbarung des Johannes) – eine veritable Zeitkapsel der 1970er Jahre.
678 Geburts- und Sterbedaten von Bodo J. Baginski aus Nachruf auf https://bantryblog.wordpress.com/2012/06/17/bodo-baginski-save-bantry-bay-committee-member-will-be-sadly-missed/. Die in Findhorn verbrachte Zeit ist dokumentiert in Baginski/Sharamon, *Reiki: Universale Lebensenergie zur ganzheitlichen Selbstheilung,* S. 12
679 Sharamon Geburtsdatum von http://www.reiki-land.de/rezensionen/buecher/bodo-baginski-shalia-sharamon-reiki-universale-lebensenergie.html
680 Baginski/Sharamon, *Reiki,* S. 80–83

681 Tansley, *Radionics and the Subtle Anatomy of Man*, (Nachsatz). Biografische Daten von http://www.sourcewatch.org/index.php/David_V._Tansley

682 Lansdowne Geburtsdatum von Ancestry.com. Biografische Information aus Lansdowne, *The Chakras and Esoteric Healing*, (Nachsatz), und http://www.sevenray.org/lansdowne.html. Ein jüngeres Buch zum Thema ist Hopking, *Esoteric Healing: A Practical Guide Based on the Teachings of the Tibetan in the Works of Alice A. Bailey* (2005)

683 Informationen in diesem Abschnitt aus Sui, *The Origin of Modern Pranic Healing and Arhatic Yoga*, pp. 5, 8, 9, 15, 17, 108, 201–209; Sterbedatum von http://en.wikipedia.org/wiki/User:Sg_ph/Master_Choa_Kok_Sui

684 Sui, *Origin of Modern Pranic Healing*, p. 120

685 Sui, *The Chakras and Their Functions: Compiled from the Books of Master Choa Kok Sui*, p. 30 (Grafik)

686 a.a.O., p. 60. Ming men [sic] (Tür des Lebens) erscheint auch in Mantak Chias Liste der Energiezentren, identisch mit dem Svadhishthana-Chakra (Chia, *Awaken Healing Energy through the Tao*, p. 175). Chias Buch kam zwei Jahre vor Suis *The Ancient Science and Art of Pranic Healing* heraus.

687 Sui, *Chakras and Their Functions*, p. 155

688 a.a.O., p. 59

689 a.a.O., p. 156

690 Sui, *Pranic Healing*, pp. 94–95 (Grafiken). Das zwölfte Chakra erscheint hier nicht; seine Existenz wurde in einem späteren Buch enthüllt.

691 Joy, *Weg der Erfüllung*, Übersicht der Chakras auf S. 189–195

692 Sui, *Pranic Healing*, pp. 172–177

693 siehe Sui, *Origin of Modern Pranic Healing*, Kurzfassung beider Systeme

694 Biografische Informationen aus Wikipedia, s.v. »Shirley MacLaine«

695 MacLaine, *Die Reise nach innen: mein Weg zu spirituellem Bewusstsein*, S. 115–120

696 a.a.O., S. 121–123

697 Wikipedia, s.v. »visible spectrum«

698 Joy Gardner, *Color and Crystals: A Journey through the Chakras*, pp. 109, 117

699 Ein YouTube-Videoclip dieses Teiles von MacLaines Auftritt in der *Tonight-Show* ist zu betrachten auf https://www.youtube.com/watch?v=lQm3WlUFBZ0

700 Diese Positionen erscheinen in New-Age-Büchern über die Chakras wie in Judiths *Lebensräder* selten mit Namen. Doch die Positionen selbst sind unverändert geblieben, seit sie 1888 von Baman Das Basu erstmals festgestellt wurden.

701 Die zuerst gelisteten Drüsen in den Einträgen für die ersten drei Chakras entsprechen Baileys Aussagen und sind die am meisten verbreite-

ten Zuordnungen, während Judith die Nebennieren sowohl dem ersten als auch dem dritten Chakra zuweist (Judith, *Lebensräder,* S. 72–74). Die an zweiter Stelle gelisteten Drüsen repräsentieren Minderheiten-Meinungen, gewöhnlich basierend auf der Nähe der jeweiligen Drüsen zu den physiologischen Positionen dieser Chakras.

702 Chakra-Eigenschaften aus Judith, *Lebensräder,* S. 72–74, mit Ausnahme jener für das siebte Chakra, welche aus den Esalen-Listen stammen und geläufiger sind als Judiths Zuordnungen für dieses Chakra (»Einsicht/Wissen/Glückseligkeit«). Judith hat Verlangen in dem zweiten Chakra, eine häufige Zuordnung (auch wenn es manchmal in Verbindung mit dem dritten Chakra erscheint, wie bei Bailey); ich habe es durch Sinnlichkeit ersetzt, ebenfalls aus den Esalen-Listen. Das fünfte Chakra wird häufig mit Selbst-Ausdruck verbunden, was man als eine Kombination von Kommunikation und Kreativität betrachten könnte.

Kapitel 25

703 Leland, *Unsichtbare Sphären,* S. 337a5
704 Leadbeater, *Chakras* (2014), S. 81–83 (astrale Chakras), 86–88 (ätherische Chakras)
705 Alder, *Initiation of the World,* p. 86
706 Oshos Liste der Körper lautet wie folgt: (1) physisch, (2) ätherisch, (3) astral, (4) mental, (5) spirituell – bezogen auf Atman, (6) kosmisch – bezogen auf Brahman, und (7) nirvanisch – bezogen auf *śūnya,* die Leere (Osho, *In Search of the Miraculous,* pp. 386–400, 442). Siehe auch die folgenden Vorträge mit weiteren Ausführungen über diese Themen: »The Path of Kundalini: Authenticity and Freedom« (pp. 385–424, mit Namen und Beschreibungen sowie siebenjährigen Entwicklungszyklen und Verbindung zur menschlichen kulturellen Evolution); »The Mysteries of the Seven Bodies and Seven Chakras« (pp. 425–467); »The Occult Mysteries of Religion« (pp. 469–513); »Kundalini: The Discipline of Transcendence« (pp. 545–579) und »The Esoteric Dimensions of Tantra« (pp. 582–617). In anderen Zusammenhängen erwähnt Osho kurz Aurobindo (pp. 236, 496–497) sowie Blavatsky, Besant, Leadbeater und Arundale – jedoch nicht Bailey (p. 654)
707 Pierrakos, *Core Energetics: Developing the Capacity to Love and Heal,* p. 93–101; Brennan, *Licht-Arbeit,* S. 201–234
708 Pierrakos identifiziert vier »Gefühls-Zentren«, »an der Vorderseite des Körpers«, sie entsprechen Hals (fünftes Chakra), Herz (viertes), Solarplexus (drittes) und Schambein (vermutlich das erste). Drei »Willens-Zentren«, »an der Rückseite des Körpers«, entsprechen dem »kleinen am Rücken« (vermutlich das zweite Chakra, möglicherweise jedoch die Rückseite des fusionierten ersten und zweiten Chakras, wie sie für den tibetischen Tantra typisch sind); »zwischen den Schulterblättern«, aber mit ergänzenden Trichtern, die sich zu Bereichen des Rückens

ausstrecken, die sich auf der Höhe des Solarplexus- bzw. des Kehl-Chakra befinden (und anscheinend die Rückseite von Kehl-, Herz- und Solarplexus-Chakra repräsentieren); und eines am Hinterhauptsbein (offenbar an der Rückseite des Stirn-Chakras, aber auch mit dem Scheitel-Chakra verbunden). Das Scheitel-Chakra »integriert und übertrifft die Tätigkeiten aller vorderen und hinteren Eingänge« *(Core Energetics,* p. 79 und Abb. 9). Brennan bleibt bei dem Konzept von Gefühls- und Willens-Zentren, führt aber Pierrakos' System zu seiner logischen Konsequenz weiter: »Jedes Hauptchakra an der Vorderseite hat ein Gegenstück auf der Rückseite des Körpers. Gemeinsam stellen sie den vorderen und rückwärtigen Aspekt des Chakras dar.« *(Licht-Arbeit,* S. 95)

709 Brennan, *Licht-Arbeit,* S. 22–23
710 Bruyere Geburtsdatum von www.astro.com/astro-databank/Bruyere,_Rosalyn
711 Eine redigierte Version von Hunts Studie findet sich im Anhang von Bruyeres *Geheimnis der Chakras,* S. 211–226
712 Bruyere, *Geheimnis der Chakras,* S. 36–37
713 Bruyere deutet an, dass Magnetum »der modernen Wissenschaft unbekannt« sei, doch es findet sich in hermetischer und alchemistischer Literatur erwähnt *(Geheimnis der Chakras,* S. 262a26)
714 Bruyere und andere Autoren, die die Chakras mit Glaubensgut aus der indianischen Tradition verbinden, dürften durch die Schriften von Frank Waters (1902–1995) dazu inspiriert worden sein, der in den Hopi-Lehren fünf chakra-ähnliche Zentren ausmachte *(Book of the Hopi,* pp. 12–13 u. Anm.) und Legenden von sieben »Gebärmutterhöhlen« oder »Ahnendörfern« in den Mythologien mehrerer Indianerstämme in Mexiko und den US-Südweststaaten (auch der Hopis) zu den »sieben psychophysischen Zentren im Menschen« in Beziehung setzte *(Pumpkin Seed Point,* pp. 136–139).
Bruyere schreibt: »Jedes der traditionellen sieben Chakras hat jeweils eine physische, emotionale, kreative und himmlische Komponente« *(Geheimnis der Chakras,* S. 34). Auch werden die ersten drei Chakras und Ebenen als »dreidimensionale Wirklichkeit« (S. 40) identifiziert. Es ist möglich, dass Bruyeres Chakrasystem von einer Grafik in Blavatskys *Geheimlehre* (de Zirkoff), 1:200, abgeleitet ist, die auf kabbalistische Lehren Bezug nimmt. Was Blavatsky die »physisch-materielle Welt« nennt (kabbalistisch: Assiak), entspricht Bruyeres ersten drei Ebenen, der dreidimensionalen Wirklichkeit und der *physischen* Komponente jedes Chakras. Was Blavatsky die »substanzielle oder formative Welt« nennt (Yetzirah), entspricht Bruyeres Astral-Ebene und der *emotionalen* Komponente jedes Chakras. (Spätere theosophische Lehren setzen häufig die astrale Ebene mit Emotion in Beziehung.) Was Blavatsky die »intellektuelle oder kreative Welt« (Briah) nennt, entspricht Bruyeres ätherischer Ebene und der *schöpferischen*

Komponente jedes Chakras. Was Blavatsky die »archetypische Welt« (Atziluth) nennt, entspricht Bruyeres himmlischer Ebene und der *himmlischen* Ebene jedes Chakras. In der Kabbala repräsentiert diese Ebene »Emanation« und »Nähe zu Gott« und wird als ein Bereich des Lichts betrachtet. In der Tat korreliert Bruyere die himmlische Ebene mit einem »Reich des Lichts« *(Geheimnis der Chakras,* S. 41). Was Blavatsky schließlich die »göttliche und formlose Welt des Geistes« nennt, korrespondiert mit Bruyeres ketherischer Ebene: »Unser Ort unseres Verschmelzens mit Gott, der Einheit, dem Ganzen« *(Geheimnis der Chakras,* S. 41). Die vier Welten der Kabbala werden traditionell in den Lebensbaum eingezeichnet, daher wird Bruyeres höchste Ebene als ketherisch bezeichnet, nach der ersten und höchsten Sefira.

715 Bruyere, *Geheimnis der Chakras,* S. 37
716 Brennan, *Licht-Arbeit,* S. 93
717 a.a.O., S. 100 (Tabelle)
718 a.a.O., S. 93–94 In ihrem zweiten Buch, *Light Emerging: The Process of Personal Healing* (dt. Ausg.: *Licht-Heilung)* ließ Brennan Bruyeres Begriffe fallen. Doch, wie Text und Grafiken auf pp. 20–28 (dt. Ausg.: S. 57–74) zeigen, arbeitet sie noch mit Bruyeres Schablone – die Begriffe und Beschreibungen sind anders, aber die energetischen Funktionen sind die gleichen.
719 Brennan, *Licht-Arbeit,* S. 93-94
720 a.a.O., S. 99–100
721 siehe z. B. Besant, *Seven Principles of Man,* p. 112
722 siehe Leland, *Unsichtbare Sphären,* S. 302–304a8
723 Brennan, *Licht-Arbeit,* S. 99, 102, 108
724 Ätherkörper als Blaupause für den physischen Körper: Powell, *The Etheric Double: The Health Aura* (dt. Ausg.: *Der Ätherkörper: das feinstoffliche Energiesystem des Menschen),* pp. 67–69; Kausal-Ebene als Sitz der Archetypen: Powell, *The Causal Body and the Ego* (dt. Ausg.: *Der Kausalkörper: die unsterbliche Individualität und ihre Lebensfelder),* pp. 135–136
725 Brennan, *Licht-Arbeit,* S. 110, 111, 112
726 Leland, *Unsichtbare Sphären,* S. 250 (karmische Ursachen), S. 374–375a32 (Akasha-Chronik)
727 Blavatsky, *Collected Writings,* 12:526 *(Esoteric Instructions,* pp. 24–25)
728 Leland, *Unsichtbare Sphären,* S. 374–375a32 (Aura-Ei), 239–241 (Monade und Atman- und Buddha-Ebenen); siehe Besant, *The Ancient Wisdom,* pp. 179–196 mit einer eingehenden Behandlung der Atman- und Buddha-Ebenen. Über mineralisches, pflanzliches, tierisches, menschliches und übermenschliches Wachstum, siehe Besant/Leadbeater, *Man: Whence, How, and Whither,* pp. 1–18.
729 Leland, *Unsichtbare Sphären,* S. 254–255. Bruyere beschreibt ein achtes und neuntes Chakra, »die außerhalb des Körpers bestehen,

Atman und Brahman« *(Geheimnis der Chakras,* S. 34). Anscheinend korrespondieren Brennans achte und neunte Auraschicht mit Bruyeres achtem bzw. neuntem Chakra. Falls dies zutrifft, entspricht Bruyeres Brahman Besants göttlicher Ebene, und Bruyeres Atman entspricht Besants monadischer Ebene – und scheinen damit meine Identifikation von Brennans höheren Ebenen mit Besants zu unterstützen.

730 Brennan, *Licht-Arbeit,* S. 373
731 a.a.O., S. 99, 98, 100, 92, 100
732 Brennans vier Ebenen der Wirklichkeit gehen wahrscheinlich auf Bruyeres vier Chakra-Ebenen zurück: physisch, emotional, schöpferisch und himmlisch – welche wiederum von den vier Ebenen der Schöpfung in kabbalistischen Lehren abgeleitet sind, wie in Anmerkung 714 angedeutet.
733 Brennan, *Light Emerging,* p. 289–90 (dt. Ausgabe: *Licht-Heilung,* S. 631, 633 [Maßangabe irrtümlich »4 cm«])
734 Wikipedia, s.v. »hara (tanden)«
735 Brennan, *Licht-Heilung,* S. 44
736 a.a.O., S. 665
737 Leadbeater, *Die Meister und der Pfad,* S. 148
738 Leadbeater, *Chakras* (2014), S. 81–83. Im Jahr 1910 veröffentlichte ein britischer Theosoph namens Arthur H. Ward, der seit Ende der 1890er Jahre Beiträge für theosophische Zeitschriften verfasste (und somit, entgegen anderslautender Gerüchte im Internet, nicht mit Arthur Henry Ward [1883–1959] identisch war, der unter dem Namen Sax Rohmer schrieb), *The Seven Rays of Development,* dessen Nachsatzblätter eine Grafik mit Entsprechungen zwischen den Prinzipien, Körpern, Ebenen und Strahlen zeigten. Das sich daraus ergebende Kontinuum menschlichen Potenzials ist demjenigen ähnlich, das ich hier umreiße – doch ich entdeckte Wards Buch erst, nachdem ich diese Liste bereits entwickelt hatte. Hier ist die Zusammenfassung seiner Grafik. (Ich habe seine Bezugnahmen auf die Strahlen fortgelassen und Blavatskys Namen für die sieben Prinzipien hinzugefügt.):
1. **Vitalität** (Prana) – was ich Einkörperung nenne; physische Ebene und Körper
2. **Sinneswahrnehmung** (Linga) – was ich Sinnlichkeit nenne; ätherisches Doppel oder Wunschnatur (Kama-Linga); entsprechend der oberen Mental-Ebene
3. **Impuls** (Kama) – was ich Beweggrund nenne; Astral-Ebene und -Körper
4. **Emotion** (Kama-Manas) – was ich Empathie nenne; Ebene bei Ward nicht gelistet (möglicherweise, was Blavatsky die niedere psychische Ebene nannte, entsprechend der oberen Astral-Ebene)
5. **Denken** (Manas) – was ich Hellhören nenne (Telepathie oder Gedankenübertragung); Mental-Ebene und -Körper (die obere psychische Ebene, entsprechend der unteren Mental-Ebene)
6. **Imagination** (Buddhi-Manas) – was ich Hellsehen nenne; Kausalkörper oder reinkarnierendes Ich und die obere Mental-Ebene

7. **kosmisches Bewusstsein** (Atman) – was ich Transzendenz nenne; spirituelle (Atman- oder Nirvana-) Ebene und Körper

Beachten Sie, wie nahe und parallel Wards Begriffe jenen der Standard-New-Age-Liste der Chakra-Eigenschaften sind, die fast achtzig Jahren später in Erscheinung trat:

1. Überleben
2. Sexualität
3. Macht
4. Liebe
5. Kommunikation
6. Drittes Auge
7. Erleuchtung oder kosmisches Bewusstsein

Diese Parallelen zeigen, was das letztliche Geheimnis des westlichen Chakrasystems sein könnte: Wenn Sie ein Sieben-Phasen-Kontinuum menschlichen Entwicklungspotenzials aufstellen, dessen Pole Materie und Geist sind (wie sie im westlichen Denken verstanden werden), dann werden die Zwischenstadien wahrscheinlich vom Physischen zum Emotionalen zum Mentalen zum Geistigen gehen. Die Namen für diese Stadien mögen sich von einer Version zur anderen unterscheiden, aber jedes Stadium wird annähernd das gleiche Territorium abdecken. Obwohl Blavatskys sieben Prinzipien das erste solche Kontinuum menschlichen Potenzials gewesen sein dürften, blieb es lange Zeit als die Basis des westlichen Chakrasystems unerkannt – vielleicht wegen der Sanskrit-Begriffe, die sie für jede Stufe verwendete. So lange wie spätere Autoren bei der Vorstellung von sieben Stufen von der Materie zum Geist geblieben sind, war jede Wiederholung des westlichen Chakrasystems einfach eine Variation über die Matrix, die Blavatsky einst feststellte.

739 Leland, *Unsichtbare Sphären,* S. 280

Bibliografie

Albanese, Catherine L.: *A Republic of Mind and Spirit: A Cultural History of American Metaphysical Religion,* New Haven, CT: Yale University Press 2007
Alder, Vera Stanley: *The Initiation of the World,* 1939 (Nachdruck: York Beach, ME: Weiser 2000)
Ali, Cajzoran [Ann Amber Steen]: *Divine Posture: Influence upon Endocrine Glands,* New York: Selbstverlag 1928
Arundale, George S.: *Kundalini: An Occult Experience,* Madras, Indien: Theosophical Publishing House 1938
Association for Research and Enlightenment [ARE]: *The Official Edgar Cayce Readings* (DVD-ROM), Virginia Beach, VA: A.R.E. Press 2007
Aurobindo, Sri: *Letters on Yoga,* 3 Bde., 3rd ed., Pondicherry, Indien: Sri Aurobindo Ashram 1970
  dt. Ausgabe: *Briefe über den Yoga, Bd. 1-4,* Pondicherry, Indien: Sri Aurobindo Ashram Publication Department 1983–1995
—: *Letters on Yoga I: Foundations of the Integral Yoga,* vol. 28 of *The Complete Works of Sri Aurobindo,* Pondicherry, Indien: Sri Aurobindo Ashram 2012 http://www.sriaurobindoashram.org/ashram/sriauro/writings.php.
Avalon, Arthur [Sir John Woodroffe], (Hrsg.): *Principles of Tantra: The Tantratattva of Shrīyukta Shiva Chandra Vidyārṇava Bhattāchāryya Mahodaya,* 2 Bde., 1913; 2nd ed. in 1 vol.: Ganesh, Madras, Indien, 1952
—: *The Serpent Power: The Secrets of Tantric and Shaktic Yoga,* 1919, ⁷1964 (Nachdruck: New York: Dover 1974)
  dt. Ausgabe: (siehe unter Woodroffe, John)
Babb, Lawrence A.: *Redemptive Encounters: Three Modern Styles in the Hindu Tradition,* 1986 (Nachdruck: Prospect Heights, IL: Waveland 2000)
Babbitt, Edwin D.: *The Principles of Light and Color, Including among Other Things: The Harmonic Laws of the Universe; the Etherio-Atomic Philosophy of Force; Chromo Chemistry; Chromo Therapeutics; and the General Philosophy of the Fine Forces; Together with Numerous Discoveries and Practical Applications,* New York: Selbstverlag 1878 http://catalog.hathitrust.org/Record/100242678.
Baginski, Bodo J., und Shalila Sharamon: *Universale Lebensenergie zur ganzheitlichen Selbstheilung, Patientenbehandlung, Fernheilung von Körper, Geist und Seele,* Essen: Synthesis 1985
  engl. Ausgabe: *Reiki: Universal Life Energy: A Holistic Method of Treatment for the Professional Practice, Absentee Healing, and Self-Treatment of Mind, Body and Soul,* Mendocino, CA: Life Rhythm 1988
Baier, Karl: *Meditation und Moderne: zur Genese eines Kernbereichs moderner Spiritualität in der Wechselwirkung zwischen Westeuropa, Nordamerika und Asien.* 2 Bde. Würzburg: Königsberg & Neumann 2009
—: »Mesmeric Yoga and the Development of Meditation within the Theosophical Society« in: *Theosophical History* 16 (July/October 2012): 151–161
—: »Theosophical Orientalism and the Structures of Intercultural Transfer: Annotations on the Appropriation of the *Cakras* in Early Theosophy«, in: Julie

Chajes and Boaz Huss (Hrsg.): *Theosophical Appropriations: Esotericism, Kabbalah, and the Transformation of Traditions*, pp. 309–354. Beer Sheva, Israel: Ben Gurion University of the Negev Press 2016

Bailey, Alice A.: *Esoteric Astrology*, 1951 (Nachdruck: New York: Lucis 2008)
    dt. Ausgabe: *Esoterische Astrologie*, Genf/CH: Lucis 1981
—: *Esoteric Healing*, 1953 (Nachdruck: New York: Lucis 2009)
    dt. Ausgabe: *Esoterisches Heilen*, Genf/CH: Lucis 1962
—: *Esoteric Psychology*, 2 vols, 1936–42 (Nachdruck: New York: Lucis 2002–4)
    dt. Ausgabe: *Esoterische Psychologie* (2 Bde.), Genf/CH: Lucis 1956/1959
—: *Initiation: Human and Solar*, 1922 (Nachdruck: New York: Lucis 1992)
    dt. Ausgabe: *Initiation, menschliche und solare Einweihung*, Genf/CH: Lucis ²1970
—: *Letters on Occult Meditation*, 1922 (Nachdruck: New York: Lucis 2002)
    dt. Ausgabe: *Briefe über okkulte Meditation*, Genf/CH: Lucis 1954
—: *The Light of the Soul: Its Science and Effect—a Paraphrase of the Yoga Sutras of Patanjali*, 1927 (Nachdruck: New York: Lucis 2013)
    dt. Ausgabe: *Der Yoga-Pfad: Patanjalis Lehrsprüche erläutert*, Genf/CH: Lucis 1963
—: *The Soul and Its Mechanism*, 1930 (Nachdruck: New York: Lucis 2002)
    dt. Ausgabe: *Die Seele und ihr Mechanismus*, Genf/CH: Lucis 1976
—: *Telepathy and the Etheric Vehicle*, 1950 (Nachdruck: New York: Lucis 2008)
    dt. Ausgabe: *Telepathie und der Ätherkörper*, Genf/CH: Lucis ²1971
—: *A Treatise on Cosmic Fire*, 1925 (Nachdruck: New York: Lucis 2012)
    dt. Ausgabe: *Abhandlung über kosmisches Feuer*, Genf/CH: Lucis ²1981
—: *A Treatise on White Magic*, 1934 (Nachdruck: New York: Lucis 2013)
    dt. Ausgabe: *Abhandlung über Weiße Magie*, Genf/CH: Lucis ²1966
—: *The Unfinished Autobiography*, 1951 (Nachdruck: New York: Lucis 2008)
    dt. Ausgabe: *Unvollendete Autobiographie*, Genf/CH: Lucis 1975

Baker, Mary Ellen Penny: *Meditation: A Step Beyond with Edgar Cayce*, Garden City, NY: Doubleday 1973

Banerji, Sures Chandra: *A Companion to Tantra*, 1999 (Nachdruck: New Delhi, Indien: Abhinav 2007)

Baphomet XI° [Aleister Crowley]: »The Man of Earth Degrees and the Hindu Chakras«, in: Aleister Crowley: *The Equinox: The Review of Scientific Illuminism; the Official Organ of the O.T.O.*, vol. 3, no. 10 (March 1986), pp. 193–194. York Beach, ME: Red Wheel/Weiser 1990

Barborka, Geoffrey A.: *The Divine Plane, Written in the Form of a Commentary on »The Secret Doctrine«* 1961, rev. ed. 1964, (Nachdruck: Adyar, Chennai, Indien: Theosophical Publishing House 2002)
    dt. Ausgabe: *Der göttliche Plan: ein Kommentar zu »Die Geheimlehre« von H. P. Blavatsky; eine Darlegung der Lehren der esoterischen Philosophie mit einer Analyse und Erklärung aller verwendeten Begriffe; besonders für Menschen geschrieben, die »Die Geheimlehre« lesen und besser verstehen möchten*, Freiburg: Maurer 2005

Basu, Sris Chandra. *The Esoteric Science and Philosophy of the Tantras: Shiva Sanhita*, 1887, 2nd ed. Calcutta, Indien: Heeralal Dhole 1893

Battacharya, Abhijit: *A Guide to the Hitesranjan Sanyal Memorial Collection at Center for Studies in Social Sciences, Calcutta*, Calcutta, Indien: Centre for Studies in Social Sciences 1998; http://www.iisg.nl/csssc/guide.pdf

B. B. [Baman Das Basu]: »The Anatomy of the Tantras«, in: *Theosophist*, 9 (March 1888): 370–373; http://www.iapsop.com/archive/materials/theosophist/theosophist_v9_n102_march_1888.pdf

Beasley, Victor: *Subtle-Body Healing,* Boulder Creek, CA: University of the Trees Press 1979

Bendit, Laurence J. und Phoebe D. Bendit: *The Etheric Body of Man: The Bridge of Consciousness,* Wheaton, IL: Quest Books 1977

—: *Man Incarnate: A Study of the Vital Etheric Field,* London/GB: Theosophical Publishing House 1957

dt. Ausgabe: *Die Brücke des Bewusstseins: Eine Studie über das vital-ätherische Feld des Menschen,* Graz/A: Adyar 1961, ²1976

Besant, Annie: *The Ancient Wisdom,* 1896 (Nachdruck: Adyar, Chennai, Indien: Theosophical Publishing House 2001)

dt. Ausgaben: *Uralte Weisheit,* Leipzig: Grieben 1898, München: Hirthammer 1981, Grafing: Aquamarin 2009

—: *Invisible Worlds: Annie Besant on Psychic and Spiritual Development* (Kurt Leland, ed.), Wheaton, IL: Quest Books 2013

dt. Ausgabe: *Unsichtbare Sphären: die Wirklichkeit der höheren Welten,* hrsg. von Kurt Leland, Grafing: Aquamarin 2014

—: *Man and His Bodies,* 2nd ed. 1896 (Nachdruck: Adyar, Chennai, Indien: Theosophical Publishing House 2008)

dt. Ausgabe: *Der Mensch und seine Körper,* Grafing: Aquamarin 2011

—: *The Seven Principles of Man,* rev. ed. 1892 (Nachdruck: Adyar, Chennai, Indien: Theosophical Publishing House 2010)

dt. Ausgabe: *Die sieben Prinzipien oder Grundteile des Menschen,* Leipzig s.n. 1901, Vollrath 1914

—: *A Study in Consciousness,* 2nd ed. 1904 (Nachdruck: Adyar, Chennai, Indien: Theosophical Publishing House 1999)

dt. Ausgabe: *Eine Studie über das Bewusstsein,* Grafing: Aquamarin 2004

—: *Theosophy,* London/GB: T. C. & E. C. Jack 1912

—: »Thought-Forms«, in: *Lucifer* 19 (September 1896): 65–75

—: *Thought Power: Its Control and Culture,* 1901 (Nachdruck: Adyar, Chennai, Indien: Theosophical Publishing House 2002)

dt. Ausgabe: *Gedankenkraft. Durch weises Denken sinnvoll leben,* Grafing: Aquamarin 2005

Besant, Annie, und C. W. Leadbeater: *Man: Whence, How, and Whither?* 1913. (abridged ed. Adyar, Madras, India: Theosophical Publishing House 1971)

dt. Ausgaben: *Der Mensch: Woher, Wie und Wohin: Aufzeichnungen nach hellseherischen Untersuchungen,* Düsseldorf: Guttmann 1918, Pieper 1931

—: *Talks on the Path of Occultism,* vol. 2: *The Voice of the Silence,* 1926 (Nachdruck: Adyar, Chennai, Indien: Theosophical Publishing House 2004)

dt. Ausgabe: *Die Stimme der Stille,* Grafing: Aquamarin 2006

Blavatsky, H. P. [Helena Petrovna]: *The Collected Writings of H. P. Blavatsky,* hrsg. von Boris de Zirkoff, 15 Bde., Wheaton, IL: Theosophical Publishing House 1950–91

—: *Esoteric Instructions,* hrsg. von by Michael Gomes, Adyar, Chennai, Indien: Theosophical Publishing House 2015

—: *The Esoteric Writings of Helena Petrovna Blavatsky: A Synthesis of Science, Religion, and Philosophy,* Wheaton, IL: Theosophical Publishing House 1980

—: *Foundations of Esoteric Philosophy: From the Writings of H. P. Blavatsky,* zu-

sammengestellt von Ianthe H. Hoskins, 1982 (Nachdruck: Adyar, Chennai, Indien: Theosophical Publishing House 2005)
—: *Isis Unveiled: A Master Key to the Mysteries of Ancient and Modern Science and Theology,* hrsg. von Boris de Zirkoff, in: *Collected Writings,* 1877. 2 Bde., Wheaton, IL: Theosophical Publishing House 1972
dt. Ausgaben: a) *Isis entschleiert: ein Meisterschlüssel zu den alten und modernen Mysterien,* NA der 2. dt. und rev. Gesamtausg. von 1922, Hannover: Esoterische Philosophie 2000; b) Adyar-Studienausgabe, Grafing: Aquamarin 2003
—: *The Key to Theosophy, Being a Clear Exposition, in the Form of Question and Answer, of the Ethics, Science, and Philosophy for the Study of which the Theosophical Society Was Founded,* 1889 (Nachdruck: Pasadena, CA: Theosophical University Press 1972)
dt. Ausgaben: *Der Schlüssel zur Theosophie: Ein Lehrbuch in Fragen und Antworten über Ethik, Wissenschaft, Philosophie, zur deren Studium die Theosophische Gesellschaft gegründet worden ist,* Leipzig: Theosophisches Verlagshaus 1924 ... Grafing: Aquamarin [4]2015
—: *The Letters of H. P. Blavatsky,* hrsg. von John Algeo, Bd. 1: 1881–1879, Wheaton, IL: Quest Books 2003
dt. Ausgabe: *Ein Leben für die Meister, Teil 1, 1861–1879,* Grafing: Aquamarin 2009
—: *The Secret Doctrine: The Synthesis of Science, Religion, and Philosophy,* 3 Bde, 1888–97, Bd. 3: *Occultism,* hrsg. von Annie Besant, London/GB: Theosophical Publishing Society 1897
—: *The Secret Doctrine: The Synthesis of Science, Religion, and Philosophy,* 1888–97, 4. Ausg. in 6 Bden., Adyar, Madras, Indien: Theosophical Publishing House 1938 [5th American ed., Wheaton, IL: Theosophical Press 1947]
—: *The Secret Doctrine: The Synthesis of Science, Religion, and Philosophy,* hrsg. von Boris de Zirkoff, *Collected Writings, 1888,* 3 Bde., Adyar, Madras, Indien: Theosophical Publishing House 1977
dt. Ausgaben: a) *Die Geheimlehre: Die Vereinigung von Wissenschaft, Religion, und Philosophie* (4 Bde.), übersetzt von Robert Froebe, Leipzig: Theosophisches Verlagshaus, 1897–1921 (Nachdruck: Den Haag/NL: Couvreur 1993), b) *Die Geheimlehre: Die Synthese von Wissenschaft, Religion, und Philosophie*; Adyar-Studienausgabe, Grafing: Aquamarin 2003
—: *The Theosophical Glossary,* 1892 (Nachdruck: Los Angeles, CA: The Theosophy Company 1973
—: *The Voice of the Silence, Being Extracts from the Book of the Golden Precepts (1st Series),* 1889 (Nachdruck: Wheaton, IL: Quest Books 1992. [Weitere Bände wurden nicht veröffentlicht.])
dt. Ausgabe: *Die Stimme der Stille,* Grafing: Aquamarin 1998
Bohm, Werner: *Chakras: Lebenskräfte und Bewußtseinszentren im Menschen,* München, O. W. Barth 1953; Neuausgabe 1: *Die Wurzeln der Kraft: Chakras – die Kraft der Lotosblumen, die Aktivierung der Lebenskräfte und Bewusstseinszentren im Menschen,* Bern/München: O. W. Barth 1980; Neuausgabe 2: *Die Wurzeln der Kraft. Die Chakras: Kraft- und Bewusstseinszentren im Menschen,* München: Goldmann 1990
Bose, Phanindranath: *Life of Sris Chandra Basu,* Calcutta/Indien: Chatterjee 1932
Bragdon, Claude: *Yoga for You.* 1943. Reprint, New York: Knopf, 1945.
Brennan, Barbara Ann: *Hands of Light: A Guide to Healing through the Human*

Energy Field, a New Paradigm for the Human Being in Health, Relationship, and Disease, New York: Bantam 1988
 dt. Ausgabe: *Licht-Arbeit: das große Handbuch der Heilung mit körpereigenen Energiefeldern,* München: Goldmann 1990
—: *Light Emerging: The Process of Personal Healing.* New York: Bantam 1993
 dt. Ausgabe: *Licht-Heilung: der Prozess der Genesung auf allen Ebenen von Körper, Gefühl und Geist,* München: Goldmann 1994
Brousse, François: *Isis-Uranie ou l'Initiation majeure,* Perpignan/F: Labau 1976
Bruyere, Rosalyn: *Wheels of Light: A Study of the Chakras,* Bd. 1, Sierra Madre, CA: Bon Productions 1989 [Weitere Bände wurden nicht veröffentlicht.]
 dt. Ausgaben: *Das Geheimnis der Chakras: unsere Licht- und Energiezentren,* München: Heyne 1998, Berlin: Ullstein 2004
Bucke, Richard Maurice: *Cosmic Consciousness: A Study in the Evolution of the Human Mind,* 1901 (Nachdruck: New York: Dutton 1973)
 dt. Ausgaben: *Kosmisches Bewusstsein: eine Studie zur Evolution des menschlichen Geistes,* Celle: Kampmann 1925, Freiburg: Aurum 1975, Frankfurt: Insel 1993, Schäffern/A: Arcturus 2005
Bühnemann, Gudrun: »The Six Rites of Magic«, in: David Gordon White (Hrsg.): *Tantra in Practice,* p. 447–462, Princeton, NJ: Princeton University Press 2000
Caldwell, Daniel: *The Esoteric Papers of Madame Blavatsky,* Whitefish, MT: Kessinger 2004
Campbell, Joseph: *The Inner Reaches of Outer Space: Metaphor as Myth and as Religion,* New York: Harper and Row 1988
 dt. Ausgabe: *Die Mitte ist überall: die Sprache von Mythos, Religion und Kunst,* München: Kösel 1992
—: »Kundalini Yoga: Seven Levels of Consciousness«, in: *Psychology Today,* vol. 9, no. 7 (December 1975): 76–78
—: *The Mythic Image,* Bollingen Series C, Princeton, NJ: Princeton University Press 1974
—: *Myths of Light: Eastern Metaphors of the Eternal,* edited by David Kudler, Joseph Campbell Foundation, Novato, CA: New World Library 2003
—: *Myths to Live By,* 1972 (Nachdruck: New York: Arkana 1993)
 dt. Ausgaben: *Lebendiger Mythos: Gedanken über die inneren Horizonte,* München: Dianus-Trikont 1985, Goldmann 1988
—: *Transformations of Myth through Time,* New York: Harper and Row 1990
 dt. Ausgabe: *Mythen der Menschheit,* München: Kösel 1993
Campbell, Sharon, und Jefferson Campbell, (Hrsg.): *Notes on Energy Balancing at the Polarity Health Institute,* Fall River Mills, CA: Polarity Health Institute 1976
Carrington, Hereward: *Higher Psychical Development (Yoga Philosophy): An Outline of the Secret Hindu Teachings,* New York: Dodd, Mead 1920. https://ia600302.us.archive.org/32/items/higherpsychicald00carr/higherpsychicald00carr.pdf
Cayce, Hugh Lynn: *Venture Inward,* New York: Harper & Row 1964
Chaudhuri, Haridas: »Yoga Psychology« in: Charles Tart (Hrsg.): *Transpersonal Psychologies,* 231–80, New York: Harper and Row 1975
 dt. Ausgabe: Tart, Charles (Hrsg.): *Transpersonale Psychologie,* Olten/Freiburg: Walter 1978

Chia, Mantak: *Awaken Healing Energy through the Tao: The Taoist Secret of Circulating Internal Power,* 1981, 2nd ed., New York: Aurora 1983
    dt. Ausgaben: *Tao-Yoga: praktisches Lehrbuch zur Erweckung der heilenden Urkraft Chi,* Interlaken/CH: Ansata 1983, München: Heyne 2005
Sri Chinmoy: *Kundalini: The Mother Power,* Jamaica, NY: Agni Press 1974
    dt. Ausgabe: *Kundalini: die Kraft der göttlichen Mutter,* Nürnberg: Golden Shore 1992, ³2005
Corbett, Sarah: *Extracts from the Vahan, Including Answers by Annie Besant, A. P. Sinnett, G. R. S. Mead, C. W. Leadbeater, Bertram Keightley, Dr. A. A. Wells, and Others,* London/GB: Theosophical Publishing Society 1904. http://catalog.hathitrust.org/Record/007124954.
Corbin, Henry. *The Man of Light in Iranian Sufism.* Translated by Nancy Pearson. 1978. 2nd ed. New Lebanon, NY: Omega Publications 1994
    dt. Ausgabe: *Die smaragdene Vision: der Licht-Mensch im persischen Sufismus,* München: Diederichs 1989
    frz. Original: *L'homme de lumière dans le soufisme iranien,* Paris/F: Editions Presence 1971
Cranston, Sylvia [Anita Atkins]: *H.P.B: The Extraordinary Life and Influence of Helena Blavatsky,.* New York: Putnam 1993
    dt. Ausgabe: *Leben und Werk der Helena Blavatsky. Begründerin der modernen Theosophie,* Satteldorf: Adyar 1995
Crowley, Aleister: *The Equinox: The Review of Scientific Illuminism; the Official Organ of the O.T.O., vol. 3, no. 10 (March 1986),* York Beach, ME: Red Wheel/Weiser 1990
—: *777 and Other Qabalistic Writings by Aleister Crowley, Including Gematria and Sepher Sephiroth,* hrsg. von Israel Regardie, 1973 (Nachdruck: York Beach, ME: Weiser 1986)
    dt. Ausgabe: *777 und andere kabbalistische Schriften inklusive Gematria & Sepher sephiroth,* Clenze: Stein der Weisen 1985, aktuell Holdenstedt: Kersken-Canbaz 1985
—: »The Temple of Solomon the King«, pt. 4, in: *Equinox: The official Organ of the A. A.: The Review of Scientific Illuminism* 1, no. 4 (September 1910): pp. 41–196 (Nachdruck: New York: Weiser 1972)
Cushing, Harvey: »The Basophil Adenomas of the Pituitary and Their Clinical Manifestation«, in: *Bulletin of Johns Hopkins Hospital* 50 (1932): 137–95. Reprinted in *Obesity Research* 2 (September 1994): 486–508. http://onlinelibrary.wiley.com/doi/10.1002/j.1550-8528.1994.tb00097.x/pdf.
Dale, Cyndi: *Llewellyn's Complete Book of Chakras: Your Definitive Source of Energy Center Knowledge for Health, Happiness, and Spiritual* Evolution, Woodbury, MN: Llewellyn 2016
Daniélou, Alain: *Yoga: The Method of Re-Integration,* New York: University Books 1955
    frz. Original: *Yoga Méthode de Réintégration,* Paris/F: L'Arche 1951
Devaney, John Patrick: *Astral Projection or Liberation of the Double and the Work of the Early Theosophical Society,* Theosophical History Occasional Papers, no. 6. Fullerton, CA: Theosophical History 1997
Diem-Lane, Andrea: *The Guru in America: The Influence of Radhasoami on New Religions,* 1995 (Nachdruck: Walnut, CA: MSAC [Mt. San Antonio College] Philosophy Group 2008)

Dowman, Keith: *Masters of Mahāmudrā: Songs and Histories of the Eighty-Four Buddhist Siddhas,* Albany, NY: State University of New York Press 1985
   dt. Ausgabe: *Die Meister der Mahāmudrā: Leben, Legenden und Lieder der vierundachtzig Erleuchteten,* München: Diederichs 1991
»The Dream of Ravan: A Mystery«, pt. 4, in: *Dublin University Magazine,* 43 (April 1854): 456–475
http://babel.hathitrust.org/cgi/pt?id=nyp.33433081646634;view=1up;seq=9
Dychtwald, Ken: »Bodymind and the Evolution to Cosmic Consciousness«, in: *Yoga Journal* 15 (July/August 1977): 22–26. https://books.google.com/books?id=ce sDAAAAMBAJ&lpg=PP1&lr&rview=1&pg=PA22#v=onepage&q&f=false.
—: *Bodymind: A Synthesis of Eastern and Western Ways to Self-Awareness, Health, and Personal Growth,* New York: Pantheon 1977
   dt. Ausgabe: *KörperBewußtsein: eine Synthese der östlichen und westlichen Wege zur Selbst-Wahrnehmung, Gesundheit und persönlichem Wachstum,* Essen: Synthesis 1981, 1996
Eliade, Mircea: *Yoga: Immortality and Freedom,* 1958 (Nachdruck: Princeton, NJ: Princeton University Press 2009)
   dt. Ausgaben: *Yoga: Unsterblichkeit und Freiheit,* Zürich/CH: Rascher 1960, Frankfurt: Insel 1977, Suhrkamp 1985, Insel 2004
   frz. Original: *Le Yoga. Immortalité et liberté,* Paris/F: Payot 1954
Estep, William: *Esoteric Cosmic Yogi Science, or Works of the World Teacher.* 2 Bde. 1929 (Nachdruck in 1 Bd.: Whitefish, MT: Kessinger 2010)
Evola, Julius: *The Yoga of Power: Tantra, Shakti, and the Secret Way.* Translated by Guido Stucco. Rochester, VT: Inner Traditions, 1992
   ital. Original: *Lo Yoga Della Potenza: Saggio sui Tantra,* Turin/I: Bocca, 1949
Feuerstein, Georg: *Encyclopedia of Yoga and Tantra,*1979; 2nd ed., revised and enlarged, Boston, MA: Shambhala 2011
—: *Tantra: The Path of Ecstasy,* Boston: Shambhala 1998
—: *The Yoga Tradition: Its History, Literature, Philosophy, and Practice,* 1998 (Nachdruck: Prescott, AZ: Hohm Press 2001)
   dt. Ausgabe: *Die Yoga-Tradition: Geschichte, Literatur, Philosophie und Praxis,* Wiggensbach: Yoga-Verlag 2008
Fletcher, Ella Adelia: *The Law of the Rhythmic Breath: Teaching the Generation, Conservation, and Control of Vital Force,* New York: Fenno 1908. http://catalog.hathitrust.org/Record/007679679.
—: *The Woman Beautiful: A Practical Treatise on the Development and Preservation of Woman's Health and Beauty, and the Principles of Taste in Dress,* New York: W. M. Young 1899. http://catalog.hathitrust.org/Record/012288981
Flood, Gavin: *An Introduction to Hinduism,* Cambridge, GB: Cambridge University Press 1996
—: *The Tantric Body: The Secret Tradition of Hindu Religion,* London/GB: Tauris 2006
Fortune, Dion [Violet Mary Firth]: *The Mystical Qabalah,* 1935 (Rev. Ausg. San Francisco, CA: Weiser 2000
   dt. Ausgaben: *Die mystische Kabbala,* Freiburg: H. Bauer 1987, Hamburg: Aurinia 2014
Fortune, Dion, und Gareth Knight [Basil Wilby]: *The Circuit of Force: Occult Dynamics of the Etheric Vehicle,* Loughborough/GB: Thoth Publications 1998

Gardner, E. L.: »The Theosophical Research Centre (England)«, in: *Group Work*, 2–4, London/GB: Theosophical Research Centre 1947
Gardner, Joy: *Color and Crystals: A Journey through the Chakras*, Freedom, CA: Crossing Press 1988
Garrison, Omar: *Tantra: The Yoga of Sex*, 1964 (Nachdruck: New York: Julian Press 1971)
    dt. Ausgaben: *Tantra, Yoga des Sexus*, Freiburg: H. Bauer 1968; *Tantra, Yoga der Liebe*, München: Droemer Knaur 1990
Garver, Will L.: *The Brother of the Third Degree*, Boston: Arena 1894
    dt. Ausgabe: *Bruder des dritten Grades*, Höhr-Grenzhausen: Saint Germain 1993
Gherwal, Rishi Singh: *Kundalini, the Mother of the Universe: The Piercing of the Six Chakras*, Santa Barbara, CA: Selbstverlag 1930
Gichtel, Johann Georg: *Theosophia Practica: die Verwandlung des mikrokosmischen Menschen bis zu seiner Wiedergeburt nach Seele, Geist und Körper*, Berlin/Leipzig 1779, Freiburg: Aurum 1979, Basel/CH: Ed. Oriflamme 2010
    frz. Ausgabe: *Theosophia practica, traduite pour la première fois en français*, Paris/F: Chamuel 1897
    engl.Ausgabe: *Awakening to Divine Wisdom: Christian Initiation into Three Worlds*, St. Paul, MN: New Grail 2004
Goswami, Shayam Shundar: *Layayoga: The Definitive Guide to the Chakras and Kundalini*, 1980 (Nachdruck: Rochester, VT: Inner Traditions 1999)
Govinda, Anagarika [Ernst Lothar Hoffmann]: *Grundlagen tibetischer Mystik nach den esoterischen Lehren des Großen Mantra Oṃ maṇi padme hūṃ*, Grafing: Aquamarin 2008
Guénon, René: *Studies in Hinduism*, übersetzt von Henry D. Fohr, 2001 (Nachdruck: Hillsdale, NY: Sophia Perennis 2004)
    frz. Original: *Etudes sur l'Hindouisme*, Paris/F 1966
Gunther, Bernard: *Energy, Ecstasy, and Your Seven Vital Chakras*, Los Angeles, CA: Guild of Tutors Press 1978
—: *Neo-Tantra: Bhagwan Shree Rajneesh on Sex, Love, Prayer, and Transcendence*, New York: Harper and Row 1980
Gupta, Sanjukta: »The Worship of Kali According to the *Ṭoḍala Tantra*«, in: David Gordon White (Hrsg.): *Tantra in Practice*, pp. 463–488, Princeton, NJ: Princeton University Press 2000
Hammer, Olav: *Claiming Knowledge: Strategies of Epistemology from Theosophy to the New Age*, 2001 (Nachdruck: Leiden/NL: Brill 2004)
Hanish, Otoman Zar-Adusht [Otto Hanisch]: *Health and Breath Culture according to Mazdaznan Philosophy (Sun-Worship)*. Chicago: Sun-Worshiper Press, 1902. ftp://ftp.mazdeen.com/21-Breath.pdf [repaginated text with original titles and figures]
    dt. Ausgaben: *Die Mazdaznan-Atem- und Gesundheits-Kunde*, Stuttgart: Der Silberstreifen 1955, Edertal: Mazdaznan 2003
Harper, Katherine Anne, and Robert L. Brown (Hrsg.): *The Roots of Tantra*, Albany, NY: State University of New York Press 2002
Hartmann, William C.: *Hartmann's Who's Who in Occult, Psychic, and Spiritual Realms in the United States and Foreign Countries*, Jamaica, NY: Occult Press 1925 http://www.ehbritten.org/docs/1925_hartmann_whos_who_in_occult_psychic_and_spiritual_realms_r.pdf.

Hayman, Ronald: *A Life of Jung,* New York: Norton 2001

Heindel, Max: *The Rosicrucian Cosmo-Conception, or Christian Occult Science: An Elementary Treatise upon Man's Past Evolution, Present Constitution, and Future Development,* Seattle, WA: Rosicrucian Fellowship 1909. http://catalog.hathitrust.org/Record/100133409

dt. Ausgaben: *Die Weltanschauung der Rosenkreuzer oder Mystisches Christentum: Eine elementare Abhandlung über die vergangene Entwicklung, die gegenwärtige Zusammensetzung und die zukünftige Entfaltung des Menschen,* Leipzig: Vollrath 1913 ... Darmstadt: Rosenkreuzer 1997

Hesse, Hermann: *Die Morgenlandfahrt,* Berlin: Fischer 1932

engl. Ausgabe: *The Journey to the East,* übersetzt von Hilda Rosner, New York: Farrar, Straus & Giroux 1956

Hills, Christopher: *Nuclear Evolution: A Guide to Cosmic Enlightenment,* London/GB: Centre Community Publications 1968

—: *Nuclear Evolution: Discovery of the Rainbow Body,* Boulder Creek, CA: University of the Trees Press 1977 [2. Ausgabe des vorgenannten Werkes]

Hills, Norah, Hrsg.: *You Are a Rainbow: Original Insights into the Work of Christopher Hills by Researchers Practicing His Theory of Nuclear Evolution,* Boulder Creek, CA: University of the Trees Press 1979

Hodson, Geoffrey: *The Science of Seership: A Study of the Faculty of Clairvoyance, Its Development and Use, Together with Examples of Clairvoyant Research,* London/GB: Ryder 1929

Hoffmann, Edward: *The Right to Be Human: A Biography of Abraham Maslow,* Los Angeles, CA: Tarcher 1988

Holmes, Ernest: *The Science of Mind: A Complete Course of Lessons in the Science of Mind and Spirit,* New York: McBride 1926

dt. Ausgaben: *Die Vollkommenheitslehre: die Wissenschaft des Geistes,* Freiburg: H. Bauer 1975, Gründau: CSA 2009

Hopking, Alan: *Esoteric Healing: A Practical Guide Based on the Teachings of the Tibetan in the Works of Alice A. Bailey,* Nevada City, CA: Blue Dolphin 2005

Hübbe-Schleiden, Wilhelm: *Indisches Tagebuch 1894/1896,* hrsg. von Norbert Klatt, Göttingen: Klatt 2009, http://d-nb.info/993376584/34

Hugh, Paola: *»I Will Arise!«: The Light of Clarification,* Tacoma, WA: Fleur de Lys Foundation 1972

—: *»I Will Arise!«: Procedures Toward Transmutation and Translation,* Tacoma, WA: Fleur de Lys Foundation 1972

Hunt, Roland T.: *Complete Color Prescription for Rebuilding Our Bodies and Cities,* 1941: 3rd ed. Los Angeles, CA: Paramount Press 1962

—: *The Eighth Key to Color: Self-Analysis and Clarification through Color,* 1965; 2nd ed. London/GB: Fowler 1970

—: *The Finding of Rainbow's End, and Other Mystical Experiences in the »Mother Lode« Country during 1930,* London/GB: Daniel 1939

—: *Fragrant and Radiant Symphony: An Enquiry into the Wondrous Correlation of the Healing Virtues of Color, Sound, and Perfume and a Consideration of Their Influence and Purpose,* London/GB: Daniel 1937

—: *Lighting-Therapy and Color Harmony,* London/GB: Daniel 1941

—: *The Seven Keys to Color Healing: A Complete Outline to the Practice of Color Healing,* London/GB: Daniel 1940

Huxley, Aldous: *The Perennial Philosophy,* 1945 (Nachdruck: New York: Harper 2009)

dt. Ausgaben: *Die ewige Philosophie (Philosophia perennis),* Zürich/CH: Steinberg 1949, München: Piper 1987, Freiburg: Nietsch 2008
Jinarājadāsa, C.: *Occult Investigations: A Description of the Work of Annie Besant and C. W. Leadbeater,* Adyar, Madras, Indien: Theosophical Publishing House 1938
Johari, Harish: *Chakras: Energy Centers of Transformation,* Rochester, VT: Destiny Books 1987
  dt. Ausgabe: *Chakras: Körperzentren der Transformation,* Basel: Sphinx 1992
  Chakras: die klassischen Grundlagen und die Praxis der Energieumwandlung, München: Hugendubel 2001
Johnson, K. Paul.: *Edgar Cayce in Context: The Readings: Truth and Fiction.* Albany: State University of New York Press 1998
—: *Initiates of the Theosophical Masters.* Albany: State University of New York Press 1995
Jones, Alex: *The Seven Mansions of Color,* Marina del Rey, CA: DeVorss 1982
  dt. Ausgabe: *Die Geheimnisse der Farben: wie Farben wirken, heilen, harmonisieren und stimulieren,* Aitrang: Windpferd 1991
Joy, W. Brugh: *Joy's Way: A Map for the Transformational Journey – and Introduction to the Potentials for Healing with Body Energies,* Los Angeles, CA: Tarcher 1979
  dt. Ausgabe: *Der Weg der Erfüllung: die Psychologie der Transformation,* Interlaken/CH: Ansata 1985
Judge, William Q.: »Faces of Friends«, in: *Path* 9:90–91 (June 1894) https://books.google.com/books?id=l0QUAAAAYAAJ.
Judith, Anodea: *Wheels of Life: A User's Guide to the Chakra System,* 1987, 2nd ed. St. Paul, MN: Llewellyn 1999
  dt. Ausgabe: *Lebensräder: das große Chakren-Lehr- und -Übungsbuch,* München: Goldmann 2004
Juergensmeyer, Mark: *Radhasoami Reality: The Logic of a Modern Faith,* Princeton, NJ: Princeton University Press 1991
Jung, C. G.: *The Psychology of Kundalini Yoga: Notes of the Seminar Given in 1932 by C. G. Jung,* Edited by Sonu Shamdasani. Bollingen Series XCIX. Princeton, NJ: Princeton University Press 1996
  dt. Ausgaben: *Die Psychologie des Kundalini-Yoga: nach Aufzeichnungen des Seminars 1932,* Zürich/Düsseldorf: Walter 1998
—: *The Red Book – Liber Novus,* Edited by Sonu Shamdasani, New York, Norton 2009
  dt. Ausgabe: *Das Rote Buch - Liber novus,* Düsseldorf: Patmos 2009
Kakar, Sudhir: *Shamans, Mystics and Doctors: A Psychological Inquiry into India and Its Healing Traditions,* 1982; Reprint: Chicago, IL: Chicago University Press 1991
  dt. Ausgaben: *Schamanen, Mystiker und Ärzte: wie die Inder die Seele heilen,* München: Biederstein 1984, Beck 2006
Karagulla, Shafica: *Breakthrough to Creativity: Your Higher Sense Perception,* Los Angeles, CA: DeVorss 1967
Karagulla, Shafica, und Dora van Gelder Kunz: *The Chakras and the Human Energy Fields,* Wheaton, IL: Theosophical Publishing House 1989
  dt. Ausgaben: *Die Chakras und die feinstofflichen Körper des Menschen,* Grafing: Aquamarin 1989, München: Econ 2000

Keyes, Ken jr.: *Handbook to Higher Consciousness: The Science of Happiness*. 1972, 5th ed, (Nachdruck: St. Mary, KY: Living Love Publications 1978)
  dt. Ausgabe: *Das Handbuch zum höheren Bewusstsein: ein 12-Stufen-Programm zum Glücklichsein*, München: Goldmann 1990
King, Francis: *Ritual Magic of the Golden Dawn: Works by S. L. MacGregor Mathers and Others*, 1987 (Nachdruck: Rochester, VT: Destiny 1997)
—: *Tantra, the Way of Action: A Practical Guide to Its Teachings and Techniques*, 1986 (Nachdruck: Rochester, VT: Destiny 1990)
Koltko-Rivera, Mark E.: »Rediscovering the Later Version of Maslow's Hierarchy of Needs: Self-Transcendence and Opportunities for Theory, Research, and Unification«, in: *Review of General Psychology*, 10 (December 2006): 302–17. http://academic.udayton.edu/jackbauer/Readings%20595/Koltko-Rivera%20 06%20trans%20self-act%20copy.pdf.
Kripal, Jeffrey J.: *Esalen: America and the Religion of No Religion*, Chicago: University of Chicago Press 2007
Krishna, Gopi: *Kundalini: The Evolutionary Energy in Man*, 1967; 2nd rev. ed. Berkeley, CA: Shambhala, 1970
  dt. Ausgaben: *Kundalini: Erweckung der geistigen Kraft im Menschen*, Weilheim: O. W. Barth 1968, Bern/CH: Barth 1977, Frankfurt: Barth 2009
Lansdowne, Zachary F.: *The Chakras and Esoteric Healing*, York Beach, ME: Weiser 1986
Larsen, Stephen, und Robin Larsen: *A Fire in the Mind: The Life of Joseph Campbell*, New York: Doubleday 1991
Leadbeater, C. W. [Charles Webster]: »The Aura«, in: *Theosophist* 17 (December 1895): 134–43 http://babel.hathitrust.org/cgi/pt?id=nyp.33433087382234;view =1up;seq=140.
—: *The Aura: An Enquiry into the Nature and Functions of the Luminous Mist Seen about Human and Other Bodies*, London/GB: Theosophical Publishing Society 1897
—: *The Chakras: A Monograph*, Chicago, IL: Theosophical Press 1927
  dt. Ausgaben: *Die Chakras, eine Studie über die Kraftzentren im menschlichen Ätherkörper*, Düsseldorf: Pieper 1928, Freiburg: H. Bauer 1965, Grafing: Aquamarin 2004
—: *The Chakras: An Authoritative Edition of the Groundbreaking Classic*, Annotations and afterword by Kurt Leland, Wheaton, IL: Quest Books 2013
  dt. Ausgabe: *Die Chakras: eine Studie über die Kraftzentren im menschlichen Ätherkörper*, mit Anmerkungen und Ergänzungen von Kurt Leland, Grafing: Aquamarin 2014
—: *Clairvoyance* 1899 (Nachdruck: Adyar, Madras, Indien: Theosophical Publishing House 1968)
  dt. Ausgaben: *Hellsehen: wie ein höheres Bewusstsein entwickelt werden kann*, Leipzig: Theosophisches Verlagshaus 1914, Grafing: Aquamarin 2010
—: »Force-Centers and the Serpent-Fire«, in: *Theosophist* 31(May 1910): 1075–94
—: *The Hidden Life in Freemasonry*, Adyar, Madras, Indien: Theosophical Publishing House 1926
  dt. Ausgabe: *Das verborgene Leben in Freimaurerei*, Düsseldorf: Pieper 1927
—: *The Hidden Side of Things*, 1913; 3rd ed. Adyar, Chennai, Indien: Theosophical Publishing House 1999
  dt. Ausgabe: *Der Alltag aus spiritueller Sicht: wie unsichtbare Kräfte das tägliche Leben beeinflussen*, Grafing: Aquamarin 2007

—: *How Theosophy Came to Me,* 1930 (Nachdruck: Adyar, Chennai, Indien: Theosophical Publishing House 2001)

—: *The Inner Life,* 2 vols. 1910–11; 2nd abridged ed. in 1 vol. (Nachdruck: Wheaton, IL: Quest Books 1996
dt. Ausgaben: *Das innere Leben (2 Bde.),* Leipzig: Theosophisches Verlagshaus 1911–1912, Grafing: Aquamarin 1990–1991

—: *Invisible Helpers,* 1896, Rev. and enl. ed. 1928, (Nachdruck: Adyar, Madras, Indien: Theosophical Publishing House 1986)
dt. Ausgabe: *Unsere unsichtbaren Helfer: wie wir täglich geistige Hilfe erfahren,* Grafing: Aquamarin 2011

—: *Man Visible and Invisible: examples of different types of men as seen by means of trained clairvoyance,* 1902; 2nd abridged ed. Wheaton, IL: Quest Books 2000
dt. Ausgaben: *Der sichtbare und der unsichtbare Mensch: Darstellung verschiedener Menschentypen, wie der geschulte Hellseher sie wahrnimmt,* Leipzig: Theosophisches Verlagshaus 1924; Freiburg: H. Bauer 1964; Grafing: Aquamarin ^{10}2004

—: *The Masters and the Path,* 1925; 2nd abridged ed. Reprint, Adyar, Chennai, Indien 2002
dt. Ausgabe: *Die Meister und der Pfad,* Düsseldorf: Pieper 1927, Grafing: Aquamarin 2003, ^{2}2014

—: *The Science of the Sacraments,* 1920; 2nd ed. (Nachdruck: Adyar, Madras, Indien: Theosophical Publishing House 1991
dt. Ausgabe: *Die Wissenschaft der Sakramente,* Düsseldorf: Pieper 1929

Leland, Kurt: »*The Chakras:* An Editorial Report«, in: *Theosophical History* 16 (October 2014), p. 141–167

—: *Invisible Worlds: Annie Besant on Psychic and Spiritual Development,* Wheaton, IL: Quest Books 2013
dt. Ausgabe: *Unsichtbare Sphären: die Wirklichkeit der höheren Welten,* Grafing: Aquamarin 2014

—: *Music and the Soul: A Listener's Guide to Achieving Transcendent Musical Experiences,* Charlottesville, VA: Hampton Roads 2004

Leonard, John (Hrsg.): *Who's Who in New York City and State: Containing Authentic Biographies of New Yorkers Who Are Leaders and Representatives in Various Departments of Worthy Human Achievement,* 3rd ed., New York: Hammersly 1907 http://babel.hathitrust.org/cgi/pt?id=mdp.39015025876510;view=1up;seq=7.

Lewis, James R.: *The Encyclopedia of Cults, Sects, and New Religions,* 2nd ed., Amherst, NY: Prometheus 2002

Lorenzen, David: »Early Evidence for Tantra Religion«, in: Katherine Anne Harper und Robert L. Brown: *The Roots of Tantra,* p. 25–36, Albany, NY: State University of New York Press 2002

Love, Robert: *The Great Oom: The Mysterious Origins of America's First Yogi,* New York: Penguin 2011

Lowndes, Florin: *Die Belebung des Herzchakra: ein Leitfaden zu den Nebenübungen Rudolf Steiners,* 2., erw. Aufl., Stuttgart: Freies Geistesleben 1997
engl. Ausgabe: *Enlivening the Chakra of the Heart: The Fundamental Spiritual Exercises of Rudolf Steiner,* 2nd ed. 1998, London/GB: Rudolf Steiner Press 2000

Luk, A. D. K. [Alice Schutz]: *Law of Life,.* 2 Bde., Pueblo, CO: Selbstverlag 1959–60

Lüscher, Max: *Psychologie der Farben: Textband zum Lüscher-Test,* Basel/CH: Test / Bern/CH: Huber 1949
  engl. Ausgabe: *The Lüscher Color Test,* New York: Random House 1969
McFarlane, Jenny: *Concerning the Spiritual: The Influence of the Theosophical Society on Australian Artists 1890-1934,* Melbourne, Australien: Australian Scholarly Publishing 2012
MacLaine, Shirley: *Going Within: A Guide for Inner Transformation,* New York: Bantam 1989
  dt. Ausgabe: *Die Reise nach Innen: mein Weg zu spirituellem Bewusstsein,* München: Godmann 1989
McLaren, Karla: *Your Aura and Your Chakras: The Owner's Manual,* San Francisco, CA: Weiser 1998
The Mahatma Letters to A. P. Sinnett from the Mahatmas M. and K.H., hrsg. von A. Trevor Barker, 1923 (Nachdruck: Pasadena, CA: Theosophical University Press 1992)
  dt. Ausgaben: *Die Mahatma-Briefe,* 3 Bde., hrsg. von Norbert Lauppert, Graz: Adyar 1977–1980–1982; Bd. 1 Grafing: Aquamarin 2016
Maheshwari, S. D., trans.: *Discourses of Babuji Maharaj.* (5 Bde.), Agra, Indien: Radhasoami Satsang Agra 1975–78
Majumdar, Baradakanta: »A Glimpse of Tantric Occultism«, in: *Theosophist* 1 (Juli 1880): 244–45; 2 (Oktober 1880): 3–4. http://www.iapsop.com/archive/materials/theosophist/theosophist_v1_n10_july_1880.pdf
—: »Tantric Philosophy«, in: *Theosophist* 1 (April 1880): 173–74. http://babel.hathitrust.org/cgi/pt?id=nyp.33433087382234;view=1up;seq=224
Mallinson, James: *The Gheranda Samhita: The Original Sanskrit and an English Translation,* Woodstock, NY: YogaVidya.com 2004
—: *The Shiva Samhita: A Critical Edition and an English Translation,* Woodstock, NY: YogaVidya.com 2007
Mann, W. Edward: *Orgone, Reich, and Eros: Wilhelm Reich's Theory of Life Energy,* New York: Simon and Schuster 1973
Marques, A. [Auguste]: *The Human Aura: A Study,* San Francisco, CA: Office of Mercury 1896
Melton, J. Gordon, (Hrsg.): *Encyclopedia of Occultism and Parapsychology,* 1978, 5th ed. 2 vols. Detroit, MI: Gale 2001
—: *Melton's Encyclopedia of American Religions,* 1978. 8th ed., Detroit, MI: Gale, Cengage Learning 2009
—: *New Age Encyclopedia: A Guide to the Beliefs, Concepts, Terms, People, and Organizations that Make Up the New Global Movement toward Spiritual Development, Health, and Healing, Higher Consciousness, and Related Subjects,* Detroit, MI: Gale 1990
Mishra, Brahm Shankar: *Discourses on Radhasoami Faith,* Benares, Indien: Radhasoami Satsang Benares 1909. http://catalog.hathitrust.org/Record/002711864.
Motoyama, Hiroshi: *Theories of the Chakras: Bridge to Higher Consciousness,* Wheaton, IL: Quest Books 1981
Motter, H. L., Hrsg.: *The International Who's Who: Who's Who in the World,* New York: International Who's Who 1912. babel.hathitrust.org/cgi/pt?id=wu.89097340061;view=1up;seq=7.
Mukherji, P. C.: »The Radhaswami Society of Agra«, Pts. 1 and 2, in: *Theosophist* 16 (1985): 571–76 (June), 708–14 (August)

Mumford, Jonn: *A Chakra and Kundalini Workbook: Psycho-spiritual Techniques for Health, Rejuvenation, Psychic Powers, and Spiritual Realization,* St. Paul, MN: Llewellyn 1994
   dt. Ausgabe: *Chakras und Kundalini: spirituelle Techniken für Heilung und Verjüngung, zur Stärkung der Psyche und zur Selbstverwirklichung,* Darmstadt: Schirner 2006
—: *Ecstasy through Tantra,* 1998 (Nachdruck: St. Paul, MN: Llewellyn 2002)
—: *Psychosomatic Yoga: A Guide to Eastern Path Techniques,* 1962 (Nachdruck: New York: Weiser 1974)
   dt. Ausgabe: *Psychosomatischer Yoga – Der östliche Pfad zu geistigem und körperlichem Wohlbefinden,* Basel/CH: Sphinx 1982
—: *Sexual Occultism: The Sorcery of Love in Practice and Theory,* St. Paul, MN: Llewellyn 1975
   dt. Ausgabe: *Tantrische Sexualmagie, Theorie und Praxis der okkulten Liebe,* Basel/CH: Sphinx 1985
Myss, Caroline: *Anatomy of the Spirit: The Seven Stages of Power and Healing.* New York: Three Rivers Press, 1997
   dt. Ausgaben: a) *Geistkörper-Anatomie: Chakren, die sieben Zentren von Kraft und Heilung,* München: Droemer Knaur 1997; b) *Chakren, die sieben Zentren von Kraft und Heilung,* München: Droemer Knaur 1999
Narayansami, K.: »Notes to ›The Legend of Dwārakā‹«, in: *Theosophist* 17 (January 1896): 218–20. http://babel.hathitrust.org/cgi/pt?id=nyp.33433087382234;view=1up;seq=224
Neff, Dio Urmilla: »The Great Chakra Controversy«, in: *Yoga Journal* 65 (November/December 1985): 42–45, 50, 52–53. https://books.google.com/books?id=nusDAAAAMBAJ&lpg=PP1&ots=q-eFudifxg&dq=%22great%20chakra%20controversy%22%20yoga%20journal&pg=PA42#v=onepage&q=%22great%20chakra%20controversy%22%20yoga%20journal&f=false.
Nethercot, Arthur H.: *The First Five Lives of Annie Besant,* Chicago, IL: University of Chicago Press 1960
—: *The Last Four Lives of Annie Besant,* Chicago, IL: University of Chicago Press 1963
Olcott, Henry S.: *A Collection of Lectures on Theosophy and Archaic Religions Delivered in India and Ceylon,* Madras: A. Theyaga Rajier 1883 http://catalog.hathitrust.org/Record/100331586.
—: *Old Diary Leaves,* 6 Bde., 1895–1935 (Nachduck: Adyar, Madras, Indien: Theosophical Publishing House 1974–75)
—: *Theosophy, Religion, and Occult Science,* London/GB: Redway 1885
Osho [Bhagwan Shree Rajneesh]: *In Search of the Miraculous,* 1970 (Nachdruck: Pune, Maharashtra, Indien: Osho Media 2012)
Ouseley, S. G. J. [Stephen Geoffrey John]: *Color Meditations, with Guide to Color Healing: A Course of Instructions and Exercises in Developing Color Consciousness,* 1949 (Nachdruck: London/GB: Fowler 1974)
—: *From Camaldoli to Christ: Modern Monasticism Unveiled,* London/GB: Harrison Trust 1931
—: »The Garden of Enchantment«, in: *Theosophist* 67 (November 1945): 70–71
—: *A Guide to Telepathy and Psychometry: The Laws of Thought Projection and the Scientific and Practical Aspects of Psychometry,* London/GB: Fowler 1948

—: *The Power of the Rays: The Science of Color-Healing*, 1951 (Nachdruck: Romford, Essex, England: Fowler 1976)

—: *The Science of the Aura: An Introduction to the Study of the Human Aura*, 1949 (Nachdruck: London/GB: Fowler 1975)

Ozaniec, Naomi: *The Chakras: A Beginner's Guide*, 1999 (Nachdruck: London/GB: Hodder & Stoughton 2002

Padoux, André: *Vāc: The Concept of the Word in Selected Hindu Tantras*. Übs. von Jacques Gontier, Albany: State University of New York Press 1990 frz. Original: *Recherches sur la symbolique et l'énergie de la parole dans certains textes tantriques*, Paris/F: De Boccard 1963

Payne, Phoebe: *Man's Latent Powers*, London/GB: Faber & Faber 1938

Payne, Phoebe D., und Laurence J. Bendit: *The Psychic Sense*, London/GB: Faber & Faber 1943

Pierrakos, John C.: *Core-Energetik: Zentrum deiner Lebenskraft*, Essen: Synthesis 1986
  engl. Ausgabe: *Core Energetics: Developing the Capacity to Love and Heal*, Mendocino, CA: LifeRhythm 1989

Powell, A. E. [Arthur Edward]: *The Causal Body and the Ego*, 1928 (Nachdruck: Adyar, Chennai, Indien: Theosophical Publishing House 2003)
  dt. Ausgabe: *Der Kausalkörper: die unsterbliche Individualität und ihre Lebensfelder*, Grafing: Aquamarin 2003

—: *The Etheric Double: The Health Aura*, 1925 (Nachdruck: Wheaton, IL: Quest Books 1996)
  dt. Ausgabe: *Der Ätherkörper: das feinstoffliche Energiesystem des Menschen*, Grafing: Aquamarin 2002

Prasād, Rāma: *Occult Science: The Science of Breath*, Lahore, Indien: R. C. Bary 1884
  dt. Ausgabe: *Die feineren Naturkräfte und die Wissenschaft des Atems*, Leipzig: M. Altmann 1920

—: *The Science of Breath and the Philosophy of the Tattwas: Translated from the Sanskrit with Fifteen Introductory and Explanatory Essays on Nature's Finer Forces,* 1890; 2nd rev. ed. London/GB: Theosophical Publishing Society 1894 http://catalog.hathitrust.org/Record/001379840.

Prophet, Elizabeth Clare: *Intermediate Studies of the Human Aura*, 1976, (Nachdruck: Los Angeles, CA: Summit University Press 1980)

Prophet, Mark L.: *Studies of the Human Aura*, 1971 (Nachdruck: Los Angeles, CA: Summit University Press 1980)

Pryse, James M. *The Apocalypse Unsealed: Being an Interpretation of the Initiation of Ioannes, Commonly Called the Revelation of St. John, with a New Translation,* London/GB: John M. Watkins 1910 http://catalog.hathitrust.org/Record/100433198
  dt. Ausgabe: *Die Apokalypse entschleiert als esoterische Interpretation der Einweihung des Johannes: meist genannt: »Die Offenbarung des Johannes«,* Interlaken/CH: Ansata 1981

—: *The Magical Message according to Ioannes; Commonly Called the Gospel according to John; a Verbatim Translation from the Greek Done in Modern English with Introductory Essays and Notes,* New York: Theosophical Publishing Company 1909. http://catalog.hathitrust.org/Record/100771181.

—: *The Restored New Testament, the Hellenic Fragments, Freed from the Pseudo-Jewish Interpolations, Harmonized, and Done into English Verse and Prose with Introductory Analyses, and Commentaries, Giving an Interpretation according to Ancient Philosophy and Psychology and a New Literal Translation of the Synoptic Gospels, with Introduction and Commentaries,* New York: John M. Pryse 1914. http://catalog.hathitrust.org/Record/008419140.

Puryear, Herbert B., *Reflections on the Path (Based on the Edgar Cayce Readings),* Virginia Beach, VA: ARE Press 1979

Puryear, Herbert B. and Mark Thurston. *Meditation and the Mind of Man (Based on the Edgar Cayce Readings),* Virginia Beach, VA: ARE Press 1975, ²1978

Radha, Swami Sivananda: *Kundalini Yoga for the West,* Spokane, WA: Timeless Books 1978
    dt. Ausgaben: a) *Kundalini-Praxis: Verbindung mit dem inneren Selbst,* Freiburg: H. Bauer 1992; b) *Kundalini-Yoga für den Alltag: Verbindung mit dem inneren Selbst,* Darmstadt: Schirner 2006

Ram Dass, *The Only Dance There Is: Talks Given at the Menninger Foundation, Topeka, Kansas, 1970, and at Spring Grove, Maryland, 1972,* Garden City, NY: Doubleday 1974
    dt. Ausgabe: *Alles Leben ist Tanz: Gespräche bei der Menninger Foundation, Topeka, Kansas, 1970 und am Spring Grove Hospital, Spring Grove, Maryland, 1972,* Berlin: Schickler 1976

—: *Remember: Be Here Now,* San Cristobal, NM: Lama Foundation 1971
    dt. Ausgabe: *Sei jetzt hier,* Berlin: Sadhana 1976

Ransom, Josephine: *A Short History of the Theosophical Society,* 1938 (Nachdruck: Adyar/Madras, Indien: Theosophical Publishing House 1989)

Reed, Henry: *Awakening Your Psychic Powers: Edgar Cayce's Wisdom for the New Age,* San Francisco, CA: Harper & Row 1988
    dt. Ausgaben: *Edgar Cayce, Das Erwachen der sechsten Kraft: Edgar Cayces Offenbarung des neuen Zeitalters,* München: Heyne 1993, Darmstadt: Schirner 2006

—: *Edgar Cayce on Channeling Your Higher Self,* New York: Warner 1989
    dt. Ausgabe: *Über das höhere Selbst: die verborgene Kraft der menschlichen Seele,* München: Goldmann 1995

Regardie, Israel: *A Garden of Pomegranates: An Outline of the Qabalah,* 1932, 2nd ed. Revised and enlarged 1970 (Nachdruck: St. Paul, MN: Llewellyn 1994)

Rele, Vasant G.: *The Mysterious Kundalini: The Physical Basis of the »Kundali (Hatha) Yoga« according to Our Present Knowledge of Physical Anatomy,* 1927. 3rd ed. revised and enlarged, Bombay, Indien: Taraporevala 1931

Rendel, Peter: *Introduction to the Chakras,* New York: Weiser 1974
    dt. Ausgabe: *Einführung in die Chakras: die 7 Energiezentren des Menschen,* Basel/CH: Sphinx 1983

Roberts, Thomas B. und Ralph H. Hannon: »A Holistic Meeting of Transpersonal Psychology and Theosophy: Chakras, Needs, and Moral Development«, in: *American Theosophist* 67 (December 1979): 365–73

Rosenberg, Jack Lee: *Total Orgasm,* New York: Random House 1973
    dt. Ausgaben: *Orgasmus,* Berlin: ki 1973 … Berlin: Leutner 2001

Rubin, Herman H.: *Your Mysterious Glands: How Your Glands Control Your Mental and Physical Development and Moral Welfare,* New York: Hand's Publishing 1925; http://catalog.hathitrust.org/Record/009074014.

Ruff, Jeffrey Clark: »Yoga in the *Yoga Upaniṣads*: Disciplines of the Mystical *OṀ* Sound«, in: David Gordon White (Hrsg.): *Yoga in Practice,* 97–116. Princeton, NJ: Princeton University Press 2012

Sabhapatti Svami: »Aus der Philosophie und Wissenschaft des Vedānta und Rāja-Yoga, von Mahātmā Jñāna Guru Yogī Sabhapatti Svāmī«, übersetzt von Franz Hartmann, Teile 1-3, in: *Neue Lotusblüten* 1 (1908), S. 271-282 (Juli/August), S. 319-353 (September/Oktober), S. 377-403 (November/Dezember)
—: »Aus dem Leben des Mahātmā Jñāna Guru Yogī Sabhapatti Svāmī«, übersetzt von Franz Hartmann, in: *Neue Lotusblüten* 1 (Juli/August 1908), S. 259-70
—: *Die Philosophie und Wissenschaft des Vedānta und Rāja-Yoga, oder Das Eingehen in Gott*, 1909, übersetzt von Franz Hartmann (Nachdruck: Leipzig: Theosophisches Verlagshaus 1926)
Sabhapaty Swami: *Om: A Treatise on Vedantic Raj Yoga Philosophy*, edited by Sris Chandra Basu, Lahore, Indien: Civil and Military Gazette Press 1880
—: *Om: The Cosmic Psychological Spiritual Philosophy of Communion with and Absorption in the Holy and Divine Infinite Spirit*, 2 Bde., Madras, Indien: Hindu Press 1884-90
—: *The Philosophy and Science of Vedanta and Raja Yoga, 1883* (Nachdruck: Bombay, Indien: Chaitanya Prabha Mandali 1950)
—: *Vedantic Raj Yoga: Ancient Yoga of Rishies, 1880* (Nachdruck: New Delhi, Indien: Pankaj Publications 1977
Śāradā-Tilaka Tantram: Translation by a Board of Scholars, 1988 (Nachdruck: Delhi, Indien: Sri Satguru Publications 2002)
Saraswati, Satyananda: *Kundalini Tantra*, 1984 (Nachdruck: Munger, Bihar, Indien: Yoga Publications Trust 1996)
dt. Ausgabe: *Kundalini-Tantra*, Hergensweiler: Ananda 1993 (Teil 1), Köln: Ananda 2008 (vollständig)
Saraswati, Sivananda: *Kundalini Yoga*, Madras, Indien: P. K. Vinayagam 1935
dt. Ausgaben: *Kundalini-Yoga*, München: O.W. Barth 1953, Goldmann 1994
Śāstrī, S. Subrahmaṇya (Hrsg.): *The Yoga-Upaniṣad-s: Translated into English on the Basis of the Commentary of Śrī Upaniṣad-Brahma-Yogin*, Adyar, Madras, Indien: Adyar Library 1938 https://ia800304.us.archive.org/5/items/TheYogaUpanishads/TheYogaUpanisadsSanskritEngish1938.pdf
Schmidt, Leigh Eric: *Heaven's Bride: The Unprintable Life of Ida C. Craddock, American Mystic, Scholar, Sexologist, Martyr, and Madwoman*, New York: Basic Books 2010
Schutz, William C.: *Here Comes Everybody: Bodymind and Encounter Culture*, New York: Harper & Row 1973
Schwarz, Jack: *Human Energy Systems: A Way of Good Health, Using Our Auric Fields—Including Special Eye Exercises, a Tarot System and Guide to Medicinal Herbs*, New York: Dutton 1980
—: *Voluntary Controls: Exercises for Creative Meditation and for Activating the Potential of the Chakras*, New York: Dutton 1978
Seidman, Maruti: *Balancing the Chakras*, Berkeley, CA: North Atlantic Books 2000
—: *Like a Hollow Flute: A Guide to Polarity Therapy*, Santa Cruz, CA: Elan 1982
Shah, Idries: *The Sufis*, 1964 (Nachdruck: New York: Random House 1971)
dt, Ausg.: *Die Sufis. Botschaft der Derwische, Weisheit der Magier*, München: Hugendubel Diederichs 2000
Shastry, R. Ananta Krishna: »Some Notes on Kundalini«, in: *Theosophist* 15 (February 1894), pp. 276-283
Shea, David und Anthony Troyer (Übs.): *The Dabistān or School of Manners*, 3 Bde., Paris/F: Oriental Translation Fund of Great Britain and Ireland 1843. http://catalog.hathitrust.org/Record/009734009.

—: *The Dabistān or School of Manners: The Religious Beliefs, Observances, Philosophic Opinions, and Social Customs of the Nations of the East.* Abridged ed. in 1 vol. New York: M. Walter Dunne 1901. http://catalog.hathitrust.org/Record/100605970.

Shom, Bipin Behari: »Physical Errors of Hinduism« in: *Calcutta Review* 11 (April–June 1849): 397–444. http://books.google.com/books?id=SdWgAAAAMAAJ&pg=PA397#v=onepage&q&f=false

—: »Physical Errors of Hinduism«, in: *The Sessional Papers Printed by Order of the House of Lords, or Presented by Royal Command, in the Session 1852–53.* Vol. 29: *Reports from Select Committees of the House of Lords, and Evidence (continued): Government of Indian Territories.* London/GB: N.P., 1853. http://books.google.com/books?id=TRlcAAAAQAAJ&pg=PA453#v=onepage&q&f=false

Singleton, Mark: *Yoga Body: The Origins of Modern Posture Practice,* New York: Oxford University Press 2010

Sinnett, A. P. [Alfred Percy]: *Esoteric Buddhism* 1883; 5th ed., annotated and enlarged, London/GB: Chapman and Hall 1885. http://catalog.hathitrust.org/Record/100335309.

dt. Ausgaben: *Die Esoterische Lehre des Geheimbuddhismus,* Leipzig 1884; Langen: Roller 2005

—: *The Growth of the Soul: A Sequel to »Esoteric Buddhism«,* London/GB: Theosophical Publishing Society 1896. http://catalog.hathitrust.org/Record/001405886.

dt. Ausgabe: *Das Wachstum der Seele,* Leipzig: Theos. Verlagshaus 1909

—: *The Human Aura. Transactions of the London Lodge of the Theosophical Society,* no. 18 (July, 1893)

—: *The Occult World,* 1881. American ed. from 4th English ed. Boston: Houghton Mifflin 1885. http://catalog.hathitrust.org/Record/100434847

dt. Ausgabe: *Die okkulte Welt,* Leipzig: Friedrich 1896

Soami Ji: *Sar Bachan: The Yoga of the Sound Current,* 1934; 8th ed. Beas, India: Radha Soami Satsang Beas 1987

Spierenburg, Henk J.: *The Inner Group Teachings of H. P. Blavatsky to Her Personal Pupils (1890–91),* 2nd ed. San Diego, CA: Point Loma Publications 1995

Steiner, Rudolf: *Mein Lebensgang,* Dornach/CH: Philosoph.-anthroposoph. Verlag 1925

engl. Ausgabe: *Autobiography: Chapters in the Course of My Life.* Notes and Chronology by Paul M. Allen, Great Barrington, MA: Anthroposophical Press, 2006

—: »Wie erlangt man Erkenntnisse der höheren Welten? Über einige Wirkungen der Einweihung«, Teile 1–5, in: *Lucifer-Gnosis,* 20 (Januar 1905), S. 225–230; 21 (Februar 1905), S. 257–62; 22 (März 1905), S. 289–293; 23 (April 1905), S. 321–325; 24 (Mai 1905), S. 353–357

—: *Wie erlangt man Erkenntnisse der höheren Welten?,* Dornach/CH: Philosoph.-anthroposoph. Verlag 1909

—: *How to Know Higher Worlds: A Modern Path of Initiation,* 1994 (Nachdruck: Great Barrington, MA: Anthroposophic Press 2014)

—: *The Way of Initiation; or How to Attain Knowledge of Higher Worlds,* London/GB: Theosophical Publishing Society 1908

—: *Initiation and Its Results: A Sequel to »The Way of Initiation«,* 1st Americanized edition, New York: Macoy 1909

Stevens, Petey: *Opening Up to Your Psychic Self,* 1982, 2nd ed. Berkeley, CA: Nevertheless Press 1983
    dt. Ausgabe: *Entdecken Sie Ihre übersinnlichen Fähigkeiten: Psi, Telepathie, Levitation, Hellsehen, Zeitreisen und andere Techniken,* München: Goldmann 1992
Subba Row, T.: »The Idyll of the White Lotus« pt. 2, in: *Theosophist* 7 (August 1886): 705–708
Sui, Choa Kok: *The Ancient Science and Art of Pranic Healing: Practical Manual on Paranormal Healing,* Quezon City, Philippinen: Institute for Inner Studies, 1987
    dt. Ausgaben: *Durch kosmische Energie heilen,* Freiburg: H. Bauer 1989 *Grundlagen des Pranaheilens,* Burgrain: Koha 2003
—: *The Chakras and Their Functions: Compiled from the Books of Master Choa Kok Sui,* Makati City, Philippinen: Institute for Inner Studies 2009
    dt. Ausgabe: *Das Geheimnis der 11 Chakras,* Burgrain: Koha 2013
—: *The Origin of Modern Pranic Healing and Arhatic Yoga,* Makati City, Philippinen: Institute for Inner Studies 2006
    dt. Ausgabe: *Die Entstehung der Pranaheilung und des Arhatic-Yoga: angewandte spirituelle Wissenschaft,* München: Innere Studien 2006
—: *Pranic Healing,* 1987 (Nachdruck: York Beach, ME: Weiser 1990)
—: *Universal and Kabbalistic Meditation on the Lord's Prayer,* Makati City, Philippinen: Institute for Inner Studies 2001
    dt. Ausgabe: *Vater unser: kabbalistische und universelle Chakra-Meditation mit dem christlichen Gebet,* München: Innere Studien 2010
Sukul, Devā Rām: *Yoga and Self-Culture: A Scientific and Practical Survey of Yoga Philosophy for the Layman and the Aspirant on the Path,* New York: Yoga Institute of America 1947
Śūraṅgama Sūtra: A New Translation, with Excerpts from the Commentary by the Venerable Master Hsüan Hua, Ukiah, CA: Buddhist Text Translation Society 2009
Swami Muktabhodananda: *Swara Yoga,* Bihar, Indien: Bihar School of Yoga 1999
Swami Nikhilananda: *The Gospel of Sri Ramakrishna,* 1942 (Nachdruck: New York: Ramakrishna-Vivekananda Center 1992)
Swami Rama, Rudolph Ballantine und Swami Alaya [Allan Weinstock]: *Yoga and Psychotherapy: The Evolution of Consciousness,* Glenview, IL: Himalayan Institute 1976
Swami Vivekananda: *Raja-Yoga.* 1896, Rev. ed. 1956 (Nachdruck: New York: Ramakrishna-Vivekananda Center 1982)
    dt. Ausgaben: *Rāja-Yoga. Mit den Yoga-Aphorismen des Patañjali,* Zürich/CH: Rascher 1937; Freiburg: H. Bauer 1978
—: *Yoga Philosophy: Lectures Delivered in New York, Winter of 1895–96, on Rāja Yoga, or Conquering the Internal Nature,* London/GB: Longmans Green 1896. http://catalog.hathitrust.org/Record/007913435
Swedenborg, Emanuel: *Heaven and Its Wonders and Hell, from Things Heard and Seen,* übersetzt von John C. Ager, New York: American Swedenborg Printing and Publishing Society 1909
    lat. Original: *De Coelo et ejus Mirabilibus, et de Inferno ex Auditis et Visis* (1758)
    dt. Ausgabe: *Himmel und Hölle. Visionen und Auditionen,* übersetzt von Friedemann Horn, Zürich/CH: Swedenborg-Verlag 1992

Syman, Stefanie: *The Subtle Body: The Story of Yoga in America,* New York: Farrar, Straus and Giroux 2010

Taimni, I. K.: *The Science of Yoga: The Yoga-Sūtra-s of Patañjali in Sanskrit with Transliteration in Roman, Translation and Commentary in English,* 1961 (Nachdruck: Adyar, Chennai, Indien: Theosophical Publishing House 2010)
dt. Ausgaben: a) *Die Wissenschaft des Yoga: die Yoga-Sutren des Patañjali,* München: Hirthammer 1981; b) *Die Wissenschaft des Yoga: die Geheimnisse der Yoga-Sutras entschlüsselt,* Grafing: Aquamarin 2006

Tansley, David G.: *Radionics and the Subtle Anatomy of Man,* Saffron Waldon, Essex/GB: C. W. Daniel 1972
dt. Ausgabe: *Der feinstoffliche Mensch: Radionik und energetische Behandlung,* Essen: Synthesis 1993

—: *The Raiment of Light: A Study of the Human Aura,* London/GB: Routledge & Kegan Paul 1984
dt. Ausgabe: *Die Aura des Menschen,* Essen: Synthesis 1993

Taylor, Dana: *The Lord's Prayer, the Seven Chakras, the Twelve Life Paths,* o.O.: Attunement Press 2009

Taylor, Kathleen: *Sir John Woodroffe, Tantra, and Bengal: »An Indian Soul in a European Body?«,* 2001 (Nachdruck: London/GB: RoutledgeCurzon 2006)

The Theosophical Congress Held by the Theosophical Society at the Parliament of Religions, World's Fair of 1893, at Chicago, Ill., September 15, 16, 17: Report of Proceedings and Documents, New York: American Section Headquarters, 1893. http://catalog.hathitrust.org/Record/100139189.

Thind, Bhagat Singh: *Master Course in the Teachings of the Sikh Saviors: Sixty Free Lectures on Divine Realization,* Selbstverlag o.J. [1927] Digitalisiert bei South Asian American Digital Archive [SAADA], https://www.saadigitalarchive.org/item/20110802-278

—: *Science of Breathing and Glands: All Life on Earth Is Breath; All Else on Earth is Death,* Malibu, CA: David Bhagat Thind 2004

—: *Sikh Saviors,* Selbstverlag o.J. [1934]. Digitalisiert bei South Asian American Digital Archive [SAADA]. https://www.saadigitalarchive.org/item/20130829-3130

Thompson, William Irwin: *Passages about Earth: An Exploration of the New Planetary Culture,* New York: Harper & Row 1973
dt. Ausgabe: *Am Tor der Zukunft: Raumzeitpassagen, eine Studie über die neue planetare Kultur,* Freiburg: Aurum 1975

Tillett, Gregory: *The Elder Brother: A Biography of Charles Webster Leadbeater,* London/GB: Routledge & Kegan Paul 1982

Towne, Elizabeth: »Nautilus News: A New Contributor« in: *Nautilus* 7, no. 12 (November 1905): 1. http://babel.hathitrust.org/cgi/pt?id=uva.x030803870

Truth Seeker: »Yoga Philosophy« in: *Theosophist* 1 (Januar 1880): 86–87; http://www.iapsop.com/archive/materials/theosophist/theosophist_v1_n4_january_1880.pdf

van Auken, John: *Toward a Deeper Meditation: Rejuvenating the Body, Illuminating the Mind, Experiencing the Spirit,* Virginia Beach, VA: ARE Press 2007

van Gelder, Kirsten, und Frank Chesley: *A Most Unusual Life: Dora van Gelder Kunz, Clairvoyant, Theosophist, Healer,* Wheaton, IL: Quest Books 2015
dt. Ausgabe: *Mit den inneren Augen schauen. Die einzigartigen Erkenntnisse der Hellsichtigen und Heilerin Dora van Gelder Kunz,* Grafing: Aquamarin 2016

Vasu, Srisa Chandra [Sris Chandra Basu]: *The Siva Samhita,* 1914 (Nachdruck: New Delhi, Indien: Munshiram Manoharlal 2004)
Vaysse, Jean: *Toward Awakening: An Approach to the Teaching Left by Gurdjieff,* 1979 (Nachdruck: London/GB: Arkana 1988)
  dt. Ausgabe: *Unterwegs zum Selbst: Begegnung mit der Lehre Gurdjieffs,* Basel: Sphinx 1985
  frz. Original: *Vers l'éveil à soi-même, approche de l'enseignement laissé par Gurdjieff,* Paris/F: Tchou 1973
Versluis, Arthur: *Wisdom's Children: A Christian Esoteric Tradition,* Albany: State University of New York Press, 1999
Vollmar, Klausbernd: *Fahrplan durch die Chakren,* Dachsberg: Werkstatt-Edition 1985, Reinbek: Rowohlt 1988
  engl. Ausgabe: *Journey through the Chakras: Exercises for Healing and Internal Balancing,* Bath/GB: Gateway 1987
Wallace, Amy, und Bill Henkin: *The Psychic Healing Book: How to Develop Your Psychic Potential Safely, Simply, Effectively,* New York: Delacorte 1978
  dt. Ausgabe: *Anleitung zum geistigen Heilen: zur sicheren, einfachen und wirksamen Entwicklung des geistigen Heilpotentials,* Essen: Synthesis 1982
Ward, Arthur H.: *The Seven Rays of Development,* London/GB: Theosophical Publishing Society 1910
Waters, Frank: *Book of the Hopi,* 1963 (Nachdruck: New York: Ballantine 1974)
  dt. Ausgabe: *Das Buch der Hopi,* Düsseldorf: Diederichs 1980, München: Droemer/Knaur 2000
—: *Pumpkin Seed Point,* Chicago: Sage Books 1969
  dt. Ausgabe: *Pumpkin Seed Point: Meine Zeit mit den Hopi,* Wald: Im Waldgut 1986
Wenger, Jean-Pierre: *François Brousse: l'Enlumineur des mondes; biographie,* Saint-Cloud/F: Danicel 2005
White, David Gordon: *The Alchemical Body: Siddha Traditions in Medieval India,* 1996 (Nachdruck: New Delhi: Munshiram Manoharlal 2004)
—: *Kiss of the Yoginī: Tantric Sex in Its South Asian Context,* Chicago, IL: University of Chicago Press 2003
—: *Sinister Yogis,* Chicago, IL: University of Chicago Press 2009
—: »Tantra in Practice: Mapping a Tradition«, in: David Gordon White (Hrsg.): *Tantra in Practice,* p. 3–38, Princeton, NJ: Princeton University Press 2000
—: *The »Yoga Sutra of Patanjali«: A Biography,* Princeton, NJ: Princeton University Press 2014
White, David Gordon (Hrsg.): *Tantra in Practice,* Princeton, NJ: Princeton University Press 2000
—: *Yoga in Practice,* Princeton, NJ: Princeton University Press 2012
Whitten, Ivah Bergh: *Color Breathing: The Breath of Transmutation,* 1948 (Nachdruck: Ashingdon, Rochford, Essex/GB: C. W. Daniel o.J.)
—: *The Initial Course in Color Awareness,* 1932 (Nachdruck: London/GB: AMICA o.J.)
—: *What Color Means to You and the Meaning of Your Aura,* London/GB: Roland Hunt 1932
Wiyninger, Mary L.: *Cosmic Science and Color: The ABCs of Color Science* (2 Bde), Hollywood, CA: School of Life o.J.
Wood, Ernest Egerton: *Is This Theosophy...?,* London/GB: Rider 1936

Woodroffe, John (Arthur Avalon): *The Serpent Power: Being the Ṣaṭ-Cakra-Nirūpaṇa and Pādukā-Pañcaka, Two Works on Laya Yoga, Translated from the Sanskrit, with Introduction and Commentary,* 1919; 13th ed. Madras, Indien: Ganesh 1986

dt. Ausgabe: *Die Schlangenkraft: Die Entfaltung schöpferischer Kräfte im Menschen. Beschreibung und Untersuchung der 6 körperlichen Zentren in 2 Werken über Laya-Yoga, aus dem Sanskrit übersetzt und mit Einführung und Kommentar;* Weilheim: O. W. Barth 1962; München: O. W. Barth ³1982

Working Glossary for the Use of Students of Theosophical Literature, A. 1890. 3rd ed., with appendix. New York: The Path 1892 http://catalog.hathitrust.org/Record/010518802.

Yogi Wassan [Wassan Singh]: *Secrets of the Himalaya Mountain Masters and Ladder to Cosmic Consciousness,* 1927; Mokelumne Hill, CA: Health Research 1973

Zeller, Gabriele und Brückner, Heidrun (Hrsg.): *Otto Böhtlingk an Rudolf Roth: Briefe zum Petersburger Wörterbuch 1852-1885* (Veröffentlichungen der Glasenapp-Stiftung), Wiesbaden: Harrassowitz 2007

Zimmer, Heinrich: *Philosophies of India,* hrsg. von Joseph Campbell, 1951 (Nachdruck: Princeton, NJ: Princeton University Press 1969)

dt. Ausgaben: *Philosophie und Religion Indiens,* Zürich/CH: Rhein 1961, Frankfurt: Suhrkamp 1973

Zirkoff, Boris de: *»The Secret Doctrine,* vol. 3, as published in 1897: A Survey of Its Contents and Authenticity«, in: H. P. Blavatsky: *The Collected Writings of H. P. Blavatsky,* 14:xv–xliv. 1985. Wheaton, IL: Theosophical Publishing House 1995

Über den Verfasser

Kurt Leland hat Bücher über Astralreisen geschrieben, über Nahtod-Erlebnisse und über Transzendenz-Erfahrungen im Zusammenhang mit dem Komponieren, Musizieren und Musikhören. Er hat eine maßgebliche Version von Charles W. Leadbeaters Klassiker *Die Chakras* (1927) mit Anmerkungen und Ergänzungen versehen und herausgegeben *(Die Chakras: eine Studie über die Kraftzentren im menschlichen Ätherkörper,* 2014) und eine Auswahl von Annie Besants Artikeln und Vorträgen *(Unsichtbare Sphären: die Wirklichkeit der höheren Welten,* 2014). Er ist landesweit als Vortragsredner für die Theosophical Society in America unterwegs und lebt in Boston, wo er als klassischer Musiker und preisgekrönter Komponist tätig ist und eine Beratungs- und Lehr-Praxis »Spiritual Orienteering« unterhält.

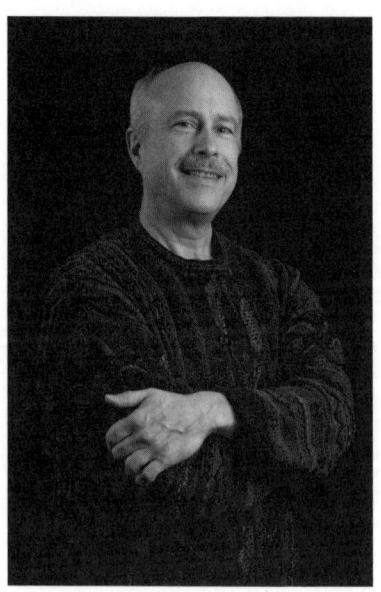

Stichwortverzeichnis

A
Adler, Alfred 328
Akasha-Chronik 303, 429f., 491
Alchemie 48, 76, 88, 319, 373, 480
Alder, Vera Stanley 230, 296, 410, 477
Ali, Hazrat Ismet 246, 259, 467
Antahkarana 191, 305, 478
Arhat 404
Arundale, George Sydney 337
Assiak 490
Atman 128, 130f., 140f., 169f., 172, 183f., 189, 191, 262, 293, 305, 345, 405, 416, 419, 423, 425, 458, 478, 481, 489, 492f.
Atziluth 491
Auken, John van 269
Aura-Ei 130, 419, 422f., 426, 448f., 491
Aurobindo Ghose 321
Avalon, Arthur 48, 209, 443, 446, 463f.

B
Babbitt, Edwin Dwight 271
Bach-Blütenessenzen 397
Baginski, Bodo 398
Bailey, Dorothy 301
Baker, Mary Ellen 269
Ballard, Guy 293
Ballentine, Rudolph 357, 483
Barker, A. Trevor 275, 447, 506
Bernard, Pierre 338, 360
Bhu-Loka 409
Böhme, Jakob 215
Bohm, Werner 396
Bragdon, Claude 247
Brahmani, Bhairavi 324
Brennan, Barbara 21, 147, 167, 222, 230, 283, 308, 361, 403
Briah 491
Brousse, François 247, 468, 514
Bruyere, Rosalyn 10, 167, 412, 414, 465
Bucke, Richard Maurice 484
Buddha-Ebene 416ff., 478

C
Caduceus 212f.
Campbell, Joseph 18, 20, 317, 323, 411, 480, 498, 504, 515
Carrington, Hereward 322, 480
Carson, Johnny 18, 406
Cayce, Hugh Lynn 265
Chaudhuri, Haridas 333, 355
Chia, Mantak 392
Chinmoy, Sri 221, 499
Chiropraktik 245, 359, 483
Chohan 274
Chromotherapeuten 229, 367, 374
Core-Energetik 350, 412, 508
Cushing, Harvey Williams 470

D
Dalai Lama 383, 413
Dale, Cyndi 464
Daniélou, Alain 321
Descamps, Marc-Alain 467
Devā Rām Sukul 322
Devi, Rukmini 338
Devi, Sarada 324
Djwal Khul 227, 273, 293
Drüsen 9f., 19, 78, 81, 89, 112, 121, 225, 229, 235ff., 239ff., 249ff., 254ff., 265ff., 280, 283, 285, 305, 308, 310, 366, 367, 379, 387, 392, 394, 397f., 400, 405, 409, 416, 421, 471, 476, 478, 486, 489
Dychtwald, Ken 12, 358f., 364, 484

517

E

Einweihung 116, 149, 150, 180, 182, 228ff., 247, 258, 274f., 282, 410, 465, 468, 475f., 495, 508, 511
Eliade, Mircea 78, 321
Energie-Medizin 229
Esalen-Institut 12, 18, 20, 311, 318, 331ff., 364ff., 370, 374f., 388f., 391, 394, 397f., 400, 402, 409, 411, 421, 431f., 480ff., 483ff., 487, 489, 504
Evola, Julius 90, 315

F

Findhorn 398, 487
Freud, Sigmund 339
Fromm, Erich 358

G

Gallensteine 376
Gardner, Joy 288, 394, 488
Garrison, Omar 340, 366
Garvers, Will L. 248
Gelder Kunz, Dora van 396, 487, 503, 513
Genital-Chakras 217
Ghadiali, Dinshah P. 272
Gheraṇḍa-Saṃhitā 206, 212, 462
Gherwal, Rishi Singh 220
Gichtel, Johann Georg 215
Gral 9, 210, 377f., 381
Große Arkana 397
Guénon, René 315
Gunther, Bernard 340, 374
Gupta, Mahendranath 324, 480
Gurdjieff, George Ivanovich 487

H

Halpern, Steven 484
Hals-Chakra 111, 111f, 156, 175, 177, 188, 218
Hämorrhoiden 376
Hannon, Robert H. 344
Hara-Linie 426

Hauer, Jakob Wilhelm 317, 480
Hermes 212
Herzbeschwerden 376
Herz-Chakra 16, 29, 56, 65, 152, 154ff., 175, 177, 215, 220ff., 250, 376, 380, 393, 402f., 413, 415, 436, 447, 455, 476
Hexerei 211
Hilarion 284
Hills, Christopher 10, 85, 367, 383f., 386, 400, 421, 486, 502
Hodson, Geoffey 269
Hoffmann, Edward 343
Hopi 413, 490, 514
Hormone 242
Human Potential Movement 20, 311, 332
Hunt, Roland Thomas 279
Hunt, Valerie 396, 412

I

Integraler Yoga 321, 333
Internet 11, 18, 84, 105, 213, 234, 271, 367, 429, 436, 446, 457, 467, 492

J

Jesus 181, 216, 273, 284, 413, 415
Jones, Alex 387
Jung, Carl Gustav 18f., 210, 316, 325, 503

K

Karagulla, Shafica 396, 487
Karmapa 413
Kausalkörper 140, 154, 184, 262, 305, 308, 362, 417ff., 424f., 430, 452, 478, 481, 491, 493, 508
Keyes, Ken jr. 351
Kind, Jad 484
Koltko-Rivera, Mark 344
Kripal, Jeffrey 324
Krishna, Gopi 339, 487
Krotona 13, 227

Kuthumi 227, 273, 284, 293

L
Lansdowne, Zachary 399f.
Leonard, George 332
Leydig, Franz 257
Lindisfarne 398, 487
Lowen, Alexander 339, 412
Lüscher, Max 384

M
MacLaine, Shirley 18, 20, 404, 406, 408, 488
Magnetum 490
Mahatma-Briefe 116, 228, 273, 275, 473, 506
Mallinson, James 462
McFarlane, Jenny 465
McLaren, Karla 421
Mentalkörper 141f., 154, 185, 198, 233, 272, 388, 416ff., 421, 430, 460, 481
Mesokosmos 362f.
Motoyama, Hiroshi 395
Mumford, Jonn 78, 340
Murphy, Michael 318, 331f., 346, 355, 411
Mutter Teresa 413, 415

N
Nabel-Chakra 132, 200, 215, 220, 380, 402, 428, 434
Nebennieren 236, 238, 249, 251, 256, 259, 261, 267f. 285, 305, 366, 379, 405, 407, 471, 489
Neff, Urmilla 392
Nehru, Jawaharlal 383
Neo-Tantra 340, 366, 501
Nierenerkrankungen 485
Nikhilananda, Swami 324f., 480f., 512
Nirvana-Ebene 418f., 451, 478

O
Orgasmus 353, 359f.. 483, 509
Orgon 339, 359f., 362
Ozaniec, Naomi 81, 471

P
Padmasambhava 401
Pancoast, Seth 271
Papst 413, 415
Perls, Fritz 374
Peyer-Plaques 413
Pierrakos, John 222, 339, 350, 360, 403, 412
Pleasonton, Augustus James 271
Pondicherry 332f., 494
Price, Richard 331
Prophet, Elizabeth Clare 293, 476
Prophet, Mark L. 293
Puryear, Herbert B. 263, 265
Pythagoras 227

Q
Qigong 401, 404

R
Radionik 399, 513
Rama 20, 160, 357f., 369, 377, 401, 483, 512
Rama, Swami 20, 357, 377, 483, 512
Ram Dass 346f., 368, 370, 387, 483, 509
Reed, Henry 265
Reich, Wilhelm 339, 483, 506
Rendel, Peter 373
Roberts, Thomas B. 344
Rogers, Carl 348
Rolf, Ida 339
Rolfing 339, 359, 361, 412f.
Rosenberg, Jack Lee 353, 370
Rubin, Herman Harold 241f.

S
Saint Germain 273, 501
Sakramente 214, 505
Satya-Loka 409

Scheitel-Chakra 111, 115, 132, 218, 257, 269f., 367, 376, 378, 380, 424, 449, 471, 490
Schilddrüse 105, 235f., 238, 251, 258f., 261f., 268, 285, 305, 366, 379, 405, 407, 471
Schirinsky-Schikhmatoff, Olga 247
Schutz, William 348, 483
Schwarz, Jack 375, 377, 381f., 416
Seelenstern 401, 426
Seidman, Maruti 391
Serapis 284
Sexual-Zentrum 211
Sharamon, Shalila 398, 494
Singh, Baba Sawan 258
Singh, Wassan 469, 515
Spiegelberg, Frederic 318, 332, 411
Spirulina 383
Stevens, Petey 411, 424
Stirn-Chakra 30, 106, 132, 156, 175, 218, 234, 239, 269f., 282, 367, 380, 403, 449, 485
Stone, Randolph 391
Supersensonik 384
Summit Lighthouse 293
Sutratman 426

T
Tan Mien 427
Tansley, David 396, 399
Tan Tien 426
Tarts, Charles 355
Taylor, Kathleen 209, 439
Thind, Bhagat Singh 242, 250, 257, 471
Thompson, William Irwin 398
Thurston, Mark 263, 265, 508

U
Unio mystica 320
Usui, Mikao 398

V
Vaterunser 9, 242, 253, 260f., 263ff.
Versluis, Arthur 216, 463
Vollmar, Klausbernd 396f., 487

W
Ward, Arthur H. 492
Waters, Frank 490
Weinstock, Allan 357, 512
West, Mae 322
Wikipedia 29, 234, 383f., 433f., 437f., 448, 453, 456, 458, 462, 465, 468, 472f., 477, 480, 483f., 487f., 492
Wiyninger, Mary L. 310
Wood, Ernest Egerton 214
Woodroffe, John 19, 30, 48f., 54, 80, 100f., 114, 209ff., 221, 248, 315, 326, 387, 440, 444, 462, 494
Wurzel-Chakra 29, 62, 132, 144, 154f., 175, 413

Y
Yetzirah 491
Yogananda 413

Z
Zimmer, Heinrich 317, 411